"十二五"普通高等教育本科国家级规划教材

"十四五"普通高等教育本科规划教材

供基础、临床、护理、预防、口腔、中医、药学、医学技术类等专业用

口腔医学

Stomatology

（第5版）

主　　编　周永胜　林正梅

副 主 编　江　泳　刘建国　聂敏海　葛少华　马　洪　秦力铮

编　　委　（按姓名汉语拼音排序）

程　杰（南京医科大学口腔医学院）　　聂敏海（西南医科大学口腔医学院）

丁　刚（山东第二医科大学口腔医学院）　秦力铮（首都医科大学口腔医学院）

葛少华（山东大学口腔医学院）　　　　沙　鸥（深圳大学医学部口腔医学院）

何冬梅（上海交通大学口腔医学院）　　王　鹏（承德医学院附属医院）

何三纲（武汉大学口腔医学院）　　　　王小竞（空军军医大学第三附属医院）

江　泳（北京大学口腔医学院）　　　　魏福兰（山东大学口腔医学院）

李　江（广州医科大学口腔医学院）　　吴家媛（遵义医科大学口腔医学院）

林正梅（中山大学光华口腔医学院）　　肖金刚（西南医科大学口腔医学院）

刘建国（遵义医科大学口腔医学院）　　杨彩玲（新乡医学院第一附属医院）

刘　怡（首都医科大学口腔医学院）　　赵　今（新疆医科大学口腔医学院）

吕珑薇（北京大学口腔医学院）　　　　周永胜（北京大学口腔医学院）

马　洪（贵州医科大学口腔医学院）　　周　瑜（四川大学华西口腔医学院）

秘　　书　吕珑薇（兼）

北京大学医学出版社

KOUQIANG YIXUE

图书在版编目（CIP）数据

口腔医学 / 周永胜，林正梅主编 . —5 版 . —北京：北京大学医学出版社，2024.8（2025.8 重印）

ISBN 978-7-5659-3151-2

Ⅰ . ①口… Ⅱ . ①周… ②林… Ⅲ . ①口腔科学－高等学校－教材 Ⅳ . ① R73

中国国家版本馆 CIP 数据核字（2024）第 095544 号

口腔医学（第 5 版）

主　　编：周永胜　林正梅
出版发行：北京大学医学出版社
地　　址：（100191）北京市海淀区学院路 38 号　北京大学医学部院内
电　　话：发行部 010-82802230；图书邮购 010-82802495
网　　址：http://www.pumpress.com.cn
E-mail：booksale@bjmu.edu.cn
印　　刷：北京金康利印刷有限公司
经　　销：新华书店
责任编辑：刘陶陶　　　责任校对：靳新强　　　责任印制：李　啸
开　　本：850 mm×1168 mm　1/16　印张：22　字数：635 千字
版　　次：2003 年 7 月第 1 版　2024 年 8 月第 5 版　2025 年 8 月第 2 次印刷
书　　号：ISBN 978-7-5659-3151-2
定　　价：80.00 元

版权所有，违者必究

（凡属质量问题请与本社发行部联系退换）

第 5 轮修订说明

国务院办公厅印发的《关于加快医学教育创新发展的指导意见》提出以新理念谋划医学发展、以新定位推进医学教育发展、以新内涵强化医学生培养、以新医科统领医学教育创新，要求全力提升院校医学人才培养质量，培养仁心仁术的医学人才，发挥课程思政作用，着力培养医学生救死扶伤精神。《教育部关于深化本科教育教学改革全面提高人才培养质量的意见》要求严格教学管理，把思想政治教育贯穿人才培养全过程，全面提高课程建设质量，推动高水平教材编写使用，推动教材体系向教学体系转化。《普通高等学校教材管理办法》要求全面加强党的领导，落实国家事权，加强普通高等学校教材管理，打造精品教材。以上这些重要文件都对医学人才培养及教材建设提出了更高的要求，因此新时代本科临床医学教材建设面临更大的挑战。

北京大学医学出版社出版的本科临床医学专业教材，从2001年第1轮建设起始，历经多轮修订，高比例入选了教育部"十五""十一五""十二五"普通高等教育国家级规划教材。本套教材因骨干建设院校覆盖广，编委队伍水平高，教材体系种类完备，教材内容实用、衔接合理，编写体例符合人才培养需求，实现了由纸质教材向"纸质+数字"的新形态教材转变，得到了广大院校师生的好评，为我国高等医学教育人才培养做出了积极贡献。

为深入贯彻党的二十大精神，落实立德树人根本任务，更好地支持新时代高等医学教育事业发展，服务于我国本科临床医学专业人才培养，北京大学医学出版社有选择性地组织各地院校申报，通过广泛调研、综合论证，启动了第5轮教材建设，共计53种教材。

第5轮教材建设延续研究型与教学型院校相结合的特点，注重不同地区的院校代表性，调整优化编写队伍，遴选教学经验丰富的学院教师与临床教师参编，为教材的实用性、权威性、院校普适性奠定了基础。第5轮教材主要做了如下修订：

1. 更新知识体系

继续以"符合人才培养需求、体现教育改革成果、教材形式新颖创新"为指导思想，坚持"三基、五性、三特定"原则，对照教育部本科临床医学类专业教学质量国家标准，密切结合国家执业医师资格考试、全国硕士研究生入学考试大纲，结合各地院校教学实际更新教材知识体系，更新已有定论的理论及临床实践知识，力求使教材既符合多数院校教学现状，又适度引领教学改革。

2．创新编写特色

以深化岗位胜任力培养为导向，坚持引入案例，使教材贴近情境式学习、基于案例的学习、问题导向学习，促进学生的临床评判性思维能力培养；部分医学基础课教材设置"临床联系"模块，临床专业课教材设置"基础回顾"模块，探索知识整合，体现学科交叉；启发创新思维，促进"新医科"人才培养；适当加入"知识拓展"模块，引导学生自学，探索学习目标设计。

3．融入课程思政

将思政元素、党的二十大精神潜移默化地融入教材中，着力培养学生"敬佑生命、救死扶伤、甘于奉献、大爱无疆"的医者精神，引导学生始终把人民群众生命安全和身体健康放在首位。

4．优化数字内容

在第4轮教材与二维码技术结合，实现融媒体新形态教材建设的基础上，改进二维码技术，优化激活及使用形式，按章（或节）设置一个数字资源二维码，融知识拓展、案例解析、微课、视频等于一体。

为便于教师教学、学生自学，编写了与教材配套的PPT课件。PPT课件统一制作成压缩包，用微信"扫一扫"扫描教材封底激活码，即可激活教材正文二维码，导出PPT课件。

第5轮教材主要供本科临床医学类专业使用，也可供基础、护理、预防、口腔、中医、药学、医学技术类等开设相同课程的专业使用，临床专业课教材同时可作为住院医师规范化培训辅导教材使用。希望广大师生多提宝贵意见，反馈使用信息，以便我们逐步完善教材内容，提高教材质量。

序

医学关乎人类生命的存在与繁衍，医学卫生事业的发展涉及国家安全、经济发展、社会文明和人民福祉。医者德为先，能为重，技为精。医学教育应既科学、严谨、规范，又充满温情与关怀。"健康中国"的美好愿景与目标，激励着医务工作者为之奋斗。医学教育要坚守为国育才、立德树人的根本任务，落实《关于深化新时代学校思想政治理论课改革创新的若干意见》《高等学校课程思政建设指导纲要》《教育部关于深化本科教育教学改革全面提高人才培养质量的意见》《关于深化医教协同进一步推进医学教育改革与发展的意见》《关于加快医学教育创新发展的指导意见》等文件精神，以适应我国"大医学、大卫生、大健康"的发展需求，为"健康中国"筑牢人才基础。

近年来，高等院校探索新医科建设，推进现代医学教育教学新模式，坚持以人和健康为中心，建立健全覆盖生命全周期和健康全过程、"促防诊控治康"一体化的人才培养体系，高度重视身心、社会、环境等要素，融通医工理文学科，提升新时代医学生的整体素养；运用现代数字信息技术，增强情境化教学，加强临床实践教学，有效地提高了学生专业胜任力。同时，高等院校深化落实党和国家关于加强大学生思想政治教育的指示精神，将思想政治教育贯穿于人才培养体系和课程教学，使习近平新时代中国特色社会主义思想进课堂、入头脑，培养人民群众满意的、医术精湛的社会主义卫生健康事业接班人。

北京大学是经历过百年洗礼的老校，为我国建设和发展做出了杰出贡献，与全国医学教育界的同道们共同努力，在医学教育教学研究、教师培养、教材建设、实践教学规范等多方面不断改革创新。北京大学医学出版社秉承医学教育宗旨，落实党和国家对教材建设的要求和任务，立足北大医学，服务全国高等医学教育，与各院校教师一起不懈努力，打造精品教材，以高质量完成课程教学活动的"最后一公里"。本套本科临床医学专业教材是在教育及卫生健康部门领导的关心指导下，由医学教育专家顶层设计，北京大学医学部携手全国各兄弟院校群策群力、共同建设的成果。本套教材多年来与高等医学教育改革相伴而行，与时俱进，历经多轮修订，体系日趋完善，符合专业要求，编写队伍与院校构成合理，编写体例不断优化创新，实现了纸质教材与数字教学资源结合的精品新形态教材建设。实践证明，这套教材满足本科医学教育的专业标准要求，在适应多数院校的教学能力与资源的情况下，能很好地引导、深化专业教学，已成为本科医学人才培养的精品教材，为我国高等医学教育事业发展做出了突出贡献。

第5轮教材建设坚持以习近平新时代中国特色社会主义思想为指引，积极探索思政元素融入教材，落实立德树人根本任务，坚持现代医学教育理念，体现生命全周期、健康全覆盖的整体要求，与相关学科恰当融合，全面更新了医学知识和能力体系，体现了"中国本科医学教育标准—临床医学专业（2022）"的要求，配合教学模式与方法的改革，吸收"金课程"建设经验，优化教材体例，融入医学文化，重视中华医学文明，强调适用、实用，行稳致远，开创新局，锤炼精品。

在第 5 轮教材出版之际，欣为之序。相信第 5 轮教材的高质量建设一定会为我国新时代高等医学教育人才培养和健康中国事业发展做出更大贡献。

前 言

口腔医学与基础医学、临床医学、公共卫生与预防医学、医学技术、药学等学科同属一级学科，共同构成我国学科体系中的医学门类。口腔医学是应用生物学、医学、生物医学工程、材料学、生物力学、社会科学及其他学科的理论和技术来研究和防治口腔及颌面部疾病的医学学科，包括口腔基础医学和口腔临床医学两个二级学科。其中口腔基础医学包括牙体解剖和口腔生理学、口腔颌面部解剖学和组织胚胎学、口腔生物学、口腔病理学、口腔材料学、口腔药理学等分支学科；口腔临床医学包括牙体牙髓病学、牙周病学、儿童口腔医学、口腔黏膜病学、口腔预防医学、口腔颌面外科学、口腔修复学、口腔正畸学、口腔颌面医学影像学等。口腔医学与整体医学关系密切，如最早应用于口腔医学领域的放射诊断及乙醚全麻术对整体医学的发展做出了重要贡献。

口腔医学与基础医学、临床医学、公共卫生与预防医学、医学技术、药学等学科息息相关，如龋病、牙周病等口腔常见病、多发病，会直接影响咀嚼功能和胃肠道的消化吸收功能。口腔卫生不佳和口腔疾病引起的口腔微生态变化会改变胃肠道，甚至使呼吸系统的微生态发生变化，甚至也会引起心血管等系统的病理变化，进而会影响到多种全身疾病的防治。一些全身疾病会首先出现口腔的症状和体征，如舍格伦综合征的口干症状，艾滋病、梅毒等发病初期的口腔及黏膜病损等，均有利于发现和诊断全身疾病。此外，药物对牙齿生长发育、牙体牙周组织健康等均有影响，如四环素类药物会导致生长发育期间的牙齿出现变色、釉质发育不全等损害；一些抗癫痫药物、钙通道阻滞剂、免疫抑制剂环孢素等可引起药物性牙龈增生等。基于此，非口腔医学专业的学生应了解、掌握口腔医学的基础常识，以利于在本专业中的综合应用。

第5版教材以2019年出版的第4版为基础进行修订，包括如下鲜明的特点：①继承了之前版本的优点，继续以口腔疾病为主要线索编写，并依据非口腔医学专业学生知识结构的需求，简明扼要地针对口腔常见疾病和多发疾病的病因、临床表现、诊断及治疗原则进行介绍。②为了满足全国不同院校的个性化教学需求，并根据口腔医学与临床医学等专业的相关性，第5版补充了口腔局部麻醉和牙拔除术、颌面部神经性疾病、颞下颌关节疾病等章节。③侧重介绍口腔疾病与全身疾病的关系及全身疾病在口腔的表征。④深度挖掘提炼专业知识体系中所蕴含的思想内涵、科学创新和医学人文精神等，多手段、全要素巧妙融入思政内容，突出教材思政的育人作用，尤其是将党的二十大精神融入教材，突出"以人民为中心的发展思想"在医学中的实践，在教材中不断树立学生"以患者为中心"的理念，突出培养学生在科技上自立自强的决心和开拓坚持四个面向的视野，努力造就学生成为健康中国建设的合格接班人。⑤通过导入学习目标、临床案例，整合入基础回顾、临床应用、知识拓展等微整合框，体现了理论知识和临床实践的双向滋养、整合，教材内容的识记、理解与运用层次清晰，使得教材内容更加活泼、易懂。⑥以课程PPT、思政案例、思考题解析、视频等为素材的数字资源共享，与纸版教材实现完美融合；此外，图文并茂的结构布局，均使教材内容富有启发性、情境性、吸引性，能更有效地服务于学生自主学习和知识体系的有效构建。

  本书由全国 18 所口腔医学院校的教师联合编写。编者均为工作在口腔医学临床及教学一线的教师和学者，具备丰富的教学经历和临床实践经验，尤其是他们中的许多教师都直接从事针对临床医学等非口腔医学专业学生的口腔医学教学工作，因此，他们在编写上非常注重内容的适用性。我们希望《口腔医学》第 5 版能够继续成为易读、易懂、好用的优秀教材。但由于我们的水平有限，教材难免还有瑕疵，恳请广大师生、读者批评指正，以利我们及时勘误纠正，使之成为一本传承之作。

周永胜 林正梅

目 录

第一章	口腔颌面部解剖生理 …… 1
第一节	牙体解剖生理 …………… 2
第二节	牙列、𬌗与颌位 ………… 12
第三节	颌面部解剖 ……………… 16
第四节	口腔局部解剖 …………… 34

第二章	口腔颌面部检查及病历书写 …… 40
第一节	口腔颌面部检查 ………… 40
第二节	病历书写 ………………… 49
第三节	电子病历 ………………… 51

第三章	口腔卫生健康 …………… 54
第一节	自我口腔卫生管理 ……… 54
第二节	临床口腔预防技术 ……… 60
第三节	特定人群口腔健康管理 …… 65

第四章	牙体牙髓疾病 …………… 75
第一节	龋病 ……………………… 75
第二节	着色牙 …………………… 81
第三节	牙形态异常 ……………… 84
第四节	牙外伤 …………………… 87
第五节	牙慢性损伤 ……………… 94
第六节	牙髓根尖周病 …………… 99

第五章	牙周疾病 ………………… 113
第一节	牙周病的病因学 ………… 113
第二节	牙周病的主要症状及临床检查 ………………………… 117
第三节	牙龈病 …………………… 119
第四节	牙周炎 …………………… 124
第五节	种植体周组织及疾病 …… 127

第六章	口腔黏膜病 ……………… 128
第一节	概述 ……………………… 128
第二节	常见口腔黏膜疾病 ……… 129

第七章	儿童口腔疾病 …………… 143
第一节	乳牙龋病 ………………… 143
第二节	年轻恒牙龋病 …………… 146
第三节	乳牙牙髓病和根尖周病 …… 148
第四节	年轻恒牙牙髓炎和根尖周炎 ………………………… 151
第五节	牙齿发育异常 …………… 154
第六节	乳牙早失间隙管理及口腔不良习惯 ………………… 159

第八章	口腔局部麻醉和牙拔除术 …… 167
第一节	口腔局部麻醉 …………… 167
第二节	牙拔除术 ………………… 175

第九章　口腔颌面部感染 …………… 186

第一节　概述 ………………………… 186
第二节　智齿冠周炎 ………………… 189
第三节　口腔颌面部间隙感染 ……… 191
第四节　唾液腺炎症 ………………… 194
第五节　颌骨骨髓炎 ………………… 201

第十章　口腔颌面部损伤和唇腭裂畸形 …………………………… 208

第一节　口腔颌面部损伤的概述 …… 208
第二节　口腔颌面部软组织损伤 …… 212
第三节　颌骨骨折 …………………… 215
第四节　鼻眶筛骨折 ………………… 219
第五节　颧骨颧弓骨折 ……………… 220
第六节　唇腭裂 ……………………… 221

第十一章　口腔颌面部肿瘤 ………… 225

第一节　概述 ………………………… 225
第二节　口腔颌面部囊肿 …………… 231
第三节　良性肿瘤和瘤样病变 ……… 236
第四节　恶性肿瘤 …………………… 242

第十二章　颌面部神经性疾病 ……… 253

第一节　三叉神经痛 ………………… 253
第二节　面神经麻痹 ………………… 258
第三节　颌面部其他常见神经疾病 … 260

第十三章　颞下颌关节疾病 ………… 263

第一节　颞下颌关节紊乱病 ………… 263
第二节　颞下颌关节脱位 …………… 268
第三节　颞下颌关节强直 …………… 270

第四节　颞下颌关节肿瘤、创伤、感染和发育畸形 …………………… 272

第十四章　牙体缺损、牙列缺损或缺失的常规修复 …………… 276

第一节　牙体缺损修复 ……………… 276
第二节　牙列缺损的固定局部义齿修复 …………………………… 280
第三节　牙列缺损的可摘局部义齿修复 …………………………… 285
第四节　牙列缺失的全口义齿修复 … 288

第十五章　牙列缺损与牙列缺失的种植义齿修复 ……………… 296

第一节　概述 ………………………… 296
第二节　种植义齿的治疗流程、修复和健康维护原则 ……………… 300

第十六章　错𬌗畸形 ………………… 306

第一节　概述 ………………………… 306
第二节　诊断和治疗 ………………… 313

第十七章　口腔疾病与全身疾病的关系 …………………………… 325

第一节　全身疾病在口腔的表现 …… 325
第二节　口腔疾病对全身健康的影响 …………………………… 329

参考文献 ……………………………… 332

中英文专业词汇索引 ………………… 333

第一章

口腔颌面部解剖生理

第一章数字资源

口腔颌面部解剖生理以研究口腔颌面部的正常形态结构及临床应用为主要内容，阐明口腔颌面部的层次和器官形态，辨识其结构特点及毗邻关系，揭示其形态与功能的联系。

口腔解剖在我国认识较早，但后期发展较迟滞，直到新中国成立时口腔解剖还仅包含牙体解剖和口腔解剖，随着学科间的发展及科研的深入，口腔解剖生理学的内容得以充实和扩增。本章主要包含牙体解剖生理、颌面部解剖及口腔局部解剖三部分内容，为学好牙体牙髓病学、牙周病学、儿童口腔医学、口腔黏膜病学、口腔预防医学、口腔颌面外科学、口腔修复学、口腔正畸学等口腔临床医学课程奠定必要的形态学基础。

思政园地

口腔解剖生理学在中国的发展

中国古老的医学著作中已有口腔解剖生理学的雏形。我国殷墟甲骨文和最早的医书《黄帝内经·素问》（简称《素问》）中，均有口腔、牙齿和牙病与全身疾病关系的记载。《素问》中对牙齿萌发时间及口腔解剖生理学的知识已有多处记载。唐代孙思邈所著的《备急千金要方》中，对颞下颌关节解剖生理知识已有一定深度的认识。但由于我国长期处于封建或半封建半殖民地的社会阶段，因此口腔解剖生理学的发展十分艰难。在新中国成立之前，我国从事口腔解剖生理学的教学和科研人员极少。新中国成立后，口腔医学得到迅速发展，全国数十所医学院校相继成立口腔医学院系，为口腔解剖生理学的人才培养和教研工作奠定了坚实基础。

在前辈学者的努力下，口腔解剖生理学的早期科研创新工作也取得了一些成就：例如北京大学口腔医学院张震康教授对颞下颌关节和颌骨血供及颜面美学的研究，王毓英教授对𬌗与下颌运动的研究，原第四军医大学口腔医学院王惠芸教授对牙体解剖和𬌗学的研究，四川大学华西口腔医学院徐樱华教授对𬌗学的研究，上海交通大学口腔医学院沈文微教授对口腔功能的研究，以及武汉大学基础医学院皮昕教授对恒牙根管系统、颞下颌关节及舌的研究等。这些科研成果既为中国口腔解剖生理学早期的发展奠定了坚实基础，同时又为我国口腔医学临床实践提供了符合国人特点的重要依据。口腔解剖生理学的发展离不开各位口腔医学前辈们的艰苦卓绝的努力，它的未来发展更需要后辈学者们承前启后、持续推进。这样我国口腔解剖生理学才能向更广泛和更深入的空间发展。

第一节 牙体解剖生理

一、牙的组成、分类和功能

(一)牙的组成

1. 牙的外部观察 离体牙从外部观察可分为牙冠和牙根两部分,中间过渡部分为牙颈(图 1-1)。

(1)牙冠(dental crown):表面由牙釉质覆盖的牙体部分称为牙冠,也称为解剖冠(anatomical crown),与解剖牙根以牙颈线为界。生理情况下牙冠的大部分显露于口腔称为临床冠(clinical crown),与临床牙根以龈缘为界,是牙齿直接行使功能的部分。

(2)牙根(dental root):表面由牙骨质覆盖的牙体部分称为牙根。牙根生长于牙槽窝中,是牙体的支持部分,起稳固牙体的作用。牙根的数目与其承受的咬合力密切相关,前牙承受的咬合力小,为单根。磨牙承受的咬合力大,为 2~3 根,并且有一定的分叉度,以增强牙根在颌骨内的稳固性。

(3)牙颈(dental cervix):牙冠与牙根交界部分称为牙颈,其所呈现的弧形曲线称为牙颈缘或牙颈线(cervical line)。

2. 牙的剖面观察 通过纵剖面观察,牙体组织由外向内可细分为牙釉质、牙骨质、牙本质 3 种硬组织和 1 种软组织——牙髓(图 1-1)。

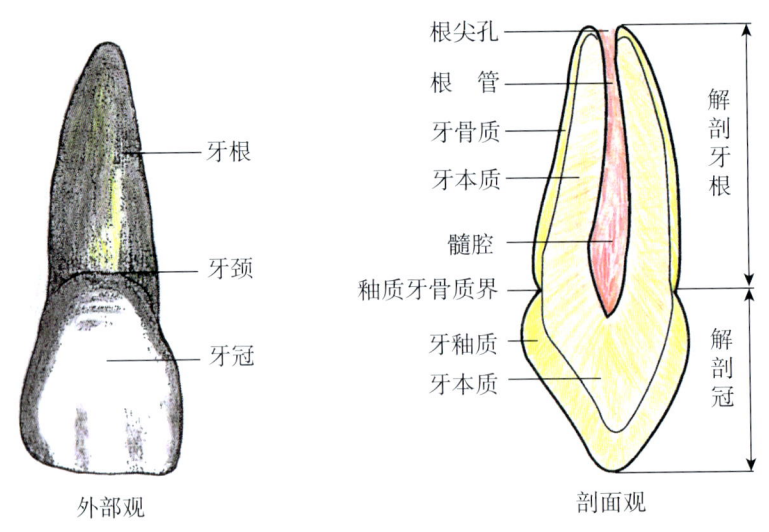

图 1-1 牙的组成

(1)牙釉质(enamel):是指覆盖于牙冠表层的、半透明的白色硬组织,是高度钙化的最坚硬的牙体组织,也是全身矿化组织中最坚硬的,对咀嚼压力和摩擦力具有高度耐受性。

(2)牙骨质(cementum):是指覆盖在牙根表面的矿化硬组织,牙骨质的组织结构与密质骨相似,呈淡黄色,比牙本质颜色略深。牙骨质是维持牙与牙周组织联系的重要结构。牙骨质和牙釉质在牙颈部相接处称为釉质牙骨质界(cemento-enamel junction)。

(3) 牙本质（dentin）：是指构成牙主体的硬组织，颜色淡黄，牙本质冠部表面由牙釉质覆盖，而根部表面由牙骨质覆盖，主要功能是保护其内部的牙髓和支持其表面的牙釉质及牙骨质。牙本质硬度比牙釉质低，比骨组织高。

(4) 牙髓（dental pulp）：由牙本质围成的腔隙称为髓腔（pulp cavity），内充满牙髓组织。牙髓是牙体组织中唯一的软组织，是一种疏松结缔组织，位于由牙本质构成的髓腔中，其主要功能是形成牙本质，同时具有对牙体组织的营养、感觉、防御、修复功能。牙髓中的血管、淋巴管和神经仅通过根尖孔与根尖部牙周组织相连通。

（二）牙的分类

1. 根据牙形态特点和功能特性可分为切牙、尖牙、前磨牙和磨牙4类。

(1) 切牙（incisor）：位于牙弓前部，包括上颌中切牙、侧切牙和下颌中切牙、侧切牙，左、右两侧共8颗。牙冠唇舌面呈梯形，邻面呈楔形，切端薄，牙根多为单根。切牙的主要功能是切割食物。

(2) 尖牙（canine）：位于口角处，俗称犬齿、虎牙，包括上颌尖牙和下颌尖牙，左、右两侧，共4颗。牙冠较厚，唇舌面呈五边形，邻面呈楔形，切端有一长而大的牙尖。尖牙多为单根，长而大并且粗壮。尖牙的主要功能是穿刺和撕裂食物。

(3) 前磨牙（premolar）：位于尖牙与磨牙之间，又称为双尖牙（bicuspid teeth），包括上颌第一、第二前磨牙和下颌第一、第二前磨牙，左、右两侧共8颗。牙冠约呈立方体形，颊舌面呈五边形，邻面呈四边形，咬合面常有二尖。牙根可分叉，以利于牙的稳固。前磨牙的主要功能是协助尖牙撕裂食物，并具有捣碎食物的作用。

(4) 磨牙（molar）：位于前磨牙远中，包括上颌第一、第二、第三磨牙和下颌第一、第二、第三磨牙，左、右两侧共12颗。牙冠体积大，约呈立方体形，颊舌面呈梯形，邻面呈四边形，咬合面大，有4~5个牙尖。牙根为多根，可有2~3个根。磨牙的主要功能为磨细食物。临床上，通常以口角为界把牙分为前牙（anterior teeth）和后牙（posterior teeth），前牙包括切牙和尖牙，后牙包括前磨牙和磨牙。

2. 根据牙在口腔内存在的时期不同可分为乳牙和恒牙。

(1) 乳牙（图1-2）：出生后6个月左右乳牙开始从颌骨中萌出牙龈至口腔，至2岁半左右全部萌出。自6岁起，乳牙开始逐渐脱落，13岁全部被恒牙所代替。正常乳牙有20颗，上、下颌的左、右两侧各5颗。其名称从中线起向两侧分别为乳中切牙、乳侧切牙、乳尖牙、第一乳磨牙、第二乳磨牙。

(2) 恒牙（图1-3）：恒牙自6岁左右开始萌出和替换，是继乳牙脱落后的第二副牙，如因疾患或意外损伤脱落后将再无牙替代。恒牙共28~32颗，上、下颌的左、右两侧各7~8颗，其名称从中线起向两侧分别为中切牙、侧切牙、尖牙、第一前磨牙、第二前磨牙、第一磨牙、第二磨牙、第三磨牙。

（三）牙的功能

人类的牙不仅是直接行使咀嚼功能的器官，而且在辅助发音、言语及保持面部形态协调美观等方面均具有重要作用。

1. 咀嚼功能　牙是行使咀嚼功能的直接工作面。食物进入口腔后，经过切牙的切割、尖牙的撕裂、前磨牙和磨牙的捣碎、磨细等一系列机械加工，与唾液混合形成食团，唾液中的酶对食物起部分消化作用。牙在行使咀嚼功能时，可刺激颌面部正常生长发育，促进牙周组织的健康。

2. 辅助发音和言语功能　牙与唇、舌等器官均参与了发音（pronunciation）和言语

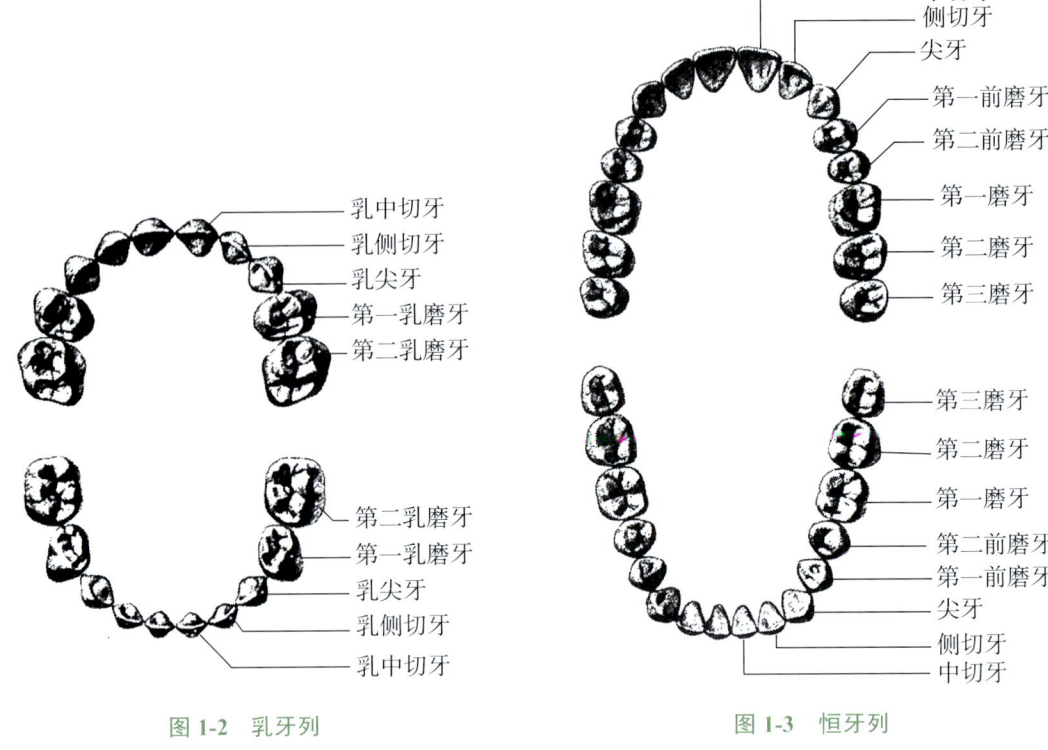

图 1-2 乳牙列　　　　　　　　　图 1-3 恒牙列

(speech)。牙的位置，以及牙与舌、唇之间的关系，对言语的清晰程度和发音的准确性有着重要的影响。如前牙缺失时，舌齿音、唇齿音、齿音等的发音均受很大影响。

3. 保持面部形态协调美观 整齐的牙列按照一定的规律生长在上、下颌骨的牙槽窝内，形成上、下牙弓。牙的咬合关系正常可使唇颊部丰满，颌面部形态正常，表情自然。多数牙缺失或咬合关系异常者，均可影响牙槽骨及唇颊部软组织形态，影响颜面美观。

二、牙周组织

牙周组织（periodontium）为连接于牙体组织与牙槽窝之间的牙根稳固系统的总称，由牙槽骨、牙周膜、牙骨质和牙龈组成，其主要功能是支持牙根（图 1-4）。

（一）牙槽骨

牙槽骨（alveolar bone）是上、下颌骨包围着牙根的部分，是支持牙齿的重要组织。容纳牙根的空间称为牙槽窝，其内壁称为固有牙槽骨，牙槽窝在冠方的游离端称为牙槽嵴，牙与牙之间的牙槽骨称为牙槽间隔，牙脱落后牙槽骨逐渐萎缩。

（二）牙周膜

牙周膜（periodontal membrance）是位于牙根和牙槽骨之间的致密结缔组织。其纤维一端埋入牙骨质内，另一端埋入牙槽骨和牙颈部的牙龈内，将牙根固定于牙槽窝内，并能缓冲和调节牙齿所承受的咀嚼压力，具有悬韧带的作用。牙周膜有丰富的神经，其感觉敏锐，且可以明确指出牙位。牙周膜有支持、感觉、营养及诱导形成牙骨质和牙槽骨等功能。

（三）牙龈

牙龈（gingiva）是包围并封闭于牙颈部周围和覆盖在牙槽嵴表面的口腔咀嚼黏膜，分为游离龈、附着龈和龈乳头3部分（图1-4，图1-5）。

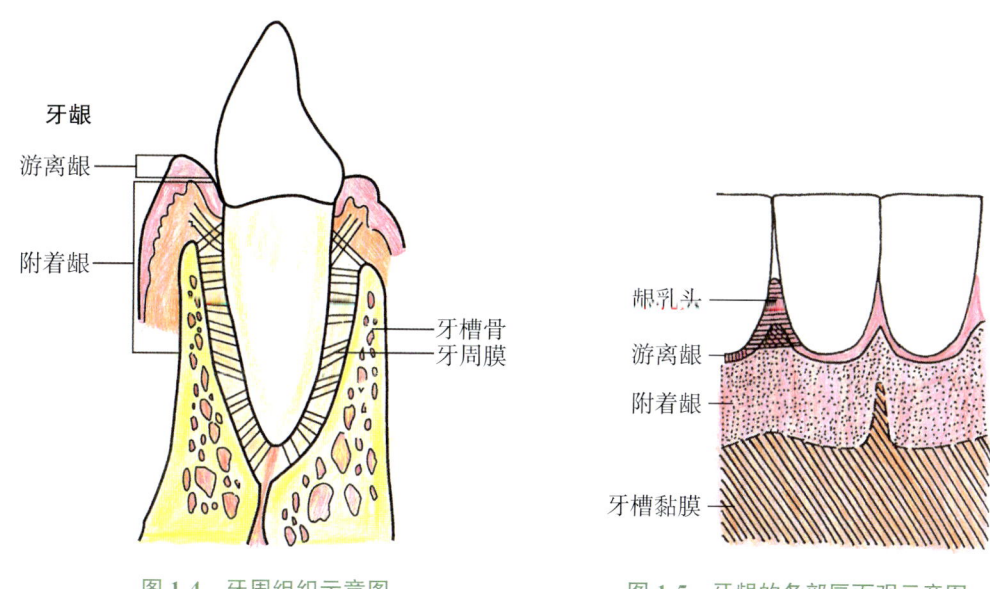

图1-4 牙周组织示意图　　　　图1-5 牙龈的各部唇面观示意图

1. 游离龈　是指牙龈边缘不与牙面附着的部分。与牙面之间的狭小空隙称为龈沟，其平均深度约1.8 mm。正常探诊深度不超过3 mm。

2. 附着龈　是往游离龈根方延续的部分，紧密附着于牙槽嵴表面，与游离龈相接处有一浅的凹沟称为游离凹痕。附着龈表面呈橘皮状凹陷的小点称为点彩，在炎症水肿时，表面点彩消失而变为光亮。

3. 龈乳头和龈谷　牙龈呈锥体状充填于邻近两牙的牙间隙部分为龈乳头，也称为牙间乳头。在牙的唇（颊）、舌（腭）乳头顶端位置高，邻面接触点的下方连接处凹陷称为龈谷。炎症或食物嵌塞时，龈乳头可肿胀、破坏或消失。

三、牙萌出及乳恒牙替换

（一）牙萌出

牙胚的牙尖部分破龈而出的现象称为出龈；从牙冠出龈至达到咬合接触的全过程称为萌出。牙萌出是一个缓慢的过程，牙萌出的时间是指出龈的时间。牙萌出大致按照一定的规律：在一定的时间内，按照一定的顺序，左右成对萌出；下颌牙的萌出较上颌同名牙略早；女性同名牙的萌出略早于男性。

（二）牙萌出的顺序和时间

乳牙从出生后6个月至2岁半左右萌出完成，此时的牙列为乳牙列；乳牙萌出先后顺序大约为乳中切牙、乳侧切牙、第一乳磨牙、乳尖牙、第二乳磨牙（表1-1）。

恒牙一般从6岁左右开始萌出，在第二乳磨牙远中萌出第一磨牙（又称为六龄牙），接着是中切牙萌出，随后侧切牙、第一前磨牙、尖牙、第二前磨牙、第二磨牙及第三磨牙依次萌出

(表1-2)。恒牙一般在12～13岁时已萌出28个，第三磨牙俗称智齿，萌出时间不一致，一般在18岁以后萌出，也有终生不萌出者。

6～12岁期间牙弓中既有乳牙又有恒牙，称为混合牙列。13岁以后，所有乳牙被恒牙所替换，此后的牙列为恒牙列。

表1-1 乳牙萌出的顺序和时间

牙位	萌出顺序	牙齿名称	萌出年龄（月）	
			上颌牙	下颌牙
Ⅰ	1	乳中切牙	7.5	6
Ⅱ	2	乳侧切牙	9	7
Ⅲ	4	乳尖牙	18	16
Ⅳ	3	第一乳磨牙	14	12
Ⅴ	5	第二乳磨牙	24	20

表1-2 恒牙萌出的顺序和时间

牙位	牙齿名称	上颌牙		下颌牙	
		萌出顺序	萌出年龄（岁）	萌出顺序	萌出年龄（岁）
1	中切牙	2	7～8	2	6～7
2	侧切牙	3	8～9	3	7～8
3	尖牙	5	11～12	4	9～10
4	第一前磨牙	4	10～11	5	10～12
5	第二前磨牙	6	10～12	6	11～12
6	第一磨牙	1	6～7	1	6～7
7	第二磨牙	7	12～13	7	11～13
8	第三磨牙	8	17～21	8	17～21

四、牙的一般名词、表面标志及髓腔名称

（一）应用术语

1. 中线（median line） 是平分颅面部为左、右两等份的一条假想线，该线通过两眼之间、鼻尖和上颌两中切牙和下颌两中切牙之间。中线与正中矢状面一致，将牙弓分成左、右对称的两部分。

2. 牙体长轴（long axis of tooth） 是沿冠根方向通过牙体中心的一条假想线（图1-6）。

3. 接触区（contact area） 牙与牙在邻面互相接触的区域称为接触区或邻接处。

4. 外形高点（height of contour） 指牙冠各轴面上最突出的部分。

5. 牙体三等分（division into thirds） 为了便于明确牙体各面上某一部位所在，常将牙轴面在一个方向分为三个等份来描述（图1-7）。

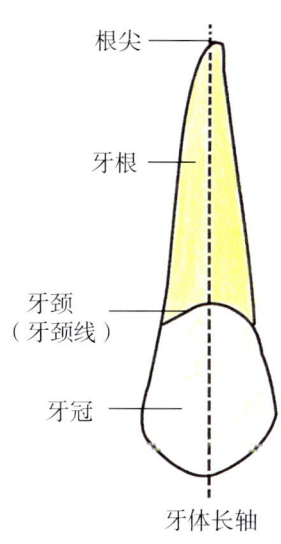

图 1-6　牙体长轴

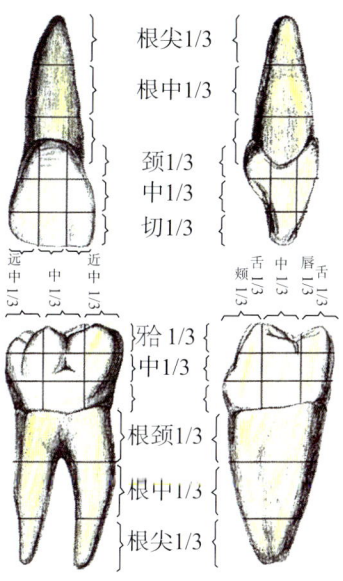

图 1-7　牙体三等分

（二）牙冠各面的命名

每个牙冠均有 4 个与牙体长轴大致平行的轴面和 1 个与牙体长轴基本垂直的面或切嵴，各面名称如下：

1. 唇面（labial surface）**或颊面**（buccal surface）在前牙，牙冠靠近唇黏膜的一面称为唇面；在后牙，牙冠靠近颊黏膜的一面称为颊面。

2. 舌面（lingual surface）**或腭面**（palatal surface）牙冠靠近舌侧的一面均称为舌面，上颌牙牙冠的舌面因接近腭侧，故也称为腭面。

3. 邻面（proximal surface）　同一牙弓内相邻两牙相互接触的面，称为邻面。每个牙冠均包括两个邻面，即一个近中面（mesial surface）和一个远中面（distal surface）。牙冠离中线较近的邻面称为近中面；牙冠离中线较远的邻面称为远中面。

4. 𬌗面（occlusal surface）**和切嵴**（incisal ridge）上、下颌后牙咬合时发生接触的一面称为𬌗面。前牙无𬌗面，其切端舌侧有切咬功能的嵴，称为切嵴（图 1-8）。

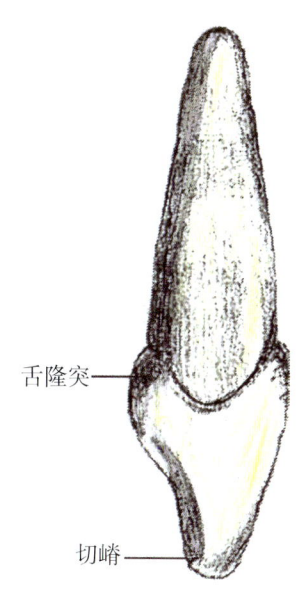

图 1-8　切嵴、舌隆突

（三）牙冠的表面标志

1. 牙冠的突起部分

（1）牙尖（dental cusp）：牙冠表面近似锥体形的显著隆起称为牙尖，常位于尖牙的切端、前磨牙和磨牙的𬌗面上（图 1-9）。

（2）舌隆突（cingulum）：前牙舌面近颈 1/3 处的半月形隆突起，称为舌隆突，是前牙的重要解剖特征之一（图 1-8）。

（3）结节（tubercle）：牙冠上釉质过度钙化而形成的小突起，可在𬌗面或切牙切缘见到。切牙初萌时切缘上所见的结节又称为切缘结节（mamelon），随着牙的磨耗而逐渐消失。

(4) 嵴（ridge）：牙冠表面细长形的牙釉质隆起，称为嵴。根据其位置、形状和方向，嵴可分为切嵴、边缘嵴、牙尖嵴、三角嵴、横嵴、斜嵴、轴嵴、颈嵴（图 1-10）。

2. 牙冠的凹陷部分

(1) 窝（fossa）：是牙冠表面不规则凹陷，略似一个四周环山的盆地。如前牙的舌面窝及后牙的殆面窝（图 1-10）。

(2) 沟（groove）：是指牙冠各面上，位于牙尖和嵴之间，或窝底部细长形凹陷部分（图 1-10），可分为发育沟、副沟。

(3) 点隙（pit）：3 条或 3 条以上发育沟的汇合处，或某些发育沟的末端所形成的点状凹陷称为点隙（图 1-10）。此处牙釉质未完全连接，是龋的好发部位。

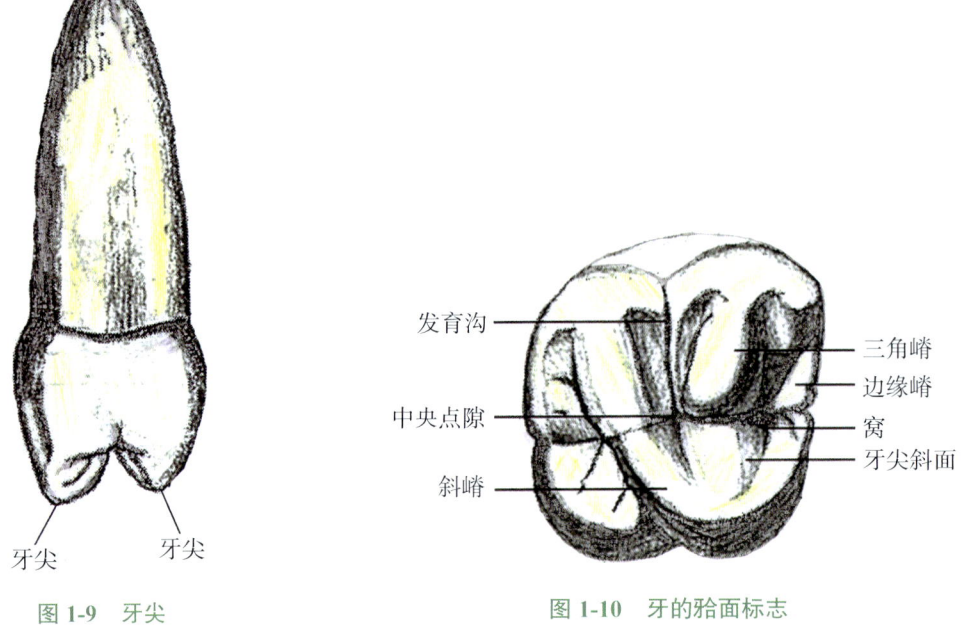

图 1-9　牙尖　　　　　　　　图 1-10　牙的殆面标志

3. 斜面（inclined surface）　为组成牙尖的各面（图 1-10）。每个牙尖有 4 个斜面，两斜面相交成嵴，四斜面相交则组成牙尖。

4. 生长叶（lobe）　为牙生长发育的钙化中心，其融合处为发育沟。多数牙由 4 个生长叶发育而成，少数牙由 5 个生长叶发育而成。

（四）牙髓腔各部的名称

牙髓腔简称髓腔（pulp cavity），位于牙体中部，周壁除根尖孔外均被坚硬的牙本质所包被，髓腔内充满牙髓。髓腔的形状与牙体外形基本相似，包括髓室和根管系统（图 1-11）。

1. 髓室（pulp chamber）　为髓腔位于牙冠及牙根颈部的部分，其形状与牙冠的外形相似。前牙髓室与根管无明显界限；后牙髓室约呈立方形，分顶、底及四壁，是髓腔中较宽阔的部分。

(1) 髓室顶（roof of pulp chamber）与髓室底（floor of pulp chamber）：与面或切嵴相对应的髓室壁称为髓室顶，与髓室顶相对的髓室壁称为髓室底，两者之间的距离称为髓室高度。

(2) 髓室壁（wall of pulp chamber）：与牙体轴面相对应的髓腔牙本质壁分别称近为中髓室壁、远中髓室壁、颊侧髓室壁和舌侧髓室壁。

(3) 髓角（pulp horn）：为髓室伸向牙尖突出成角形的部分，其形状、位置与牙尖外形相

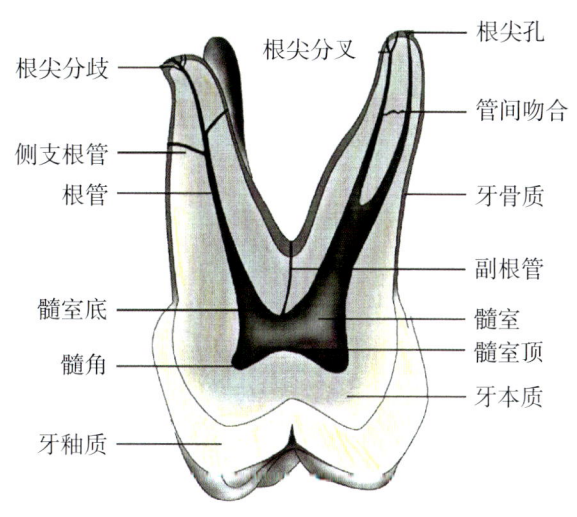

图 1-11　髓腔各部名称

似。髓角与𬌗面的距离因年龄而异，乳牙与刚萌出不久的恒牙髓室大，髓角至𬌗面的距离近；老年人髓腔内径变小，髓角变低，髓角至𬌗面的距离变大。

（4）根管口（root canal orifice）：位于髓室底上，为髓室与根管的移行处。

2. 根管（root canal）　是髓腔除髓室以外的管道部分。通常一个较圆的牙根内有 1 个与其外形相似的根管，但一个较扁的牙根内，则很可能有 1～2 个根管或 1～2 个根管的混合形式，偶可见一个牙根内有 3 个根管者。

五、牙的外形及应用解剖

（一）恒牙

人类的恒牙共 28～32 颗，上、下颌各 14～16 颗。左右成对的同名牙，其解剖形态相同，故恒牙的形态有 16 种，归纳为切牙、尖牙、前磨牙和磨牙 4 种类型。

1. 切牙（incisor）　位于口腔前部，在中线两侧，形态相似，包括上颌中切牙、上颌侧切牙、下颌中切牙和下颌侧切牙，左、右两侧共 8 颗（图 1-12）。

（1）牙体形态：切牙牙冠形态简单，由唇面、舌面、近中面和远中面 4 个轴面及 1 个切嵴组成，其中唇、舌面呈梯形，邻面呈三角形，颈部厚，切端薄，牙根为单根。其主要功能是切割食物。

（2）髓腔形态：唇舌剖面髓腔呈梭形，颈缘处最厚，向切端及根尖方向逐渐变细，根管较直，多为单根管。

（3）应用解剖：切牙的切嵴起切割食物的作用。上颌切牙位于牙弓前部，易受外伤而松动、折裂或脱落，缺损后影响面容与言语。切牙邻面和上颌侧切牙舌窝顶端是龋的好发部位，临床检查时需注意。上颌中切牙的牙根直，呈圆三角形，牙拔除时可使用旋转力；上颌侧切牙的牙根可有弯曲，牙拔除时应仔细；下颌切牙的牙根扁而窄长，牙拔除时不宜使用旋转力，可唇舌向用力使牙脱位。切牙多为直的单根管，根管治疗时易于操作，疗效较好。

2. 尖牙（canine）　位于口角两侧，上下左右共 4 颗（图 1-13）。

（1）牙体形态：唇舌面均为五边形，有一长而大的牙尖，形似匕首。牙根为较直的圆锥形单根，是恒牙中牙根最长的牙。

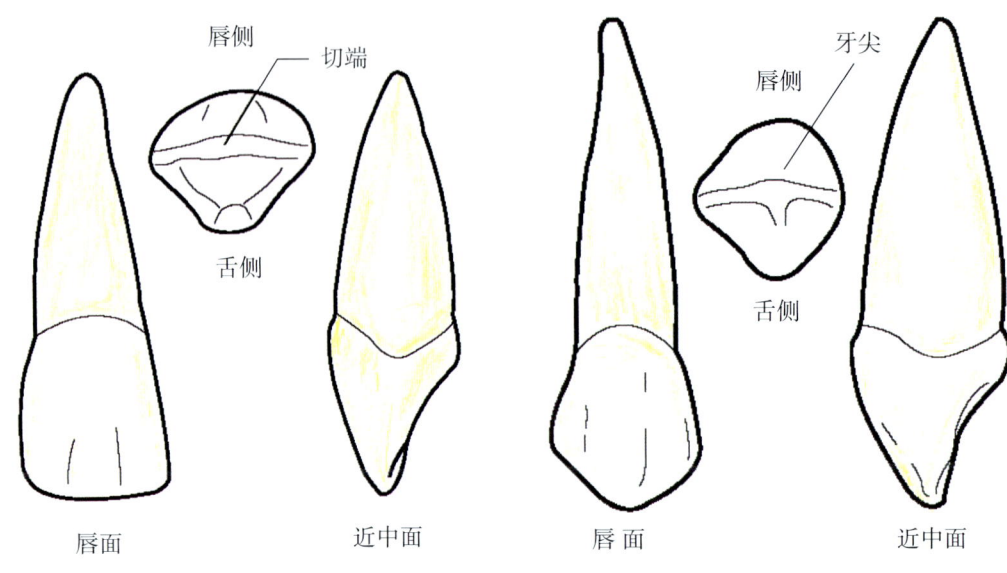

图 1-12　右侧上颌中切牙　　　　图 1-13　右侧上颌尖牙

（2）髓腔形态：髓腔的唇舌径较大，最宽处位于牙颈部，向根尖方向逐渐变细。

（3）应用解剖：尖牙位于口角处，牙根长而粗壮，能承受较大力，并具有支撑口角的作用。若上尖牙缺失，口角上部塌陷，影响面部美观。尖牙在口内存留时间较久，可作为基牙修复相关缺失牙。根管粗而直，根管治疗效果好。拔除上颌尖牙时可使用旋转力，下颌尖牙的根稍扁圆，松动后可适当配合较小的旋转力。

3. 前磨牙（premolar）　位于尖牙与磨牙之间，分为第一前磨牙、第二前磨牙，上下左右共 8 颗（图 1-14）。

（1）牙体形态：牙冠为立方形，咬合面上有 2～3 个牙尖，牙根扁而细长，上颌第一前磨牙多为颊舌两根，其余前磨牙多为单根。

（2）髓腔形态：牙冠内有一立方形髓室，与牙尖对应处有高耸的髓角，牙根内有 1～2 个根管。

（3）应用解剖：前磨牙𬌗面的窝、沟、点隙及邻面都是龋的好发部位，充填或修复时应注意恢复其正常解剖形态，以及邻面接触区形态和位置，以免造成食物嵌塞。前磨牙牙根较扁或为双根，牙拔除时，尽量不使用旋转力。上颌前磨牙的根尖常接近上颌窦，根尖感染可能引起上颌窦炎；在拔除断根时要避免推入上颌窦。前磨牙𬌗面中央窝有时可见畸形中央尖，常因磨损使髓腔暴露，引起牙髓炎或根尖周炎。

4. 磨牙（molar）　位于前磨牙的远中，牙弓的后方，分为第一磨牙、第二磨牙、第三磨牙，共 12 颗，其牙冠的体积依次变小，形态变圆突（图 1-15）。

（1）牙体形态：磨牙的牙冠为立方形，𬌗面宽大，形态复杂，有 4～5 个牙尖，尖窝交错，易积存食物残渣，是龋好发的部位。牙根为 2～3 个根，根分叉依次变小。

（2）髓腔形态：牙冠内部髓室较大，呈立方形，与牙尖相对应处有 4～5 个髓角、3～4 个根管，扁形牙根内有 2 个根管，根管较细，且有弯曲，圆锥形牙根内多为 1 个较直的根管。

（3）应用解剖：

1）第一磨牙萌出得早，窝、裂、点隙多，容易龋坏，充填及修复时注意恢复其正常的解剖形态。

2）上、下颌第一磨牙的位置和关系，对于建立正常咬合起重要作用，保留和治疗第一磨牙很有必要。如拔除后应及时修复，以免邻牙向缺隙处倾倒，影响正常咬合关系。

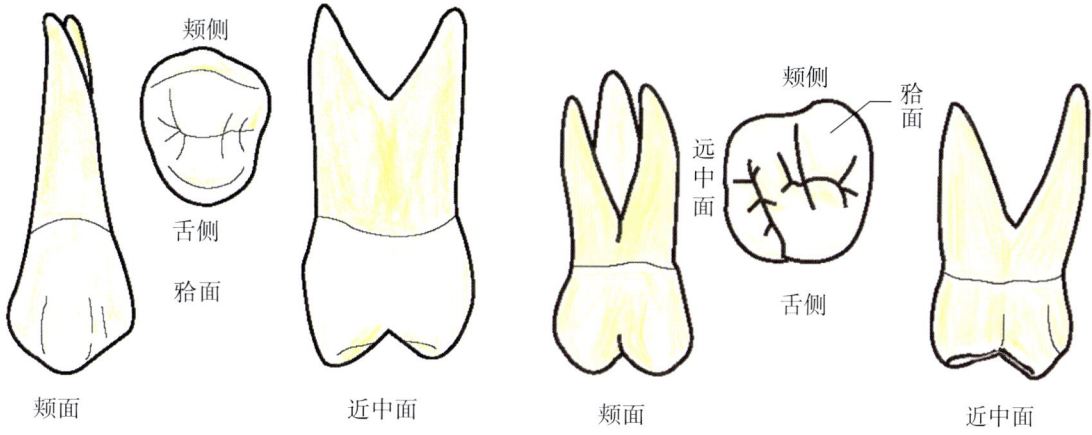

图 1-14 右侧上颌第一前磨牙　　　图 1-15 右侧上颌第一磨牙

3) 第一磨牙与第二乳磨牙形态相似，容易混淆，拔牙时应特别注意鉴别。

4) 第三磨牙常先天缺失或错位萌出，下颌第三磨牙的阻生情况较多，也是冠周炎的好发部位。常因下颌第三磨牙近中阻生引起食物嵌塞，导致下颌第二磨牙的远中龋坏。

5) 上颌磨牙与上颌窦关系密切，其根尖感染可引起牙源性上颌窦炎；拔牙时切忌将断根推入上颌窦。下颌磨牙与下颌管接近，拔牙时勿伤及下颌管内的下牙槽神经。

6) 腮腺管在口腔内的开口位于上颌第二磨牙牙冠相对的颊黏膜上。

（二）乳牙

乳牙是幼儿时期的咀嚼器官，又是诱导恒牙在正常位置萌出的一个引导器，故对口颌系统的生长发育及健康具有重要意义。乳牙共20颗，左右对称，分为上下乳中切牙、乳侧切牙、乳尖牙、第一乳磨牙、第二乳磨牙。

1. 乳牙的牙体形态特点

（1）乳牙外形与同名恒牙相似，但体积较小，牙冠短而宽。

（2）乳牙牙冠色白，恒牙牙冠色微黄。

（3）乳牙颈嵴突出，外形高点明显。近颈1/3处缩窄，颈线弯曲度小于恒牙。

（4）冠根分界清晰，牙根明显变细，根长与冠长之比大于恒牙。因根方有恒牙胚，故乳前牙根中1/3向唇侧弯曲；乳磨牙根干短，根分叉大。

（5）上颌乳尖牙牙尖偏远中，而上颌恒尖牙牙尖偏近中。

（6）乳磨牙中，第二乳磨牙体积大于第一乳磨牙。

2. 乳牙的应用解剖　乳牙的髓腔特点包括髓腔大，髓壁薄，髓角高。因根干短，根分叉接近牙冠颈部（图1-16）。

（1）乳牙龋应尽早治疗以保持乳牙列完整。

（2）及时拔除滞留的乳牙，以免影响恒牙的正常萌出。

（3）乳牙根方有恒牙胚，治疗时避免伤及。

（4）由于乳牙髓腔大，髓角高，制备洞形时，应防止穿髓。

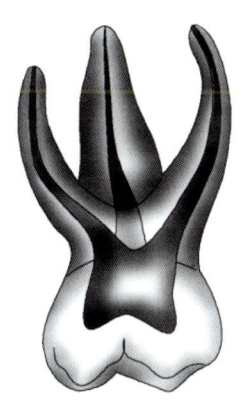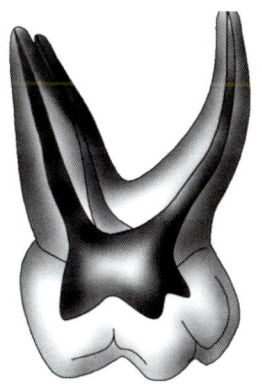

图 1-16 上颌第二乳磨牙及其髓腔形态

第二节 牙列、殆与颌位

一、牙列

牙按照一定的顺序、方向和位置呈弓形排列在牙槽骨中,形成牙弓(dental arch)或称为牙列(dentition),上颌者称为上牙弓(列),下颌者称为下牙弓(列)。

(一)牙列的分类

按照牙列在口腔中存在的时期可以分为乳牙列、混合牙列和恒牙列3类。

1. 乳牙列 全部由乳牙组成的牙列。完整的上、下颌乳牙列各含10颗牙。乳牙列较短小,其牙列宽度与长度相近,形态更近似半圆形。

2. 混合牙列 处于乳牙列向恒牙列转换的过渡阶段,由乳牙和恒牙共同组成,随着乳牙脱落及恒牙萌出,在不同发育阶段牙列的形状不同,所含牙的数量也有差异。

3. 恒牙列 为全部由恒牙组成的牙列。完整的上、下颌恒牙列各含16颗牙。

(二)牙列的形状

按照牙列形态特征分型,对恒牙列进行观察分析,发现牙弓的形状,个体之间并不全完相同,可概括地分为3种基本类型:尖圆型、椭圆型和方圆型,但通常多为此3种基本类型的混合型(图1-17)。

1. 尖圆型 上颌牙列自侧切牙起就开始向后弯曲,牙弓的前牙段向前突出比较明显。

2. 椭圆型 介于方圆型与尖圆型之间,牙弓自上颌侧切牙的远中开始,向后逐渐弯曲,使得前牙段较圆突。

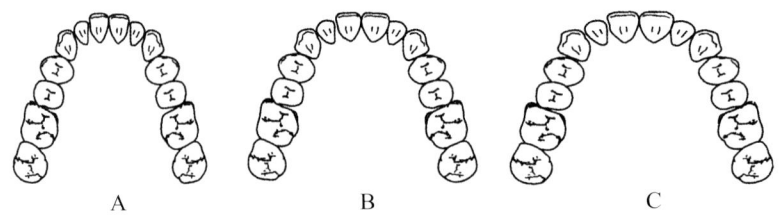

图1-17 恒牙列的基本形状
A. 尖圆型;B. 椭圆型;C. 方圆型

3. 方圆型 上、下牙列中4个切牙的切缘唇侧连线略直,牙弓从尖牙的远中才开始弯曲向后。

二、牙尖交错殆

(一)牙尖交错殆的名称与定义

上、下颌牙发生接触的现象被称为殆或咬合(occlusion),习惯上把这种接触关系称为殆关系或咬合关系。在下颌的各种功能运动中，咬合关系随着下颌位置的不同可产生多种接触状态，其中临床上最重要和最常用的咬合接触关系为牙尖交错𬌗（图 1-18）。

牙尖交错𬌗（intercuspal occlusion，ICO）是指上、下颌牙牙尖交错，达到最广泛、最紧密接触时的一种咬合关系，过去该关系被称为正中𬌗（centric occlusion，CO），但因"正中"一词不如"牙尖交错"那么确切地描述此咬合特征，故现多以牙尖交错𬌗称谓。

正常的牙尖交错𬌗，是上、下颌牙最广泛、最紧密的接触，整个牙列及牙周组织受力均匀，便于承受和分散咬合负荷，最大限度地发挥咀嚼食物的潜能，因此是一种非常重要的咬合接触关系。

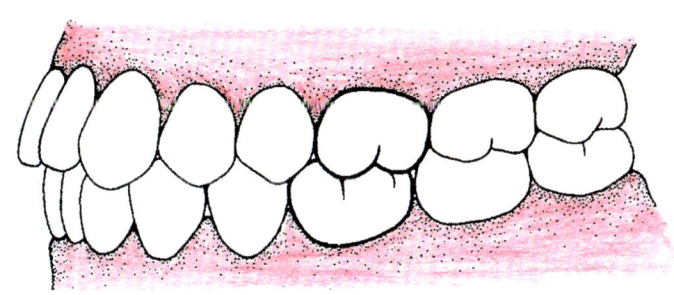

图 1-18　牙尖交错𬌗

（二）牙尖交错𬌗的特点及生理意义

1. 上、下颌牙齿为尖窝相对的交错咬合关系　在牙尖交错𬌗时，除下颌中切牙与上颌第三磨牙外，都保持着一个牙齿与相对的两个牙齿的𬌗接触关系。

这种𬌗接触的意义在于：① 可使𬌗面接触面积最大，有利于咀嚼；② 可使𬌗力分散，避免个别牙齿负担过重；③ 纵有个别牙齿缺失，也不致使对颌的同名牙完全失去咬合与咀嚼功能，因而在短时间内不致发生移位现象。

2. 上、下颌牙弓间存在着覆盖与覆𬌗关系　由于上颌牙弓较下颌牙弓为大，因而在牙尖交错𬌗时呈现覆盖与覆𬌗关系（图 1-19，图 1-20，图 1-21）。

（1）覆盖（overjet）：也称为超𬌗，指上颌牙盖过下颌牙的水平距离。如在前牙，即指上颌切牙切缘到下颌切牙唇面的水平距离。在正常情况下，距离在 3 mm 以内，超过者称为深覆盖。深覆盖的程度取决于距离的大小。超过 3 mm 者为Ⅰ°深覆盖，超过 5 mm 者为Ⅱ°深覆盖，超过 7 mm 者为Ⅲ°深覆盖。有时由于发育异常，下颌切牙切缘突出于上颌切牙的唇侧，或下颌后牙的颊尖突出于上颌后牙的颊侧，则称为反覆盖。

（2）覆𬌗（overbite）：指上颌牙盖过下颌牙唇、颊面的垂直距离。如在前牙，盖过的部分不超过前牙唇面切 1/3 者（图 1-7），称为正常覆𬌗。超过者，称为深覆𬌗。深覆𬌗的程度取决于下颌前牙切缘咬在上颌前牙舌面的部位而定，咬在切 1/3 以内者，称为正常覆𬌗；咬在中 1/3 以内者，称为Ⅰ°深覆𬌗；咬在颈 1/3 者，称为Ⅱ°深覆𬌗；超过颈 1/3 者，称为Ⅲ°深覆𬌗。若下颌牙反盖着上颌牙，称为反𬌗。若上、下牙齿彼此以切缘相对，或以颊尖相对，则称为对刃𬌗。上、下牙列部分前牙其至前磨牙均不接触者称为开𬌗（图 1-21）。

（3）覆盖、覆𬌗的生理意义：① 因上牙弓大于下牙弓，便于下颌进行咀嚼运动时，保持接触关系，从而有利于提高咀嚼效能；② 因上牙弓的切缘与颊尖覆盖着下牙弓的切缘与颊尖，使唇、颊侧软组织得到保护，而不致咬伤。同时在牙弓的舌侧，由于下颌牙的舌尖反覆盖着上颌牙的舌尖，这样又可保护舌的边缘不被咬伤。

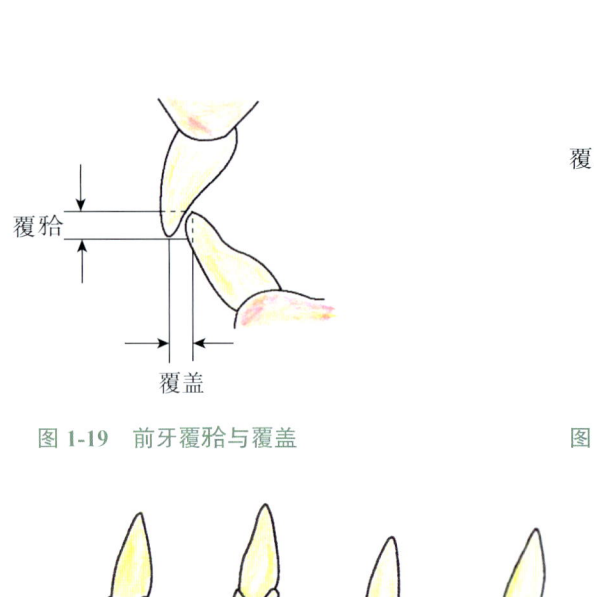

图 1-19 前牙覆𬌗与覆盖 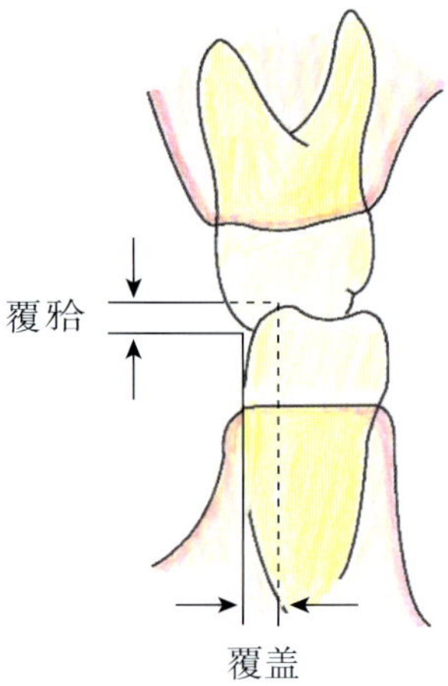　　　　图 1-20 后牙覆𬌗与覆盖

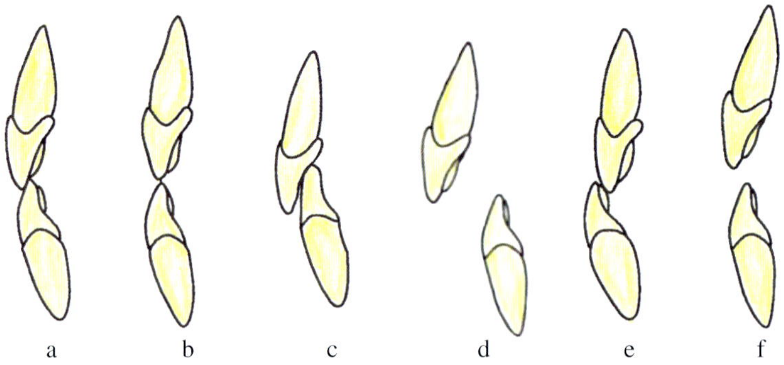

图 1-21 前牙覆𬌗与覆盖的分类
a. 正常𬌗；b. 对刃𬌗；c. 深覆𬌗；d. 深覆盖；e. 反𬌗；f. 开𬌗

3. 牙尖交错𬌗的标志　常利用上、下颌第一磨牙的𬌗关系作为判定牙尖交错𬌗的指标。若上、下牙弓的𬌗关系正常，则在牙尖交错𬌗时，上颌第一磨牙的近中颊尖正对着下颌第一磨牙的颊沟，若上颌第一磨牙的近中舌尖对着下颌第一磨牙的中央窝内，通常称为中性𬌗，若上颌第一磨牙的近中颊尖咬合在下颌第一磨牙的颊沟的近中，则称为远中错𬌗，或安氏Ⅱ类错𬌗；反之，若上颌第一磨牙的近中颊尖咬合在下颌第一磨牙颊沟的远中，则称为近中错𬌗，或安氏Ⅲ类错𬌗（图 1-22）。

三、颌位

颌位（jaw position）是指下颌骨相对于上颌骨或者颅骨在正常状态下的位置关系。由于下颌骨是一个游离骨体，仅借颞下颌关节和咀嚼肌与颅骨相连，下颌位置的维系受颞下颌关节、咬合接触、颌骨肌，以及中枢神经系统等多个因素的调节和制约。下颌相对于上颌的位置可以有很多，但一般认为最基本、具有可重复性、稳定性较好的下颌位置有3个，即牙尖交错位、后退接触位和下颌姿势位。

（一）牙尖交错位

牙尖交错位（intercuspal position，ICP）是指上、下颌牙牙尖交错，达到最广泛、最紧密接触时下颌所处的位置，即牙尖交错𬌗下颌骨相对于上颌骨或者颅骨的位置关系。此时下颌

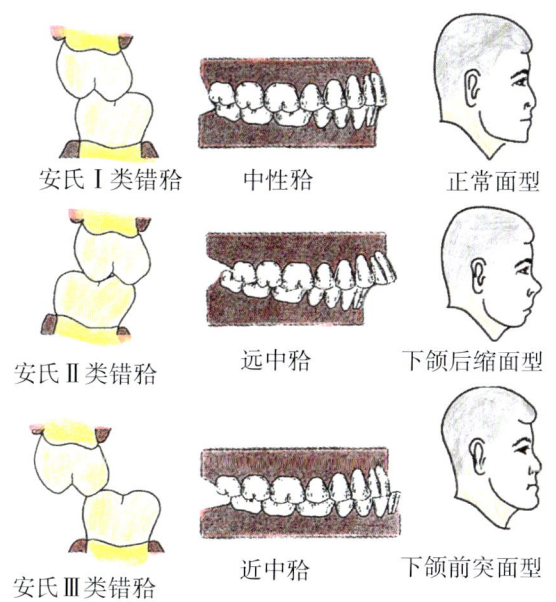

图 1-22 牙尖交错𬌗标志与𬌗型、面型的关系

骨的位置因牙尖交错𬌗而存在，又称为牙位（tooth position）。

牙尖交错位由上、下颌牙的𬌗面尖窝解剖关系所决定，是习惯性的、自然的、可重复的下颌位置，临床上常作为检查、诊断和治疗的基准位。

（二）后退接触位

从牙尖交错位开始，下颌还可再向后下移动少许（约 1 mm），后牙牙尖斜面保持部分接触而前牙不接触，同时髁突也受颞下颌韧带水平纤维的限制，不能再向后退，此时，下颌可以做单纯的铰链开口运动，也具有可重复性。下颌的这个位置称为后退接触位（retruded contact position，RCP），是下颌的生理性最后位。

（三）下颌姿势位

当人直立或端坐，两眼平视前方，不咀嚼、不吞咽、不说话时，提颌肌群轻微收缩以对抗下颌骨所承受的重力，上、下颌牙之间有一前大后小的楔形间隙，宽 2～4 mm，称为息止𬌗间隙（freeway space），此时下颌所处的位置称为下颌姿势位（mandibular postural position，MPP）（图 1-23）。

下颌姿势位时上、下颌牙不接触，不产生非咀嚼性磨损，牙周与颞下颌关节组织不受力，口颌肌比较放松，这是维持口颌系统健康所必需的。

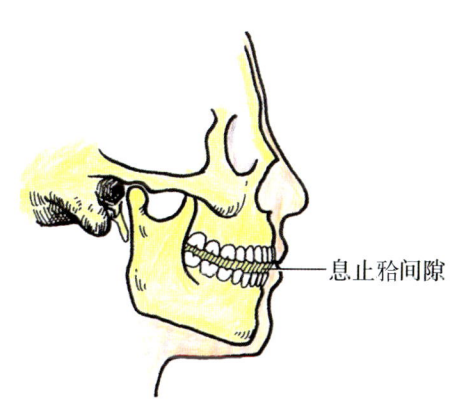

图 1-23 下颌姿势位

第三节　颌面部解剖

面部是指发际以下、下颌骨下缘以上及两侧下颌支后缘之前的区域。通常以经过眉间点及鼻下点的两条水平线为界，将面部分为上、中和下 1/3 三等分。颌面部为面部中间的一部分，系眶下缘至下颌骨下缘、两侧腮腺后缘之前的区域，大约为面部的中 1/3 和下 1/3 两部。

一、颌面部分区及表面标志

（一）颌面部分区

根据形态及解剖特点，可将颌面部分为以下各区：眶区、鼻区、唇区、颏区、眶下区、颧区、颊区、腮腺咬肌区和面侧深区（图 1-24）。

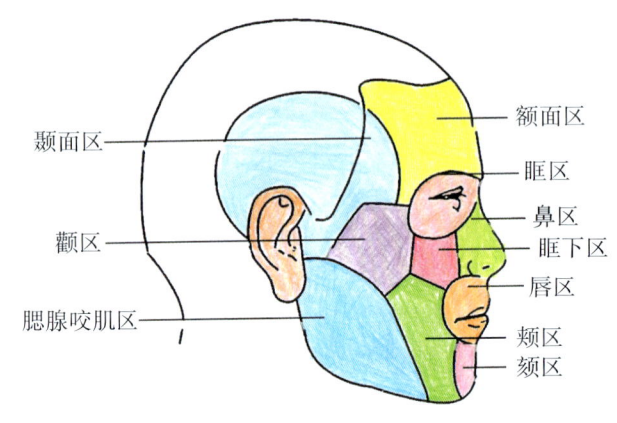

图 1-24　颌面部分区

1. 眶区（orbital region）　四周以眶缘为界。
2. 鼻区（nasal region）　上界鼻根点，下界鼻底，两侧界为内眦与鼻翼点的连线。
3. 唇区（lip region）　上界鼻底，两侧界为唇面沟，下以颏唇沟与颏区分界。
4. 颊区（buccal region）　前界唇区和颏区，后界为咬肌前缘，上邻眶下区和颧区，下界为下颌下缘。
5. 眶下区（infraorbital region）　上界为眶下缘，内邻鼻区，外侧界为上颌骨颧突根部的垂线，下界为唇面沟中点至上颌骨颧突根下缘的连线。
6. 颧区（zygomatic region）　上界为颧弓上缘，下界为颧骨下缘，前界为上颌骨颧突根部，后界为颧弓后端。
7. 颏区（mental region）　上界为颏唇沟，两侧界为口角的垂线，下以下颌下缘为界。
8. 腮腺咬肌区（parotideomasseteric region）　上界为颧弓及外耳道下缘，前界为咬肌前缘，后界为胸锁乳突肌、乳突、二腹肌后腹的前缘，下以下颌下缘为界。
9. 面侧深区（deep region of lateral face）　位于颧弓和下颌支的深面，前界为上颌骨的后面，后界为腮腺深叶，内为翼外肌，外以下颌支为界。该区也是颞下间隙及翼颌间隙的范围。

扩展阅读：
10. 额面区（frontofacial region） 上界为发际，下界为眶上缘，两侧为上颞线。
11. 颞面区（temporofacial region） 后界为发际，下界为颧弓上缘，前上界为上颞线。

（二）颌面部表面标志

面部具有许多临床常用的表面解剖标志（图 1-25）。

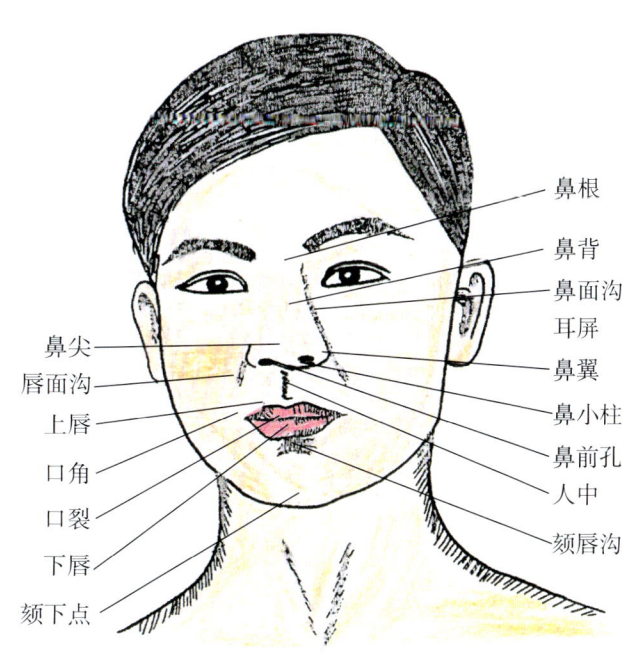

图 1-25 颌面部表面标志

1. **睑裂（palpebral fissure）** 为上睑和下睑之间的裂隙，正常睑裂的宽度和高度分别为 3.5 cm 和 1.0～1.2 cm。而睑裂的宽度常作为面部垂直比例的参考长度。

2. **睑内侧连合（medial palpebral commissure）和睑外侧连合（lateral palpebral commissure）** 为上、下睑在内侧和外侧的结合处。

3. **内眦（medial angle of eye）和外眦（lateral angle of eye）** 分别为睑内侧连合和睑外侧连合处所成的角点；面部垂直比例作垂线时经过此点。外眦较内眦高 3～4 mm。

4. **鼻根（radix nasi）、鼻尖（apex nasi）和鼻背（dorsum nasi）** 外鼻上端连于额部者称为鼻根；前下端隆起处称为鼻尖；鼻根与鼻尖之间称为鼻背。

5. **鼻底（base of the nose）和鼻孔（nostril）** 锥形外鼻之底称为鼻底。鼻底上有左、右卵圆形孔，称为鼻孔，又称为鼻前孔。

6. **鼻小柱（columella nasi）和鼻翼（alae nasi）** 两侧鼻孔之间的隆嵴称为鼻小柱；鼻孔外侧的隆起称为鼻翼。

7. **鼻面沟（nasofacial sulcus）** 为鼻外侧的长形凹陷。沿鼻面沟做手术切口，愈合后瘢痕不明显。

8. **唇面沟（labiofacial sulcus）** 为上唇与颊部的斜行凹陷。沿唇面沟做手术切口，愈合后瘢痕不明显。在矫治修复时，唇面沟常用以作为判断面容恢复情况的指征。

9. 鼻唇沟（nasolabial sulcus） 鼻面沟与唇面沟合称为鼻唇沟。

10. 口裂（oral fissure） 为上唇与下唇之间的横形裂隙。

11. 口角（angle of mouth） 口裂两端为口角，其正常位置约相当于尖牙与第一前磨牙之间，行口角开大或缩小术时，应注意此关系。

12. 唇红（vermilion） 为上、下唇皮肤与黏膜的移行区。

13. 唇红缘（vermilion border） 为唇红与皮肤的交界处。

14. 人中（philtrum） 上唇皮肤表面正中，由鼻小柱向下至唇红缘的纵行浅沟称为人中。

15. 人中嵴（philtrum ridge） 人中的两侧各有一条与其并行的皮肤嵴，自鼻孔底内下方伸延至唇峰称为人中嵴。

16. 颏唇沟（mentolabial sulcus） 为下唇与颏部之间的横形凹陷。

17. 耳屏（tragus） 为外耳道前方的结节状突起，临床常在其前方、颧弓根部之下，检查下颌骨髁突的活动情况。在耳屏前方约 1 cm 可触及颞浅动脉的搏动。

二、颌面部骨

颌面部由 14 块形态各异的骨块组成，构成颅面框架，支持和保护眼眶、鼻腔、口腔等相关结构，其中除了下颌骨和犁骨为单一骨之外，上颌骨、鼻骨、泪骨、颧骨、腭骨及下鼻甲均为左右成对，呈对称性排列。这里主要介绍上、下颌骨。

（一）上颌骨

上颌骨（maxilla）是颜面部最大的骨，左右对称。该骨是除下颌骨外最大的口腔颌面部骨，形成整个上颌部、眼眶底部、口腔顶的大部分、鼻腔外侧壁和底部、部分颞下窝和翼腭窝、翼上颌裂及眶下裂，与颧骨、额骨、蝶骨、鼻骨、犁骨、泪骨、腭骨等相邻接。上颌骨形状不规则，可分为一体和四突（图 1-26，图 1-27）。

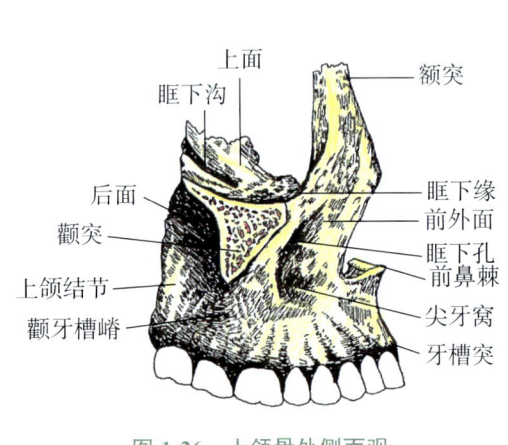

图 1-26 上颌骨外侧面观

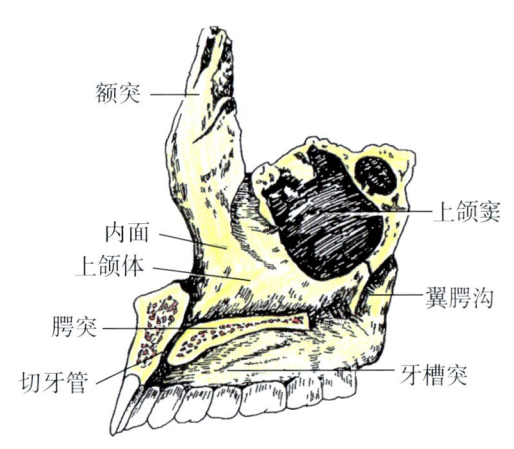

图 1-27 上颌骨内侧面观

1. 上颌体 上颌体（maxillary body）略呈锥体形，分为前、后、上、内 4 个面，上颌体内的空腔为上颌窦。

（1）前面：又称为脸面。上界为眶下缘，下界移行于牙槽突，内界为鼻切迹，向下止于尖端的突起，与对侧尖端突起共同形成前鼻棘点，后界为颧突及颧牙槽嵴。在眶下缘中点下方约 0.5 cm 处有椭圆形的眶下孔,孔内有眶下神经、血管通过。眶下孔向后上外方通入眶下管,眶下孔是眶下神经阻滞麻醉的有效注射部位。在眶下孔下方的骨面上有一较深的窝,称为尖牙窝,提口角肌起始于此处。尖牙窝一般位于前磨牙根尖的上方,与上颌窦仅有薄层骨板相隔,故行上颌窦手术时常由此处进入窦腔。

(2) 后面:又称为颞下面,朝向后外,参与颞下窝及翼腭窝前壁的构成。上颌体后面与前面在外侧的移行处有颧牙槽嵴,在面部或口腔前庭可触及,是行上牙槽后神经阻滞麻醉的重要标志。后面的下部有比较粗糙的圆形隆起,称为上颌结节,为翼内肌浅头的起点。后面的中部,即上颌结节上方有数个小骨孔,称为牙槽孔。牙槽孔为牙槽管的开口,向下导入上颌窦后壁,有上牙槽后神经、血管通过。在行上牙槽后神经阻滞麻醉时,麻醉药物应注入牙槽孔周围。

(3) 上面:又称为眶面,呈三角形,构成眶下壁的大部。前缘是眶下缘的一部分,后缘形成眶下裂前缘的大部分。中部有眶下沟,向前、内、下通眶下管,该管以眶下孔开口于上颌体的前面。眶下管的前段发出一根牙槽管,管内有上牙槽前神经、血管束向下经上颌窦的前壁穿行。眶下管的后段也发出一根牙槽管,管内有上牙槽中神经经上颌窦的前外侧壁穿行。眶下管长约 1.5 cm,在行眶下管麻醉时进针不可过深,以免针尖穿入眶下沟而损伤眼球。

(4) 内面:又称为鼻面,构成鼻腔外侧壁。内面后上方有三角形的上颌窦裂孔通向鼻腔。上颌窦裂孔后方有向前下方的沟与蝶骨翼突和腭骨垂直部相接,共同构成翼腭管。翼腭管长约 3.1 cm,管内有腭降动脉及鼻腭神经通过。临床上通过翼腭管,可行上颌神经阻滞麻醉。上颌窦裂孔之前有一深沟向上与泪沟延续,参与构成鼻泪管的骨性部分。

2. 四突 上颌骨的四突分别为额突、颧突、腭突和牙槽突。

(1) 额突(frontal process):位于上颌体的内上方,其上、前、后缘分别依次与额骨、鼻骨和泪骨相接。其外侧面构成眶内缘及鼻背的一部分,内侧面形成鼻腔侧壁的上份。额突参与泪沟的构成。在上颌骨骨折累及鼻腔和眶底时,复位操作应注意保证鼻泪管的通畅。

(2) 颧突(zygomatic process):由上颌体的前面、后面、上面汇集而形成的一个锥状突起,向外上与颧骨相接,向下至第一磨牙处形成颧牙槽嵴。

(3) 腭突(palatine process):为水平骨板,在上颌体与牙槽突的移行处伸向内侧,与对侧上颌骨腭突在中缝相接,形成腭中缝,参与构成鼻腔底部和口腔顶部的大部。腭突的下面略凹陷形成腭穹窿,参与构成硬腭的前 3/4。该面有不少小孔,有小血管通过。腭突下面在上颌中切牙的腭侧、腭中缝与两侧尖牙连线的交点上有切牙孔(incisive foramen),向上后通入切牙管(incisive canal),管内有鼻腭神经、血管通过。在麻醉鼻腭神经时,麻醉药物可注入切牙孔或切牙管内。腭突下面后外侧近牙槽突处,有纵行的沟或管,腭大血管及腭前神经在沟内穿行。腭突后缘呈锯齿状与腭骨水平部相接。

(4) 牙槽突(alveolar process):又称为牙槽骨,呈弓形,为上颌骨包绕牙根周围的突起部分。两侧牙槽突在中线相接成堤,形成牙槽骨弓。牙槽突有内、外骨板,均为骨密质。内、外骨板间夹以骨松质。牙槽突唇颊侧骨板较薄,并有许多小孔通向骨松质。故临床行上颌牙、牙龈、牙槽骨治疗或手术时,可采用局部浸润麻醉。

上颌牙槽突与腭骨水平部共同构成腭大孔(greater palatine foramen),有腭前神经血管束通过。该孔一般位于上颌第三磨牙腭侧牙槽嵴顶至腭中缝连线的中点。

3. 结构特点

(1) 牙槽突结构特点:牙槽突为骨骼系统中变化最为显著的部分,其变化与牙的发育、萌出、咀嚼功能,牙的移动,以及恒牙的脱落等均有密切的关系。牙槽突的变化实际为骨组织的改建过程,是破骨与成骨两者相互平衡的生理过程。口腔正畸正是根据牙槽突的这一生物学特性,对错位牙施以适当的力,促使其向正常位置移动,从而达到牙列整齐并建立正常咬合关系的目的。牙槽突上有一些解剖结构与临床关系密切,如容纳牙根的牙槽窝、牙槽嵴(牙槽窝的游离缘)、牙槽间隔(两牙之间的牙槽突)和牙根间隔。

(2) 上颌窦(maxillary sinus):位于上颌体中央,是鼻旁窦中最大的一对窦腔。上颌窦呈锥体形,基底由鼻腔外侧壁构成。上颌窦的尖延伸至上颌骨的颧突,其上壁为眶底,下壁为上颌骨的牙槽突,且常较鼻腔底低1.5 cm,上颌窦的底壁由前向后盖过上颌第二前磨牙到上颌第三磨牙的根尖,与上述牙根尖之间以较薄的骨板相隔,甚至无骨板而仅覆以黏膜。上述牙的牙源性感染可累及上颌窦,引起上颌窦炎。在行上颌窦手术时,应避免伤及牙根尖。

(3) 支柱及支架结构:上颌骨与咀嚼功能关系密切,在承受咀嚼压力明显的部位,骨质比较厚,以利于将咀嚼压力传导至颅底,由此形成3对支柱,均下起上颌骨牙槽突,上达颅底。

1) 尖牙支柱(canine buttress):又称为鼻额支柱(nasofrontal buttress),主要承受尖牙区的咀嚼压力,起于上颌尖牙区的牙槽突,上行沿梨状孔外缘及眶内缘点经额突至额骨。

2) 颧突支柱(zygomatic buttress):主要承受第一磨牙区的咀嚼压力,起于上颌第一磨牙区的牙槽突,沿颧牙槽嵴上行达颧骨后分为两支,一支沿颧骨额突经眶外缘,在眶上缘外侧端至额骨,另一支向外后经颧弓至颅底。

3) 翼突支柱(pterygoid buttress):又称为翼上颌支柱,主要承受磨牙区的咀嚼压力,由蝶骨翼突与上颌骨牙槽突的后端连接而构成。

在上述支柱间有横行的连接支架,诸如眶上弓、眶下弓、鼻骨弓。这些结构使上颌骨及其邻骨能够承受相当大的咀嚼压力,并可将外力沿各骨接缝处和腔窦骨壁传递缓冲。但在受到暴力的情况下,常可造成上颌骨及其邻骨同时破损,甚至波及颅脑。上颌骨骨折时,骨折线也与上述结构特点有关。

(二) 下颌骨

下颌骨(mandible)由下颌体和下颌支组成,左右对称,是颌面部唯一能活动的骨(图1-28,图1-29)。

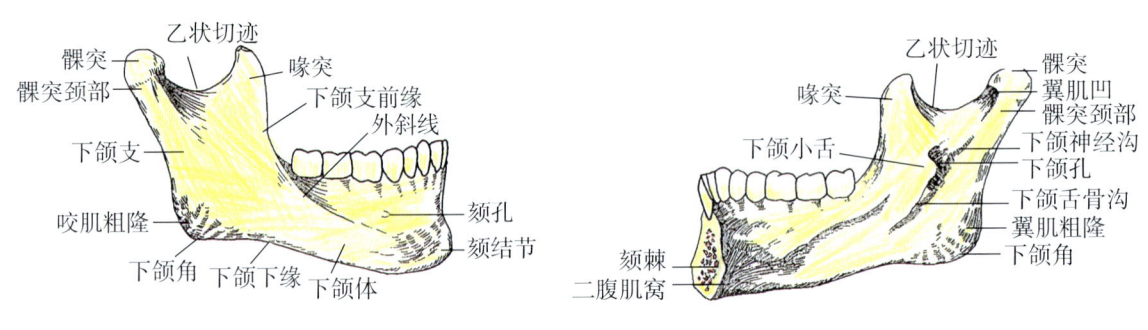

图1-28 下颌骨外侧面观　　图1-29 下颌骨内侧面观

1. 下颌体(mandibular body) 为下颌骨的水平部分,呈弓形,分内外两面和牙槽突、下颌骨下缘。

(1) 外面:中线处可见正中联合,正中联合两侧近下缘处,左、右各有一个突起称为颏结节,从颏结节向后上与下颌支前缘相连接的骨嵴称为外斜线,有降下唇肌和降口角肌附着,外斜线下方有颈阔肌附着。成人下颌前磨牙的下方,下颌骨上、下缘之间有颏孔,颏神经和血管由此通过。颏孔的位置随年龄变化而变化,成人颏孔朝向后、上、外方,颏神经麻醉时应注意此方向。

(2) 内面:近中线的下方有一对小突起,称为上、下颏棘,上颏棘为颏舌肌的附着点,下颏棘为颏舌骨肌的附着点。下颌骨正中粉碎性骨折时,颏舌肌断裂造成舌后坠,可引起窒息,急救时请注意保持呼吸道通畅。从下颏棘下方斜向后上与外斜线相对应的骨嵴称为内斜线,有下颌舌骨肌附着。颏棘两侧有舌下腺凹(sublingual fovea),与舌下腺相邻。中线两侧近下颌骨下缘处左、右各有一卵圆形浅窝，称为二腹肌窝，为二腹肌前腹的起点，二腹肌窝的后上方有下颌下腺凹（submandibular fovea），与下颌下腺相邻。

（3）牙槽突：与上颌牙槽突相似，但牙槽窝比上颌小。下颌牙槽骨的内、外板均由较厚的骨密板组成，切牙区除外。因此在拔除下颌牙和牙槽骨手术时，除切牙区可采用浸润麻醉外，其余均需要阻滞麻醉。

（4）下颌骨下缘：外形圆钝，为下颌骨骨质最致密处，常作为颈部的上界和下颌下区切口的参考标志。

2. 下颌支（mandibular ramus） 又称为下颌升支，左、右各一，为几乎垂直的长方形骨板，有内、外两面，上、下、前、后四缘和喙突、髁突两突。

（1）内面：其中央略偏后上方处有下颌孔，呈漏斗状，开口朝向后上方。孔的前方有下颌小舌，为蝶下颌韧带附着处。孔的后上方有下颌神经沟，下牙槽神经、血管通过此沟进入下颌孔。下颌神经沟的位置相当于下颌磨牙面上方约 1 cm 处。经口内注射行下牙槽神经阻滞麻醉时，为了使针尖避开下颌小舌的阻挡，接近下牙槽神经，注射器针尖应到达下颌孔上方约 1 cm 处。

下颌孔的前上方是下颌隆凸，下颌隆凸是由喙突往后下方和髁突往前下方两者汇合而成的骨嵴。此处由前向后分别有颊神经、舌神经和下牙槽神经越过。下颌孔的下方有一条向前下的沟，称为下颌舌骨沟，沿内斜线的下方向前延伸，沟内有下颌舌骨肌神经、血管经过。下颌孔向前下方通入下颌管。下颌小舌的后下方骨面比较粗糙，称为翼肌粗隆，为翼内肌的附着处。

（2）外面：外面的下方骨面比较粗糙，称为咬肌粗隆，为咬肌的附着处。外面的上中部骨面略有突起或明显突起，称为下颌支外侧隆突。该隆突的位置大约相当于内侧的下颌孔前后与下颌孔上缘上方附近。在行下颌支手术时（如正颌手术），可以下颌支外侧隆突为标志，保护下颌支内侧的下牙槽神经、血管。下颌角处有茎突下颌韧带附着。

（3）四个边缘：上缘薄，为下颌切迹或称为乙状切迹（mandibular notch）。下缘与下颌体下缘连接，与后缘相遇成下颌角。后缘厚而圆，自髁突延伸到下颌角，上部轻度向后凸而下部凹，与腮腺相接触。前缘上部薄，与喙突连续，下部厚，与内外斜线连接。

（4）喙突（coracoid process）：又称为肌突或冠状突，呈扁三角形，内外分别有颞肌和咬肌附着。颧骨骨折时可压迫喙突，限制下颌运动。

（5）髁突（condyle）：又称为髁状突或关节突。髁突上端有关节面，与颞下颌关节盘相邻。关节面上有一条横嵴，将关节面分为前斜面和后斜面。髁突下部缩小，称为髁突颈部，其前上方有小凹陷，称为关节翼肌窝，为翼外肌下头附着处。髁突与喙突之间有下颌切迹，有咬肌血管、神经通过。

3. 下颌骨内部主要结构特点

（1）下颌管（mandibular canal）：位于下颌骨骨松质间的骨密质管道。在下颌支内，该管行向前下，至下颌体内则几乎水平向前，在经过下颌骨牙槽窝下方时，发出小管到各个牙槽窝，下牙槽神经分支及血管穿行其内。最后向前经颏管与颏孔相接，通过颏神经、血管。下颌管与下颌磨牙根尖比较接近，特别是下颌第三磨牙根尖，在拔牙或摘除断根时应注意避免损伤下颌管内的下牙槽神经。

（2）牙力轨道与肌力轨道：下颌骨表层为骨密质，内部为骨松质，骨松质在一定部位按一定的规律排列。如在下颌骨牙槽窝底部周围，骨松质包绕该处并斜向后上，通过下颌支到达髁突，形成牙力轨道，咀嚼力通过这一轨道传至颅底。咀嚼肌收缩产生的力，直接作用于下颌骨，逐渐形成肌力轨道，此轨道一部分见于下颌角区，另一部分从喙突延至下颌体。在下颌体前部，两侧骨小梁彼此交错几乎呈直角，从一侧的下颌下缘至对侧的牙槽突，以增加抗力。

4. 下颌骨的薄弱部位 下颌骨是颌面诸骨中体积最大、面积最广、位置最突出者，在结构上存在易于发生骨折的薄弱部位。

(1) 正中联合：是胚胎发育时两侧下颌突的连接处，位置最为突出。

(2) 颏孔区：此处有颏孔，又有下颌前磨牙的牙槽窝。

(3) 下颌角：骨质较薄，且有下颌第三磨牙牙槽窝位于其间，如下颌第三磨牙阻生，则骨质更薄。

(4) 髁突颈部：比较细小，其上、下均较为粗大。

上述部位的解剖特点，并非是下颌骨骨折的必然因素，骨折发生的部位还要取决于所受外力的着力点、方向、程度、性质等综合因素。下颌骨上有咀嚼肌附着，由于咀嚼肌牵拉的方向不同，常使骨折块发生移位，产生咬合错乱，有的还可能使舌后坠，引起呼吸困难甚至窒息。

知识拓展

颞骨

颞骨（temporal bone）左右成对，介于蝶骨、顶骨与枕骨之间，分为颞鳞、乳突、岩部和鼓板4部分，参与构成颅底及颅腔的侧壁。

1. 颞鳞（squama of temporal bone） 构成颞骨前上方，薄似鳞片状骨板，分为内、外两面（图1-30，图1-31）。

(1) 外面：又称为颞面，平滑、稍凸，为构成颞窝的主要部分。自颞鳞下部以前根、后根向前方突出形成颧突，与颧骨的颞突相接构成颧弓。颧弓上缘较薄，附以颞深筋膜；下缘呈短弓状，为咬肌起始处。颧突前根起始处形成一个短半圆柱状的关节结节，关节结节后方、鼓部前方有关节窝，为颞下颌关节的组成部分。关节窝的前界为关节结节，关节结节从侧面观为一个突起，底面观则呈自后内方略向前外方的横嵴，中间部稍有凹陷。关节结节的后面向前下方倾斜，为关节结节后斜面，是颞下颌关节的功能面。关节窝的后界为鼓鳞裂和岩鳞裂。关节窝顶部与颅中窝之间仅有一层薄骨板相隔，临床在行颞下颌关节手术时应注意此关系，以免造成关节窝顶部骨折。

(2) 内面：又称为大脑面，邻接大脑颞叶，有脑膜中动脉沟。内面的下界为岩鳞裂，与颞骨岩部分开。

2. 乳突（mastoid process） 为颞骨的后份，有一个尖朝下的乳突，为胸锁乳突肌的附着处。乳突内侧的深沟为乳突切迹，有二腹肌后腹附着。

3. 岩部（petrous part） 呈锥体形，又称为颞骨锥体。岩部的大脑面有三叉神经压迹，其上有三叉神经节；小脑面有内耳门；岩部下面有颈动脉管外口；岩尖有颈动脉管内口。岩部内有面神经管，起自内耳道底上部的面神经管口，初呈水平位行向前外，再以直角转向后外，而后垂直下行，止于茎乳孔，管内有面神经通过。

4. 鼓板（tympanic plate） 为一片弯曲骨板，构成外耳道的前壁、底和下后壁及外耳门大部分边缘。鼓板后方与乳突之间的骨缝称为鼓乳裂；鼓板前方与颞鳞之间的骨缝称为鼓鳞裂，其内侧因有岩部嵌入将鼓鳞裂分为前部的岩鳞裂和后部的岩鼓裂。鼓板后内侧有细长的茎突伸向前下方。茎突为茎突咽肌、茎突舌骨肌、茎突舌肌、茎突下颌韧带和茎突舌骨韧带的起始处。茎突与乳突之间有茎乳孔，为面神经管的下口，面神经由此出颅。

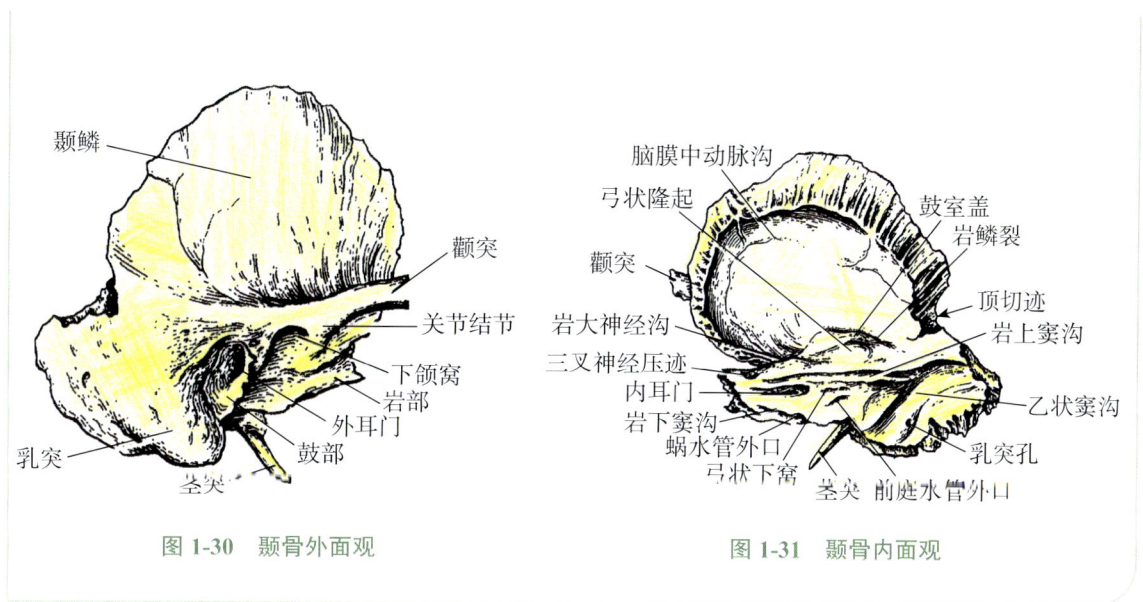

图 1-30　颞骨外面观　　　　　　图 1-31　颞骨内面观

三、颞下颌关节

颞下颌关节（temporomandibular joint）又称为下颌关节，左右对称，由下颌骨髁突、颞骨关节面，以及居于两者之间的关节盘、关节周围的关节囊和关节韧带所组成（图 1-32）。为既灵活又稳定的双侧联动关节，支持咀嚼、吞咽、言语及部分表情等下颌功能活动。

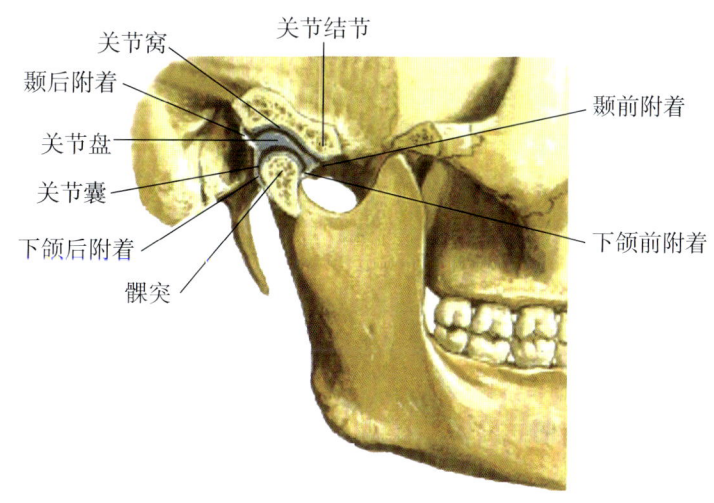

图 1-32　颞下颌关节的组成

（一）颞下颌关节的组成

1. 颞骨关节面　包括颞下颌关节窝和其前部的关节结节。

（1）颞下颌关节窝（temporomandibular articular fossa）：位于颞鳞下表面，大致呈三角形，其底在前，为关节结节嵴。关节窝后方经鼓鳞裂与中耳相邻，因而中耳的炎症可扩散至颞下颌关节（如幼儿时期的化脓性中耳炎造成颞下颌关节强直）。反之，该关节的炎症亦可波及中耳。

关节窝顶与颅中窝相邻,其间仅有薄层骨板相隔,中央最薄处可仅厚约 1.2 mm,因而颞下颌关节的化脓性病变可侵入颅内,引起脑膜炎或脑脓肿。关节窝顶部的外伤或手术创伤也可造成颅脑损伤。

(2) 关节结节(articular tubercle):为颞骨颧突根部的前脚,侧面观略呈圆丘形,由一骨嵴将其分为前、后两斜面。前斜面斜度较小,后斜面构成关节窝的前壁,向前下倾斜,与平面的夹角称为结节后斜面斜度。关节结节后斜面及关节结节顶附近关节软骨较厚,为颞下颌关节的主要功能区。

2. 髁突(condyle) 又称为髁状突,呈椭圆形,前后径较短,内外径较长。髁突内、外两侧有突起的内极和外极,内极较外极略突,开口运动时,在耳屏前可触及髁突外点。髁突顶有一内外向走行的骨性隆起,称为横嵴,将髁突关节面分为前斜面和后斜面。髁突前斜面呈窄长形,为主要的负重部位,与关节结节后斜面构成一对负重区,其表面覆盖的纤维软骨较厚。髁突后斜面成圆三角形。髁突向下至颈部内外径迅速缩窄,髁颈显得较细,为下颌骨骨折的好发部位。髁颈的前内区域骨表面粗糙,为翼外肌的附着处,其外形略凹陷,称为翼肌窝。

3. 关节盘(articular disc) 位于关节窝与髁突之间,具有吸收震荡、缓解关节内压的作用。关节盘呈长圆形的双凹结构,断面呈"S"形,因而可同时契合上部的关节结节及下部的髁突的外形。关节盘从前向后可分为前带、中间带、后带,其厚度依次约为 2 mm、1 mm 和 3 mm,主要成分为胶原纤维,其中前带和后带的胶原纤维呈多向排列,而中带的胶原纤维以前后向走行为主,没有血管神经分布,正常情况下与髁突前斜面、关节结节后斜面相对,为关节盘主要的功能负重区。关节盘后方颞后附着、下颌后附着及二者之间神经、血管等疏松组织结构在内的区域称为双板区,是关节营养、润滑的重要结构基础。中间带和双板区是关节盘穿孔和破裂的好发部位,也是临床上关节疼痛的主要部位。

4. 关节囊(articular capsule) 为包绕在关节周围韧性强、松而薄的纤维囊。关节盘四周与关节囊及周围骨组织紧密相连,将关节间隙分为互不相通的上、下腔。关节上腔由关节盘上表面、颞骨关节面及关节囊构成,相对宽大,以滑动运动为主,又称为盘颞关节或滑动关节。关节下腔由关节盘下表面、髁突关节面及关节囊构成,相对窄小,主要做前后向的转动运动,故也称为盘-髁关节或铰链关节。

5. 颞下颌关节囊外韧带 主要的囊外韧带每侧各有 3 条,其功能为悬吊下颌,并限制下颌在正常范围内运动,关节韧带或关节囊松弛可造成颞下颌关节脱位。

(1) 颞下颌韧带(temporomandibular ligament):位于关节囊的外侧,故又称为外侧韧带,起于颞骨关节结节的外侧面,分为浅、深两层,浅层斜向后下,附着于髁突颈的外侧面,系关节囊外侧增厚的部分;深层水平向后,附着于髁突外极和关节盘的后部。颞下颌韧带可防止髁突向外侧脱位,并与下颌后退运动关系密切。

(2) 蝶下颌韧带(sphenomandibular ligament):位于下颌升支的内侧,又称为内侧韧带,起于蝶骨角棘,止于下颌升支的下颌小舌和下颌孔下缘。该韧带实际为一薄层结缔组织,对进入下颌孔的血管、神经起一定的保护作用。在迅速大张口时,蝶下颌韧带具有悬吊下颌、防止张口过大的作用。

(3) 茎突下颌韧带(stylomandibular ligament):位于下颌升支后方,又称为后韧带,起于茎突,向前下止于下颌角和下颌支后缘。张口时该韧带松弛,前伸时被牵拉,所以可限制下颌过度前伸。

(二) 颞下颌关节的运动

颞下颌关节可以在矢状方向和冠状方向运动,这与双侧颞下颌关节联动,以及与双侧髁突长轴呈一定夹角有密切关系,双侧髁突虽然不能独立运动,但是可以做不对称运动。运动形式可以是单纯转动运动、单纯滑动运动或者滑动兼转动。

1. 单纯转动运动 通常出现在双侧关节的对称性运动中,即后退接触位开始的小开口运动(张口度为 18~25 mm)和最大开口运动。这两种运动主要发生在关节下腔,髁突在关节盘下做前后方向的单纯转动运动,无滑动运动发生。

2. 单纯滑动运动 通常出现在双侧关节的对称性运动中,主要发生在关节上腔,盘-髁复合体在颞骨关节面下方向前、下运动。前伸运动时,双侧颞下颌关节即进行单纯滑动运动。

3. 滑动兼转动运动 可以出现在对称性运动中,也可以出现在非对称性运动中。通常认为从牙尖交错位开始的开口运动,即为滑动兼转动运动,其髁突在关节盘下转动的同时,盘-髁复合体也在颞骨关节面下做滑动运动,尤其是在小开口至大开口的运动过程中。

四、口腔颌面部肌

(一)表情肌

表情肌(facial mimetic muscle)多位于面部浅筋膜内,起自骨面或筋膜,止于皮下,收缩时使面部皮肤形成不同的皱纹和凹陷。表情肌按其部位可分为口、鼻、眶、耳、颅顶肌 5 组肌群,主要有笑肌、颧大肌、颧小肌、提上唇肌、提口角肌、降口角肌、降下唇肌、颊肌、鼻肌、皱眉肌、眼轮匝肌、枕额肌等(图 1-33,图 1-34)。表情肌多薄而短小,收缩力弱,肌纤维排列成环形或放射状,多围绕面部孔裂,如眼、鼻和口腔。协同运动时可表达喜、怒、哀、乐等表情,同时也部分参与咀嚼、吮吸、吞咽、呕吐、呼吸和言语等活动。

由于表情肌与皮肤紧密相连,当手术或外伤切开皮肤和表情肌后,创口常裂开较大,应顺着肌纤维的走向逐渐缝合,以免形成内陷瘢痕。面部表情肌的运动由面神经支配,如面神经受损伤,可引起其支配区域表情肌瘫痪。

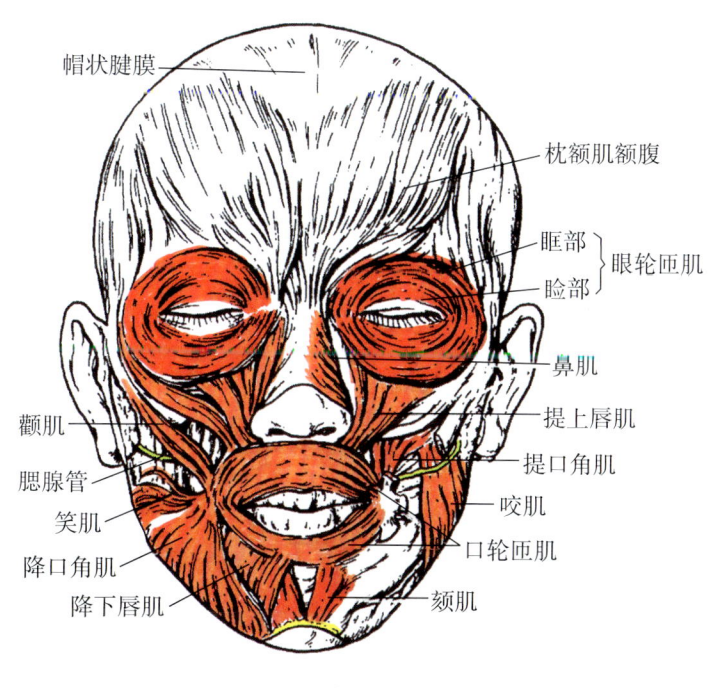

图 1-33 表情肌(前面)

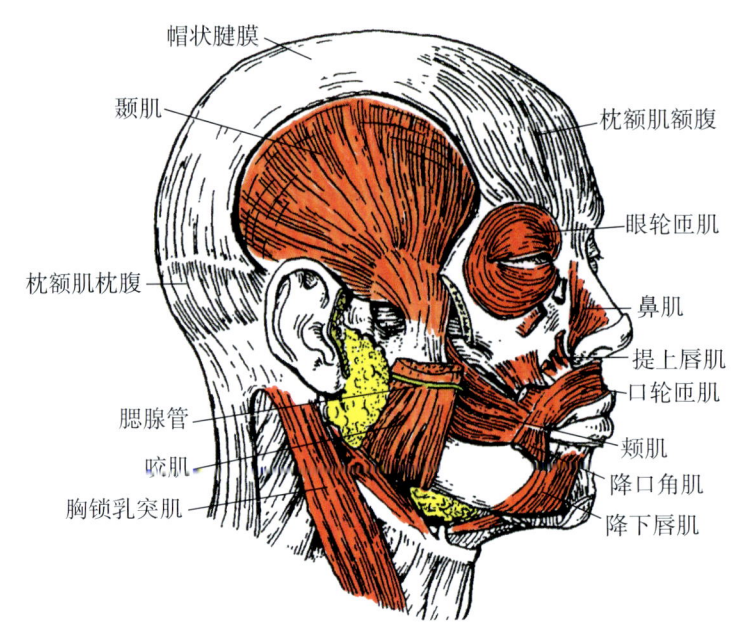

图 1-34　表情肌和咀嚼肌

（二）咀嚼肌

咀嚼肌是司下颌运动的主要肌肉，狭义的咀嚼肌包括颞肌、咬肌、翼内肌和翼外肌（图 1-34，图 1-35）。

1．颞肌（temporalis）　起自颞窝骨面和颞深筋膜的深面，经颧弓深面止于喙突及下颌支前缘。颞肌呈扇形肌纤维，分前、中、后三部分，其功能为闭口、提下颌向前上，也参与下颌的侧方运动。颞肌后束纤维收缩有后退下颌的作用。

2．咬肌（masseter）　又称为嚼肌。起自上颌骨颧突、颧弓深面及下缘，止于下颌角和下颌升支外面，为长方形厚肌，分浅、中、深三层，其功能为提下颌向前上，也参与下颌的侧方运动。

3．翼内肌（medial pterygoid）　为四方形厚肌，有深、浅两头，分别起于蝶骨翼突外板内面和上颌结节，深浅两头肌束夹翼外肌下头行向下后外，止于下颌角的内侧面的翼肌粗隆。其功能为提下颌，并协助翼外肌使下颌前伸和侧方运动。

4．翼外肌（lateral pterygoid）　分上、下两头，上头较小，起于蝶骨大翼之颞下嵴及颞下面，止于下颌关节囊和关节盘前缘；下头较大，起自翼外板的外面，止于髁颈前方和关节翼

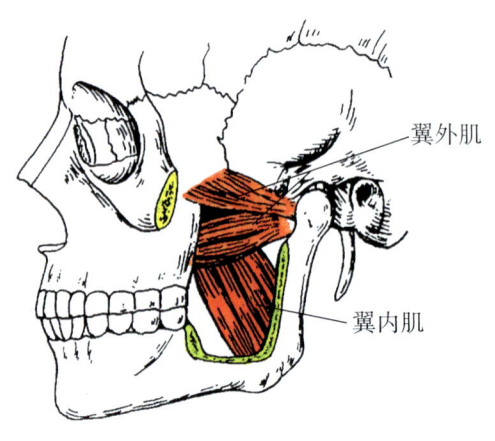

图 1-35　翼内肌和翼外肌

肌窝。翼外肌上头和下头的自主功能尚有争议。二者共同的作用是牵引髁突和关节盘向前下运动,并在开闭口运动中,稳定和协调颞下颌关节的盘-髁突复合体。

五、唾液腺

唾液腺又称为涎腺（图1-36）。口腔颌面部有三对大唾液腺和众多分布于唇、颊、舌、腭等处黏膜下的小唾液腺。各有导管开口于口腔。唾液腺分泌的无色而黏稠的液体进入口腔内则称为唾液,它有润湿口腔、消化食物、杀菌、调和食物、便于吞咽,以及调节机体水分平衡等作用。

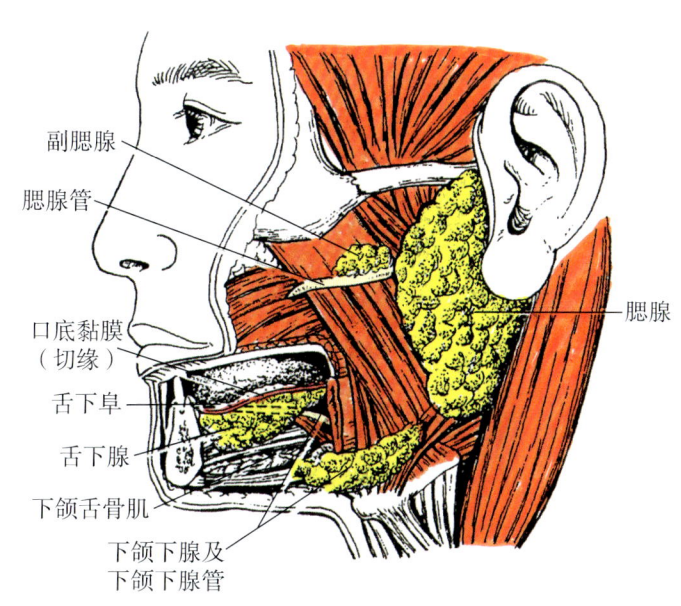

图 1-36　唾液腺

1. 腮腺（parotid gland）　由腮腺鞘包裹,位于颜面两侧皮下、颧弓下方、外耳道前下方、下颌支后外方,大部分腺体位于下颌后窝内。腮腺呈底向外侧、尖向内侧的不规则锥体形,有血管及面神经等重要结构穿行其中。腮腺分泌的浆液由腮腺管经上颌第二磨牙牙冠颊面相对应的腮腺管乳头排入口腔。腮腺管的体表投影为耳垂下缘至鼻翼下缘与口角间中点连线的中 1/3 段。临床检查挤压腮腺时,能够见到清亮的液体从腮腺管开口处流出。

2. 下颌下腺（submandibular gland）　为第二大唾液腺,由浅深两部组成,被下颌下腺鞘包绕,位于两侧下颌下三角内,属于分泌浆液为主的混合性腺体。下颌下腺管较长而弯曲,约 5cm,起自下颌下腺浅部的深面,途中有舌下腺管汇入,最后开口于舌系带两侧的舌下肉阜。唾液在管内运行较慢,导管开口较大、位置低,口腔内的牙垢和异物容易进入管内成为钙盐沉积的核心,进而产生结石。

3. 舌下腺（sublingual gland）　较小,位于口底黏膜的深面,下颌舌骨肌上方的舌下区。分泌液主要为黏液,含有少量浆液。其导管小而多,有的直接开口于口底,有的与下颌下腺导管相通,容易因炎症、结石、损伤等引起涎腺导管阻塞,形成舌下腺囊肿。

六、口腔颌面部血管

（一）动脉

颌面部血液供应丰富，主要来自颈外动脉的分支，有舌动脉、面动脉、上颌动脉和颞浅动脉等（图1-37）。各分支间和两侧动脉间，均通过末梢血管网而彼此吻合，故颌面部手术或外伤后可引起大量出血，由于血运充足，颌面部具有很强的抗感染能力和伤口愈合能力。

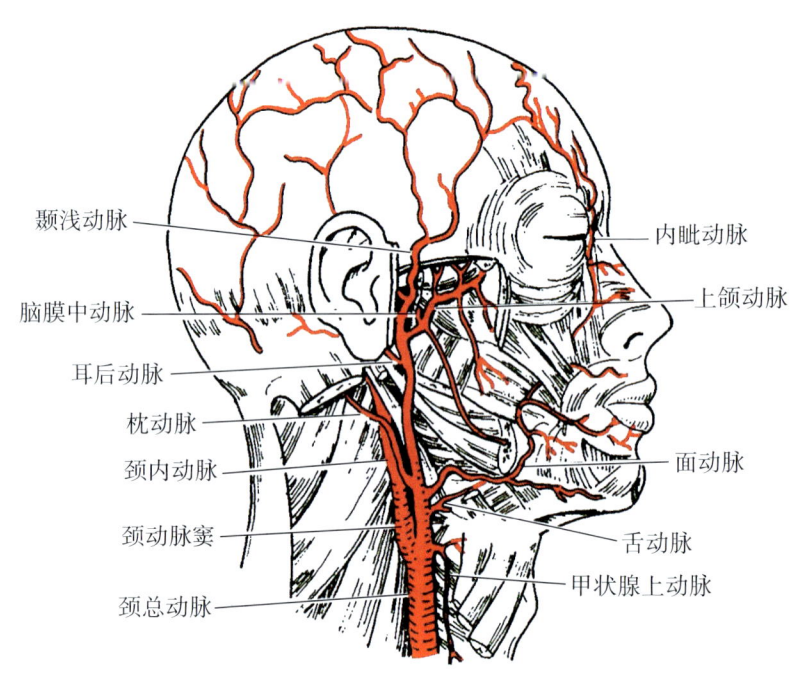

图1-37 头颈部的动脉

1. 舌动脉（lingual artery） 在舌骨大角处起自颈外动脉的前壁。它先向上行，然后呈弓状向下，至舌骨上方，在舌骨舌肌后缘深处入舌，分布于舌和口底。舌动脉起点处是颈外动脉结扎术的重要标志。

2. 面动脉（facial artery） 或称为颌外动脉，是颌面部软组织的主要动脉。在舌动脉的稍上方起自颈外动脉前壁，行于内上方，经下颌下腺在咬肌附着处前缘，绕下颌骨下缘到达面部，分布于唇、颊、颏和内眦部。在跨越下颌骨下缘处位置表浅，当颜面部中下区域损伤出血较多时，可在此处压迫血管止血，临床上也可在此处行动脉插管，对颌面部肿瘤进行化疗。

3. 上颌动脉（maxillary artery） 或称为颌内动脉，位于面侧深处，它在下颌骨髁突颈部内后方起于颈外动脉，前行经髁突颈部的深面到达颞下窝，分布于上下颌骨、上下牙齿、腭、鼻旁窦和咀嚼肌等。

4. 颞浅动脉（superficial temporal artery） 是颈外动脉的终末支。在下颌骨髁突颈部，起自颈外动脉，经腮腺行于颞下颌关节的后方和外耳道前方，分布于额、颞部皮肤。颞浅动脉在颧弓根部上方，解剖位置恒定且表浅，皮下可扪到动脉搏动，用来测脉搏和压迫止血，也可在此行动脉插管，对颌面部肿瘤进行化疗及造影术。

（二）静脉

口腔颌面部的静脉（vein）（图 1-38）分为浅静脉和深静脉两类。浅静脉有面静脉和颞浅静脉；深静脉有翼静脉丛、上颌静脉、下颌后静脉和面总静脉。翼静脉丛可通过卵圆孔和破裂孔与颅内海绵窦相通，面部静脉的特点是静脉瓣较少，当肌肉收缩或挤压时，易使血液反流。故颌面部的感染，特别是由鼻根至两侧口角三角区的感染，若处理不当，易逆行传入颅内，引起海绵窦血栓性静脉炎等严重并发症。

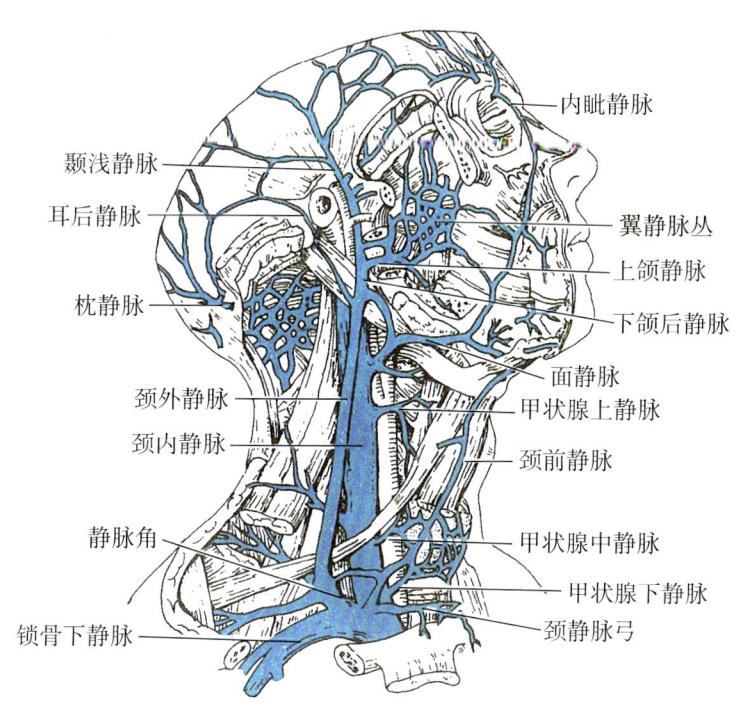

图 1-38 头颈部的静脉

1. **面静脉（facial vein）** 或称为面前静脉，起自内眦静脉，经颧大肌、笑肌深面和颊肌、咬肌浅面，进入颌下三角，再经下颌下腺，在下颌角的后下方，与面后静脉的前支，汇合成面总静脉，汇入颈内静脉。面静脉可经内眦静脉和翼静脉丛两个途径，通向颅内海绵窦。

2. **颞浅静脉（superficial temporal vein）** 起始于头皮内静脉网，在颧弓根部浅面穿入腮腺，在下颌髁突颈部后方与上颌静脉汇合成面后静脉。

3. **翼静脉丛（pterygoid venous plexus）** 简称翼丛，为深静脉。位于颞下窝内，分布于颞肌和翼内、外肌之间，主要收集口腔颌面部和眼部的静脉血，其后部汇集成颌内静脉。翼丛与颅内、外静脉有广泛的交通，经破裂孔导血管和卵圆孔静脉网与海绵窦相通。在行上颌结节阻滞麻醉时，勿损伤此处静脉，否则形成血肿。

4. **上颌静脉（maxillary vein）** 或称为颌内静脉，位于颞下窝内，起始于翼丛后端，在下颌支后缘汇入面后静脉。

5. **下颌后静脉（retromandibular vein）** 或称为面后静脉，由颞浅静脉和上颌静脉在下颌骨髁突颈部合成，穿腮腺下行至下颌角，分为前、后两支，前支与面前静脉汇合成面总静脉，后支与耳后静脉汇合成颈外静脉。

七、口腔颌面颈部淋巴

口腔颌面颈部的淋巴组织（图1-39）比较丰富，在淋巴管之间分布有淋巴结，它们共同构成口腔颌面部的防御体系。正常情况下，淋巴结硬度与软组织相似，一般不易触及；炎症时所在区域淋巴结肿大胀痛；若肿瘤侵及，淋巴结为无痛性肿胀。

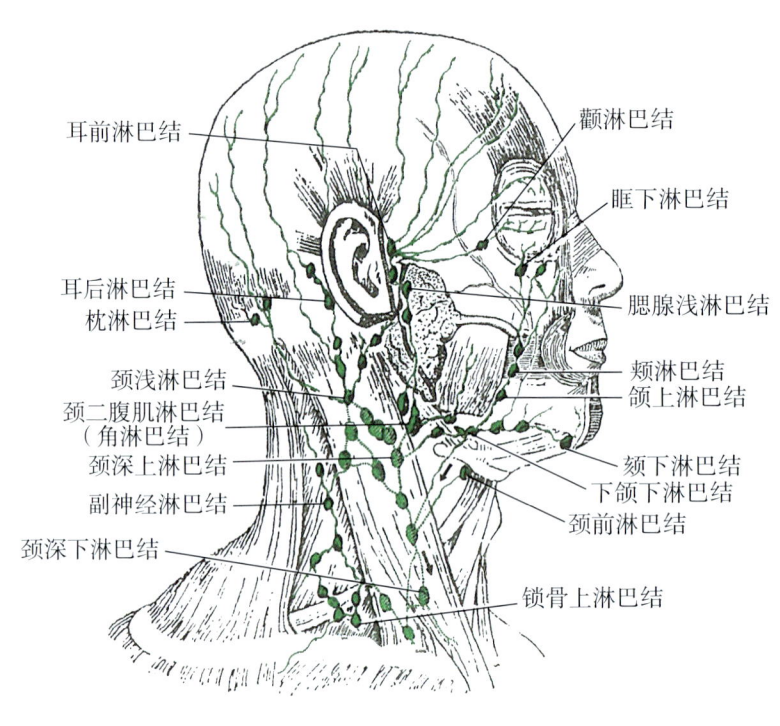

图1-39 头颈部淋巴结分布

（一）腮腺淋巴结

腮腺淋巴结（parotid lymph node）为面后部较大的淋巴结群，分为腮腺浅淋巴结和腮腺深淋巴结两组。

1. 腮腺浅淋巴结（superficial parotid lymph node） 位于腮腺表面和腮腺咬肌筋膜的浅面，收纳来自颞区、额区、耳郭、外耳道、上下眼睑和鼻根部等区域的淋巴液，注入腮腺深淋巴结和颈深上淋巴结。

2. 腮腺深淋巴结（deep parotid lymph nodes） 位于腮腺内，收纳腮腺及其相应皮肤、眼睑外侧、外耳道、咽鼓管等区域淋巴液，以及腮腺浅淋巴结的输出一同注入颈深上淋巴结。

（二）下颌下淋巴结

下颌下淋巴结（submandibular lymph node）位于下颌下三角，收集下颌下腺、舌下腺、唇、颊、鼻、牙龈等区域淋巴液，注入颈深上淋巴结。

（三）颏下淋巴结

颏下淋巴结（submental lymph nodes）位于颏下三角，收集下唇中部、颏部、口底、下切牙及舌尖等区域淋巴液，注入同侧或对侧下颌下淋巴结和颈深上淋巴结。

（四）颈淋巴结

除承接口腔颌面部淋巴输出之外，颈淋巴结还汇集来自头颅、眼、耳、咽和喉部的淋巴液，经由颈内静脉丛注入颈淋巴干和淋巴导管或胸导管，最终汇入颈内静脉或锁骨下静脉。

颈淋巴结包括较大的颈外侧淋巴结群和较小的颈前淋巴结群与咽后淋巴结群。颈外侧淋巴结群又可分为颈浅淋巴结和颈深淋巴结。

1. 颈浅淋巴结（superficial cervical lymph node） 常为1～2个，有时缺如，有时可多达4个。颈浅淋巴结上方的淋巴结在胸锁乳突肌前缘与腮腺后缘之间，紧邻腮腺淋巴结，故有时与耳下淋巴结难以区分；其下方的淋巴结位于胸锁乳突肌浅面，沿颈外静脉分布。

颈浅淋巴结收纳枕淋巴结的输出管，以及腮腺、耳后等处的淋巴。其输出管越过胸锁乳突肌，终于该肌深面的颈深淋巴结。

2. 颈深淋巴结（deep cervical lymph node） 为颈部最大的淋巴结群，上到颅底下至颈根部，有15～30个淋巴结，沿颈内静脉、副神经和颈横动、静脉排列呈三角形；按其与这些解剖结构的位置关系，分别被命名为颈深上淋巴结和颈深下淋巴结、副神经淋巴结及锁骨上淋巴结。沿颈内静脉周围分布的颈深上淋巴结和颈深下淋巴结，以及其淋巴输出管和颈淋巴干共同组成颈内静脉（淋巴结）链。

八、口腔颌面部神经

口腔颌面部与口腔临床应用密切相关的神经主要有三叉神经和面神经。

（一）三叉神经

三叉神经（trigeminal nerve）为最大的一对脑神经，属混合性神经，由粗大的感觉神经纤维束和细小的运动神经纤维束组成。主要分支有眼神经、上颌神经和下颌神经（图1-40，图1-41）。

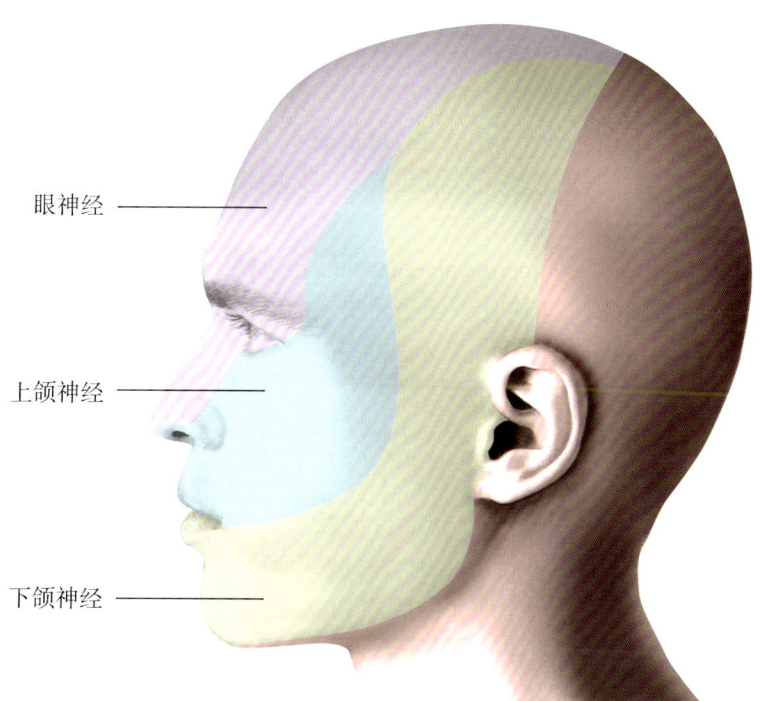

图1-40　三叉神经面部分布

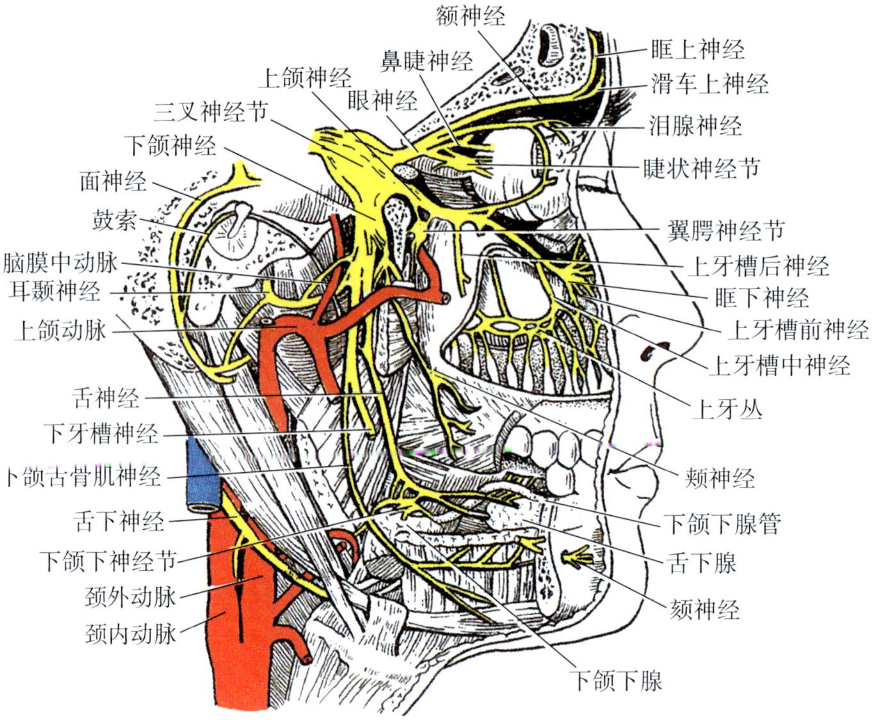

图 1-41 三叉神经及其分支

1. 眼神经（ophthalmic nerve） 是三叉神经中最细的一支，属感觉神经。起自三叉神经节，经眶上裂入眶，分布于泪腺、眼球、眼睑和额部皮肤。

2. 上颌神经（maxillary nerve） 属感觉神经，起自三叉神经节，自圆孔出颅，向前越过翼腭窝达眶下裂，再经眶下沟入眶下管，最后出眶下孔达面部。其主要分支有颧神经、翼腭神经、上牙槽后神经、上牙槽中神经和上牙槽前神经。

（1）颧神经（zygomatic nerve）：经眶下裂入眶，分布于在颧、颞部皮肤。

（2）翼腭神经（pterygopalatine nerve）：分为鼻、腭两支。鼻支经蝶腭孔入鼻腔，分布于鼻甲和鼻中隔黏膜，经切牙管出切牙孔分布于上前牙腭侧黏骨膜和牙龈。腭支出腭大孔和腭小孔，分布于上颌第3～8颗牙的腭侧黏骨膜和牙龈，以及软腭和扁桃体。

（3）上牙槽后神经（posterior superior alveolar nerve）：上颌神经进入眶下裂之前，在翼腭窝内分出。神经纤维自第二、第三磨牙牙根和第一磨牙腭根、远颊根根尖孔进入牙髓腔，或分布于牙周膜、牙槽骨及上颌窦黏膜。

（4）上牙槽中神经（middle superior alveolar nerve）：经上颌窦前外壁下行，分布于前磨牙和第一磨牙近中颊根、牙周膜、牙槽骨、颊侧牙龈及上颌窦黏膜。

（5）上牙槽前神经（anterior superior alveolar nerve）：经上颌窦前壁下行分布于上前牙和其牙周膜、牙槽骨、唇侧牙龈和上颌窦黏膜。

上颌神经于眶下孔处发出睑下支、鼻外侧支、鼻内侧支及上唇支，分布于相应的皮肤和黏膜。

3. 下颌神经（mandibular nerve） 属混合神经，是三叉神经中最大的分支。起自三叉神经节，经卵圆孔出颅，经颞下窝下行分为前、后两干。下颌神经前干较细，走行于翼外肌深面，大部分为运动纤维，分别分布于颞肌、咬肌和翼外肌。感觉纤维几乎全部集中于颊神经。下颌神经后干较粗，主要分为3条神经，即耳颞神经、舌神经和下牙槽神经，前二者为感觉神经，下牙槽神经为混合性神经。

（1）颊神经（buccal nerve）：为感觉神经。经翼外肌两头之间，沿下颌支前缘向下，分布于下颌磨牙及第二前磨牙颊侧牙龈及颊部的黏膜和皮肤。

（2）舌神经（lingual nerve）：为感觉神经。经翼内肌与下颌支之间的翼下颌间隙到达口腔底部，主要分布于同侧舌侧牙龈、舌前 2/3、口底黏膜和舌下腺。舌下腺手术时应注意保护舌神经。舌神经在经过下颌第三磨牙远中时位置表浅，因此拔除阻生下颌第三磨牙时，应防止损伤舌神经。

（3）下牙槽神经（inferior alveolar nerve）：为混合神经。在翼外肌内侧与舌神经一起在翼外肌深面下行，在翼外肌下缘处穿出，下行于下颌神经沟，经下颌孔入下颌管，其分支出颏孔称为颏神经。分布于下颌牙、牙周膜和牙槽骨。下牙槽神经经过下颌第 3 磨牙时，距牙根尖较近，拔牙时，应避免损伤神经或将断根推入下颌管内。

（二）面神经

面神经（facial nerve）是混合性神经，由较大的运动根和较小的混合根组成，分别司面部表情肌等面部浅层肌运动、腺体分泌及舌前 2/3 的味觉。面神经出茎乳孔后，穿经腮腺分为 5 支，从上而下依次为颞支、颧支、颊支、下颌缘支和颈支，呈扇形分布于面部表情肌，支配面部表情肌的活动（图 1-42）。面神经损伤可能导致眼睑闭合不全、口角歪斜等面部畸形。

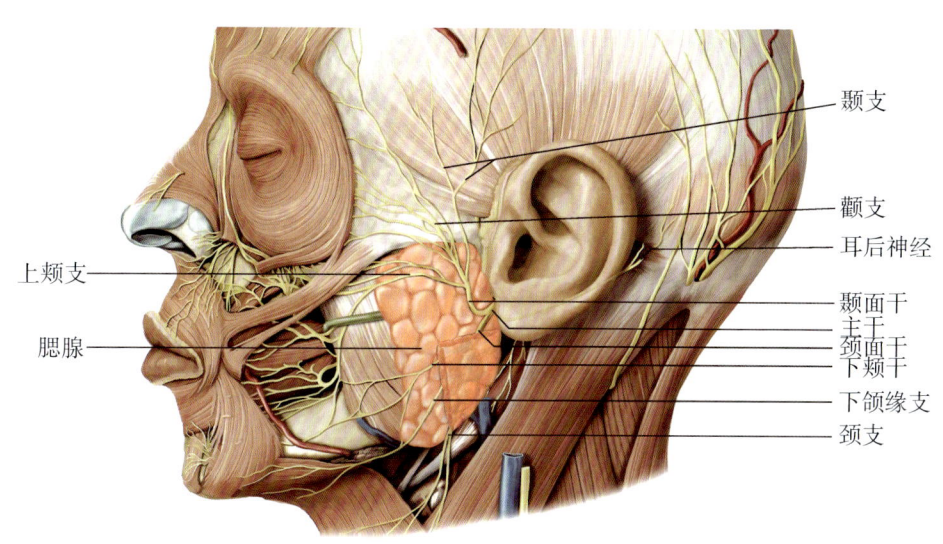

图 1-42　面神经颅外段分支

1. 颞支（temporal branch）　出腮腺上缘，越过颧弓后部向前上行，分布于枕额肌、眼轮匝肌上份、耳上肌和耳前肌。若神经受损，则同侧额纹消失。

2. 颧支（zygomatic branch）　出腮腺上前缘，越过颧骨，分布于上、下眼轮匝肌，若神经受损，则眼睑不能闭合。

3. 颊支（buccal branches）　出腮腺前缘，行于咬肌筋膜表面，分出 3～5 支，分布于颧大肌、笑肌、提上唇肌、提口角肌、口轮匝肌、颊肌等。若神经受损，则鼻唇沟变浅，不能鼓腮。

4. 下颌缘支（marginal mandibular branch）　出腮腺前缘或下端，前行位于颈阔肌深面，分布于降口角肌、降下唇肌和笑肌。因与面动脉和面静脉邻近，行颌下区手术时，多选平行于下颌下缘，靠下 1.5～2 cm 处做切口，以免损伤神经，否则出现同侧下唇瘫痪，表现为口角偏斜。

5. 颈支（cervical branch or branch）　出腮腺下端，前行至下颌下三角，分布于颈阔肌。当其受损伤时，颈部皮纹消失。

第四节　口腔局部解剖

一、口腔的境界和分布

口腔为消化道的起始部分，具有重要的生理功能，它参与消化过程，协助发音和言语动作，具有感觉和表情功能，并能辅助呼吸。

口腔（oral cavity）前壁为唇，经口裂通向外界，后经咽门与口咽部相延续，两侧为颊，上、下壁分别为腭和舌下区。当闭口时，由上下牙列、牙龈及牙槽骨弓将口腔分为前外侧的口腔前庭和后内侧的固有口腔两部分。在牙尖交错位时，口腔前庭后部经翼下颌皱襞与最后磨牙远中面之间的空隙与固有口腔相通。对牙关紧闭和颌间固定的患者，可经此空隙输入流体营养物质（图1-43）。

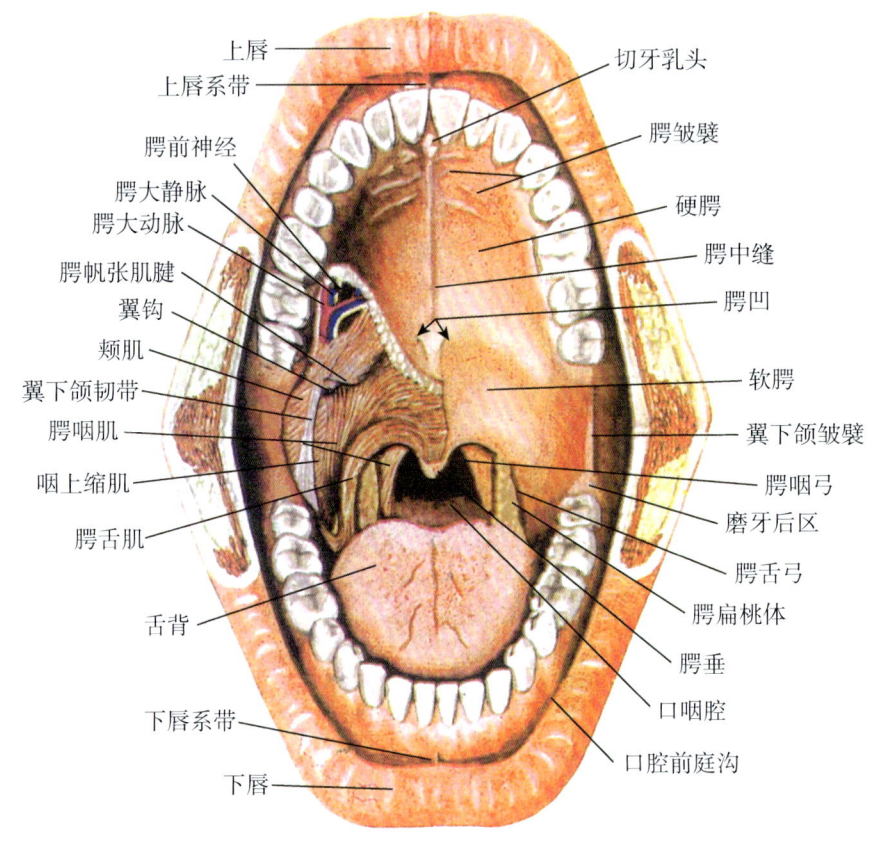

图1-43　口腔

二、口腔前庭及表面解剖标志

口腔前庭各壁上具有临床意义的表面解剖标志：
1. **口腔前庭沟**　又称为唇颊龈沟，为口腔前庭的上、下界，呈蹄铁形，为唇、颊黏膜移行于牙槽黏膜的沟槽，是口腔局部麻醉常用的穿刺及手术切口部位。

2. 上唇系带（frenum of upper lip）、下唇系带（frenum of lower lip） 为前庭沟中线上的黏膜小皱襞，义齿基托边缘应注意此标志。

3. 颊系带（buccal frenum） 为前庭沟相当于上、下尖牙或前磨牙区的黏膜皱襞，义齿基托边缘应注意此标志。

4. 腮腺管乳头（papilla of parotid duct） 在平对上颌第二磨牙牙冠的颊黏膜上，可见腮腺管乳头，腮腺管开口于此。经此导管口可做腮腺造影或腮腺管内注射治疗。

5. 磨牙后区 由磨牙后三角（retromolar triangle）及磨牙后垫（retromolar pad）组成。磨牙后三角的底为下颌第三磨牙的远中颈缘，其尖朝后。在磨牙后三角表面覆盖的软组织称为磨牙后垫，下颌第三磨牙冠周炎时，此处常显红肿。

6. 翼下颌皱襞（pterygomandibular fold） 为延伸于上颌结节后内方与磨牙后垫后方之间的黏膜皱襞，是下牙槽神经阻滞麻醉、翼下颌间隙及咽旁间隙脓肿口内切口的标志。

7. 颊脂垫尖 大张口时，平对上、下颌后牙咬合面间颊黏膜上有一个三角形隆起称为颊脂垫。其尖称为颊脂垫尖，向后邻近翼下颌皱襞前缘。此尖约相当于下颌孔平面，是下牙槽神经阻滞麻醉进针点的标志。

三、唇

（一）境界及表面解剖标志

唇（lips）上界为鼻底，下界为颏唇沟，两侧以唇面沟为界，其中部有横行的口裂将唇分为上唇和下唇两部。口裂两端为口角，其正常位置约相当于尖牙与第一前磨牙之间，行口角开大或缩小术时，应注意此关系。上、下唇的游离缘系皮肤与黏膜的移行区，称为唇红。唇红与皮肤交界处名唇红缘。上唇的全部唇红缘呈弓背状，称为唇弓。唇弓在正中线并微向前突，此处称为人中点（人中切迹），在其两侧的唇弓最高点称为唇峰，唇正中红唇呈珠状向前下方突出，名唇珠。

上唇皮肤表面，正中有由鼻小柱向下至唇红缘的纵行浅沟称为人中，人中的上中 1/3 交点为人中穴，是一急救穴位。人中的两侧各有一条与其平行的皮肤嵴，自鼻孔底延伸至唇峰称为人中嵴。上述解剖部位，在唇裂手术及外伤修复中，均为重要的标志（图 1-44）。

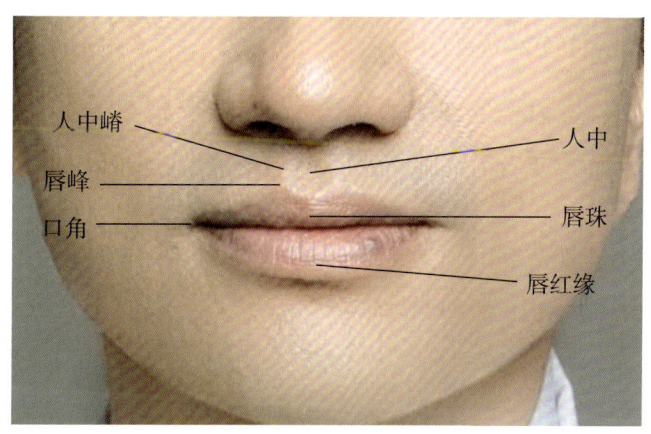

图 1-44　唇的表面标志

（二）层次　唇由外向内分为五层。

1．皮肤　富于毛囊、皮脂腺和汗腺，是疖、痈的好发部位。
2．浅筋膜　较疏松，炎症时水肿明显。
3．肌层　主要为口轮匝肌，手术或外伤缝合时注意对位，避免形成宽的瘢痕或隐裂。
4．黏膜下层　内含上、下唇动脉及黏液腺。唇部手术时，夹住唇动脉暂时止血，利于操作。黏液腺可发生黏液囊肿。
5．黏膜　有黏液腺开口，排出黏液润滑黏膜。

（三）唇的血液供应、淋巴回流和神经支配

1．唇的血液供应主要来自面动脉的分支——上、下唇动脉。静脉血经面前静脉回流。
2．唇的淋巴管丰富，淋巴回流特点有上唇的淋巴引流较广泛，下唇中部的淋巴管可交叉至对侧。
3．唇的感觉神经来自上、下颌神经的分支，运动由面神经支配。

四、颊

（一）境界

颊（cheeks）位于面部两侧，为口腔前庭的外侧部。上界为颧骨下缘，下界为下颌骨下缘，前为唇面沟，后以咬肌前缘为界。

（二）层次

1．皮肤　较少毛囊，且毛孔不明显；有少量皮脂腺及汗腺。表皮角质层薄，颜色白中透红。
2．皮下组织　在皮下组织中有腮腺管、面神经和三叉神经的分支、面动脉及面前静脉通过。在颊肌表面和颊、咬二肌之间，有一团由菲薄筋膜包被的脂肪球，称为颊脂垫。
3．颊筋膜　覆盖于颊肌表面，向后被覆于咽肌表面者称为咽筋膜，此筋膜在颊咽肌间增厚，形成翼下颌韧带。
4．颊肌　腮腺管穿过此肌。
5．黏膜下层　含有黏液腺。
6．黏膜　上颌第二磨牙颊尖对应的颊黏膜处有腮腺管口。在口角后方的颊黏膜咬合线区，有时可见成簇的粟粒状淡黄色异位的皮脂腺。

（三）颊的血液供应、淋巴回流和神经支配

1．颊部的血液供应主要来自面动脉、眶下动脉和面横动脉。静脉血主要回流至面前静脉。
2．淋巴管注入下颌下淋巴结。
3．感觉由三叉神经上颌支和下颌支支配。运动则由面神经管理。

五、腭

腭（palate）由前2/3的硬腭和后1/3的软腭两部分组成，形成口腔的顶部，将口腔与鼻腔分隔开，参与发音、言语及吞咽等活动。

（一）硬腭

1. 表面解剖标志　呈穹隆状，有牙弓围绕。在硬腭的口腔面，有如下具有临床意义的表面解剖标志。

（1）腭中缝：为硬腭中线上纵行的黏膜隆起。

（2）切牙乳头：为腭中缝前端的黏膜隆起，是鼻腭神经局部麻醉的表面标志。

（3）腭皱襞：位于硬腭前部，为自腭中缝前部向两侧略呈辐射状的软组织嵴。

（4）上颌硬区及上颌隆起：上颌硬区位于硬腭中央，其黏膜薄而缺乏弹性，在硬区前部的骨质隆起即上颌隆起。制作义齿基托时，在切牙乳头、腭皱襞、上颌硬区及上颌隆起处应注意缓冲，避免压迫引起疼痛。

（5）腭大孔：位于硬腭后缘前方约 0.5 cm 处，上颌第三磨牙腭侧，约相当于腭中缝至龈缘之外、中 1/3 交界处。其黏膜凹陷为腭前神经麻醉的表面标志。

（6）蝶骨翼钩：又称为翼突钩，在上颌第三磨牙后内侧 1～1.5 cm 处，可触摸到一个骨质隆起为翼钩，腭裂手术时凿断翼钩减小肌张力，利于伤口关闭。

2. 层次及结构特点　硬腭由上颌骨腭突及腭骨水平板构成支架，表面覆以软组织，其组织层次从下至上分别为硬腭口腔面黏膜、黏膜下层、硬腭骨板（包括骨膜）、硬腭鼻腔面黏膜。

硬腭软组织的特点：①硬腭黏膜下层的前部无腺体，后部腭腺较多，为腭腺肿瘤多发部位。②硬腭的骨膜与黏膜和黏膜下层附着紧密，称为黏骨膜。③黏骨膜在近牙槽骨部分较厚，含有腭腺、神经和血管。腭部浸润麻醉常在此处进行黏膜下注射。行腭裂修复术时，在腭两侧松弛切口尽量靠近牙龈，以免损伤神经和血管，需用黏骨膜分离器彻底分离黏骨膜，减小缝合时组织瓣间的张力。

（二）软腭

1. 表面解剖标志　呈垂幔状，附着于硬腭后缘并向后延伸，其中央有一小舌样物称为悬雍垂。软腭前端中线两侧的黏膜上，左右各有个一腭小凹，是总义齿基托后缘的标志。软腭两侧向下外方形成两个弓形黏膜皱襞，前外方者为腭舌弓，稍后内方者为腭咽弓，两弓之间容纳腭扁桃体。软腭内有腭帆张肌、腭帆提肌等5对细小肌肉，与咽部肌肉协调运动，以完成腭咽闭合，对呼吸、语言、吞咽等起重要作用。

2. 层次　软腭主要由黏膜、黏膜下层、腭腱膜及腭肌组成。腭腱膜位于软腭前 1/3，构成软腭的支架，腭肌位于软腭的后 2/3。

（三）腭的血液供应、淋巴回流和神经支配

1. 腭的血液主要由颌内动脉的分支腭降动脉供应，软腭尚有咽升及腭升动脉分布。静脉血流至翼静脉丛。

2. 腭的淋巴主要引流至颈深上淋巴结。

3. 腭的感觉神经来自三叉神经上颌支，软腭尚有舌咽神经分布。软腭运动主要由副神经的延髓根经迷走神经咽支支配，但腭帆张肌由三叉神经支配。

六、舌

舌（tongue）为口腔内重要器官，具有参与言语、协助咀嚼、感受味觉和吞咽等功能。舌的上、下面分别称为舌背和舌腹。

（一）舌背

舌背分为前 2/3 与后 1/3 两部分，两部以"∧"分界。舌前 2/3 为舌体，活动度大，其前端为舌尖；舌后 1/3 为舌根，活动度小。界沟尖端有舌盲孔，为胚胎甲状舌管咽端的遗迹。若此管未消失，则可形成甲状舌管囊肿。舌前 2/3 遍布乳头，共有下列 4 种（图 1-45）。

1. **丝状乳头** 数目最多，但体积甚小，呈天鹅绒状，分布于舌体的上面，司一般感觉。
2. **菌状乳头** 数目较少，体积稍大，色红，分散于丝状乳头之间，有味蕾，司味觉。
3. **轮廓乳头** 一般为 7～9 个，体积最大，排列于界沟前方。乳头周围有深沟环绕，沟内有味蕾，司味觉。
4. **叶状乳头** 为 5～8 条并列皱襞，位于舌侧缘后部，含味蕾，司味觉。正常时不明显，炎症时充血发红、突起且疼痛，有时误诊为肿瘤。

舌后 1/3 黏膜有许多结节状淋巴组织，称为舌扁桃体。

（二）舌腹

舌腹黏膜薄而平滑，黏膜返折与舌下区黏膜延续并在中线形成舌系带。舌系带过短或附着过前时，常引起吮吸、咀嚼及言语障碍，需手术治疗。在制作义齿时也应注意舌系带。

（三）肌层

舌的上、下两面间为肌层，舌肌分舌内肌和舌外肌两部分。舌内肌收缩时改变舌的形态。

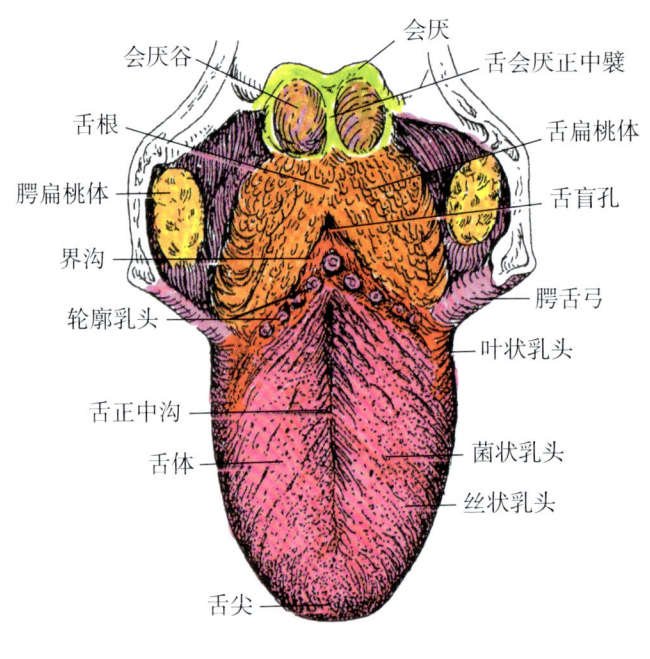

图 1-45 舌背

舌外肌分别起自下颌骨、舌骨、茎突及软腭而止于舌，收缩时变换舌的位置。舌内、外肌协同收缩，使舌能进行复杂而灵活的运动。在全身深度麻醉或昏迷时，舌部诸肌均松弛，因而舌向后缩，以至压迫会厌，阻塞喉部，造成窒息。因此，须将患者下颌推向前方或将舌牵出。

（四）舌的血液供应、淋巴回流和神经支配

1. **舌的血液供应** 来自舌动脉，舌后 1/3 尚有咽升动脉的分支。舌的静脉有舌动脉的伴

行静脉和舌下神经的伴行静脉，二者注入舌静脉。

2. 舌的淋巴管 极为丰富，最终汇入颈深上淋巴结，且愈接近舌尖的淋巴管，其注入颈深上淋巴结所在的部位愈低；愈接近舌根部的淋巴结，其注入颈深上淋巴结所在的部位愈高。因舌的淋巴管丰富，且引流广泛，血运充足，加之舌的运动频繁，易促使舌癌转移。

3. 舌的一般感觉和味觉 舌前 2/3 的一般感觉由舌神经支配，味觉由参与舌神经的鼓索味觉纤维所支配；舌后 1/3 的一般感觉及味觉由舌咽神经所支配，但舌后 1/3 的中部则由迷走神经支配。舌后 1/3 的黏膜感觉较敏感，在用压舌板检查咽部时，压舌板应压于舌体部。舌的运动神经为舌下神经。

七、舌下区

（一）境界

舌下区位于舌和口底黏膜之下，下颌舌骨肌及舌骨舌肌之上，前部两侧为下颌体的内侧面，后部止于舌根。由于口底组织比较疏松，当口底外伤或感染时，易形成较大的血肿、水肿，将舌体推向上后导致呼吸困难或窒息，应引起警惕。

（二）表面解剖标志

当舌上翘时，可见舌系带两侧黏膜上各有一个小突起，称为舌下肉阜，为下颌下腺管开口。舌下肉阜两侧有向后外斜行的舌下襞，为舌下腺小管的开口部位，也是下颌下腺管的表面标志。行舌系带延长术时，应注意上述结构。

（三）内容及其排列

1. 舌下腺及下颌下腺深部。
2. 下颌下腺管。
3. 舌下神经及舌下神经伴行静脉。
4. 舌下动脉。

（何三纲　沙　鸥　阎　英）

思 考 题

1. 请简述恒牙萌出的顺序。
2. 什么是牙尖交错𬌗？
3. 颞下颌关节由哪些结构组成？
4. 狭义的咀嚼肌的名称有哪些？
5. 请叙述三大唾液腺的名称和其大概的解剖位置。
6. 营养口腔颌面部的颈外动脉主要血管分支有哪些？
7. 面神经的主要分支有哪些？
8. 请叙述舌背前 2/3 的 4 种主要乳头的名称。

第二章 口腔颌面部检查及病历书写

第二章数字资源

口腔颌面部检查包括采集病史和临床检查，是口腔颌面部疾病诊断和治疗的前提和基础，是指导临床医疗实践的客观依据。临床检查结果的正确与否直接关系到疾病诊治的效果。通过采集病史，根据具体病情，对牙体、牙周、口腔黏膜、口腔颌面部组织进行全面而有重点的检查，将获得的病情资料经过综合分析，从而做出正确诊断，制订出合理的治疗计划。

口腔及颌面部是人体的组成部分，某些口腔颌面部疾病可以影响全身，而全身某些系统性疾病也可以在口腔颌面部出现表征。例如，某些口腔病灶可以引起全身症状，甚至可使远处组织或器官发生疾病；而一些系统性疾病，如白血病、血小板减少性紫癜患者，又常常因牙龈出血或溃烂，首先到口腔科就诊。因此，在做口腔颌面部常规检查时，需要具有整体观念，除着重检查口腔和面部组织器官外，不能忽略患者全身的相关情况，必要时还应进行全身或系统检查。如果只注意局部，忽视全身情况，就容易误诊。因此，检查时要遵循一定的顺序和原则，以免遗漏。

第一节 口腔颌面部检查

一、口腔检查常用器械

口腔检查常用器械有口镜、探针和镊子（图2-1）。

1. 口镜 由口镜头和柄构成，可牵拉口角，推压唇、颊、舌等软组织，使检查时视野更清楚；利用其镜面的反光及映像作用，可增加局部照明和检查不能直视的部位；金属口镜柄可用于叩诊检查。通常医师左手执口镜。

2. 探针 两端弯曲形状不同，一端为大弯端，另一端为三弯端，都具有锐利的尖端，使用时应有支点，避免探针滑动而刺伤软组织。探针可以用来探查牙面的窝、沟、点隙是否存在龋坏，牙齿有无裂纹及发现邻面的隐匿性龋洞，探查牙齿感觉过敏点；检查充填体有无悬突及人造修复体的密合程度；检查皮肤或黏膜的感觉功能。另外，还有一种牙周探针，尖端圆钝并有刻度，主要用于探测牙周袋的位置和深度。

3. 镊子 用于夹取敷料、药物、材料及异物等，或夹持牙齿以检查牙齿的松动度。

二、口腔检查前准备

1. 准备工作 口腔诊室应定期消毒，有菌与无菌的器械、敷料等要分开放置，机头等需

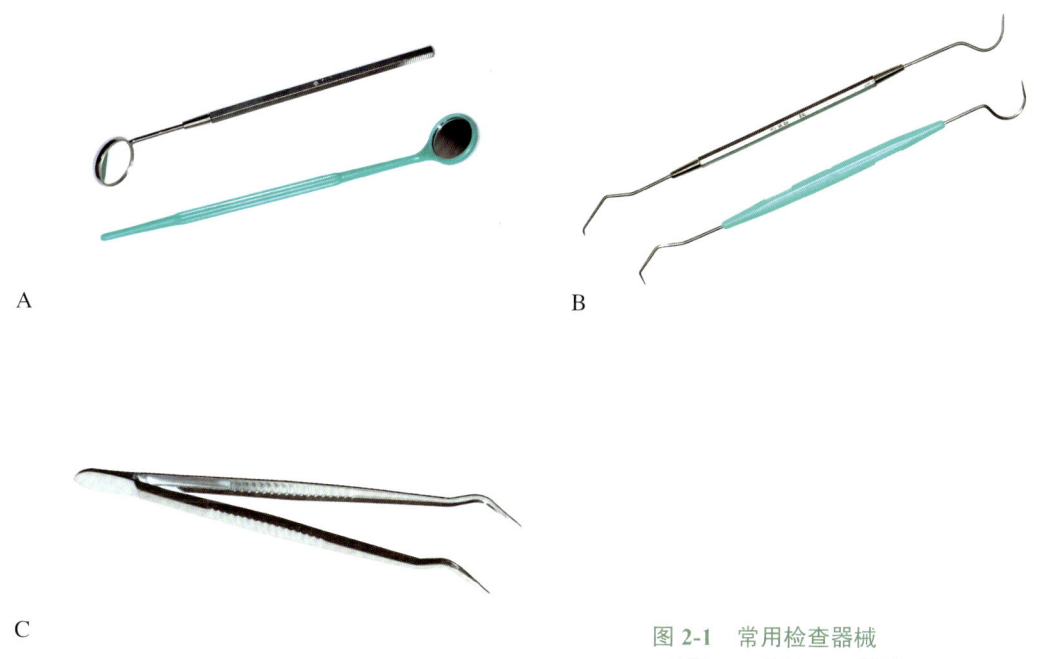

图 2-1　常用检查器械
A. 口镜；B. 探针；C. 镊子

要重复使用的设备或器械要做到一人一消毒。检查前医师应穿戴好合格的工作服、工作帽和口罩，必要时佩戴护目镜和（或）面屏，使用流动水将手冲洗干净后拭干，然后戴手套进行操作。

2. 检查体位　目前常规的口腔内检查方法是医师取坐位，位于患者头部右侧或右后侧；患者仰卧于口腔综合治疗椅上；护士或助手位于患者头部的左侧位。开始检查前，调节综合治疗椅的位置，既使患者感到舒适，又便于医师操作。检查上颌牙时，患者的上颌牙列殆平面应与地面呈 45°～90°；检查下颌牙时，下颌牙列殆平面应与地面呈水平状态。

3. 检查光源　口腔内环境较暗，故口腔检查时光源必须充足，且能真实地反映出牙体、牙龈和口腔黏膜的色泽。检查时注意光线不要投射至被检查者的眼睛；对口腔内某些光线不能直射到的部位，可借助口镜来观察。

三、问诊

检查前问诊的目的是问清患者的主诉、现病史、既往史、个人史和有关家族史，以了解患者疾病的发生、发展及诊治经过，以及全身健康状况、家庭和家族成员健康状况等，并为下一步的检查指明方向。医师问诊时应态度和蔼，语言通俗易懂，重点突出。

1. 主诉（chief complaint）　指患者就诊的主要症状及持续时间，即患者感觉最痛苦、最迫切要求解决的问题。询问时，要问清患病的部位、主要症状及持续时间等。

2. 现病史（history of present illness）　指疾病自发生、发展、演变至就诊前的整个过程，以及在此之前是否接受过检查、治疗及治疗效果。例如牙痛，应问清开始发病的时间，由何种诱因（冷热、食物嵌塞、咬合）引起，牙痛的部位、性质（自发痛或激发痛、钝痛、锐痛）及疼痛程度（轻微或剧烈）、疼痛的时间（夜间痛、阵发痛、持续性疼痛）等。

3. 既往史（past history）　指是否曾患过对全身健康有重要影响的疾病，如高血压、心脏病、糖尿病，可影响口腔疾病治疗的全身性疾病，其治疗效果如何，是否有血液病史、药物过敏史等。有无传染性疾病，有无服用对口腔产生影响的药物等。

4. 个人史（personal history）　指出生、生长地区，是否去过疫区，是否接触有害物质，有无不良嗜好，有无冶游史等。

5. 家族史（family history） 指家庭成员是否有罹患类似疾病的情况。有些口腔疾病和遗传因素有一定的关系，例如有些牙颌畸形。对氟斑牙患者，询问幼年时是否曾在高氟地区生活过。

四、颌面部常规检查

口腔内视诊包括对牙体、牙龈、口腔黏膜、舌及唾液腺的观察。

口腔颌面部的常规检查主要包括视诊、扪（触）诊、听诊等。其中，扪诊（触诊）是用医师的手指触摸或按压，并与患者的反应相结合来检查病变的部位、范围、大小、形状、软硬度、波动感、压痛、移动度及发热感等，帮助判断病变的性质。口腔颌面部检查主要包括以下几个方面。

（一）表情与意识神态检查

通过观察患者面容表情可以了解患者的意识状态和病情的轻重程度。颌面部表情的变化既可是某些口腔颌面外科疾病的表征，也可是各种全身疾病的反映。

（二）颜面部外形与色泽检查

观察颜面部外形是否对称、上中下结构比例是否协调，有无突出或凹陷畸形。颜面部皮肤的色泽、弹性、质地变化对于疾病的诊断有很重要的意义。

（三）颌面部器官检查

1. 眼 对于颌面部损伤患者要注意针对眼睛的检查——瞳孔的变化，如瞳孔大小、对光反射的变化是评估颅脑损伤的一个重要体征；还要检查有无眼睑缺损或畸形、睑裂大小变化、眼球运动是否受限、有无复视等。

2. 鼻 对于颌面部损伤患者要注意是否有脑脊液鼻漏，如有则说明伴前颅底骨折。上颌窦癌患者的早期症状之一可能是患侧鼻阻塞或鼻腔有血性分泌物。

3. 耳 对于颌面部损伤患者如有脑脊液耳漏，则有可能伴中颅底骨折。对于耳部邻近部位的炎症及肿瘤均应检查听力和耳部的情况。

（四）语音及听诊检查

语音检查对某些疾病的诊断具有特殊意义，如腭裂患者具有很明显的鼻音，称为腭裂语音；舌根部肿块可有含橄榄音。

听诊对血管源性肿瘤的诊断有一定的帮助，动静脉畸形患者病变部位听诊有吹风样杂音。颞下颌关节紊乱综合征的患者在关节区可听到不同性质的弹响。

（五）面颈部淋巴结的检查

面颈部淋巴结的检查对颌面部肿瘤与炎症患者的诊断具有重要意义。检查时，患者取坐位，医师站在患者的右前方或右后方，患者头稍低，略偏向检查侧，使皮肤、肌肉放松。医师手指紧贴检查部位，从枕部开始，沿耳后、耳前、腮腺区、颊部、颌下、颏下，再沿胸锁乳突肌前后缘、颈前后三角，直至锁骨上窝，仔细检查颈深、颈浅各组淋巴结有无肿大，及其所在部位、大小、数目、硬度、活动度、有无压痛或波动感，与皮肤或基底部有无粘连、界限是否清楚等情况。

(六)颞下颌关节的检查

颞下颌关节检查包括以下4项内容。

1. 面形与关节动度检查 检查面部左、右是否对称,关节区、下颌角、下颌支和下颌体的大小和长度是否正常,两侧是否协调一致。髁突动度有两种检查方法:①以双手食指分别置于两侧耳屏前,请患者做开闭口运动,感触髁突的动度;②将两小指伸进外耳道前壁进行触诊,请患者做开闭口运动,了解髁突的动度及冲击感,有助于颞下颌关节疾病的诊断。

2. 咀嚼肌的检查 先观察两侧咀嚼肌是否对称、协调。对于面部疼痛患者的头颈部肌肉状况,应以双侧肌肉触压诊的方式进行系统的检查。检查的肌肉包括咬肌、颞肌、舌骨肌、二腹肌、翼内肌、翼外肌等。在口腔内触压各咀嚼肌的解剖部位:下颌支前缘向上触压颞肌前份,下颌支内侧触压翼内肌下部,上颌结节后方触压翼外肌下头。检查咀嚼肌群收缩力时应注意询问患者两侧的感觉是否一致,触压是否有疼痛;同时注意肌肉的质地软硬、有无肿块及萎缩等。

3. 下颌运动检查 让患者做开闭口运动、下颌前伸运动和侧方运动,来检查颞下颌关节的功能是否正常。主要包括:①开口度是否正常,张口度≤3 cm 为轻度张口受限,张口度≤2 cm 为中度张口受限,张口度≤1 cm 为重度张口受限;②开口型有无偏斜;③侧方颌运动是否对称,髁突动度是否一致;④观察有无关节弹响或杂音,对弹响要明确出现的时间、性质、次数和响度等。

4. 𬌗关系检查 颞下颌关节疾病与牙、𬌗关系有密切的关系。检查𬌗关系时,应注意咬合关系是否正常,有无𬌗紊乱及𬌗干扰;覆𬌗、覆盖情况及𬌗曲线是否正常。此外,还应注意有无牙齿缺失、牙倾斜等情况。

(七)唾液腺的检查

观察两侧面部是否对称,各腺体所处部位的解剖标志是否存在;触压腺体感觉是否肿大,是弥漫性肿大还是局限性肿大,是否有肿块,肿块大小、质地、活动度及与周围组织的关系如何。唾液腺导管口分泌情况的检查待口腔内检查时完成。

五、口腔内常规检查

口腔内检查方法主要包括视诊、探诊、叩诊、扪诊、嗅诊等,检查内容主要包括以下几个方面。

(一)视诊

口腔内视诊包括对牙体、牙龈、口腔黏膜、舌及唾液腺的观察。

1. 牙体 主要观察牙齿的排列是否整齐,咬合关系是否正常;牙齿的形态、颜色、数目及大小是否异常;牙齿是否有龋坏、缺损或缺失等。

2. 牙龈(gingiva) 观察牙龈的颜色、形态、质地,龈乳头是否有肿胀、增生,牙龈点彩是否消失,是否有牙周溢脓、出血等。当有慢性汞、铅、铋中毒时,龈缘可出现色素沉着。

3. 口腔黏膜(oral mucosa) 观察黏膜颜色是否正常,有无水肿、丘疹、糜烂、溃疡、斑块,有无炎症、色素沉着等。

4. 舌(tongue) 观察舌的颜色、舌苔、表面是否有沟裂或溃疡、边缘有无齿痕,舌乳头是否肿胀或消失，舌体的大小、运动、感觉是否正常等。

5. 唾液腺导管口 观察唾液腺导管口有无红肿，挤压颊部腮腺、口底颌下腺导管开口处的黏膜，观察是否有唾液或异常分泌物流出，以及唾液清亮度的情况。

（二）探诊

口腔检查常用探针来进行探诊（图2-2），右手执笔式握持探针，以无名指为支点，操作时要小心谨慎，以防止损伤患者。探针大弯端用于检查咬合面，三弯端用于检查邻面。主要探查牙齿邻面或牙齿表面的窝、沟、点隙是否有龋坏，如有龋坏则要进一步确定病变的范围、深度、有无探痛、是否有牙髓暴露。当有充填物或修复体时，可以探查充填物或修复体边缘和牙体是否密合，是否有继发龋。当牙本质过敏时，可用于探测敏感部位。牙周出现病变时，探查牙周袋深度及龈下牙石情况，此时需使用牙周探针。为防止遗漏，应该按顺序检查（通常为右上-左上-左下-右下）。

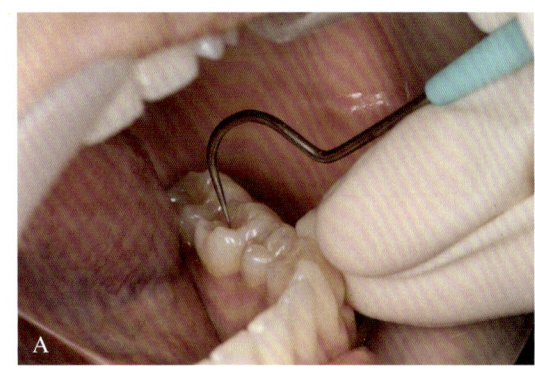 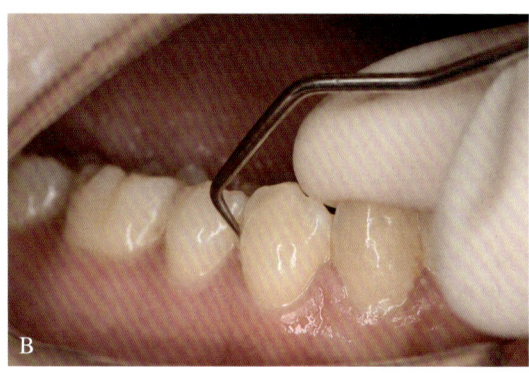

图2-2 探诊
A. 探针大弯端用于检查咬合面；B. 探针三弯端用于检查邻面

（三）叩诊

一般使用金属口镜柄或其他平头金属器械对牙齿进行垂直和水平方向的叩诊（图2-3），根据叩诊音和患者的感觉了解患牙根周组织是否存在异常反应，一次性的口镜、镊子不宜用于叩诊牙齿。垂直叩诊用于检查根尖周牙周膜的反应，判断有无根尖区病变；侧向叩诊用于了解牙根侧面牙周膜的反应。叩诊时，一般先叩正常的邻牙或对侧同名牙作为对照，然后再叩可疑患牙。正常牙叩诊音清脆，无叩痛；患牙一般叩诊音浊，有不同程度的叩痛反应。叩诊检查的

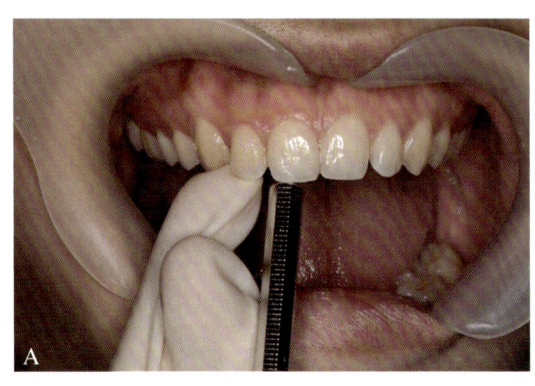 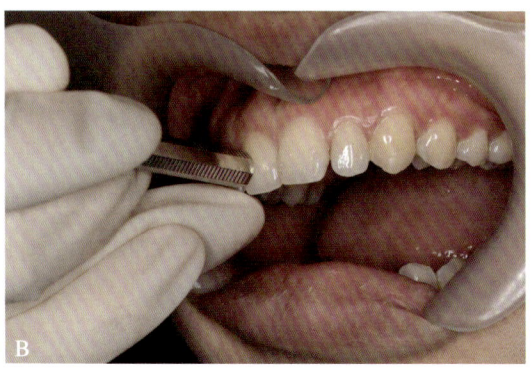

图2-3 叩诊
A. 垂直向叩诊；B. 水平向叩诊

力量宜先轻后重，一般以叩诊正常牙不引起疼痛的力量为宜。

（四）扪诊

1. 根尖部位病变扪诊 可用示指指腹于患者唇颊侧牙龈的根尖部近中或远中开始扪压，逐渐向患牙根尖部移动，询问是否有压痛。

2. 脓肿波动感的扪诊 用一手示指和中指放在脓肿部位，上下交替按压，用指腹感觉是否存在波动感。

3. 对于唇颊部、口底、颌下区的病变，可进行双合诊，以了解病变的范围、质地、动度、压痛和周边的浸润情况。双合诊应按照由后向前的顺序进行。检查时一手拇指或示指，或双手置于病变部位上下或两侧进行触压；前者适用于唇颊、舌部，后者适用于口底、颌下区的检查。

（五）嗅诊

某些病变会使口腔内产生特殊的气味：坏死性牙龈炎会有特殊的腐败性腥臭味，坏疽的牙髓组织有特殊的腐臭味，糖尿病患者酮症酸中毒时口腔内会有丙酮样或类似"烂苹果"的气味。医师可以通过嗅觉对诊断有所帮助。

（六）牙齿松动度检查

可用镊子检查牙齿松动度（图2-4）：用镊子夹持前牙切端或用镊子尖并拢抵住后牙𬌗面窝沟，轻轻向颊舌向或近远中向摇动，根据牙齿松动度来判断牙周组织的病变程度。

根据牙齿松动的程度，可分为3度。

Ⅰ度松动：牙齿颊（唇）舌方向活动，幅度＜1.0 mm。

Ⅱ度松动：牙齿颊（唇）舌方向及近远中方向均活动，或单向幅度为1.0～2.0 mm。

Ⅲ度松动：牙齿颊（唇）舌方向、近远中方向及垂直方向均活动，或单向幅度＞2.0 mm。

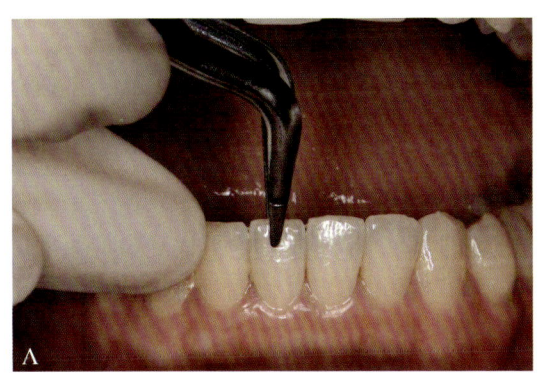 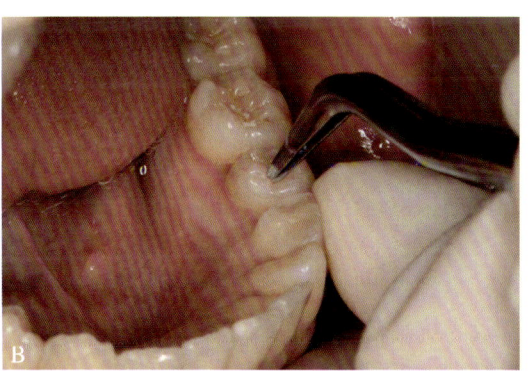

图 2-4 松动度检查
A．前牙松动度检查；B．后牙松动度检查

六、口腔颌面部特殊检查

（一）牙髓活力测验

正常牙髓对外界刺激有一定的耐受阈，一般对20～50 ℃的温度刺激无不适感。当牙髓出现病损时，耐受阈值发生改变，对外界刺激的反应表现为敏感或迟钝。牙髓活力测验是利用温度或电流刺激检查牙髓的反应，帮助诊断牙髓组织的活力状态。个体对刺激感受的差异较大，牙髓活力测验是定性而非定量的检查手段，测验时要求做自体对比测试，对照牙首选对侧同名的健康牙，其次为对颌同名的健康牙，再次为同期发育的其他健康牙齿，患牙与对照牙检测的部位应保持一致，以患者自身健康牙测得的结果为标准进行对比。

1. 冷测法 临床常用小冰棒测试患牙（不能用冷水枪作为刺激源），观察患者的反应。牙髓充血时，冷刺激可引起敏感或一过性疼痛；急性牙髓炎的早期，冷刺激会引起剧痛；急性牙髓炎的晚期，热刺激引起疼痛，冷刺激反而缓解疼痛。测试时要按照先下牙、后上牙，先后牙、再前牙的顺序进行，还要防止因冷水流动而引起其他牙齿的疼痛造成的干扰，以免造成误诊。

2. 热测法 常在冷测法测试结果不明确时使用，对牙髓感觉迟钝的患牙易得出阳性结果。一般采用加热的牙胶，置于湿润的受检牙的颊（唇）面，以观察患者的反应。对测试反应一般描述如下：

(1) 正常：患牙的反应程度、时间与对照牙相同。
(2) 敏感：反应速度快，疼痛程度强，持续时间较长。
(3) 迟钝无反应：反复测试，加大刺激强度均无反应者。

3. 牙髓电活力测验 利用微弱电流通过牙体硬组织传导至牙髓神经引起兴奋，产生知觉，来判断牙髓的活力。测试时，先将牙面擦干，严格隔离唾液，将导电介质置于牙髓电活力测验计的探头上，然后置于被测牙面上，将测验计点位从"0"开始逐渐加大到患者牙齿有刺激感觉，记下当时的测试计数值，同样要和对照牙比照。测验时应注意诊断电极不可接触黏膜组织，以防止烧伤；也不要置于充填体、龋洞或暴露的牙本质上，否则得出的结果不具可比性。牙髓对刺激的反应会因年龄的增长而减弱，而在月经期、妊娠期、精神紧张时可能反应增强。

(二) 实验室检查

口腔常用的实验室检查包括血常规、尿常规、出凝血时间、生物化学、细菌涂片及培养、脱落细胞检查、组织病理学检查等。应根据患者病情需要严格选择有关项目进行检查。

1. 血液检查 对于口腔急、慢性炎症伴有全身反应，或特殊性牙龈肿胀或坏疽，需做血常规检查以判断炎症程度，并排除白血病和粒细胞减少症等血液疾病。发现黏膜和牙龈苍白、牙龈出血和黏膜瘀斑等情况，应做血常规、出凝血时间、血小板计数等检查，以排除其他血液系统疾病。生化全项可以帮助判断患者有无全身系统性疾病，如糖尿病、肝肾功能不全。

2. 细菌涂片及培养 口腔黏膜出现糜烂、溃疡、假膜、坏死或溃烂，怀疑为特殊细菌感染者，最好先做涂片检查，观察有无特殊细菌；也可做细菌培养，并做药敏试验，以便选用敏感有效的抗菌药物，提高疗效。

3. 肿瘤脱落细胞检查 对诊断口腔上皮癌有参考价值。如脱落细胞检查癌细胞阴性，还需进一步做活体组织检查以除外肿瘤。

4. 组织病理学检查 即活体组织检查，可用于口腔各种肿瘤及特殊感染的诊断，如白斑、慢性溃疡等可疑癌前病变的确诊，结核、梅毒、麻风等特殊感染的确诊，手术切除后的增生物或组织块的定性，疑难黏膜疾病的确诊。

(三) X线摄影检查

X线摄影检查是口腔诊疗最常用且经济的检查方法（图2-5），在牙体牙周病变、颞下颌关节疾病、颌骨病变、颌骨骨折、颌面部畸形的诊断和治疗方面有较大的价值，目前数字化X线技术放射剂量小，影像清楚，配合相关软件可对影像进行放大、测量和处理，且便于传输和保存。

1. 根尖片 可观察到牙釉质、牙本质、牙髓腔、牙周膜及牙槽骨等结构。常用于牙体病、牙髓病、根尖周病、牙外伤和牙周病的检查及其治疗前后的对比观察。如协助确定龋的部位和深度、龋洞与牙髓腔的距离，发现充填物或修复体下面的继发龋，发现牙根折断、牙内外吸收、牙骨质增生、牙髓钙化、髓石等，确定根尖周病变的范围和性质、牙槽骨破坏的程度和类型，了解髓腔大小，牙根和根管数目、形态、长度、弯曲、狭窄、阻塞等情况，协助确定髓室或根管壁是否穿通、根管内器械折断的位置、治疗后根管充填效果和牙周病变的恢复情况等。

2. 下颌骨侧位片 显示下颌体磨牙区与下颌升支，常用于检查下颌骨的各种病变。

3. 曲面体层片 是口腔颌面部特有的检查方法，优点是一次曝光即可显示全口牙齿及双侧上、下颌骨，上颌窦，颞下颌关节等部位的体层影像，缺点是影像有形变。对牙体和颌骨囊肿、肿瘤、外伤、炎症、发育异常及多生牙、阻生牙等不需要定量测量的疾病诊断有价值。

4. X线头颅正侧位（头影测量）片 在头颅定位仪严格定位下拍摄的头颅正位或侧位片，可清楚地显示颅骨，上、下颌骨的正、侧面影像。通过分析X线头影测量片，有助于医师对牙殆面、颅面畸形患者做出正确的诊断和正畸治疗设计。

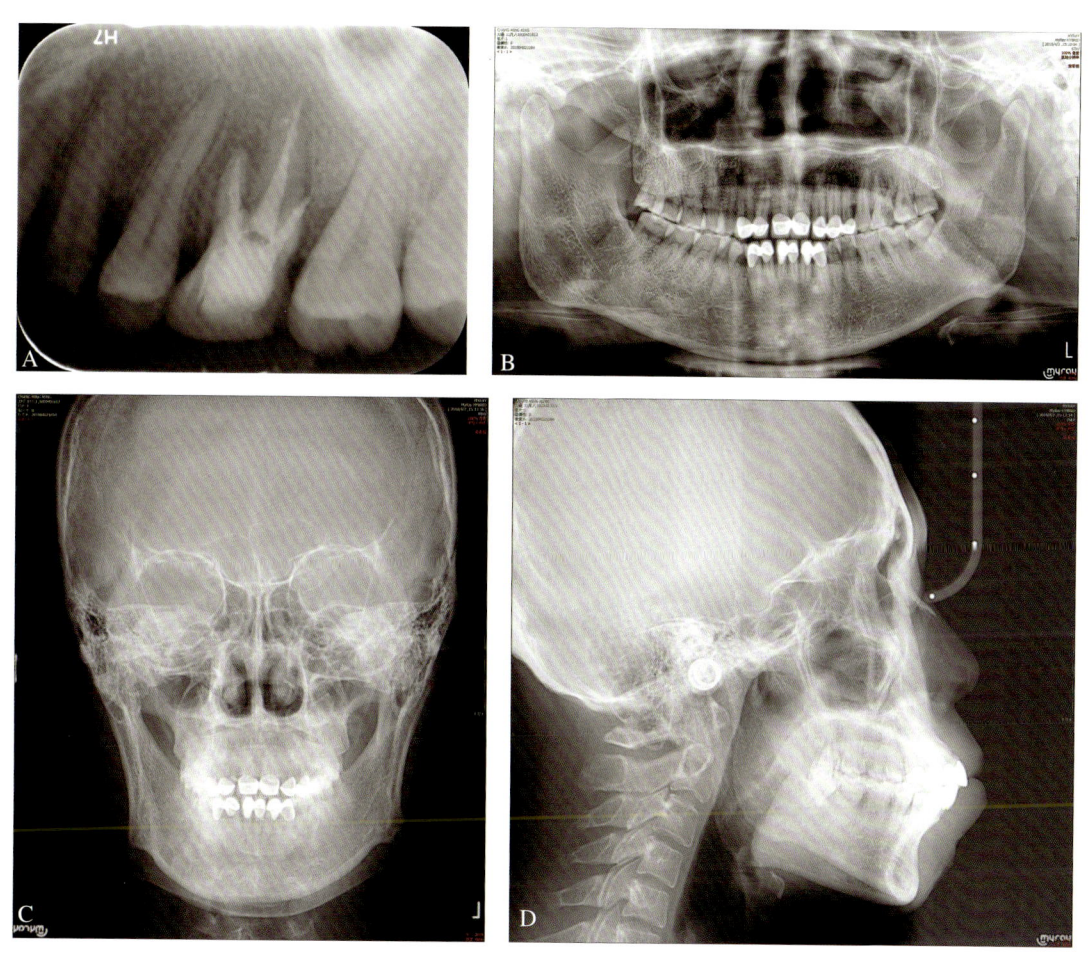

图 2-5 影像学检查
A．根尖片；B．曲面体层片；C．X线头颅正位（头影测量）片；D．X线头颅侧位（头影测量）片

（四）超声检查

超声检查在口腔颌面部多用于唾液腺、颌下区及颈部肿块的检查，适用于确定有无占位性病变；确定囊性还是实性肿块；对病变的位置、大小、深浅和性质有辅助诊断意义；对肿块良、恶性的判断有一定的帮助；观察肿块与周边血管的关系，对手术提供帮助。

（五）CT检查

计算机断层成像（computed tomography，CT）检查是计算机利用检测器接收X线穿透人体被检查部位后的信号而得到的数据，并经电子系统变换后输至荧光屏显示出人体被检查部位的断面或立体的图像。适于口腔的锥形束CT（cone beam CT，CBCT）已广泛运用，具有分辨率高、定位准确、图像清晰、避免重叠等优点，能对口腔颌面部软组织、颌骨、上颌窦、颅底、唾液腺及口腔颌面部间隙病变的诊断提供较客观的依据。适用于观测口腔颌面部良恶性肿瘤的位置、范围、毗邻的血管等结构的关系，颌骨骨折、颞下颌关节病变的诊断，口腔颌面部间隙感染的范围，唾液腺疾病的诊治，肿瘤术后的复查评价、口腔种植术前设计和术后评价等。

（六）磁共振成像检查

磁共振成像（magnetic resonance imaging，MRI）检查是利用人体组织氢原子核在强大均质磁场中受到特定射频脉冲激发时发出的信号，信号经接收器及计算机处理后成像。具有解剖结构图像显示逼真，病变显示清晰且定位准确，能显示血管并三维成像等优点。适用于口腔颌面部软组织占位性病变、血管性病变颅颌面交界区病变、颅颌面部创伤、颞下颌关节疾病等的诊断与治疗。缺点是扫描时间长、费用相对昂贵、体内有金属留置的患者受限制等。

（七）数字减影血管造影技术

数字减影血管造影技术是利用计算机处理数字化影像信息，并通过减影技术消除骨骼和软组织影像的新一代血管造影技术，具有诊断敏感性高、造影剂密度低、剂量小、可观察血流动态图像的优点，分静脉数字减影血管造影技术和动脉数字减影血管造影技术两种，对口腔颌面部肿瘤和血管性病变诊断价值较高。目前多用于颌面颈部血管、动静脉瘘及血运丰富的良、恶性肿瘤的检查、诊断和治疗，特别是在颌面部血管畸形的介入栓塞治疗上有广泛的应用。

（八）唾液腺分泌功能检查

唾液腺疾病需要对唾液腺的分泌功能进行检查，以明确是阻塞性病变还是萎缩性分泌抑制，是局部病变还是全身系统性疾病的表征。分泌功能检查包括定性检查和定量检查（静态和动态唾液总流率）两个方面。

思政园地

人工智能在口腔检查中的应用

随着人工智能的发展，很多繁琐的操作正在逐渐被计算机的自动识别和自动设计取代。在口腔领域，已经有应用人工智能（artificial intelligence，AI）的图像识别技术，对龋齿、牙周炎进行诊断，对种植体周围骨吸收进行评估，对修复体的边缘密合性进行评估等的相关研究。口腔数码摄影照片、曲面体层片、根尖片、CBCT，以及随着数字化技术发展应用于口腔领域的三维牙列口内扫描、面部扫描等辅助检查与资料获取方法，都可通过AI目标检测（object detection）技术辅助疾病诊断。

> 然而，如何提升 AI 诊断与治疗设计系统的准确性仍是任重道远；同时，这也是一个多学科交叉的领域，不仅是口腔医学各学科间的交叉，还需要信息科学等多个领域通力合作。AI 在医学领域的应用是目前世界科技前沿方向，有望解决临床瓶颈问题，提升诊疗效率。因此，作为医生，我们应从自己的本职工作、身边事做起，勇于创新，立足口腔 AI 系统研发等基础问题，要有持之以恒的学习精神，与其他专业的学者进行团队协作的能力、勇攀科学高峰的精神，为实现科技自立自强做出贡献。

第二节 病历书写

病历（medical record）是诊断和治疗疾病的依据，是进行科学研究、总结经验、提高医疗质量的资料。病历书写是医务人员通过问诊、查体、辅助检查、诊断、治疗、护理等医疗活动获得的相关资料，并进行归纳、分析、整理形成医疗活动记录的行为。病历记录要求客观、真实、准确、完整、及时和重点突出，医师要严肃、认真地采集和书写病历。

一、病历书写的内容

病历书写的内容包括一般项目（患者的姓名、年龄、性别、职业、民族、婚姻等）、主诉、现病史、既往史、个人史、婚育史、家族史、体格检查、专科检查、初步诊断、诊疗计划、医师签名和时间。

二、记录方法

（一）临床牙位记录方法

临床病历书写，记录牙位的方法常采用部位记录法，即以"+"符号将上、下牙弓分为 4 个区，面对患者进行记录。恒牙用阿拉伯数字表示，中切牙记为 1，侧切牙记为 2，以此类推，第三磨牙记为 8，例如左侧上颌第一磨牙书写为 $\underline{6}$；乳牙采用罗马数字 I～V 或英文大写字母 A～E 表示，如左侧上颌第二乳磨牙书写为 $\underline{V}$ 或 $\underline{E}$。

恒牙式：$\dfrac{87654321\ |\ 12345678}{87654321\ |\ 12345678}$

乳牙式：$\dfrac{V\,IV\,III\,II\,I\ |\ I\,II\,III\,IV\,V}{V\,IV\,III\,II\,I\ |\ I\,II\,III\,IV\,V}$ 或 $\dfrac{EDCBA\ |\ ABCDE}{EDCBA\ |\ ABCDE}$

为了标记牙冠病损的准确部位，临床上应用牙冠各牙面的英语单词的第一个字母命名并记录病损的具体部位，I（incisal）表示切缘（端）、La（labial）表示唇面、B（buccal）表示颊面、L（lingual）表示舌面、P（palatial）表示腭面、O（occlusal）表示𬌗面、M（mesial）表示近中面、D（distal）表示远中面。记录时，英语字母书写于牙位符号的右上方，如 6DO 龋坏表示牙冠的龋损部位位于第一磨牙的远中𬌗面。

国际牙科联合会系统（简称 FDI 系统）记录牙位时是用两位数字表示的，其个位数字表示牙的排列顺序，类似部位记录法，而十位数字则表示牙所在的区域，以及是恒牙或是乳牙。

恒牙区十位数字与所在区域的关系：$\frac{1\ |\ 2}{4\ |\ 3}$

乳牙区十位数字与所在区域的关系：$\frac{5\ |\ 6}{8\ |\ 7}$

牙列中各恒牙的排列如下：$\frac{18\ 17\ 16\ 15\ 14\ 13\ 12\ 11\ |\ 21\ 22\ 23\ 24\ 25\ 26\ 27\ 28}{48\ 47\ 46\ 45\ 44\ 43\ 42\ 41\ |\ 31\ 32\ 33\ 34\ 35\ 36\ 37\ 38}$

牙列中各乳牙的排列如下：$\frac{55\ 54\ 53\ 52\ 51\ |\ 61\ 62\ 63\ 64\ 65}{85\ 84\ 83\ 82\ 81\ |\ 71\ 72\ 73\ 74\ 75}$

在 FDI 系统中，无论是恒牙还是乳牙，每一个牙均由一个特定的两位数表示。例如 16 表示右上颌第一磨牙，75 表示左下颌第二乳磨牙。在计算机广泛应用的今天，使用这种记录方法更加方便。

（二）口腔颌面部专科检查记录

重点记录主诉和现病史所反映的体征，按一定顺序全面记录检查结果，牙齿用牙式符号表示。

口腔颌面部检查包括面部是否对称、有无肿胀及包块、有无畸形及缺损、有无淋巴结的肿大，以及颞下颌关节和唾液腺的检查等。

口腔内检查包括张口度、牙列、牙周、牙体、黏膜、唾液腺导管口情况、口腔卫生情况，以及修复体或充填物情况等。

三、病历书写要求

病历分住院病历（inpatient medical record）和门诊病历（outpatient medical record），书写的基本原则是一致的，即及时、如实记录患者的病情及其发展过程，现病史及既往史，检查、辅助检查结果，诊断及鉴别诊断，治疗及治疗反应，处理及治疗建议等。

（一）门诊病历书写要求

门诊病历分为初诊病历（initial medical record）和复诊病历（follow up medical record）。

初诊病历包括就诊时间、科别、主诉、现病史、既往史、个人史、家族史、阳性体征、必要的体格检查和辅助检查结果、诊断、治疗处理意见和医师签名等。按首诊负责的原则，口腔门诊初诊病历应有治疗计划，在确定诊断的基础上，根据患者病情的轻重缓急制订全面的治疗计划（treatment plan），包括急症处理、基础治疗、功能恢复及保持等，以便有步骤地进行治疗。共性的要求如下。

1. 主诉 是指促使患者本次就诊的主要症状（或体征）及持续时间，如"右上后牙自发性疼痛 3 天"。

2. 现病史 根据主诉，按症状发生的时间先后顺序记录疾病发生、发展、演变过程及目前状况。内容包括发病情况、伴随症状、发病后诊疗经过及结果、睡眠和饮食等一般情况的变化，以及与鉴别诊断有关的阳性或阴性资料等，要求文字简洁，有逻辑性。

3. 既往史 是指患者本次发病以前的健康及疾病情况，特别是与现病情有密切关系的疾病，以及有无传染病史、预防接种史、外伤史、输血史、过敏史等。

4. 个人史 包括出生、生长地区、是否去过疫区、是否接触有害物质、有无不良嗜好，有无冶游史等。

5. 家族史 父母、兄弟、姐妹及子女的健康状况，有无同样的疾病，有无肿瘤、糖尿病、高血压、精神障碍、与遗传相关的疾病等。

门诊复诊病历应记录上次就诊后病情的演变、治疗反应、目前的主要症状及问题、本次检查结果与上次就诊时情况的比较、对上次诊断有误或未确诊的进行更正或进一步明确诊断、本次的处理及治疗建议等。

（二）住院病历书写要求

患者住院期间是一个连续的过程，病历书写要求和门诊病历基本一样，入院病历和门诊初诊病历类似，病程记录则和门诊复诊病历类似。因为住院患者病情多数较复杂，根据治疗需要还会有术前讨论、手术同意书签署、手术志、上级医师查房记录、医嘱及执行情况等内容。

第三节 电子病历

电子病历（electronic medical record，EMR）是由医疗机构以电子化方式创建、保存和使用的，重点针对门诊及住院患者临床诊疗和指导干预信息的数据集成系统，是患者在医疗机构历次就诊过程中产生和被记录的完整、详细的临床信息资源。电子病历内容的书写要求与病历书写规范要求一致。电子病历系统是医学专用的软件系统：医院通过电子病历以电子化方式记录患者就诊的信息，包括首页、病程记录、检查及检验结果、医嘱、手术记录、护理记录等，其中既有结构化信息，也有非结构化的自由文本，还有图形图像信息，运行中涉及患者信息的采集、存储、传输、质量控制、统计和利用。作为医疗过程中的主要信息源，电子病历提供超越纸张病历的服务，满足医疗、法律和管理需求。

一、电子病历涉及系统及接口

1. 电子病历医院信息系统（hospital information system，HIS）实现与ADT（入出转）接口。
2. 电子病历HIS系统实现与医嘱接口。电子病历可以有独立的医嘱录入系统，即独立的医师工作站。
3. 电子病历实验室信息系统（laboratory information system）实现检验报告接口和电子检验申请接口。
4. 电子病历影像归档和通信系统（picture archiving and communication system，PACS）实现检查报告和电子检查申请接口。
5. 电子病历病案系统实现与病案统计接口。病案统计一般独立于电子病历和HIS，数据来源于电子病历HIS数据点。
6. 门诊电子病历还需与分诊叫号实现叫号接口。
7. 根据具体情况，还可能与手术麻醉系统、ICU系统等有相应接口。

二、主要功能

1. 电子病历支持病历文档的结构化存储。

2．电子病历支持丰富的病历模板库（简单元素库、复杂元素库、小模板库、大模板库、常用语库）。

3．电子病历支持必填项检查。

4．电子病历支持各种医学专用表达式（例如月经史、龋齿位置、牙周检查大表的公式表述）。

5．电子病历支持病历文档三级审核功能。

6．电子病历支持修改痕迹保留，保留各级医师的修改痕迹。

7．电子病历支持时效控制机制，采用工作流主推模式，任务自动提示，及时提醒和催促医务人员，按时、按质、按量完成病历书写工作，有效地避免病历文档的缺写、漏写、延时书写。

8．电子病历支持数据元素绑定、实现多文档同步刷新技术。

9．电子病历支持表格处理（可以方便地制作表格病历），支持表格嵌套等功能。

10．电子病历支持对于输入的数值进行合法性校验、检查。

三、优缺点及意义

电子病历主要有如下优点。

1．传送速度快 医务人员通过计算机网络可以远程存取患者病历，能迅速把数据传往需要的地方。在需要时，电子病历中的资料可以及时地查出并显示在医师的面前。

2．共享性好 常规病历记录及检查结果通常只保存在经治医院，如果患者到其他医院就诊则需要重新进行检查，在浪费宝贵医疗资源的同时还给患者增加了不必要的负担。电子病历则能够克服这些不足，患者在各个医院的诊治结果可以通过医院之间的计算机网络或患者随身携带的就诊卡来传输，病历内容的共享将给医疗工作带来极大的方便。

3．存储容量大 计算机存贮技术的进步使得电子病历系统数据库的存储容量可以是没有限制的。

4．使用方便 通过电子病历系统，医务人员可以方便地存储、检索和浏览病历，也可以方便、迅速、准确地开展各种科学研究和统计分析工作，大大减少了人工收集和录入数据的工作量，极大地提高了临床与科研效率。

5．成本低 电子病历系统一次性投资建成后，使用中可以降低患者的费用和医院的开支。

电子病历也有相应的缺点，比如需要大量的计算机软、硬件投资和人员培训；计算机一旦发生故障，将造成系统停顿，无法进行工作，需要保留手工的原始记录方式；将病历数据输入计算机时出现的各种错误超过时限后修改受限，输入时需要严格的检查，以防止发生差错和事故。

电子病历系统可以为病历质量监控、医疗卫生服务信息，以及数据统计分析和医疗保险费用审核提供技术支持，包括医疗费用分类查询、手术分级管理、临床路径管理、单病种质量控制、平均住院日、术前平均住院日、床位使用率、合理用药监控、药物占总收入比例等医疗质量管理与控制指标的统计，可用于指导建立医疗质量考核体系，提高工作效率，保证医疗质量，规范诊疗行为，提高医院管理水平。

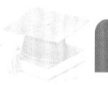

知识拓展

电子病历系统对医学研究的重要性

在临床研究中，需要收集、整理和分析大量的患者数据，传统的纸质病历需要耗费大量的人力和物力手动整理和录入数据，且容易出现误差，而电子病历系统可以实现自动化整理和存储，提高了研究的效率，同时也降低了人为错误的风险。

《国家中期科学和技术发展规划（2021—2035)》要求"围绕重大疾病研究早期预警和诊断、疾病危险因素早期干预等关键技术，研究规范化、个性化和综合治疗的关键技术和方案"，电子病历系统的广泛应用可以将大量的病历数据进行整合和分析，帮助医学研究人员进行大规模的流行病学研究和药物安全性研究，便于医学研究者获取更准确的数据和信息，通过对这些数据的挖掘和分析，研究人员可以更好地理解疾病的发病机制、诊断和治疗策略。

（江　泳　吕珑薇）

思 考 题

1. 口腔颌面部检查包括哪些内容？
2. 口腔初诊病历的书写包括哪些项目？

第三章 口腔卫生健康

第三章数字资源

口腔健康是人体健康的重要组成部分，口腔健康包括："无口腔颌面部慢性疼痛、口咽癌、口腔溃疡、先天性缺陷（如唇腭裂）、牙周（牙龈）疾病、龋病、牙齿丧失，以及影响口腔的其他疾病和功能紊乱。"口腔卫生是维护口腔健康所采取的一切措施，包括预防和治疗疾病、维护和增进口腔健康所采取的措施。口腔卫生的重点在于控制牙菌斑、去除软垢和食物残渣、预防口腔疾病的发生和控制口腔疾病的发展，恢复口腔器官的功能，保护和促进人们的身心健康。现代观点认为，口腔健康管理应从全生命周期出发，为不同人群提供有针对性的口腔卫生保健，体现全方位、全周期的健康服务理念。口腔健康影响着人们的生活质量和全身健康，口腔疾病引起的病理改变，口腔的不健康、不卫生状态对人们整体健康所造成的伤害及生命质量的影响都很大，因此，提高口腔卫生保健意识、维护口腔卫生、预防口腔疾病、维护全身健康的重要性已成国际共识。

第一节 自我口腔卫生管理

自我口腔卫生管理是维护口腔卫生和健康的必要措施。尤其是常见的龋齿和牙周病需要采取自我口腔保健与专业性防治相结合的综合性措施，才能消除引起龋齿和牙周病的始动因子，即牙菌斑微生物及其毒性产物，控制其他局部因素对牙齿和牙周组织的影响，提高宿主的抵抗力，降低牙及牙周组织对疾病的易感性，减少疾病发生的可能性。因此，掌握自我口腔卫生管理的正确方法，提高对口腔健康重要性的认识，是控制口腔疾病的发生发展，以及促进口腔健康的必要手段。

一、刷牙

龋病和牙周病均是多因素疾病，其主要致病因素都是口腔内的牙菌斑。保持口腔清洁健康是预防牙菌斑形成的主要途径。刷牙（tooth brushing）是去除牙菌斑、软垢和食物残渣，保持口腔清洁的主要自我口腔保健方法。此外，刷牙还能按摩牙龈，从而减少口腔环境中的致病因素，增强组织的抗病能力，减少各种口腔疾病的发生。刷牙适用于所有人群，因而具有普遍的公共卫生意义。

（一）牙刷

牙刷（tooth brush）是刷牙必不可少的工具，包括手动牙刷和电动牙刷（图3-1）。针对不同年龄和口腔具体情况的人群，牙刷的设计从尺寸、外形、质地方面各不相同。选择牙刷的基本原则包括：①刷头小；②刷毛硬度为中度或软毛；③刷柄易握持；④适合儿童生长发育不同阶段的牙刷。

电动牙刷（powered toothbrush）是以电力方式驱动牙刷头运动，用于清洁牙齿和口腔的器具。随着技术发展，电动牙刷越来越智能，如通过内部的芯片连通无线传输技术从而实现多种刷牙模式的转换、刷牙时间和刷牙压力的提醒、刷牙方法的指导等辅助功能。电动牙刷的主要优点是能够提高刷牙效率和依从性，对于手部动作受限或不够灵活者及伤残人士推荐使用电动牙刷。刷牙后，要用清水多次冲洗牙刷，并将刷毛上的水分甩干，刷头朝上，放置于通风处。每把牙刷的使用周期为2～3个月。

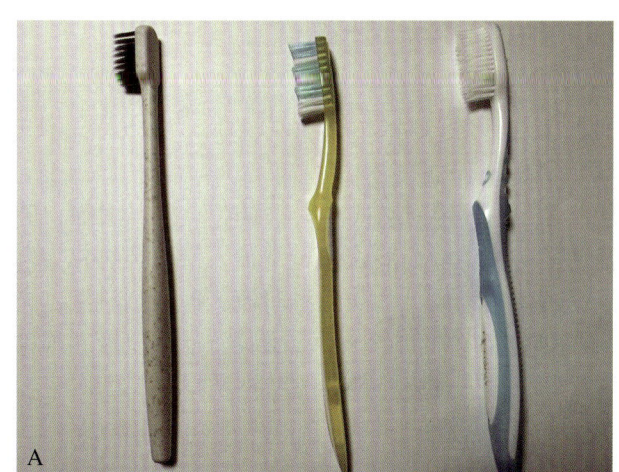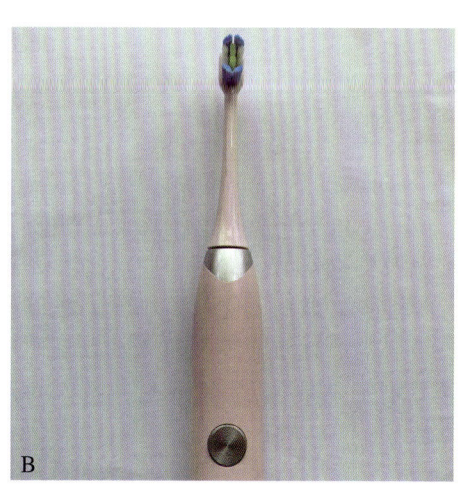

图 3-1　牙刷
A．手动牙刷；B．电动牙刷

（二）刷牙方法

刷牙方法很多，每一种方法都有它的特点，没有一种刷牙方法适合于所有的人。人们习惯应用的拉锯式横刷法弊病较多，常会对牙体或牙周组织造成损伤，应予以纠正。儿童处于发育阶段，手的灵巧性受限，因此刷牙动作缺乏灵活性，难以掌握复杂的刷牙技巧，应首先传授比较简单的刷牙方法。这里推荐两种比较常用的刷牙方法，即水平颤动拂刷法和圆弧刷牙法。

1．水平颤动拂刷法　又称为改良 Bass 刷牙法，其操作要领如下。

（1）将刷头放置于牙颈部，刷毛指向牙根方向，与牙长轴大约呈45°，轻微加压，使刷毛部分进入牙龈沟内，部分置于牙龈上。

（2）从后牙颊侧以2～3颗牙为一组开始刷牙，用短距离水平颤动的动作在同一个部位数次往返，然后将牙刷向牙冠方向转动，拂刷颊面。刷完第一个部位之后，将牙刷移至下一组2～3颗牙的位置重新放置，注意与前一部位保持有重叠的区域，继续刷下一部位，按顺序刷完上、下牙齿的唇（颊）面。

（3）用同样的方法刷后牙的舌（腭）面。

（4）刷上前牙舌面时，将刷头竖放在牙面上，使前部刷毛接触龈缘，自上而下拂刷。刷下前牙舌面时，自下而上拂刷。

2．圆弧刷牙法　又称为 Fones 刷牙法，这种方法最易为年幼儿童学习理解和掌握。

刷牙要领：在闭口状态下，牙刷进入颊间隙，刷毛轻度接触上颌最后磨牙的牙龈区，用较快、较宽的圆弧动作，较小的压力从上颌牙龈拖拉至下颌牙龈。刷前牙区时，上、下前牙切缘对切缘接触,做连续的圆弧形颤动。舌侧面与腭侧面需往返颤动,由上颌牙弓到下颌牙弓。

(三)牙膏

牙膏是辅助刷牙的一种制剂,可增强刷牙的摩擦力,帮助去除食物残渣、软垢和牙菌斑,有助于消除或减轻口腔异味,清新口气。牙膏的基本成分包括摩擦剂、洁净剂、保湿剂、胶黏剂、芳香剂、甜味剂、防腐剂、色素和水。如果在牙膏膏体中加入其他有效成分,如氟化物、抗菌药物和抗牙本质敏感的化学物质,则分别具有防龋、减少牙菌斑、抑制牙石形成和抗敏感等作用。目前我国市场上出现的牙膏大致可以分为普通牙膏和功效牙膏两大类。在选择牙膏时要看其功效与安全性、专业人员与机构的认可程度,其次是香型的可接受程度和价格的可承担程度。

二、漱口

漱口(mouth rinsing)是最常用的口腔清洁方法,用清水或淡盐水饭后漱口可去除口腔内的细菌及食物残渣,保持口腔清洁。为了辅助预防和治疗口腔疾病,常加入某些药物作为漱口剂。应注意,漱口不能代替刷牙。漱口液根据其作用不同分为防龋漱口液、抑菌漱口液、止痛漱口液、美白漱口液等。但5岁以下儿童的吞咽功能尚未健全,不应推荐防龋漱口液。抑菌漱口液只用于牙周洁治和手术后,不作为日常口腔护理用品,不能用于长期漱口。

三、牙间隙清洁

牙与牙之间的间隙称为邻间隙或牙间隙。虽然刷牙是维护口腔卫生的有效方法,但单纯的刷牙只能清除口腔内50%~60%的牙菌斑,难以清除邻面牙菌斑。因此,还需要采用一些特殊的清洁工具如牙线、牙间隙刷、牙签去除牙间隙的牙菌斑及软垢。

1. 牙线 牙线(dental floss)(图3-2A,B)可用棉、麻、丝、尼龙或涤纶制成,不宜过粗或太细。有含蜡或不含蜡牙线,也有含香料或含氟牙线。含蜡牙线一般用来去除牙间隙的食物残渣和软垢,但不易去净牙菌斑。不含蜡牙线上有细小纤维与牙面接触,有利于去除牙菌斑。

2. 牙间隙刷 牙间隙刷(interdental brush)(图3-2C)适用于牙龈退缩处的邻间区、暴露的根分叉区以及排列不整齐的牙邻面。对去除颈部和根面上附着的牙菌斑比牙线和牙签更有效,使用起来比牙线方便。可根据牙间隙的大小选择不同型号的牙间隙刷,原则上选号宜小不宜大,根据最小通过直径即牙间隙大小选择牙间隙刷,使用牙间隙刷时应避免刺伤牙龈。

3. 牙签 在龈乳头退缩或牙周治疗后牙间隙增大时,可用牙签(tooth pick)来清洁牙的邻面和根分叉区。常用的有木制牙签和塑料牙签。

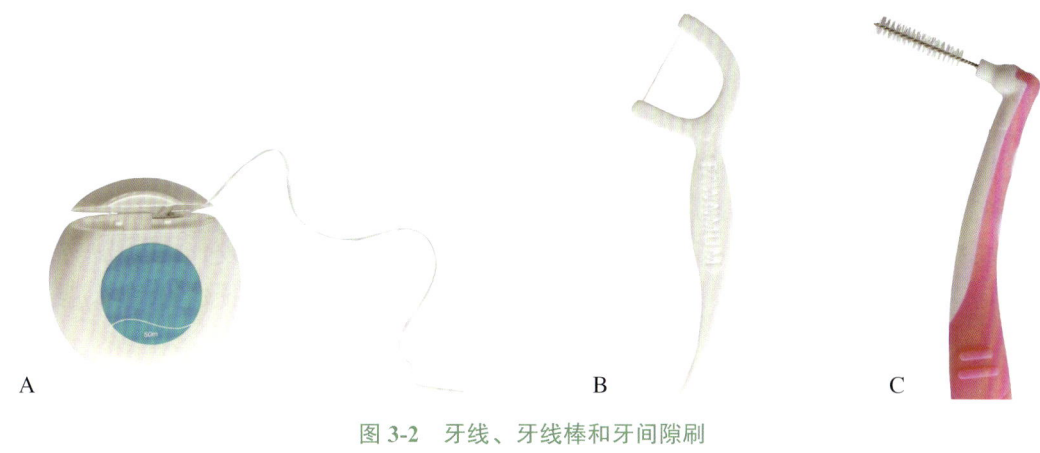

图 3-2 牙线、牙线棒和牙间隙刷
A. 牙线；B. 牙线棒；C. 牙间隙刷

四、氟化物的应用

氟是人体必需的微量元素之一。适量氟化物可抑制牙釉质脱矿和促进牙釉质再矿化，对微生物产生作用，从而起到预防龋病的目的。维持唾液中一定的氟浓度可起到防龋的作用，氟摄入不足会增加牙齿对龋病的易感性。

氟化物用于防龋有全身和局部应用两个途径，全身应用氟化物常见的方法有饮水氟化、牛奶氟化、食盐氟化，以及氟片和氟滴剂。局部用氟（topical application of fluoride）是用不同的方法将氟化物直接用于牙齿表面，抑制牙齿表面的脱矿及促进再矿化，以提高牙齿的抗龋力。局部用氟的途径包括使用含氟牙膏、含氟漱口水、含氟凝胶、含氟泡沫与含氟涂料等。在我国，局部应用氟化物防龋齿较为常见，本节主要介绍氟化物的局部应用。

1. 含氟牙膏（fluoride toothpaste） 使用含氟牙膏是最常见的局部用氟防龋的方法。用于含氟牙膏的氟化物有氟化钠、氟化亚锡、单氟磷酸钠等。6 岁以上的儿童和成人，每天使用含氟浓度高于 1000 mg/kg 的牙膏刷牙 2 次，每次用量约 1 g，可达到有效的预防效果。美国牙科协会（ADA）推荐 3～6 岁的儿童，每次牙膏用量约为"豌豆"大小（约 0.25 g 的牙膏或 0.25 mg 的氟），同时，应在家长监督与指导下使用，以免儿童过多吞咽牙膏导致产生氟牙症的危险。在饮水氟含量过高，有地氟病流行的地区，6 岁以下的儿童不推荐使用含氟牙膏。

2. 含氟漱口液 是指用中性或酸性氟化钠、氟化亚锡、氟化胺或氟化铵等配成的漱口液。氟化钠漱口液因价格便宜和味道易于接受最为常用。常用的为 0.2% NaF（900 mg/L）溶液，每周使用一次，适用于学校或幼儿园的防龋项目，需要在老师或专业人员的监督下使用；或者 0.05% NaF（230 mg/L）溶液，每天使用一次，可交由患者在家长的监督下居家使用。

3. 含氟涂料 是一种加入了氟化物的有机溶剂，将其涂布于牙齿表面可预防龋病。使用含氟涂料非常简单，但操作必须由专业人员严格按步骤进行。含氟涂料需定期使用，一般情况下一年两次即可达到有效的预防效果。而对易患龋人群，一年可用 2～4 次。

五、去除不良习惯

口腔健康是全身健康的重要组成部分,口腔健康不仅仅是牙齿健康,更需要颌面部正常发育作为支撑。颌面部的发育包括上、下颌骨的协调与牙齿的排列。影响颌面部发育的因素有很多,除了遗传因素,大部分都是可防可控的后天因素,其中最主要的是口腔不良习惯,儿童及青少年时期的不良习惯主要会影响牙齿的正常排列和颌骨的正常发育,以及丧失生理性刺激。成人的口腔不良习惯常常会导致牙体、牙周及口腔黏膜软组织的损伤和疾病,需要引起重视。

(一)口呼吸、吮唇和吐舌

长期口呼吸会严重影响面型发育,造成上牙弓狭窄,上腭高拱,上前牙前突,唇肌松弛,上、下唇不能闭合,形成开唇露齿,导致口腔黏膜干燥和牙龈增生。口呼吸原因有多种,包括鼻咽部疾病引起的口呼吸、骨性关系差异较大和上唇过短等。常吮下唇可形成前牙深覆𬌗,吮上唇可形成反𬌗,咬舌和吐舌习惯可形成开𬌗,咬颊可影响后牙牙位及上、下颌的颌间距离。

(二)单侧咀嚼

单侧咀嚼多是由于牙齿咬合问题所致,单侧的坏牙或咬合不良容易影响咀嚼功能,若长期只用一侧牙齿咀嚼食物,由于两侧的生理刺激不均衡,可造成非咀嚼侧的组织衰退,发育不良,且缺乏自洁作用,易堆积牙石,导致牙周疾病的发生。

(三)不良的咬合习惯

儿童中常见的咬笔杆、咬筷子、吮指等这些不良习惯,可使上前牙向唇侧移位,下前牙移向舌侧,造成牙位不正。因某种职业或习惯,用较大的力度反复咬某种硬物会导致牙齿的磨损。如木匠、鞋匠用牙咬持钉子,缝纫者用牙咬持针或用牙断线,长期、大量用前牙嗑食瓜子,用牙齿咬开啤酒瓶盖、咬开核桃等,都会造成牙齿特定部位的明显缺损和牙本质敏感症。

(四)不正确的口腔护理方法

长期使用刷毛过硬的牙刷、颗粒过大的牙膏,以及刷牙速度快、力度大及横向刷牙等都会造成牙齿磨损、牙龈损伤和楔状缺损。不正确的刷牙方式及刷牙频率不足会导致局部牙菌斑、软垢堆积,导致口腔异味,牙龈退缩、牙槽骨的吸收;牙线使用方法不正确或长期用牙签等尖锐器械剔牙,也会形成牙龈退缩及牙间隙增大。

(五)不良的饮食生活习惯

由于长期吸烟导致烟草燃烧物作用于口腔,使吸烟者牙龈或口腔黏膜上出现深灰或棕黑色的色素沉着,牙面上也会沉积棕褐色的斑渍。长期咀嚼槟榔,进食过热、过烫或刺激性强的食物可增加口腔黏膜癌变的风险。

思政园地

牙刷的发明史

我们的先祖对蛀牙的早期认识以殷商时期出土的甲骨文"龋"字为代表,《史记·仓公传》也提及引起龋齿的原因是"食而不漱"。东汉时期古人已经对睡前要刷牙有了十分清醒的认识,东汉《金丹全书》中说:"饮食之毒,积于牙缝,于当夜晚洗刷,则垢污尽去,齿自不坏"。在专业的牙刷出现以前,根据先秦典籍记载,我国古人洁齿的方式可分漱口和剔牙两种。如在《礼记·内则》中多处记载"鸡初鸣,咸盥漱"。漱口和剔牙这两种方便有效的洁齿方法,至今仍在中国人的日常生活中普遍应用。两汉之际,古印度人杨枝(齿木)洁齿的方法随佛教传入我国,在初唐的汉译佛经中,多处出现杨枝(齿木)洁齿的记载。唐代孙思邈在《备急千金要方》中提到了指蘸牙药或盐刷牙可保健牙齿。真正提及"牙刷"最早出现于北宋人温革的《琐碎录》中:"早起不可用刷牙子,恐根浮兼牙疏易摇,久之患牙痛,盖刷牙子皆是马尾为之"。元代《御药院方》中记载了时人刷牙的方式:"用刷牙子蘸药刷上下牙齿,次用温水漱之。"

中国现今出土最早的牙刷为秦代青铜牙刷,样子和今天的牙刷大相径庭。明代的牙刷柄已有了特色化的设计,如柄端削尖作为牙签使用。宋朝时已有人专门生产制作牙刷了,多用竹子、木料、兽骨、头部钻孔、种植马尾制作而成,基本上和现代的牙刷无异。1954年,内蒙古自治区赤峰市的辽代驸马墓中出土了两把骨柄植毛牙刷,其外形最为接近现在的牙刷,而根据考古工作者研究,植毛牙刷的发明及使用约在我国中唐期至晚唐期就出现了,是世界上最早出现的植毛牙刷。但在美国牙科医学会及美国牙科博物馆等的资料中认为,世界上第一把牙刷是明孝宗朱祐樘在1498年以猪鬃在钻孔的骨头上制成的。当时,中国发明的牙刷就已经出口到欧洲。

除了牙刷,使用牙签剔牙、叩齿、揩齿也是古人清洁牙齿的常用方法。三国东吴时代,在高荣墓中发现了金制牙签,元代赵孟頫《老态》一诗中叙述"食肉先寻剔牙签"。早在公元6世纪的南梁时代就有了中药牙膏,雕刻于石碑的"口齿乌髭",是用皂角、荷叶、青盐等各种药物研熬而成,对牙齿有增白留香、消炎镇痛作用,是世界上最早的药物牙膏。

牙刷的发明折射出中国古代口腔医学作为世界口腔医学的重要组成部分,为人民口腔健康做出的杰出贡献。我们作为新时代的医学生,要从优秀的传统文化中激发信仰、获得启发、汲取力量,不断坚定"四个自信",树立为祖国为人民永久奋斗、赤诚奉献的坚定理想,才能实现有高度、有境界、有价值的人生。

知识拓展

氟化物防龋的发现

氟化物防龋是20世纪预防口腔医学对人类最大的贡献。在我国,早在三国时期,著名的"竹林七贤"之一嵇康就在他的《养生论》中描述过一种特殊的地域现象——"齿居晋而黄",因此山西人牙黄和这一记载一起,组成了世界上对氟牙症最早的认知历史。1803年,多梅尼科·莫里奇尼在一只大象的白齿化石中发现了氟化物,并展开了对釉质中氟化物的研究。1875年德国医生艾哈德提出了使用氟化物片来"用人工方法滋养牙齿"。1900年,意大利医生斯特凡诺·基亚亚(Stefano Chiaia)观察到,有棕色斑点的牙齿对龋坏特别有抵抗力，他猜测这一现象与饮水中含有氟化物有关。1901年伊格（Eager）也注意到波佐利（那不勒斯）居民的牙釉质非常特别，把这种特殊的牙齿称为"恰亚牙齿"。同年，美国牙科博士弗雷德思克·麦凯（Frederick McKay）与当时全美的口腔医学界权威、牙体病学之父G.V.Black教授一同研究斑点牙釉质现象，证实斑釉的发生与水中含有的氟化物相关，且牙齿有斑点的人患龋齿的概率要比其他人少得多。1931年迪恩（Dean）针对氟斑牙开展了全美的流行病学调查，数据结果强烈提示饮水氟浓度与氟斑牙患病率呈现强正相关。20世纪30年代，苏联和美利坚合众国开始研究氟化物对龋齿的抑制作用。因此，美国1945年在大急流城（Grand Rapids）首先试行饮水氟化，防龋效果显著，因此奠定了氟化物防龋的基础。1953年帕维亚大学牙科诊所举行了第一次关于氟化物的专题研讨会，肯定了氟对预防龋齿的有效性。现在，世界卫生组织、世界牙医联盟、国际牙科研究学会等国际权威机构一致认为氟化物是有效的、安全的、经济的预防龋病的方法，所有人都应享有应用氟化物促进口腔健康的权利。

第二节　临床口腔预防技术

临床口腔预防技术是指干预或终止龋病、牙周病等口腔疾病发生的临床技术手段，常用的临床口腔预防技术有窝沟封闭、预防性树脂充填、非创伤性修复治疗、龈上洁治术、龈下刮治术及去除不良修复体和食物嵌塞等易导致口腔疾病的其他局部因素的方法。

一、窝沟封闭

窝沟封闭又称为点隙窝沟封闭（pit and fissure sealant），是指不去除牙体组织，在殆面、颊面或舌面及牙冠外形异常所形成的点隙、窝、沟涂布一层树脂或玻璃离子材料，以保护牙釉质不受细菌及其代谢产物侵蚀，预防龋病发生的一种有效防龋方法。

（一）儿童窝沟的解剖形态特点

在牙发育时期，由于牙尖融合障碍，会在牙釉质间或釉质牙本质界之间留下深的沟裂，不同个体同一颗牙的点隙窝沟形态和深度也不尽相同。窝沟可以简单地分为两类：浅而宽的V形沟（图3-3A，B）；深而窄的I形沟（图3-3C，D）。后者沟裂狭窄而长，类似瓶颈，底端膨大朝向釉质牙本质界。这类沟裂可有大量分支，典型的沟通常还包括缩余釉上皮、牙菌斑与食物残渣组成的有机填塞物。它为细菌生长定植、牙菌斑集聚提供了一个微生态环境，漱口刷牙很难使窝沟清洁，因此，殆面龋的易感性与窝沟的形态和深度有关。

（二）窝沟龋的特点及流行病学状况

窝沟由于不易清洁容易滞留牙菌斑，从而导致龋齿发生。窝沟龋在儿童牙齿萌出的早期即可发生。约有1/3的儿童在3岁时即罹患龋病，而在这个年龄窝沟龋占了67%。我国2015年开展了第四次全国口腔健康流行病学调查，资料显示12岁年龄组儿童龋病好发的牙位依次是下颌第一磨牙、下颌第二磨牙、上颌第一磨牙，提示防止窝沟龋发生是龋病预防的关键。

（三）窝沟封闭的适应证和非适应证

窝沟形态是决定是否采用窝沟封闭进行防龋病的重要因素。

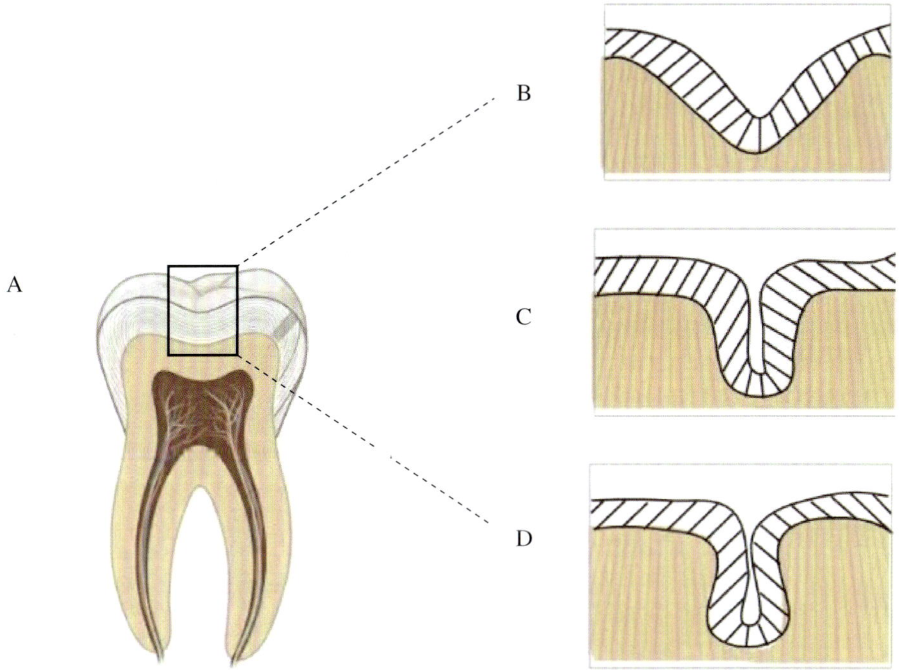

图 3-3 殆面窝沟示意图
A. 显示窝沟位置示意图；B. 浅而宽的 V 形沟；C, D. 深而窄的 I 形沟

窝沟封闭的适应证：
(1) 牙齿有深窝沟，特别是有可以插入或卡住探针的窝沟（包括可疑龋）；
(2) 对侧同名牙已经患龋齿或有患龋齿倾向的牙。

封闭的最佳时机是牙齿完全萌出、达到咬合平面及龋尚未发生的时候。一般乳磨牙在 3～4 岁，第一恒磨牙在 6～7 岁，第二恒磨牙在 11～13 岁为最适宜封闭的年龄。釉质发育不全、殆面有充填物但存在未做封闭的窝沟，可根据具体情况决定是否做窝沟封闭。

窝沟封闭的非适应证：①牙齿殆面无深的沟裂点隙，自洁作用好者；②较多邻面龋坏者；③牙齿萌出不全者；④患者不合作，不能配合正常操作者；⑤已做充填的牙齿。

（四）窝沟封闭的操作方法和步骤

(1) 清洁牙面：用机用小毛刷或橡皮杯对牙齿表面，特别是要封闭的部位进行彻底的清洁。有时也可以蘸上适量的清洁剂，但注意不要使用油质的清洁剂或过细的研磨剂（图 3-4A）。

(2) 酸蚀：隔湿后将牙面吹干，用细毛刷蘸上酸蚀剂放在要封闭的牙面上，酸蚀面积应大于接受封闭的范围，酸蚀面积一般为牙尖斜面的 2/3（图 3-4B）。

(3) 冲洗和干燥：通常用水枪或注射器加压冲洗去除酸蚀剂和牙釉质表面的反应产物。冲洗后立即更换干棉卷隔湿，用无油无水的压缩空气吹干牙面，牙面呈白色雾状外观（图 3-4C，D）。

(4) 涂布封闭剂：用细刷笔或专用供应器将封闭材料涂布在酸蚀的牙面上，注意使封闭剂渗入窝沟，使窝沟内的空气排出，在不影响咬合的情况下要有一定的厚度（图 3-4E）。

(5) 固化：自凝封闭剂涂布后自行固化，光固化封闭剂需用使用光固化灯照射（图 3-4F）。

(6) 检查：固化后用探针进行全面的检查，了解固化程度、粘接情况、有无气泡存在，发现遗漏或未封闭窝沟等问题需要及时处理（图 3-4G）。

(7) 定期复查：封闭后需要定期复查（3 个月、半年或 1 年），观察封闭剂保留情况，脱落时应重新封闭。

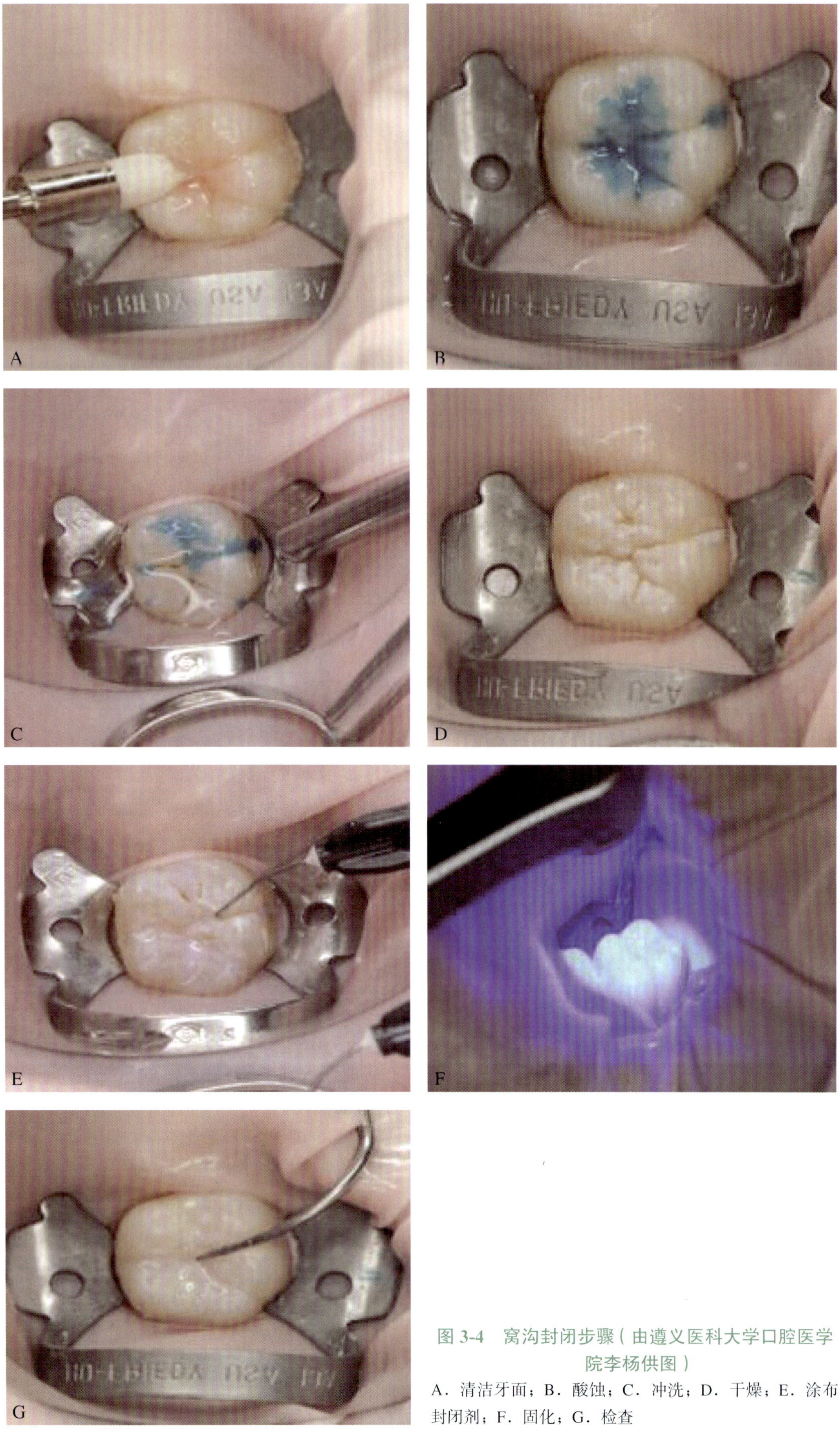

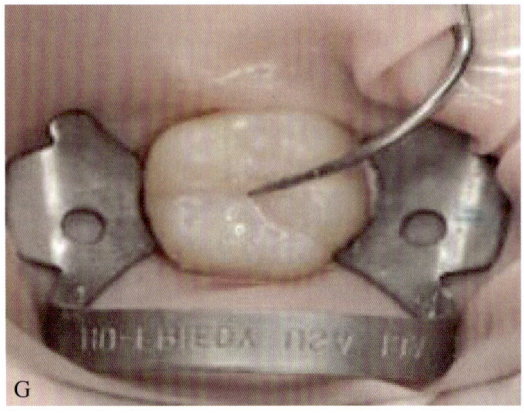

图 3-4　窝沟封闭步骤（由遵义医科大学口腔医学院李杨供图）

A. 清洁牙面；B. 酸蚀；C. 冲洗；D. 干燥；E. 涂布封闭剂；F. 固化；G. 检查

二、非创伤性修复治疗

非创伤性修复治疗（atraumatic restorative treatment，ART）指使用手用器械去除龋坏组织，然后用有粘接性、耐压和耐磨性能较好的新型玻璃离子（glass-ionomer）材料充填龋洞的技术。ART技术符合现代预防的基本观点，采用有粘接性的玻璃离子材料，要求洞型预备和牙体损伤均最少，以尽可能保存完好的牙体组织，适用于无牙髓暴露、无可疑牙髓炎的恒牙和乳牙的中小龋洞，能允许最小的挖器进入的情况。

ART具有的优点包括不需电动口腔科设备，术者容易操作，患者易于接受，避免去除过多牙体组织，玻璃离子中氟离子的释放可使牙本质硬化以阻止龋齿的发展，兼有治疗和预防效果等。该项技术适合在偏远山区、农村等缺少电力和复杂口腔科设备的地区使用，使口腔医师可以离开医疗场所深入到患者生活的环境，让更多的人获得口腔保健的机会。因此得到世界卫生组织的推荐，已先后在许多国家得到推广。

三、龈上洁治术

牙菌斑控制是预防和治疗龋病和牙周病的必需措施，也是预防其他口腔疾病的重要手段。与自我控制菌斑的方法不同，龈上洁治（supragingival scaling）是由专业人员用洁治器械去除龈上牙石、牙菌斑和色渍，并磨光牙面，以延迟牙菌斑和龈上牙石再沉积，恢复牙周组织健康的有效方法。

（一）龈上洁治的适应证

1. 龈炎、牙周炎 龈上洁治是所有牙周治疗的第一步。通过龈上洁治，绝大多数的慢性龈缘炎可治愈，龈上洁治是各型牙周病最基本的治疗方法。

2. 预防性治疗 定期（一般为6个月至1年）行龈上洁治除去新生的牙菌斑、龈上牙石，是维持牙周健康、预防龈炎和牙周炎发生或复发的重要措施。

3. 口腔内其他治疗前的准备 如修复缺失牙制取印模前先行龈上洁治，可除去基牙及余牙的龈上牙石，使印模更准确。口腔内一些手术如肿瘤切除、颌骨切除术，术前均需要先做龈上洁治，以保证手术区周围的清洁，消除感染隐患。

（二）龈上清洁的方法

洁治器械分为超声波洁牙机和手用洁治器械，这两类器械的操作方法不完全相同。无论是手用器械洁治法还是超声洁牙机洁治法均需牙面抛光。

1. 手用器械洁治法 需依靠手腕的力量来刮除牙石，虽然比较费力且费时，但手用器械洁治法是基本的方法，效果明确可靠，是牙周专业医师的基本功。

洁治时以改良握笔法握持洁治器，即以中指的指腹放于洁治器的颈部，同时以中指或中指加无名指放于被洁治牙附近的牙作为支点，工作头前部的刃口放在牙石的根方且紧贴牙面，腕部发力，向𬌗面方向用力将牙石整块从牙面刮除。洁治完成后需用探针仔细检查是否干净，尤其是邻面和龈缘处，避免遗漏牙石或色渍，并加以抛光。

2. 超声波洁牙机洁治法 是利用超声波洁牙机高效去除牙石的一种方法，尤其对去除龈上大块牙石有省时省力的优点。使用超声波洁牙机洁治时，以握笔式将工作头的前端部分轻轻以与牙面平行或＜15°角接触牙石的下方来回移动，利用超声振动击碎并振落牙石。去除大而坚硬的龈上牙石时，可采用分割手法，即先用工作头将大块牙石分割成数块而使其碎落，或将工作头置于牙石与牙面结合处边缘震动，从而使牙石与牙面分离碎裂。在洁治完成后应仔细用探针检查有无遗漏，对于一些细小的或邻面的牙石应以手用器械清洁法来补充刮除。

注意事项：过大的功率会造成牙面损伤，功率大小应根据牙石厚薄而定。采用很轻的力量，将工作头来回移动的手法，切忌将工作头停留在一点上震动；不宜用于植入旧式心脏起搏器的患者，以免因电磁辐射的干扰造成眩晕及心律失常等症状。也不宜用于肝炎、肺结核、艾滋病等传染性疾病患者，以免血液和病原菌随喷雾而污染诊室环境。超声波洁牙机洁治开始前必须让患者用抗菌液（如 3% 过氧化氢液或 0.12% 氯己定液）含漱 1 min，以减少喷雾中细菌的数量，并防止菌血症发生。

四、龈下刮治术和根面平整术

龈下刮治术（subgingival scaling）是用比较精细的龈下刮治器刮除位于牙周袋内根面上的牙石和牙菌斑。对深层的龈下牙石，通常待龈炎减轻、出血减少时，再行龈下刮治术。在行龈下刮治术时，必须同时刮除牙根表面感染的病变牙骨质，清除部分嵌入牙骨质内的牙石和毒素，使刮治后的根面光滑而平整，称为根面平整术（root planing）。

龈下刮治术对于消除局部龈下牙菌斑、减轻炎症反应、改善牙龈外观、减少牙周袋深度、增加附着等均有肯定的疗效，但不同深度的牙周袋治疗后探诊深度变化不一，一般治疗前牙周袋越深治疗后改善越明显；而对于 3 mm 内的浅牙周袋进行手工刮治可能会损伤牙周组织引起临床附着部分丧失。因此，在临床实践中应先做牙周检查，特别注意根据病情选择合适的治疗方法、治疗内容和治疗时机。

五、控制其他局部因素

去除龋病和牙周病有密切关系的不良因素，是预防口腔疾病发生不可缺少的有效措施。常用的方法有：

1. 消除早接触、𬌗干扰和𬌗创伤 调𬌗是通过磨改牙齿外形，从而促进牙齿自洁作用，减轻牙周组织的负荷，改善牙齿的功能的一种方法。一般适用于因𬌗干扰或早接触引起的咬合创伤，调𬌗时应在控制牙周组织炎症后进行。

2. 消除食物嵌塞 食物嵌塞一般有垂直性食物嵌塞和水平性食物嵌塞两种。垂直性食物嵌塞多由牙齿邻接面接触不良、咬合面磨耗不均引起，可用调磨的方法重建食物溢出道，恢复牙齿的生理外形和解剖关系。水平性食物嵌塞多由牙龈萎缩引起，可使用食物嵌塞矫治器或用牙线、牙签剔除嵌塞的食物。对于顽固性食物嵌塞可以用冠修复的方法来解决。

3. 去除不良修复体和及时处理残根残冠 不良修复体主要指的是不符合口腔修复设计原则的充填体或修复体，如修复体边缘过长、表面粗糙、与牙面的密合度不佳，以及充填体悬突易沉积菌斑和刺激邻近组织，引起食物嵌塞、口腔异味、龋坏和牙周病等。无法保留的残根残冠应及时拔除，未处理的残冠、残根及不良修复体的长期刺激会增加局部黏膜组织的癌变风险。

4. 预防性矫治和正畸治疗 牙齿排列不齐可造成牙菌斑滞留和食物嵌塞、咬合力不平衡，引起龋病和牙周病的发生和发展。因此对牙齿排列不齐的错𬌗畸形进行预防性矫治是治疗和预防龋病和牙周病的必要手段。

5. 纠正不良的习惯　　口呼吸、吐舌、吮指、咬唇、偏侧咀嚼、夜磨牙及不正确的刷牙方式等不良习惯可以引起牙菌斑堆积、𬌗关系紊乱、软硬组织的损伤，甚至颌面部错𬌗畸形，通过主动和被动去除不良口腔习惯，如功能矫治器，维护牙齿和组织的健康。

6. 及时处理癌前病损　　如发现口腔黏膜有白斑、红斑、口腔黏膜下纤维化、口腔扁平苔藓等病损。上述疾病均有一定程度的癌变率，所以发现上述情况一定要到正规医院及时就诊。

思政园地

人人是维护生命健康的第一责任人

党的二十大报告中指出"现代化最重要的指标还是人民健康，这是人民幸福生活的基础。"全面理解把握生命至上的深刻内涵，致力为民众提供全方位、全周期的生命健康服务，全面提高全民健康水平，既是中国式现代化的责任使命，也是现代化建设的必然需求，更是助力中国式现代化的生动实践。提高全民健康水平贵在提高全民对生命健康的认知水平和能力，强化"人人是维护生命健康的第一责任人"理念，特别是从合理的生活方式做起，如掌握正确的自我口腔卫生保健方法、建立良好的饮食习惯，掌握正确的喂养方法，定期口腔检查。知晓基础的口腔卫生知识和保健方法，可以达到防患于未然，有利于维持口腔卫生及全身健康，从而为"健康口腔"行动和实现健康中国战略贡献力量，为中国式现代化积蓄"健康"力量。

第三节　特定人群口腔健康管理

特定人群的口腔健康管理，包括婴幼儿、学龄前儿童、学龄儿童、老年人，以及妊娠期和残疾人的口腔健康管理。人的一生在不同的生命时期，其口腔和牙𬌗系统都会处于一个特定的状态。从年幼到年长，无论是正常人还是残疾人，口腔的健康状况和患病情况各不相同，自我口腔保健能力和对口腔健康的需求也各有差异。从全生命周期出发，对不同人群进行有针对性的口腔健康管理，体现了全方位、全周期的健康服务理念。结合年龄特点、生理特点及特定人群的需求制订连贯性的综合口腔保健计划，体现了从生命孕育、发育、成长、衰老到死亡的全过程的口腔健康管理。

案例 3-1

患儿军军，2岁8个月。因"牙齿逐渐缺损近1年"就诊。

现病史：近1年来，家长发现患儿牙齿逐渐缺损，患儿无明显不适感。

既往史：1岁半开始刷牙，自己刷牙，偶尔家长帮忙刷牙，有时刷完牙就喝牛奶。

检查：52、62牙唇面及邻面龋，龋坏达牙本质层，无叩痛，无松动，龈缘红肿，探诊出血。72、82牙唇面脱矿，呈白垩色，龈缘红肿较上前牙轻。

问题：
1. 军军的口腔健康问题有哪些？
2. 针对军军现有的口腔健康问题，应该如何处理？

3. 针对家长,如何进行口腔健康教育?

2年后。因"感觉食物嵌塞3个月"就诊。
现病史:近3个月来,家长代诉每次患儿进食后食物嵌塞。
既往史:家长帮助下使用牙刷刷牙,每天2次。未使用过牙线。
检查:74牙和75牙邻间隙见嵌塞食物,74牙远中邻面和75牙近中邻面龋坏,叩痛(-),牙不松,牙龈无红肿。X线片示74牙和75牙龋坏达牙本质层。
问题:
1. 军军的口腔健康问题有哪些?
2. 为什么会出现这种问题?

一、婴幼儿口腔健康管理

婴幼儿处于生长发育和乳牙萌出的高峰,体格生长速度较快,神经系统逐渐发育。乳牙在4~12月龄开始萌出,2岁半~3岁完全萌出,恒牙胚硬组织开始逐步形成和钙化。

(一)婴幼儿常见口腔问题

1. 奶瓶龋(图3-5) 是婴幼儿乳牙列最常见的问题,因不正确的喂养和家长缺乏口腔清洁意识而出现,是低龄儿童龋(early childhood caries,ECC)中常见的一种类型。

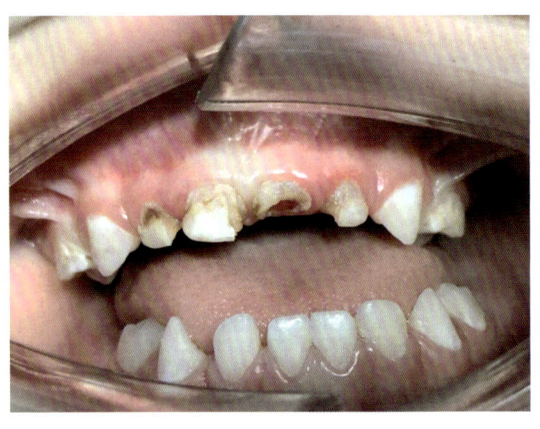

图3-5 奶瓶龋(由遵义医科大学口腔医学院李虎供图)

2. 乳牙外伤 跌倒、碰撞会使乳牙受到损伤,由于前牙处于面部较为突出的部位更容易受伤。

3. 急性假膜性念珠菌性口炎(图3-6) 俗称"鹅口疮"或"雪口病",是由白念珠菌(*Candida albicans*)感染引起的口腔黏膜炎症。新生儿和6个月以下的婴幼儿多见。多由于奶具污染所致,也可是由于出生时经产道感染,或见于腹泻、使用广谱抗生素、营养不良、睡眠不足和免疫力低下的婴幼儿。

4. 乳牙早萌 一种称为胎生牙(natal tooth),是指婴儿出生时口腔内已萌出的牙;另一种称为新生牙(neonatal tooth),是指出生后30天内萌出的牙。

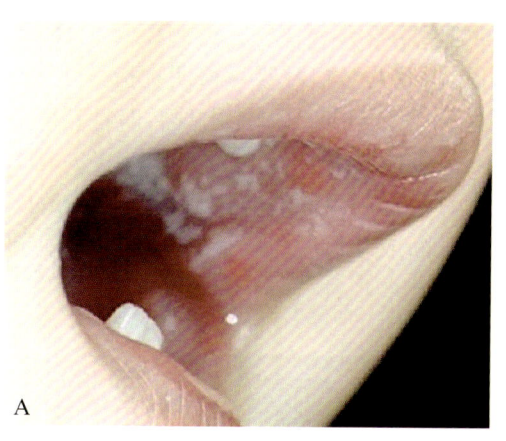 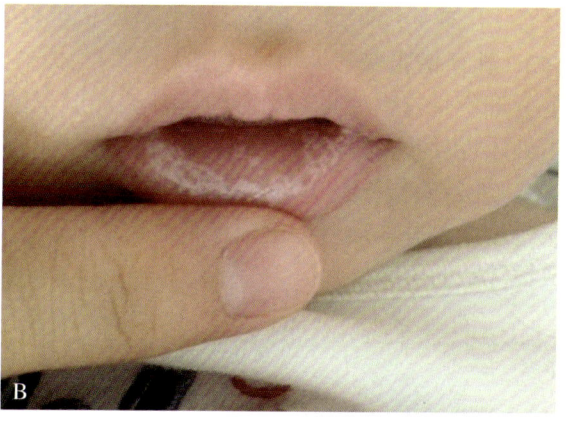

图 3-6 急性假膜性念珠菌性口炎（由遵义医科大学口腔医学院李杨供图）
A. 腭部病损；B. 唇部病损

（二）婴幼儿口腔健康管理内容

1. 避免致龋菌早期定植 亲吻、食物嚼碎喂孩子、把奶嘴或勺子放到自己口中试温后喂食等，均可造成致龋菌的传播。变异链球菌在口腔中定植、生长、繁殖越早，儿童将来患龋的危险性就越大。

2. 建立良好口腔清洁习惯

（1）出生后即应建立口腔清洁习惯。在哺乳后或晚上睡前用手指缠上清洁纱布为儿童清洁口腔。第一颗乳牙萌出后，可用手指缠上柔软干净的纱布，蘸清水轻轻擦洗牙面。

（2）1～3岁开始刷牙去除牙菌斑，由家长帮助儿童刷牙。当儿童能漱口（约3岁）时可以使用牙膏刷牙，但一定要控制用量，每次用"豌豆"大小的量。牙邻面有食物嵌塞时，建议在家长的帮助下使用牙线。

3. 采用正确喂养姿势 无论是母乳喂养还是人工喂养，均应采取正确的喂养姿势。

4. 养成良好饮食习惯 少吃甜食，特别是黏性甜食。睡前刷牙后不吃零食和甜点。1岁以上应停止使用奶瓶喂养，不再夜间哺乳。

5. 预防低龄儿童龋 破除含奶瓶入睡、牙齿萌出后喂夜奶、延长母乳或奶瓶喂养的时间、过多饮用含糖饮料等不良喂养习惯。对于龋易感性高的儿童可在医师的指导下适量使用氟化物。

6. 预防乳牙外伤 家长及保育人员应加强对儿童活动时的监护，防止意外跌倒和损伤。发生乳牙外伤后应及时带去医院就诊。

7. 定期口腔检查 儿童第一次口腔检查应在第一颗乳牙萌出后6个月内，或最迟在12个月之前。医师帮助判断儿童乳牙萌出情况并评估其患龋风险，提供有针对性的口腔卫生指导并建立口腔健康档案。

二、学龄前儿童口腔健康管理

学龄前儿童是指3～6岁的儿童。乳牙列完成以后，应强调预防龋病，维护乳牙列的完整性；学龄前后期恒牙开始萌出，乳牙患龋率增高，此时应定期检查，发现龋病尽早治疗。

（一）学龄前儿童常见口腔问题

1. 乳牙龋病 学龄前期是乳牙龋坏的发生高峰期。该阶段乳恒牙开始替换，牙弓不断生长发育，出现牙齿间隙，易造成食物嵌塞，引发邻面龋。

2. 乳牙错𬌗畸形 扁桃体肥大或腺样体增生可能引起儿童口呼吸；长期吮指、吐舌、咬上下唇等不良习惯，也容易导致乳牙错𬌗畸形的发生。乳牙列期也可能出现暂时性错𬌗，表现为乳牙暂时性深覆𬌗。

3. 乳牙外伤（图 3-7） 随着儿童年龄的增长、运动范围和种类的增多，乳牙外伤的发生概率也增大。外伤后可能造成面部软组织损伤、牙冠折断或牙齿脱位，还有可能伤及恒牙胚，造成恒牙胚的发育异常。

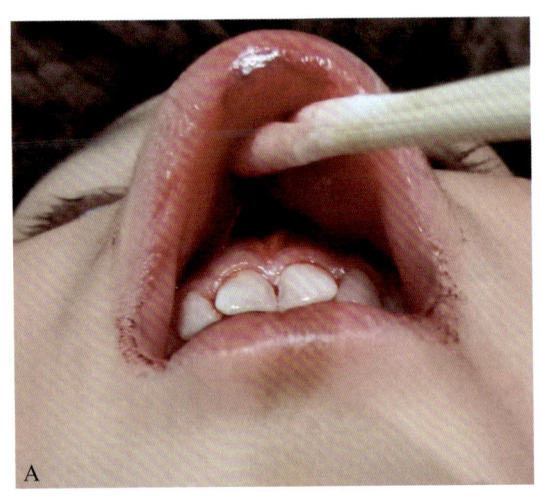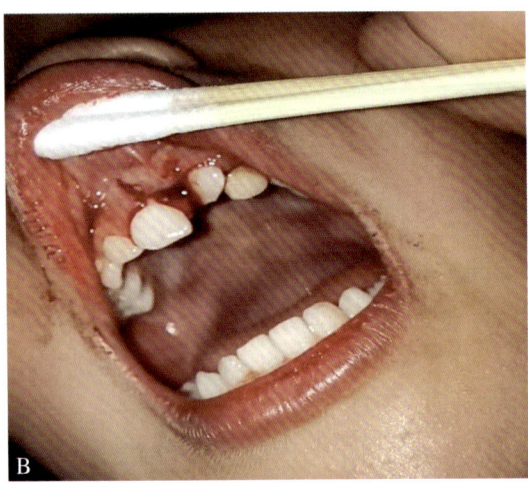

图 3-7 乳前牙外伤（由遵义医科大学口腔医学院李杨供图）
A．乳前牙外伤；B．乳前牙外伤致牙冠折断

（二）学龄前儿童口腔健康管理内容

此时大部分儿童已进入幼儿园，有一定的独立性，儿童的动手能力和四肢协调性明显增加。但仍不具备独立的自我口腔保健能力，需要在家长和幼教老师的帮助下完成。

1. 学龄前儿童应坚持培养良好的咀嚼习惯并控制高致龋食物摄入。膳食要定时定量，确定用餐次数，除每日三餐外，尽量减少餐间甜食的摄入量和摄入次数，或选择致龋性低的食物，如纯牛奶、坚果、木糖醇棒棒糖。

2. 选择适合的儿童牙刷和含氟儿童牙膏，牙膏量为豌豆大小，每日早晚刷牙，每次刷牙时间为 2～3 min，家长应教会儿童正确的刷牙方法，并坚持每日帮助儿童认真、彻底地刷牙 1 次（最好是晚上），并检查刷牙效果。刷牙应成为有规律的家庭活动，孩子从中得到乐趣。

3. 3～6 岁儿童建议在家长的帮助下开始使用牙线，每天至少使用 1 次。

4. 在 3～4 岁乳磨牙完全萌出且儿童能基本配合医生操作之后可进行乳磨牙窝沟封闭。

5. 局部使用氟化物是儿童时期非常重要的防龋措施。高龋风险者每 3 个月使用 1 次，中龋者风险每 6 个月使用 1 次。

6. 对龋齿进行早期诊断和干预，对已发展成牙髓病或根尖周病的患牙进行适当的牙髓治疗及牙体外形修复，尽量恢复咀嚼功能和三维间隙；炎症较重、无法保留的患牙拔除后行间隙维持，以免间隙缩小、牙弓长度缩短。

7. 预防错𬌗畸形。儿童时期的口腔不良习惯与错𬌗畸形的发生有密切关系，其致畸过程是缓慢的。对有吮指、咬下唇、吐舌、口呼吸、偏侧咀嚼等不良习惯者，家长要充分重视。应提高家长对错𬌗畸形的认识，一旦出现牙齿排列不齐、咬合异常等应尽早进行检查。

8. 预防乳牙外伤。由于儿童年龄小配合程度差，乳牙外伤后的疼痛和治疗过程易对儿童的心理造成不良影响，并且容易累及恒牙胚。

9. 定期口腔检查。对于学龄前儿童建议每3～6个月接受一次口腔健康检查，对于口腔疾病做到早发现、早诊断、早治疗。

三、学龄儿童口腔健康管理

学龄儿童指六七岁至十七八岁整个普通教育阶段的学生。此阶段是培养终生口腔卫生好习惯的最佳时期，做好学龄儿童的口腔健康管理，会对其一生的口腔健康起到积极的作用。

（一）学龄儿童常见口腔问题

1. 第一恒磨牙龋 第一恒磨牙又称为"六龄牙"，是6岁左右萌出的恒磨牙。因其萌出早，患龋率较高。

2. 龈炎 学龄儿童常见的龈炎包括单纯性龈炎、萌出性龈炎和青春期龈炎，都是牙菌斑未清洁干净而引起。

3. 错𬌗畸形 遗传因素、替牙期异常、口呼吸、单侧咀嚼、异常吞咽等功能异常，不良口腔习惯等会导致学龄儿童出现错𬌗畸形。

4. 牙外伤（图3-8） 学龄儿童活泼好动，容易在运动和打闹时发生新生恒前牙牙外伤。如果有上颌前突畸形，牙外伤风险增大。

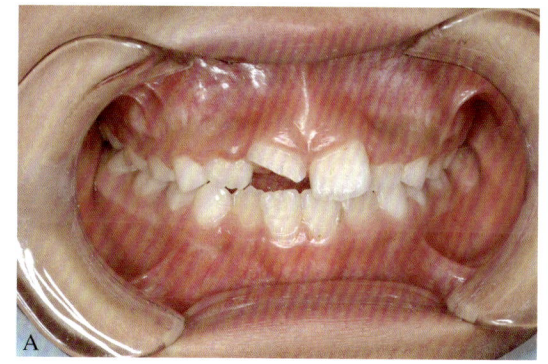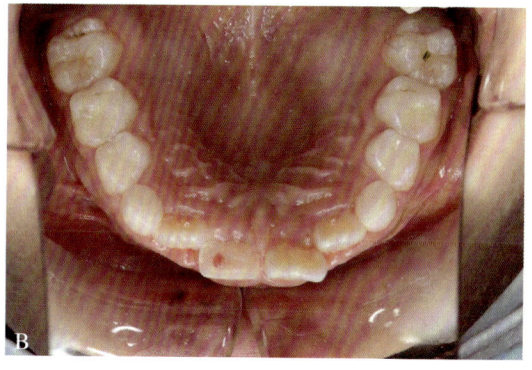

图3-8 新生恒前牙牙外伤（由遵义医科大学口腔医学院李杨供图）
A. 唇侧观；B. 腭侧观

（二）学龄儿童口腔健康管理内容

1. 保护好第一恒磨牙 对合适的第一恒磨牙进行窝沟封闭。

2. 预防龈炎 有效刷牙，清除牙菌斑。青少年应使用成人牙刷和含氟牙膏，掌握改良Bass刷牙法，使用牙线清洁邻面；正畸过程中使用正畸专用牙刷。

3. 科学合理摄入糖 控制摄糖的频率比控制摄糖的量更重要。要少进食黏性大的含糖食品。睡前刷牙后不再吃甜食和加糖的奶类和饮料。

4. 防治错𬌗畸形 有口腔不良习惯的要尽早戒除，必要时可戴破除不良习惯矫治器；未到替牙期的乳牙龋坏要及时治疗，维护健康的乳牙列正常行使功能；及时拔除替牙期滞留的乳牙，尽早拔除多生牙。

5. 预防牙外伤 注意在剧烈运动中佩戴运动护齿套；平时不要用牙齿咬过硬的东西，如坚果壳类，以免牙齿隐裂和崩裂。

知识拓展

氟化物的防龋机制

局部用氟时，氟化物在唾液中直接提供大量的氟离子，氟离子沉积于牙菌斑、牙齿和黏膜表面，形成氟库。当口腔环境中的pH下降时，氟库释放出的氟离子。第一，氟离子可结合因为牙釉质溶解而游离的羟基磷灰石，重新沉积在脱矿的牙釉质表面，形成新的体表层，即再矿化。同时，氟离子通过吸附在部分溶解的晶体表面，并吸引钙离子来加速这一再矿化程。第二，氟离子也可直接进入晶体形成氟化羟基磷灰石或与牙釉质中羟离子交换形成氟磷灰石（FA）。富含氟离子的氟磷灰石晶体溶解度低于羟基磷灰石，降低了牙釉质的溶解度。第三，当氟离子被吸收进入再结晶的磷灰石晶体中后，羟基离子被释放出来，这些羟基离子中和一些细菌产生的氢离子。氢离子的减少升高了菌斑液或唾液的pH，促使磷灰石晶体的溶解反应趋向于沉积方向。因此，氟化物的防龋机制可归结为抑制牙釉质的脱矿和促进早期脱矿区域的再矿化作用。

思政园地

儿童口腔健康促进案例

我们党高度重视维护人民健康，中国共产党第十八届中央委员会第五次全体会议战略部署制定了《"健康中国2030"规划纲要》，纲要中提及强化慢性疾病筛查和早发现早治疗，而龋齿属于慢性疾病的一种，纲要要求12岁儿童的患龋率控制在25%。尔后，中国共产党第十九次全国代表大会（简称十九大）将"实施健康中国战略"作为国家发展基本方略中的重要内容。中国共产党第二十次全国代表大会（简称二十大）提出"推进健康中国建设"。健康中国建设是中国式现代化建设的基础。我国儿童龋病患病率高，降低龋病的患病率是实施健康中国的基本要求。2008年开始中央财政转移支付地方经费设立全国儿童口腔疾病综合干预项目，重点针对中西部贫困地区适龄儿童开展窝沟封闭、局部用氟、适龄儿童口腔健康检查、儿童口腔健康教育等服务，覆盖全国31个省（区、市）及新疆生产建设兵团，每年中央财政投入超过1亿元。"十三五"期间累计为664万名儿童进行窝沟封闭，封闭牙齿1894万颗，局部用氟儿童数为375万人，该项目有效提升了项目地区儿童口腔健康的水平，促进儿童掌握基本口腔预防保健知识和自我保健技能，养成良好的口腔卫生习惯。

四、老年人口腔健康管理

1980年联合国确定60岁为人口进入老年阶段的分界线，并规定60岁以上的老年人占总人口10%以上的国家称为老年型国家。我国正处于人口老龄化快速发展期，截至2018年底，全国60岁以上老年人口已达到2.49亿，占总人口的17.9%。老年人随着年龄的增长，器官功能减退、基础代谢率降低，口腔相关的各种组织器官也发生了明显的增龄性变化，这些变化使得老年人口腔健康管理具有特殊性。老年人口腔保健的目标是保留更多功能牙，维持正常口腔的功能状态或通过最低限度的修复，尽可能恢复口腔功能。

（一）老年人常见口腔问题

1. 牙龈退缩和根面龋 生理性牙龈萎缩造成牙龈退缩和牙根暴露，导致牙根面龋（root surface caries）的发生，并可伴发牙本质敏感。老年人由于唾液分泌量减少，自洁作用差，可加重牙根面龋的进程。

2. 牙列缺损和缺失 龋病与牙周病是造成老年人牙缺失的主要原因。长期缺失会影响咀嚼功能，还会严重影响老年人的身心健康和生活质量。

3. 口腔黏膜病和口腔癌 老年人好发口腔黏膜病，主要包括灼口综合征、创伤性溃疡、念珠菌病、口腔白斑。口腔癌随着年龄增加，患病率上升。

4. 牙磨损和楔状缺损 与不正确的刷牙方法、咀嚼硬性食物及年龄的增加等诸多因素相关。严重者还会出现颞下颌关节区域疼痛等功能紊乱症状。过高、过锐的牙尖可刺激损伤舌或颊黏膜，成为引起口腔白斑的因素之一。长期严重的楔状缺损使牙颈部牙体组织过薄，易造成牙折。

（二）老年人口腔健康管理内容

1. 改善营养状态

（1）给予低脂肪饮食：减轻心血管和肝的负担。

（2）给予低糖饮食：尤其蔗糖与龋齿发生关系较大，老年人每日进食精糖量不宜过多。

（3）给予高蛋白饮食：蛋白质是补充身体内组织的耗损、提高体内免疫力的重要营养物质。

（4）给予高纤维素饮食：可以增加口腔自洁作用和对牙龈的按摩作用。咀嚼所产生的生理性刺激，可增强牙周组织的抗病能力，同时也能促进消化道蠕动。

（5）给予高钙饮食：老年人骨质疏松，牙再矿化能力低下，所以食物中要注意适量添加高钙食物。

（6）给予高维生素饮食：特别是维生素 C 能促进体内的氧化还原反应，改善牙和黏膜的组织代谢。

2. 提高自我口腔保健能力

（1）刷牙：老年人要选择合乎口腔卫生要求的老人用或成人用保健牙刷。最好选用含氟牙膏，可以预防牙根面龋。每天至少 2 次，早晚刷牙。

（2）牙间隙清洁：由于老年人牙缝较宽、牙齿松，光刷牙还不足以保持牙齿清洁。推荐使用间隙刷、牙线，或者正确使用牙签清洁，有利于去除邻面与根面的牙菌斑。

（3）漱口：每餐之后用清水漱口是一种好习惯，但漱口不能代替刷牙。

（4）纠正不良卫生习惯与生活方式：如戒除烟酒嗜好，不用牙开瓶盖、咬硬物。

3. 及时修复缺失牙 牙或牙列缺失可造成咀嚼功能下降、食物嵌塞、对颌牙伸长、邻牙倾斜和𬌗关系紊乱等一系列问题。不论失牙多少，都应及时在正规医疗机构进行义齿修复。修复缺失牙一般在拔牙 2~3 个月后进行。活动义齿应在每餐后摘下，用清水或使用专门为义齿设计的清洁片、粉、液浸泡并刷洗干净。义齿久戴常有不适，可引起口腔组织红肿、疼痛、溃疡，应定期由医师检查，及时处理或更换义齿。针对老年人的生理特点，还应注意保护好口腔内余留下的牙、黏膜组织和牙周组织，预防龋齿与牙周病的发生。

4. 定期进行口腔检查 目的在于尽早发现疾病。最好半年一次，发现问题及时治疗处理。

> **思政园地**
>
> **我国老年人口腔卫生现状和政策**
>
> 根据第四次全国口腔流行病学调查显示，65~74岁老年人中，存留牙数为22.5颗，全口无牙的比例为4.5%。我国老年人失牙的主要原因是牙周病和龋齿。牙周病和龋病的预防提倡初级预防，根本是要提高人民群众健康素养和健康行为能力。2017年，国家启动了"三减三健"全民健康生活方式行动，通过"减糖"传递合理膳食的健康理念，通过"健康口腔"培养科学规范的口腔保健行为。党的二十大强调，坚持人民至上，把保障人民健康放在优先发展的战略位置，完善人民健康促进政策，推进健康中国建设。为如期实现健康中国战略部署，国务院办公厅印发了《"十三五"卫生与健康规划》和《中国防治慢性病中长期规划（2017—2025年）》，将口腔健康融入相关部门政策和重要工作，积极建设健康口腔支持性环境；统筹各方资源，发挥专业学协会力量，建立口腔疾病综合防治服务网络，加强口腔疾病科学研究，完善口腔疾病防治体系建设；关注儿童、老年人等重点人群，积极开展覆盖全人群、全生命周期的口腔健康教育，以每年9月20日"全国爱牙日"等相关健康宣传日为契机，普及口腔健康知识与技能，引导群众自觉养成有利于口腔健康的行为。

五、妊娠期妇女口腔健康管理

（一）妊娠期妇女常见口腔问题

妊娠期妇女从妊娠到分娩，在这样一段相当长的时间内，如不注意口腔健康，非常容易患龋病和龈炎。

1. 妊娠性龈炎 妊娠过程本身不是引起龈炎的直接原因。一方面是妊娠期妇女原来自身的口腔卫生状况不佳，大量软垢、牙菌斑和牙石等局部刺激因素存在；另一方面由于体内激素水平的改变，牙龈组织对细菌的敏感性增加，使原有的龈炎加重。妊娠性龈炎不是所有的妊娠期妇女都发生，口腔卫生状况良好，不存在局部刺激因素的孕妇，一般不会发生。

2. 龋病 妊娠期易发生龋病主要与口腔卫生状况不良有关。造成妊娠期口腔卫生不良的原因有：① 妊娠性呕吐使唾液的pH下降，牙釉质脱矿，增加了龋病的易感性；② 妊娠期饮食习惯（饮食次数、餐间甜食及零食的增加）和食物结构（爱吃甜、酸性食物）的改变，摄取食物的次数和数量增加，易造成口腔卫生不良；③ 妊娠期体质下降，活动减少，生活不便而易放松口腔卫生的维护；④ 妊娠早期与后期，由于存在早产和流产的危险，给口腔疾病的治疗带来不便，使口腔疾病加重。因此，妊娠期妇女是龋病的高风险人群。

3. 智齿冠周炎 由于妊娠期生理、生活习惯的改变，机体抵抗力下降，容易导致智齿冠周炎的发生。

（二）妊娠期妇女口腔健康管理内容

1. 妊娠期妇女的营养状况直接关系到胎儿的生长发育。

妊娠期妇女营养缺乏将导致胎儿营养不良，影响其体格、大脑和智力的发育，也使口腔组织发生改变。妊娠期一般划分为3个阶段，每个阶段3个月。

（1）妊娠初期（1～3个月）：合理营养、平衡膳食对孕妇的健康和胎儿的生长发育非常重要。这个时期，乳牙牙胚正处于形成阶段，即胚胎35天后乳牙的牙胚基质形成。因此，妊娠1～2个月时应当摄取优质蛋白，足够的钙、磷和维生素A等，否则可能会影响乳牙今后的抗龋力。另外，应防止风疹病毒感染，不使用安眠、镇静药物，这些因素不仅可能会影响牙胚的发育，还有可能造成唇裂或腭裂等畸形的发生。

（2）妊娠中期（4～7个月）：加强对无机盐、维生素A、维生素D的摄取指导。这个时期，大部分乳牙正处于矿化过程中，因此钙、磷等无机物，以及与钙代谢有关的维生素A、维生素D的摄取必须保证充分。

（3）妊娠后期（8个月～出生后1周）：这个时期胎儿的乳牙形成，也有部分恒牙的牙胚形成，一些药物可给胎儿造成影响。

2．坚持口腔健康教育 提高妊娠期妇女的口腔保健意识，并指导她们掌握正确的口腔保健方法，局部使用氟化物，有效刷牙，彻底去除牙菌斑，特别应加强进餐后的口腔卫生保健。

3．定期口腔健康检查 尽早发现口腔疾病并适时处理，重点做好妊娠性龈炎的防治，促进妊娠期妇女口腔健康。

4．建立良好的生活习惯 研究表明妊娠期嗜好烟酒将增加胎儿畸形的危险，例如妊娠期妇女酗酒可使胎儿发生面部畸形，故妊娠期妇女应戒除不良习惯与嗜好。

5．产前咨询教育 妊娠期妇女最好不用或少用药，药物要在医师的指导下使用。很多药物对胎儿有害，如镇静或激素类，如氯氮平、地西泮、苯妥英钠、泼尼松（强的松）、可的松等可引起胎儿发生唇裂或腭裂，四环素除可抑制胎儿生长发育外，还可影响牙矿化、变色，形成四环素牙；一些抗生素如庆大霉素、链霉素、卡那霉素则有致畸作用。

六、残疾人口腔健康管理

（一）残疾人常见口腔问题

残疾人作为一个特殊的群体，由于生理和心理因素，生存条件、致残程度和伤残类型等差别，具有口腔健康重视程度低，口腔疾病患病率高，口腔保健及治疗率低的特点。残疾人，尤其是残疾儿童应成为口腔保健的重点人群。

（二）残疾人口腔健康管理内容

1．残疾儿童的刷牙 对于不能自己完成刷牙行为的儿童，需要在家长的帮助下刷牙。帮助残疾儿童刷牙，应根据具体情况，选择一种容易操作的舒适体位和姿势。对于张嘴困难的儿童，可用纱布缠上压舌板放在上、下牙列之间，以方便进行操作。对于牙邻面的清洁，可考虑使用牙线。也可借助牙菌斑显示剂来检查刷牙的效果。

2．口腔保健用品选择 残疾人所必需的口腔卫生用品与健康人类似。主要根据残疾的程度和患者的能力，选择清洁口腔的适宜方法，如牙菌斑显示液、牙刷、牙线、牙线夹持器、牙签、开口器，也可以应用电动牙刷和水冲洗装置。

3．口腔卫生指导 口腔专业医护人员和基层社区卫生服务人员应对残疾人定期进行口腔卫生指导，耐心详细地讲解口腔健康的重要性和口腔保健的方法。根据不同残疾类型采取多种形式，以掌握口腔卫生保健的具体方法为重点，亲属或护理人员应给予必要的帮助。

4．应用氟化物 对于残疾儿童可适当选择局部应用氟化物。如使用含氟牙膏、含氟漱口水，或由专业人员定期开展局部涂氟措施。

5. 尽早进行窝沟封闭 对于残疾儿童来讲，窝沟封闭显得更为重要。

6. 减少糖与甜食摄取 由于残疾人的自我控制能力较差，应严格限制餐间甜食的摄入，应尽可能减少饮食中糖和精制碳水化合物的含量。对于甜度大、黏性大的高致龋性食物要尽量避免摄取并减少碳酸饮料的摄入。

7. 定期口腔检查 口腔专业医护人员应定期为残疾人进行口腔检查，发现问题及时处理，并提供洁治、治疗、修复缺失牙等服务。至少应每半年到1年检查1次。

（刘建国　吴家媛）

思 考 题

1．自我口腔卫生管理的方法包括哪些？
2．窝沟封闭的适应证有哪些？
3．婴幼儿口腔健康管理的内容有哪些？

第四章 牙体牙髓疾病

牙齿疾病主要包括龋病（dental caries）、牙髓病（endodontic disease）和根尖周病（periapical disease），以及牙体硬组织非龋性疾病，其中牙体硬组织非龋性疾病涵盖的病种很多，包括着色牙、牙形态异常、牙外伤、牙慢性损伤等。这些疾病在口腔临床上属于常见病、多发病，而且是口腔门诊患者就诊率很高的疾病。本章包括龋病、着色牙、牙形态异常、牙外伤、牙慢性损伤、牙髓根尖周病6节内容，涉及这几种疾病的病因、临床表现及治疗原则等方面。

第四章数字资源

第一节　龋　病

案例 4-1

患者，女，35岁，以"发现右下后牙变黑1年"为主诉就诊，进食冷热食物敏感，否认自发痛、夜间痛。全身状况良好，无高血压、糖尿病、冠心病等系统性疾病。检查：47牙𬌗面窝沟变黑，可勾住探针，探诊（−），叩痛（−），冷测敏感，无松动（图4-1）。

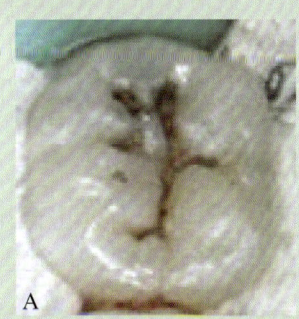 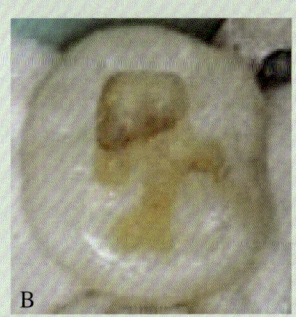 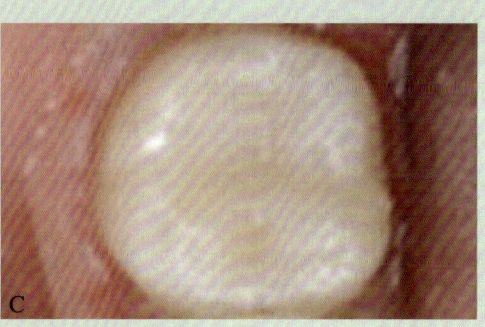

图 4-1　树脂充填修复前、后照片对比
A. 术前；B. 在橡皮障隔离下去净腐质、预备洞型；C. 树脂充填完成后

问题：
1. 该患者的诊断是什么？
2. 该患者的治疗方案是什么？

思政园地

"龋"字的演变与古人防龋的智慧

"龋"俗称"虫牙",甲骨文是象形文字写作"⿱",有虫子在牙齿中。小篆的"龋"写作"⿳","禹"字有虫的意思,"禹"和"齿"组合仍为齿中生虫的会意字。"龋"字体现了古人对龋的认识。为了保护牙齿,古人也想尽了各种方法,《礼记·内侧》记载:"鸡初鸣,咸盥漱。"北宋苏东坡著《东坡集》杂记中的《漱茶说》记有"每食已,辄以浓茶漱口,烦腻即去……缘此渐坚密,蠹病自已。"明代著名医学家李时珍在其巨著《本草纲目》中记载到:"柳枝去风消肿止痛,其嫩枝削为牙杖,剔齿甚妙",可见古人不仅会在清晨用盐水漱口,饭后浓茶漱口,也会使用牙签清理齿缝间的食物残渣。需求推动进步,为了更好地保护牙齿,牙刷和牙膏应运而生。南宋严用和在《严氏济生方》中记载:"每日清晨以牙刷刷牙,皂角浓汁揩牙旬日数更,无一切齿疾。"可见在我国古代早已有植毛牙刷了,而且古人善用"漱口液",例如浓茶、黄连、黄芪、大黄,这些天然草药中含有抑菌的成分,能够达到防龋的目的。古人对龋病的预防方法与现代部分龋病的预防理念不谋而合,在当代龋病预防的研究中,中草药防龋仍是研究热点,并已形成系统的药效评价体系,我们可以用更科学、更全面的方法预防、治疗龋病,维护人民的口腔健康。

龋病(dental caries,tooth decay)是在以细菌为主的多种因素影响下,牙齿硬组织发生慢性进行性破坏的一种疾病,是牙体硬组织的细菌感染性疾病,龋病发生的多种因素主要包括细菌和其生长环境、食物,以及牙齿和其所处的环境等。

患龋病时,牙齿硬组织的病理改变涉及牙釉质、牙本质和牙骨质,临床特征是牙齿硬组织发生颜色、形态及质地的变化。成年人的龋齿大多进展缓慢,从仅有色泽改变的初期龋,到形成有实质性缺损的龋洞需1.5~2年,这一慢性过程因自觉症状不明显,所以往往得不到患者的重视;但龋洞一旦形成,只有在极少特定条件下才能静止,绝大多数会呈进行性发展。龋洞在向牙体深部发展的过程中,可引发牙髓病、根尖周病等痛苦且严重影响身体健康的一系列并发症;龋病的发展可使牙齿不断破坏,最终导致牙齿丧失,破坏了咀嚼器官的完整性,直接影响食物的消化吸收,进而影响全身健康。

龋病是人类的常见病、多发病之一,在各种疾病的发病率中,龋病位居前列。但是由于其病程缓慢,一般情况下不危及生命,因此没有受到人们的重视。实际上龋病给人类造成的危害很大,继心血管疾病和癌症之后世界卫生组织(WHO)把龋病列为三大非传染性重点防治疾病之一。龋病发病率随着人类进化及经济活动的发展,特别是食物摄入量的增加而升高。随着公共口腔健康措施的实施,生活水平的改善,个人保健意识的提高,许多发达国家龋病流行情况出现下降趋势。在我国,20世纪80年代前的近40年间,龋病流行趋势平稳,无急剧增长迹象。龋病的发病率在城乡之间、性别之间及各年龄阶段均有所不同。大多的调查资料显示,城市的龋病的发病率高于农村,女性高于男性;乳牙萌出后不久即可发生龋病,6~12岁时达到高峰,随着乳牙的逐渐脱落,患龋率有所下降;恒牙的龋病从6~7岁开始发生,以后逐年上升,成年时期比较稳定;中年以后,由于牙龈退缩导致牙根暴露,中老年牙根面龋的发生率达到高峰。第四次全国口腔健康流行病学调查显示,各年龄组均有较高的患龋率,其中,5岁组为70.9%、12岁组为34.5%、65~74岁组为39.4%,随着深化医药卫生体制改革的持续

一、病因

龋病的病因十分复杂，是一种多因素性疾病，目前比较认可的是四联因素理论。有3种相互作用的主要因素在疾病发生过程中起作用，包括宿主、微生物和食物，只有3种因素并存，龋病才有可能发生，这是三联因素理论，除此之外，学者们认为时间因素也必须考虑在内，从而将三联因素发展为四联因素。

1. 细菌因素 大量研究证据已经表明，细菌的存在是龋病发生的先决条件。口腔中的主要致龋细菌是变异链球菌，其次是乳杆菌和放线菌，这些细菌的致龋特点是利用蔗糖的产酸能力、耐酸能力，以及对牙齿表面的附着能力。细菌致龋的生态环境就是黏附在牙齿表面形成牙菌斑。没有牙菌斑，就不会产生龋齿。

2. 食物因素 细菌在龋病发病过程起着重要作用，但是研究发现在不同地区生活的人群，其患龋率有很大差别，食糖消耗水平与龋病发病呈正相关关系。食物与龋病的关系十分密切，随着人类进化，食物越来越精细，糖摄入量增加，使得龋病发病率增加。糖的致龋作用与其种类、摄入量和摄入频率有关。蔗糖是主要致龋糖类，可被致龋菌利用而产生各种有机酸，酸可使牙齿硬组织脱矿进而导致牙齿组织丧失，形成龋洞。

3. 宿主因素 是指宿主对龋病的易感程度。宿主易感性包括唾液的流速、流量、成分，牙齿的形态与结构，以及全身状况等。牙齿是致龋菌攻击的靶点，形态复杂、排列拥挤的牙齿因易使细菌滞留而易发病；唾液的理化性质、分泌量与龋病的发生之间关系也很密切，口干燥症患者、头颈部放射治疗后的患者，由于唾液腺发生病理性破坏而致唾液分泌量减少，全口牙齿在短时间内可发生猖獗性龋坏，称为猖獗龋（rampant caries）。全身状况与龋病发病有一定关系，全身状况受到营养、内分泌、遗传、免疫状态和环境等因素影响。

4. 时间因素 龋病发病的每一个过程都需要一定的时间才能完成，成熟恒牙的龋齿从仅有色泽改变的初期龋发展到形成有实质性缺损的龋洞需 1.5～2 年。

二、临床表现

（一）好发牙齿及好发部位

1. 龋病好发牙齿 由于不同牙齿解剖形态和生长部位的特点，龋病在各牙的发生率存在差异。大量流行病学调查资料表明，龋病的牙位分布基本是左右侧对称，下颌多于上颌，后牙多于前牙，下颌前牙患龋率最低。

恒牙患龋率顺序为：36，46＞37，47＞16，26＞17，27＞15，25，35，45＞11，12，13，21，22，23＞31，32，33，41，42，43。

2. 龋病好发部位 龋病的好发部位与食物是否容易滞留有密切关系。牙齿表面不易清洁、细菌和食物残屑容易滞留的场所，牙菌斑积聚较多，容易导致龋病的发生，因此牙齿的窝沟、点隙是龋病的最好发的部位，其次的好发部位是牙齿的邻面和牙颈部，再次是颊面。老年人由于牙龈萎缩、牙根外露，邻面和牙颈部龋齿发生率较高。此外，在牙齿排列拥挤的部位也易发生龋坏。临床检查时应重点检查这些好发牙齿及好发部位（图4-2）。

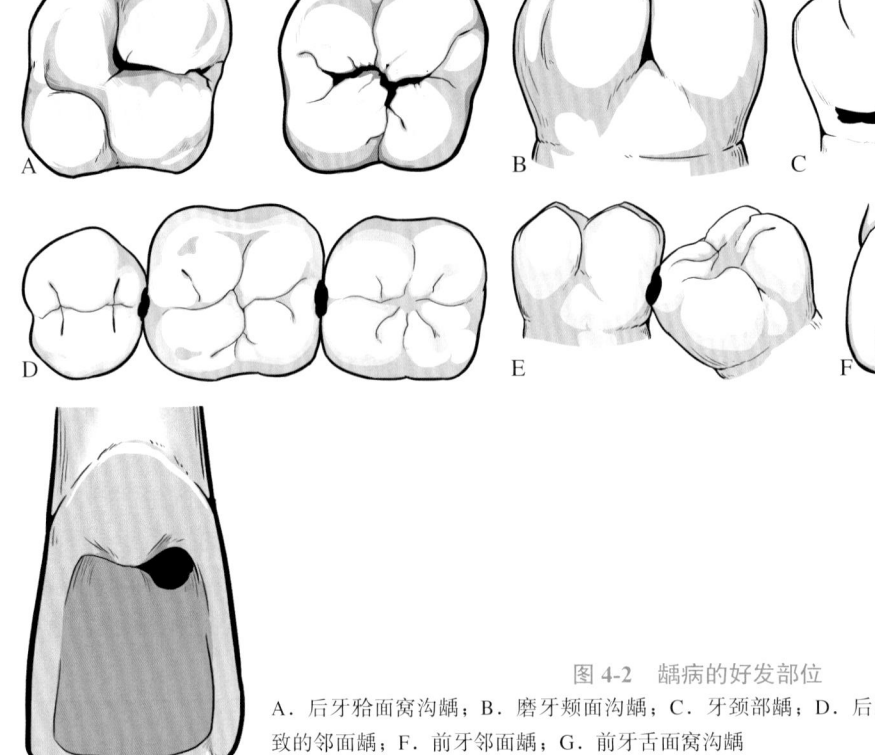

图 4-2　龋病的好发部位
A. 后牙𬌗面窝沟龋；B. 磨牙颊面沟龋；C. 牙颈部龋；D. 后牙邻面龋；E. 因阻生牙而致的邻面龋；F. 前牙邻面龋；G. 前牙舌面窝沟龋
(新疆医科大学口腔医学院于倩老师绘制)

（二）龋病的临床表现

患龋病时，牙齿硬组织的病理改变涉及牙釉质、牙本质和牙骨质，临床特征是牙齿硬组织发生颜色、形态及质地的变化。通常以质变为主，色、形变化是质变的结果。随着病程的发展，病变由牙釉质进入牙本质，组织不断被破坏、崩解而逐渐形成龋洞。临床上常根据龋坏病变的深度分为浅龋、中龋、深龋（图4-3）。

1. 浅龋　是指龋坏只限于牙釉质或牙骨质内的早期病变。患者一般无主观症状，遭受外界的物理和化学刺激，如冷、热、酸、甜刺激时也无反应。一般在临床体检时仔细检查才能发现。牙齿平滑部位的浅龋一般呈白垩色点或斑，无肉眼可见的形态缺损，探诊粗糙；窝沟部位的浅龋呈黑褐色斑点，探针尖可探入被牵拉。早期诊断疑为浅龋时，可定期追踪复查，或者借助其他诊断手段。

2. 中龋　当龋病进一步发展到牙本质浅层时，牙齿的色、形、质均发生明显改变。患者对冷、热、酸、甜刺激（尤其是酸、甜等刺激）敏感，刺激消除后症状立即消失。临床检查时，龋洞中除有病变牙本质外，还有食物残渣等，探诊时洞底质软、有酸痛感。去除龋坏组织后，见洞深达牙本质浅层，即可确诊为中龋。

3. 深龋　龋病进展到牙本质深层时即为深龋。患者自觉症状更加明显，主要表现为患牙对冷热刺激敏感，尤其是对冷刺激更敏感，程度比中龋强烈。当食物嵌入龋洞时，可引起剧烈疼痛，致使患者不敢用患侧咀嚼。临床检查时，可见很深的龋洞，探诊洞底或用冷水滴入龋洞患者，感到敏感或疼痛，而用冷热刺激测试正常牙面时感觉正常，在去除龋坏组织后，见洞深已达牙本质深层，但未穿透牙髓腔，即可诊断为深龋。

深龋的诊断中，最关键的问题是鉴别牙髓状态，如错误地将已穿髓的深龋洞、牙髓已感染

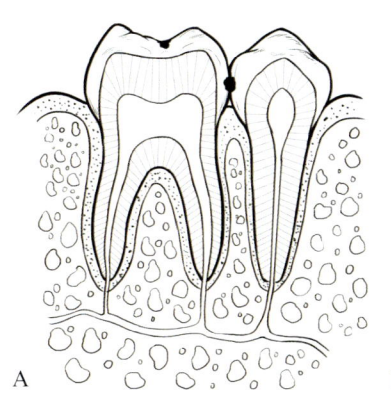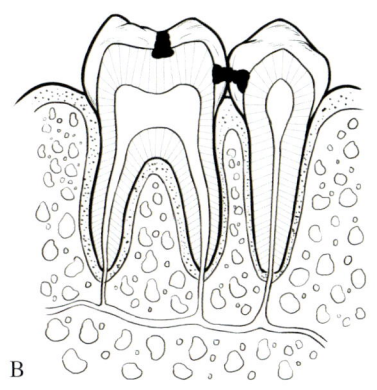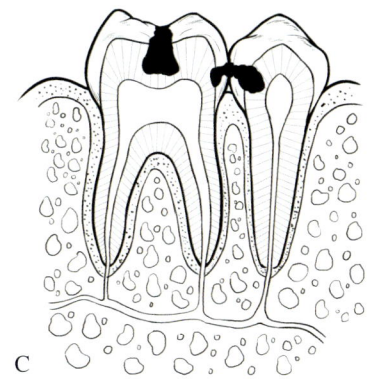

图 4-3 龋病的临床分类
A. 浅龋；B. 中龋；C. 深龋
（新疆医科大学口腔医学院于倩老师绘制）

或坏死的龋洞当作深龋予以充填，则可引起严重的并发症，给患者带来极大痛苦。所以，诊断深龋时应排除牙髓疾病，临床上需与慢性牙髓炎鉴别。

发生在咬合面窝沟部位的龋洞呈潜行性破坏，洞口小、洞底大，治疗术中所见的实际龋洞明显变大，容易引起患者误解（图 4-4A、B）。牙齿邻接点下的龋洞有时不易发现，拍摄 X 线片可明确诊断（图 4-5）。

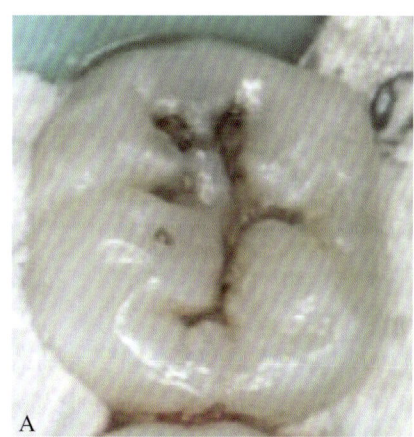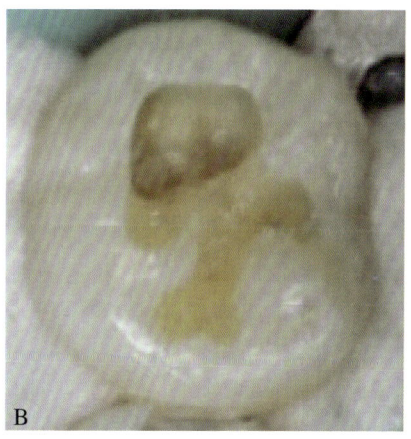

图 4-4 殆面窝沟部位龋洞治疗术前（A）及术后（B）

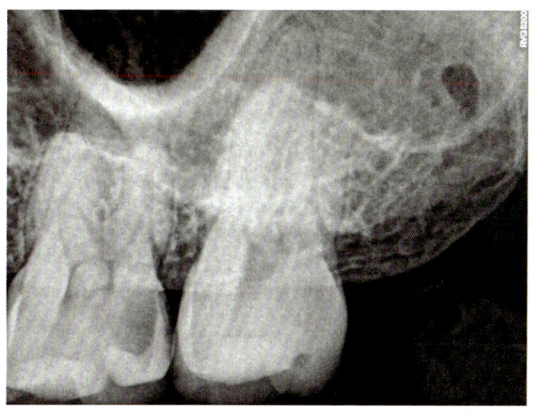

图 4-5 龋齿 X 线片

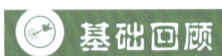

窝沟龋的病理表现

咬合面的点隙、窝沟是食物、牙菌斑滞留区，且不易清洁，是龋齿最好发的部位。龋坏形态呈三角形，基底部向着釉质牙本质界，顶部向着窝沟壁，即口小底大的三角形潜行性龋坏。由于牙釉质在窝沟底较薄，窝沟龋病变很容易进展到牙本质，此种病变在临床上检查时可能无明显龋洞，但其深层已有较大范围的病变。

三、治疗原则

龋齿的治疗目的是终止龋齿的发展，保护牙髓的正常活力，恢复牙齿的外形和功能，维持与邻近软、硬组织的正常生理解剖关系。龋齿的治疗原则是针对不同龋坏程度的患牙采用不同的治疗方法。龋病治疗主要有两类：一类是非手术治疗，一类是手术治疗。

（一）非手术治疗

龋齿的非手术治疗是采用药物或者再矿化等技术终止或者消除龋病的治疗方法。适应范围有限，主要适用于牙釉质早期龋坏，牙体组织未见缺损；静止龋坏，龋坏因素已经去除；口腔内暂时需要保留的乳牙，牙齿形态已经被破坏。常用的药物有氟化物、硝酸银和再矿化液，使用方法为龋坏部位的局部涂擦。

窝沟封闭

窝沟封闭的最佳时机是在牙齿完全萌出，且尚未发生龋坏的时候。根据恒牙的萌出顺序，最佳封闭的时间为：第一恒磨牙在6～8岁，第二恒磨牙在11～13岁，恒前磨牙在9～13岁。窝沟封闭是一种无痛无创的操作，不会损伤牙齿，分为6步：①清洁牙面；②隔离唾液，酸蚀牙面；③冲洗掉酸蚀剂，把牙齿表面吹干；④在窝沟上涂窝沟封闭剂；⑤光固化使封闭剂变硬；⑥检查封闭剂是否完全固化，有无气泡和遗漏的窝沟。在窝沟封闭后的3个月、半年、1年，以及之后每年都应当定期复查。

（二）手术治疗

对已形成实质性缺损的牙齿，手术治疗是治疗龋病的最主要手段。对患牙先去除龋坏组织和失去支持的薄弱牙体组织，并按一定要求将窝洞制成合理的形态，然后以填充材料填充，或以其他特定方式恢复其固有形态和功能，从而达到龋病治疗的目的。手术治疗的方法包括充填术（restoration）、粘接修复术（bonding restoration）、嵌体修复术（inlay restoration）和冠修复术（crown restoration），其中，充填术和粘接修复术是我国临床最常用的技术。充填术是传统的治疗技术，它采用牙体外科的手术切割技术，去净龋坏组织、按窝洞的设计及制备原则将剩余牙体组织制备成具有机械固位的规定形状（即窝洞，cavity），用具有可塑性的牙科填充材料充填到窝洞中，以恢复牙齿的形态和功能。充填术最常用的充填材料是银汞合金（silver amalgam），它历史悠久，价格较低，使用广泛，但因色泽不美观，一般用于后牙。粘接修复术于20世纪60年代开始在临床应用，它对传统的以机械固位方法为主的充填术提出了挑战，牙体制洞的经典技术已逐渐被粘接修复术所取代。粘接修复术的优势主要表现在以下方面：更多地保留了健康牙体组织，减少了充填体与牙体组织之间的微渗漏，更有效地防止继发龋的产生，减少了牙体崩裂的危险性。光固化复合树脂（light-cured composite resin）是粘接修复术最常用的材料，它是一种高分子材料，其色泽酷似自然牙，是一种较理想的修复材料，既可用于前牙，也可用于后牙。随着复合树脂材料和粘接剂的持续改进，复合树脂粘接修复技术已成为修复龋坏的最主要技术。

第二节　着　色　牙

案例 4-2A

患者，男，23岁。10余年前换牙后感牙齿发黄，尤其是门牙有小块黄褐色斑，无疼痛史，不影响进食，5年前曾做过漂白治疗，但效果不理想。同村居民牙齿也有类似情况。出生并生活于大庆市，足月顺产，幼儿时期身体健康，否认慢性疾病史。父母身体健康，兄长的牙齿有相同情况。检查：上前牙釉质表面约1/2区域可见白垩色不透明的条纹，边界不清，中间有黄褐色斑块（图4-6），探诊牙釉质表面光滑，质地坚硬，未见龋坏，探诊（−），冷诊正常，叩痛（−），不松动。𬌗面磨损，牙本质暴露，探诊一过性敏感，冷诊正常，叩痛（−）。

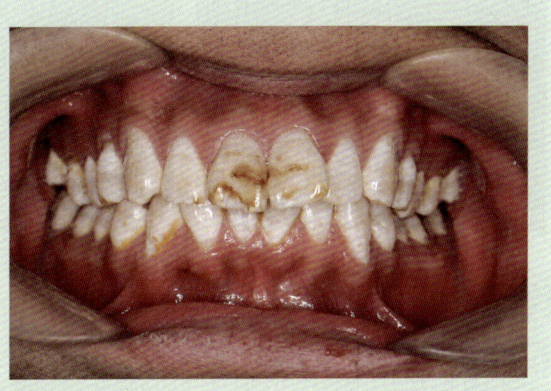

图4-6　口内照片

问题：
1. 该患者的诊断是什么？有哪些依据？
2. 与何种疾病相鉴别？
3. 如何治疗？

一、氟牙症

氟牙症（dental fluorosis）又称为氟斑牙或斑釉（mottled enamel），具有地区性分布特点，我国氟牙症流行区很多。氟牙症为慢性氟中毒早期最常见且突出的症状。氟中毒除了影响牙齿外，严重者可同时患氟骨症，应引起高度重视。

（一）临床表现

1. 氟牙症临床表现的特点是在同一时期萌出牙的牙釉质上有白垩色到褐色的斑块，严重者还并发牙釉质的实质缺损。临床上按程度分为白垩型（轻度）氟牙症、着色型（中度）氟牙症和缺损型（重度）氟牙症3种类型（图4-7）。

(1) 白垩型氟牙症：牙面失去光泽，出现不透明斑块。

(2) 着色型氟牙症：牙面出现黄色、黄褐色或棕褐色。

(3) 缺损型氟牙症：除以上改变外，牙面出现浅窝或凹坑状缺损或因磨损使牙失去正常外形。

2. 多见于恒牙，发生在乳牙者甚少，程度也较轻。这是由于乳牙的发育分别在胚胎期和婴儿期，而胎盘对氟有一定的屏障作用。但如氟摄入量过多，超过胎盘筛除功能的限度时，也能不规则地表现在乳牙上。如果6～7岁以后迁入高氟区，牙齿可能完全没有斑釉变化。

3. 对摩擦的耐受性差，但对酸蚀的抵抗力强。

4. 严重的慢性氟中毒患者，可有骨骼的增殖性变化，骨膜、韧带等均可钙化，从而产生腰、腿和全身关节症状。急性氟中毒者表现为恶心、呕吐、腹泻等。

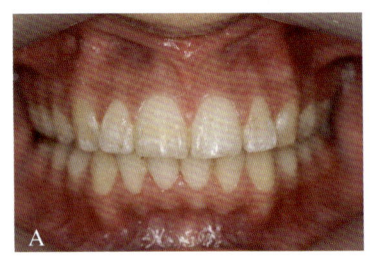 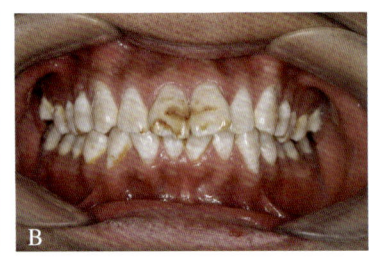 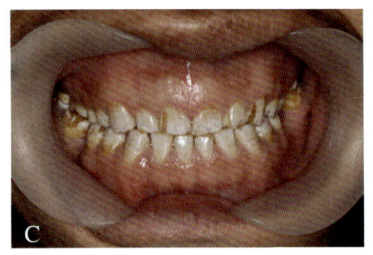

图4-7 氟牙症

A. 白垩型（轻度）氟牙症；B. 着色型（中度）氟牙症；C. 缺损型（重度）氟牙症

（二）鉴别诊断（表4-1）

表4-1 釉质发育不全、氟牙症、四环素牙临床情况对比

	釉质发育不全	氟牙症	四环素牙
病史	牙齿发育矿化期、感染等病史	牙齿发育矿化期，高氟地区居住史	牙齿发育矿化期，四环素族药物服用史
病因	全身疾病、营养障碍、严重的乳牙根尖周炎	饮水或食物中摄入过量的氟	服用四环素族药物
临床表现	矿化不良——无牙釉质缺损 发育不全——有牙釉质缺损，与时间有关联	白垩色着色，褐色至灰黑色，可伴有缺损	着色在牙本质层，可伴有牙釉质缺损
缺损情况	带状或窝状	凹坑状	窝状
累及牙齿	恒牙	恒牙，很少累及乳牙	恒牙，也可累及乳牙
治疗	复合树脂，烤瓷冠	外漂白，复合树脂，烤瓷冠	外漂白，复合树脂，烤瓷冠

（三）防治原则

最理想的预防方法是选择含氟量适宜的水源，在牙齿发育矿化期限制氟的摄入量。对已形成的氟牙症可用磨除、酸蚀涂层法、复合树脂修复、贴面或全冠修复等方法处理。

二、四环素牙

牙齿发育矿化期间服用了四环素族药物，使牙齿的颜色和结构发生了改变，形成四环素牙。

> **案例 4-2B**
>
> 患者，女，1970年出生。10余年前换牙后感牙齿呈灰黄色，以后随着年龄的增长，颜色逐渐加深，8年前曾做过漂白治疗，颜色略有变白，但1年后感与原来牙齿颜色接近。近半年自觉上前牙有缺损，进食时偶有酸痛，影响美观。自幼体弱，多次患肺炎，用过大量抗生素。检查：全口牙冠呈黄褐色，31、32、41、42颜色较深，31、32、41、42切端及16、26、36、46𬌗面牙本质暴露，呈黄褐色，探诊敏感，质地硬，叩痛（-），不松动。
>
> 问题：
> 1. 该患者的诊断是什么？有何诊断依据？
> 2. 如何预防？

> **知识拓展**
>
> 四环素类药物与牙着色
>
> | 药物 | 牙着色 | 药物 | 牙着色 |
> | --- | --- | --- | --- |
> | 金霉素 | 灰-棕色 | 四环素 | 黄色 |
> | 地美环素 | 黄色 | 多西环素 | 未见报道有颜色改变 |
> | 土霉素 | 黄色，影响较小 | 米诺环素 | 黑色 |

（一）临床表现

根据形成阶段、着色程度和范围，四环素牙可以分为以下4个阶段（图4-8）：
1. **第一阶段（轻度四环素着色）** 整个牙面呈现黄色或灰色，且分布均匀，没有带状着色。
2. **第二阶段（中度四环素着色）** 牙着色的颜色由棕黄色至黑灰色。
3. **第三阶段（重度四环素着色）** 牙表面可见到明显的带状着色，颜色呈黄-灰色或黑色。

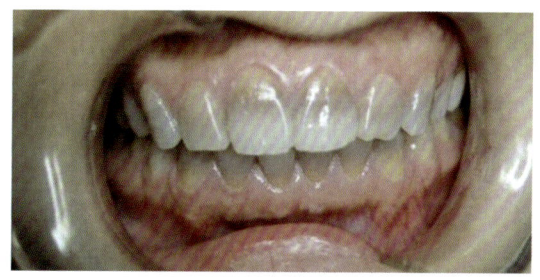

图 4-8　四环素牙

4. 第四阶段（极重度四环素着色） 牙表面着色深，严重者可呈灰褐色，任何漂白治疗均无效。

（二）防治原则

为防止四环素牙的发生，妊娠和哺乳期妇女，以及8岁以下的小儿不宜使用四环素类药物。着色牙可通过光固化复合树脂修复、烤瓷冠修复或漂白等方法进行治疗。

第三节　牙形态异常

案例 4-3

患者，女，39岁，因"右下后牙反复起脓疱2年"前来就诊。患者2年前右下后牙颊黏膜近龈沟处出现一个小脓疱，没有明显的牙痛病史。既往史：无其他系统性疾病。专科检查：全口口腔卫生状况良好，45、35𬌗面中央窝可见圆形黑环，探诊（-），叩痛（-），生理性动度，45颊侧牙龈见窦道。其余未见异常。X线检查：45、35根尖未完全闭合，根尖周围有弥散的阴影。

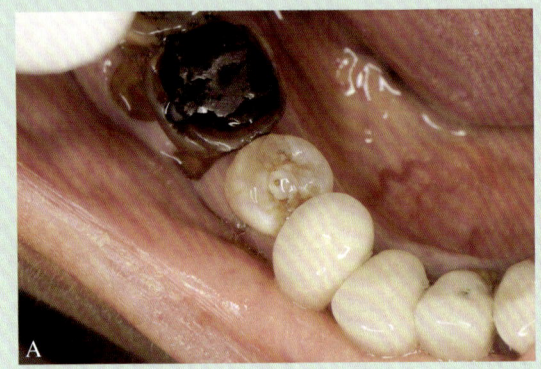
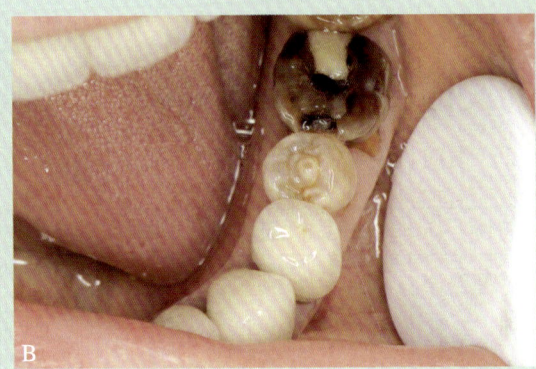

图4-9　45及35的口内照

问题：
1. 本病例的诊断是什么？
2. 明确诊断后如何制定治疗方案？
3. 畸形中央尖治疗方案有哪些？该患者的最佳治疗方案是什么？

一、畸形中央尖

畸形中央尖（abnormal central cusp）多见于下颌前磨牙，尤以第二前磨牙最多见，常对称发生。一般位于𬌗面中央窝，呈圆锥形突起，故称为中央尖。

（一）临床表现

1. 在下颌前磨牙𬌗面中央窝处，发现圆锥形额外牙尖，一般对称性出现。牙尖高低不等

（1～3mm），有的髓角突入尖内，也有的髓角不高，只是牙本质伸入尖内。细而高的畸形中央尖极易折断，暴露髓角而引起慢性牙髓感染。

2. 畸形中央尖折断或被磨损后，𬌗面中央窝或在颊侧尖的三角嵴处，有圆形或椭圆形黑环，中央有浅黄色或褐色的牙本质轴，在轴中央有时可见黑色小点，此点就是髓角（图4-10）。

3. X线检查可见髓室顶中心有向咬合面中央部分突起的畸形部分，常见未发育完成的根尖部。

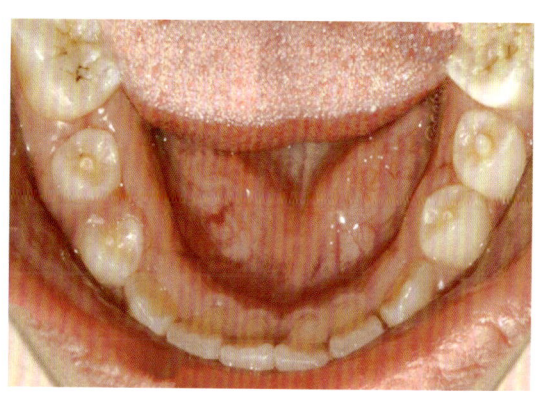

图4-10　畸形中央尖（35和45）

（二）治疗原则

1. 圆钝而无妨碍的畸形中央尖可以不做处理。

2. **预防性充填**　为了防止畸形中央尖折断，导致牙髓感染，最好在无菌条件下，磨去中央尖，用Ca(OH)$_2$制剂做直接盖髓或间接盖髓，然后充填。

3. **畸形中央尖逐步调磨法**　此法是每次磨去少量的牙尖组织，间隔2～3周再磨改，直到基本磨除畸形中央尖为止。

4. 因畸形中央尖折断而引起牙髓或根尖周病变时，需行牙髓治疗。对牙根尚未发育完成的年轻恒牙来说，为保存患牙并促进牙根继续发育完成，可采用根尖诱导成形术。

二、牙内陷

牙内陷（dens invaginatus）为牙发育时期，成釉器过度卷叠或局部过度增殖，深入到牙乳头中所致。牙萌出后，在牙面可出现一囊状深陷的窝洞。常见于上颌侧切牙，偶发于上颌中切牙或尖牙。根据牙内陷的深浅程度及其形态变异，临床上可分为畸形舌侧窝、畸形根面沟、畸形舌侧尖和牙中牙。

1. **畸形舌侧窝**　是牙内陷最轻的一种（图4-11）。舌侧窝呈囊状深陷，容易滞留食物残渣，导致细菌滋生，再加上囊底存在发育上的缺陷，常易引起牙髓的感染、坏死及根尖周病变。

2. **畸形根面沟**　为一条纵形裂沟，可与畸形舌侧窝同时出现，越过舌隆突，并向根方延伸，深浅长短各异，

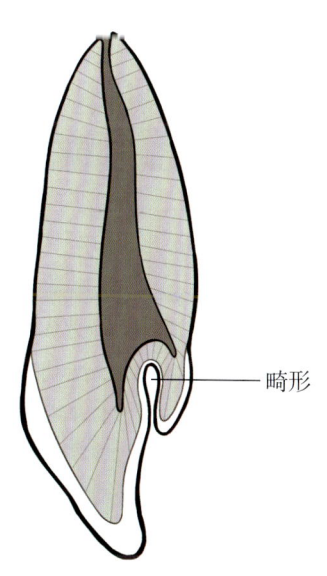

畸形

图4-11　畸形舌侧窝剖面示意图
（新疆医科大学口腔医学院于倩老师绘制）

可达根尖，似将根一分为二，形成一个额外根。畸形根面沟尚未引起病变时，一般很难被诊断。有时在 X 线片上显示线样透射影，易被误认为副根管或双根管。畸形根面沟使龈沟底封闭不良，上皮在该处呈病理性附着，并形成骨下袋，成为细菌、毒素入侵的途径，易导致牙周组织的破坏（图 4-12）。

3. 畸形舌侧尖 除舌侧窝内陷外，舌隆突呈圆锥形突起，有时突起成一个牙尖。牙髓组织也随之进入舌侧尖内，形成纤细髓角，易遭磨损而引起牙髓及根尖周组织病变（图 4-13）。

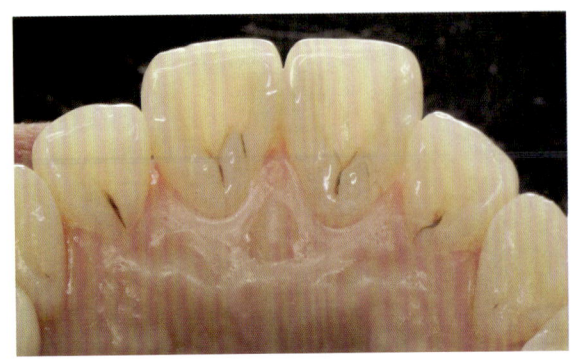 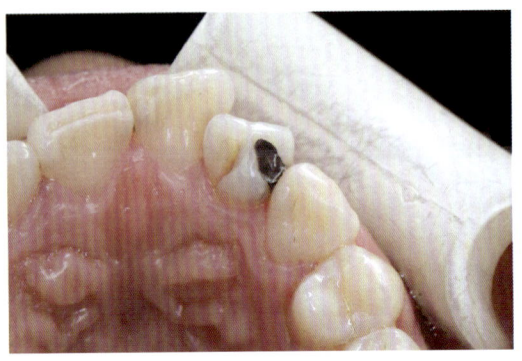

图 4-12　畸形根面沟　　　　　　　　　　图 4-13　畸形舌侧尖

4. 牙中牙 是牙内陷最严重的一种。牙呈圆锥状，且较其固有形态稍大，X 线片示其深入凹陷部好似包含在牙中的一个小牙，其实陷入部分的中央不是牙髓，而是含有残余成釉器的空腔（图 4-14）。

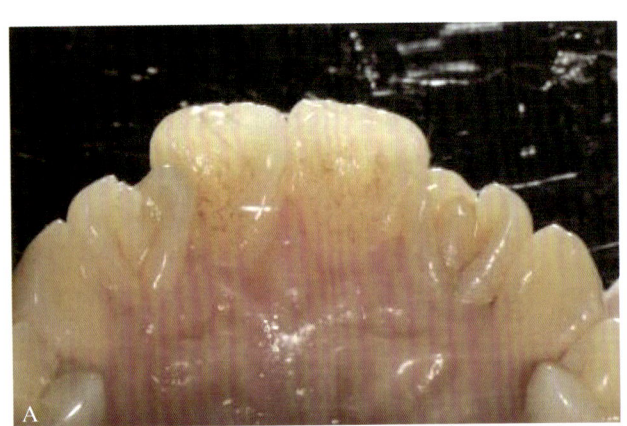 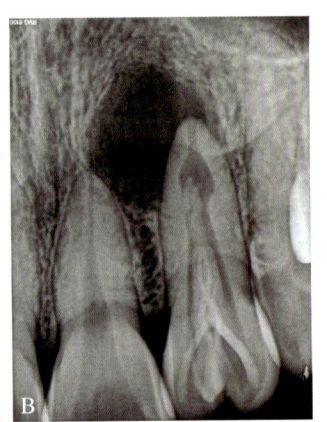 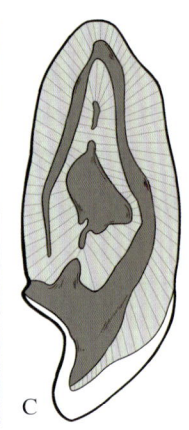

图 4-14　牙中牙

A. 牙中牙口内照；B. 牙中牙根尖片；C. 牙中牙剖面示意图（图 C 由新疆医科大学口腔医学院于倩老师绘制）

对牙内陷的治疗，应视其牙髓是否遭受感染而定。早期应按深龋处理，将空腔内软化组织去净，形成洞形，行间接盖髓术。若去腐质时露髓，则应根据牙髓状态和牙根发育情况，选择进一步处理的方法。若牙外形也有异常，则在进行上述治疗后酌情进行冠修复，以恢复牙齿的形态和美观。

对畸形根面沟的治疗，应根据沟的深浅、长短，以及牙髓牙周的波及情况，采取相应的措施。牙髓活力正常但腭侧有牙周袋者，先行翻瓣术，暴露牙患侧根面，沟浅可磨除，修整外形；沟深可制备固位形，使用玻璃离子水门汀或复合树脂进行粘接修复，生理盐水清洗创面，缝合，给予牙周塞治剂，7 天后拆线。牙髓无活力伴腭侧牙周袋者，可在根管治疗术后，即刻行翻瓣术处理裂沟。若裂沟已达根尖部，由于相互交通造成了牙周组织广泛破坏，因此预后不佳，应予以拔除。

第四节 牙 外 伤

案例 4-4

患者，男，22岁，因左上前牙外伤折断1周就诊，患者1周前摔倒致左上前牙牙冠折断，进食冷、热食物疼痛，不敢用牙咬物，无自发性疼痛，唇侧黏膜撕裂已在外院缝合，现就诊我科治疗。否认全身系统性疾病。否认药物过敏史。

检查：21牙冠1/2折断，髓腔暴露，可见鲜红色增生牙髓，探痛（+），冷诊敏感，叩痛（+），不松动，咬合关系正常。

问题：
1. 本病例还需要哪些检查？
2. 本病例的诊断是什么？
3. 本病例有哪些治疗方案？

牙外伤（tooth injuries）是指牙齿受急剧创伤，特别是打击或撞击引起的牙周膜的损伤、牙体硬组织的损伤、牙脱位和牙齿折断等。切牙处于面部较为突出的部位，容易受伤，所以牙外伤多数为上颌切牙，其中95%可能为上颌中切牙，其次为上颌侧切牙，下颌切牙较少；尖牙与后牙因位置稍后，均有面颊保护，除非受到直接剧烈的打击，通常外伤较少。男性的牙外伤发生率高于女性。乳牙外伤多发生在1~2岁儿童；恒牙外伤发生率高于乳牙，人群中多发生于6~13岁儿童。

牙外伤多为急诊，应及时处理。临床上无论伤势轻重都要按常规询问外伤史，进行全面仔细的检查，明确诊断和处理方案，并对预后进行估计，病情和预后应向患者解释清楚，争取合作，有利于进行治疗和随访。

一、分类

牙外伤包括牙体、牙髓和牙周组织的损伤，有时伴有牙槽骨骨折或颌骨骨折，以及口唇、面部软组织撕裂伤等，还可能与身体其他部位损伤同时存在，临床表现复杂。为了便于临床诊断和治疗，需要对牙外伤进行分类。我国采用的牙外伤分类方法为李宏毅分类法，以下主要依据该分类法介绍各类牙外伤的诊断和治疗原则。

李宏毅参考国际上的各种分类方法提出了牙外伤分类：

1. 牙齿震荡（tooth concussion）
（1）牙周损伤。
（2）牙髓损伤。
（3）牙体损伤。

2. 牙齿折断（tooth fracture）
（1）冠折（crown fracture）。

(2) 根折（root fracture）。
(3) 冠根联合折（crown-root fracture）。

3. 牙齿移位（tooth displacement）
(1) 牙齿挫入（tooth intrusion）。
(2) 牙齿侧向移位（tooth lateral luxation）。
(3) 牙齿部分脱出（tooth part extrusion）。

4. 牙齿完全脱出（tooth total extrusion）

二、问诊和检查

（一）外伤史

外伤史的询问十分重要，应向患者或陪伴来院者详细了解患者的年龄、性别、外伤原因、受伤时间和地点、受伤的部位、患者来诊时的自觉症状、患牙的疼痛情况等；同时要询问受伤后的经过、做过何种处理及既往史。同时，作为医生一定不能忽视患者的全身状态，以免延误全身病的治疗时机。

1. 外伤时间 指从外伤发生到就诊求治的时间，对牙外伤的预后影响较大。如牙外伤全脱位，在 15～30 min 内再植，成功率较高，超过时限后成功率明显下降。

2. 外伤的原因 可以帮助估计外伤的严重程度，判断是否合并其他器官和颅脑的损伤，必要时需要请有关专科医师会诊。

3. 外伤地点和外伤方式 根据外伤地点的卫生状况判断伤口和暴露牙髓的感染程度；也可根据撞击物的质地和外伤方式初步判断患牙的外伤程度。

4. 伤后处理 主要指外伤后有无接受过牙科处理，合并面部和全身外伤时有无排除颅脑症状和其他危及生命的症状。

5. 全身病史和既往史 要关注药物过敏史和血液疾病史等。

（二）临床检查

1. 一般检查 观察口腔颌面部软组织和骨组织的损伤程度和范围、头部的损伤、软组织的撕裂和出血情况、外伤牙的检查，还要注意患儿咬合状态和咀嚼功能的检查。对外伤牙的检查要注意患牙及邻牙有无折断，确认折断的部位、范围，有无露髓，探诊有无反应，露髓孔周围有无污染，牙齿是否变色，以及牙齿有无松动、移位、脱出，有无叩痛，通过牙髓活力测验判断外伤牙牙髓的活力状态。

2. X 线片检查 对每一个外伤牙都要拍摄根尖片，确认患牙牙根形成情况，有无根折、移位、牙周膜和牙槽骨有无损伤，乳牙和恒牙的关系等，有时可能还需要拍摄曲面断层 X 线片等全景片判断颌骨有无骨折等。

三、临床表现、治疗原则和预后

（一）牙齿震荡

牙齿震荡是牙周膜组织的轻度损伤，通常不伴有牙体硬组织的缺损。牙齿震荡是所有外伤牙的伴发损伤，单纯牙齿震荡在复杂性牙外伤或多个牙外伤时容易被忽略。

1. 临床表现 患牙表现为伸长不适感，牙龈可能会有少量出血，有轻微的松动和叩痛。牙髓活力测定反应不一，一般情况下受伤当时牙髓无反应，数周或数月后牙髓反应开始恢复，3个月后牙髓活力正常的牙齿一般恢复较好。数月后牙齿出现变色现象，表明牙髓已经坏死。

2. 治疗原则 1~2周避免患牙咬物，让患牙得到充分的休息。必要时进行调磨，以减轻患牙的早接触及𬌗力负担。患牙咬合创伤严重时，可制作全牙列垫，松动的患牙应固定。同时要嘱咐患者早期避免进食太凉或太热的食物；注意口腔卫生，预防牙菌斑堆积。要求患者定期复查，1、3、6、12个月随访牙髓状态，若出现牙髓或根尖周病变应及时进行处理。

（二）牙齿折断

牙齿受外力后引起牙体硬组织折断，根据折断部位的不同而分为冠折、根折和冠根联合折。

1. 冠折 是牙齿折断最常见的一类，根据折断面积大小和深浅度不同，分为3种情况：单纯牙釉质折断、牙釉质折断暴露牙本质、冠折露髓。

（1）单纯牙釉质折断（图4-15）：一般没有自觉症状。临床检查时需要注意有无牙釉质裂纹，并进行相应处理。若折断的牙釉质边缘较锐利，为防止舌或口唇划伤，应将锐利边缘抛光，调磨和抛光应尽量减少震动患牙。

（2）牙冠折断暴露牙本质（图4-16）：如牙齿松动不明显，可以用复合树脂修复牙冠外形；如牙齿松动，可以先用光固化玻璃离子或复合体等暂时充填材料覆盖断面，待松动度消失后如无其他症状，再去除暂时充填材料，用复合树脂或瓷贴面修复牙冠缺损。但部分患牙牙冠缺损面积过大，需要进行根管治疗后进行桩冠修复。在治疗冠折的同时，要注意检查牙齿的松动和咬合情况，可拍摄X线片排除根折和轻度脱位。如有咬合创伤应予以调整，当无法调整、牙齿松动明显时应固定患牙。保存活髓的外伤牙，术后可能出现牙髓坏死、髓腔根管钙化等情况，所以需要定期随访观察，并拍摄X线片，一旦出现上述情况需及时做牙髓治疗。

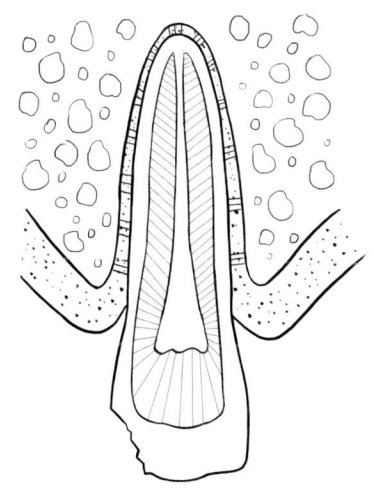
图4-15 单纯牙釉质折断
（新疆医科大学口腔医学院于倩老师绘制）

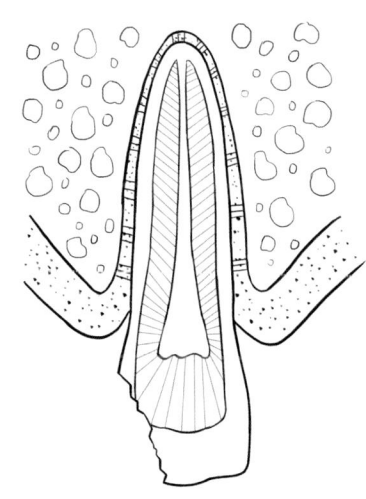
图4-16 冠折暴露牙本质
（新疆医科大学口腔医学院于倩老师绘制）

（3）冠折露髓（图4-17）：牙根完全形成的患牙应在根管治疗后行桩核冠修复。牙根未完全形成的年轻恒牙，应尽可能保存并保持活的牙髓，让年轻恒牙牙根继续发育，形成良好的根尖封闭。

2. 根折（图 4-18） 临床上按根折的部位分为根尖 1/3 折断、根中 1/3 折断和近冠 1/3 折断。根折的主要临床表现为牙齿松动、牙冠稍伸长、有咬合创伤等，症状轻重和根折部位有关，越接近冠部的牙根折断，症状越明显，近根尖 1/3 部位的牙根折断，症状较轻或不明显。X 线片是诊断根折的主要依据，但有时牙根折断后断面很密合，X 线片重叠影像较多，常有漏诊和误诊的可能，所以还要结合临床症状进行诊断，可疑时应变换投照角度再次拍摄。

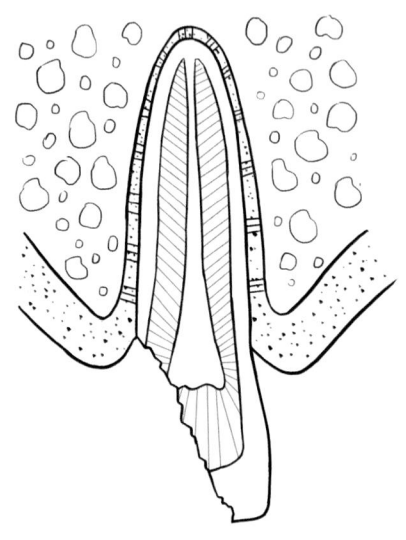

图 4-17 冠折露髓
（新疆医科大学口腔医学院于倩老师绘制）

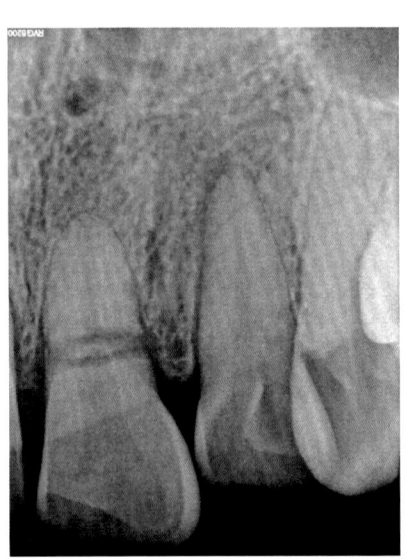

图 4-18 根折

根折的治疗原则如下。

（1）近冠 1/3 折断：应去除冠部断端，如果剩余牙根长度足够进行桩冠修复，可以保留牙根。牙根完全形成的牙齿可以在根管治疗后，进行正畸牵引或冠延长术，暴露断面，修复牙冠。牙根未完全形成的患牙可以摘除牙髓后行根尖诱导形成术。同时要注意保持间隙，防止邻牙移位。

（2）根中 1/3 折断（图 4-19）：需将断端复位后固定，牙根折断的愈合与两断面的密合程

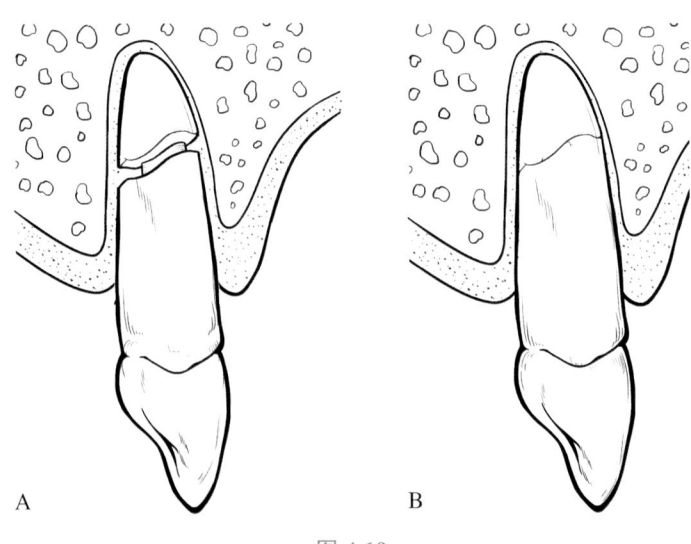

图 4-19
A. 根折；B. 复位
（新疆医科大学口腔医学院于倩老师绘制）

度有关。如果牙根折断后断面分离，牙冠伸长，极易造成患牙的咬合创伤，应在局部麻醉（局麻）下，沿患牙的牙长轴方向加压，使分离的断面重新复位密合后再固定。根折的牙需固定2～3个月。

（3）根尖1/3折断：如临床几乎不松动又无明显咬创伤，只需嘱患者不要用受伤部位咀嚼，可以不用固定；如有明显松动伴咬合创伤时，则需再对患牙进行固定。

（4）消除咬合创伤：咬合创伤轻时可以适量调整对牙；在咬合创伤重、深覆情况下，可以采用全牙列垫辅助治疗。

（5）定期随访：复诊时要检查牙髓活力，根折后牙髓容易出现炎症或坏死，根据临床症状和检查做相应治疗。

3. 冠根联合折后牙冠根折断，可做根管治疗，又具备冠修复适应证者，尽可能保留患牙。前牙冠根折断，参考近冠1/3根折断的治疗原则。

基础回顾

根折的愈合方式

（1）硬组织愈合：两断端由钙化组织联合，与骨损伤的愈合很相似。这种情况是根折的理想愈合修复。

（2）结缔组织愈合：断面上有牙骨质生长，但不出现联合。

（3）骨和结缔组织愈合：联合的各段由结缔组织和骨桥分开。

（4）不能愈合：断端由慢性炎症组织分开，根端多为活髓，冠侧端常有牙髓坏死。这种形式实际上不是修复和愈合的表现。

（三）牙齿移位

当牙齿受到外力撞击或打击之后，会造成牙齿脱离其正常位置，称为牙齿移位。正在发育中的牙根短小，牙周膜和牙槽骨组织疏松，当牙齿遭受外力时，容易造成牙齿移位。根据所受外力方向、大小的不同，牙齿移位类型也不同，分为牙齿挫入、侧向移位、部分脱出和完全脱出。

1. 牙齿挫入（图4-20） 当牙齿受外力后，陷入牙槽骨，称为牙齿挫入，此类外伤主要对牙髓和牙齿支持组织造成损伤。

临床上主要表现为患牙比同名牙的牙冠变短，不松动，在X线片上，挫入牙的牙根与牙槽骨之间的正常牙周间隙和根端硬骨板的影像消失。

恒牙挫入的治疗原则应根据牙根发育阶段来决定。牙根未发育完成的牙齿可能会自动萌出，不宜强行拉出复位，应观察牙齿萌出情况，并复查牙髓状态。牙根完全形成的患牙挫入严重时，应在外伤后3周内进行正畸牵引，如果正畸条件有限，建议在初诊时将患牙在局部麻醉（局麻）下拉出复位并固定，否则会引起牙根与牙槽骨粘连。这类患牙牙髓坏死的发生率几乎高达百分之百，应在外伤后2～3周进行根管治疗。

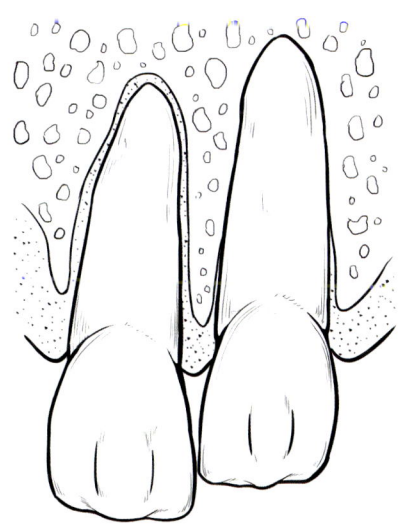

图4-20 牙齿挫入
（新疆医科大学口腔医学院于倩老师绘制）

2. 牙齿侧向移位（图 4-21） 指外伤后牙齿发生唇舌向或近远中向错位。

移位牙常偏离牙长轴，可能与对颌牙有咬合创伤。患牙移位方向和程度不同，松动度不同。同时患牙叩痛明显，牙龈撕裂出血。X 线片可显示移位侧牙周间隙消失，偏离侧牙周间隙增宽，有时伴有牙槽骨折断。

治疗应在局麻下用手指加压法将牙齿复位，然后用全牙列垫、酸蚀夹板法或正畸托槽将牙齿固定 2～3 周，同时要注意检查并消除咬合创伤。拆除固位装置前，应拍 X 线片确定愈合情况，若牙周膜边缘模糊，应延长固定时间，可达两个月以上。固定期间应嘱患者保持良好的口腔卫生，避免咬合创伤。定期随访观察牙髓活力和根周组织愈合情况，如果出现牙髓坏死或牙根内外吸收，应及时进行根管治疗。

3. 牙齿部分脱出（图 4-22） 外伤后，牙齿部分脱出牙槽窝，明显伸长，称为牙齿部分脱出，又称为半脱位。

临床表现为患牙明显伸长，与对颌牙有咬合创伤，牙齿松动明显并有龈沟溢血。X 线表现为患牙根周膜增宽，根尖处有半圆形透影区，牙槽骨骨硬板可能完整也可能有骨折。

治疗原则与牙齿移位相同：①患牙复位固定；②消除咬合创伤；③定期随访观察牙髓活力、根周组织愈合情况。

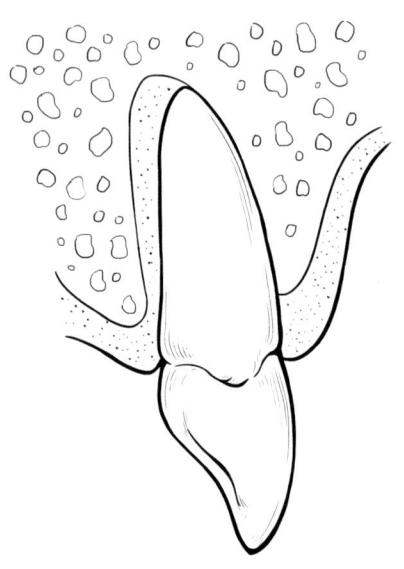 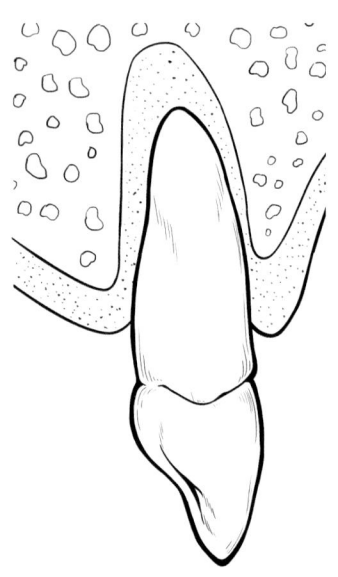

图 4-21　牙齿侧向移位　　　　　　　图 4-22　牙齿部分脱出
（新疆医科大学口腔医学院于倩老师绘制）　　（新疆医科大学口腔医学院于倩老师绘制）

（四）牙齿完全脱出

牙齿受外力后完全脱出牙槽窝，称为牙齿完全脱出，又称为牙齿全脱位（图 4-23）。临床检查可见患牙牙槽窝空虚，X 线片上只能看到牙槽窝的影像，看不到牙齿。牙齿脱出后的储存条件和储存时间对脱出牙再植的成功率有显著影响。牙齿完全脱出后应立即放入生理盐水、组织培养液、牛奶或唾液中，但唾液中存在细菌，储存时间不应超过 2 h。牙齿脱离牙槽窝的时间越短，成功率越高，15～30 min 再植成功率较高。

牙齿完全脱出的治疗原则如下。

1. 再植　用大量生理盐水冲洗牙槽窝内和患牙表面的污物，但不可刮患牙的根面，防止损伤根面牙周组织而影响愈合。植入患牙时应使用最小的压力完成，如牙槽窝有骨折应先用牙

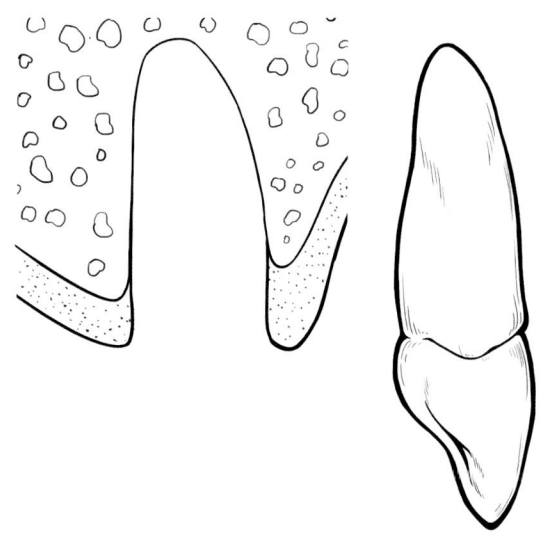

图 4-23 牙齿完全脱出
(新疆医科大学口腔医学院于倩老师绘制)

挺等工具修整牙槽窝形态，再完成再植。

2．固定患牙 在急诊条件下，可用牙釉质粘接材料暂时固定，但这种固定应在 7 天内拆除，改用全牙列垫固定。全牙列垫既可避免咬合创伤，又可使再植牙有一定的生理动度，利于愈合，同时还可减少再植牙发生牙根吸收或与牙槽骨粘连的可能性。再植牙固定时间应控制在 2～3 周。

3．抗生素的应用 再植后应常规全身使用抗生素至少 1 周，必要时还需在外伤后 48 h 内注射破伤风抗毒素。

4．牙髓治疗 牙根发育完成的牙齿在再植后 2 周牙齿松动减轻时，应摘除牙髓后用氢氧化钙制剂充填根管，可以有效地预防牙根吸收。牙根未发育完成的再植牙，如根尖孔直径大于 1 mm，可暂不进行牙髓治疗，但需定期复查牙髓情况，一旦出现牙髓炎或牙髓坏死，应立即摘除牙髓，进行根尖诱导形成术。

5．定期复查 要对再植牙进行长期观察，通过临床检查和拍摄 X 线片，复查牙齿预后。一般第一个月内每周复查一次，半年内应每月进行复查，半年后应每 3～6 个月根据情况进行复查。牙齿再植后，经常发生牙根吸收：①在再植不久即发生牙根浅表性外吸收，但很快可自行修复，有牙骨质沉积，之后再植牙根面吸收呈静止状态；②替代性吸收，再植后牙根吸收持续进行，吸收区由牙槽骨长入取代，牙根发生固连，患牙不松动，叩诊声音清脆，X 线片显示在发生替代性吸收的区域，正常的牙周膜间隙消失或模糊，直到牙根完全被牙槽骨替代，这种情况可以在复查时更换根管内的氢氧化钙制剂，控制牙根吸收；③炎性肉芽吸收，多见于再植后牙髓未及时摘除的病例，牙根内吸收和外吸收同时存在，或出现弥漫性根尖周炎，最后患牙自行脱落或被拔除。

四、儿童牙外伤

儿童恒牙外伤多发生于 6～13 岁儿童，以 8 岁儿童最多见，常累及牙根未完全形成的年轻恒牙。年轻恒牙外伤的诊断和治疗可以参照成人恒牙外伤，但治疗相对较保守。牙髓治疗时应尽量多地保存活髓，尤其是保存活的根尖牙乳头使牙根继续发育；牙外伤程度较重时，也应尽量保存伤牙，以利于局部牙槽骨的发育。

乳牙外伤多发生在1～2岁儿童，各种乳牙外伤的临床表现与恒牙外伤相似，乳牙外伤的诊断和治疗可以参照恒牙外伤，但乳牙根端有继承恒牙胚正在发育，外伤本身或处理不当均可造成继承恒牙胚的损害，轻者导致继承恒牙釉质发育不全，严重时可使继承恒牙发育畸形，甚至停止发育。乳牙外伤的治疗原则：①尽可能减少患儿的痛苦；②将乳牙外伤对继承恒牙胚的影响降到最低；③乳牙外伤多发生在幼儿，如患儿不能合作，治疗效果不佳，则不宜进行保守治疗，可以拔牙，一般前牙缺牙间隙在正常发育情况下，影响不大，但应密切观察乳牙外伤可能对继承恒牙造成的伤害，定期复查，争取在第一时间处理并发症。

儿童牙外伤是口腔儿科和急诊科的常见病，若能及时采取相应的措施进行治疗，其预后和疗效必然会得到改善，并能有效降低外伤对儿童的牙、颌、面生长发育的负面影响。

第五节　牙慢性损伤

案例 4-5A

患者，女，45岁，因"左侧多个牙齿刷牙酸痛不适半年"来门诊就诊。病史采集如下：半年来出现刷牙时多个牙齿酸痛不适，偶有冷水刺激出现一过性不适，否认自发痛及咬合痛。患者有横刷牙习惯。口腔检查：24、25、26、34、35、36颊面牙颈部楔形缺损，缺损达牙本质中层，14、15、16、44、45、46颊面牙颈部楔形缺损达牙本质浅层，边缘光滑，24、25、26、34、35、36探诊呈一过性敏感，冷诊敏感；14、15、16、44、45、46探诊（−），冷诊同对照牙，叩痛（−），不松动。

问题：
1. 根据上述病史、症状、检查，该患者的确定诊断是什么？
2. 本病例需与哪些牙源性疼痛相鉴别？
3. 如何制订该患者的治疗计划？

一、楔状缺损

楔状缺损（wedge-shaped defect）是发生在牙唇、颊面颈部的慢性硬组织缺损，典型的缺损是由两个光滑斜面组成的楔形缺损。临床上以口角附近的牙齿（尖牙、前磨牙）为重，且上颌牙重于下颌牙，同一患者可多牙罹患。楔状缺损的发生、发展与𬌗力疲劳、刷牙方法不当及龈沟液的酸蚀作用相关。楔状缺损可造成牙齿敏感、牙髓炎，严重时可以引起牙齿横向折断等。调整咬合关系、改善刷牙方法是防治楔状缺损的根本措施。有症状者要进行相应的治疗。

（一）病因

楔状缺损是由牙颈部解剖结构薄弱、应力疲劳、横刷牙磨损和酸蚀等综合作用在牙颈部形成的楔形缺损。病因包括内、外两个方面。

1. 内因　牙颈部标志性的解剖结构是釉质牙骨质界，当釉质牙骨质界表现为牙釉质和牙骨质两端相接或两端不相连时，牙本质极易受到物理和化学因素的破坏。加之牙齿受力时，应力集中于牙颈部。长期应力集中会导致牙齿硬组织疲劳。龈沟内有酸性渗出物，可使牙颈部组织脱矿，这些因素使牙颈部硬组织的破坏更易发生。

2. 外因 刷牙不当与楔状缺损有密切关系：不刷牙的人较少发生楔状缺损，横向刷牙者常有严重的楔状缺损；楔状缺损不发生在牙齿的舌面；唇向错位的牙楔状缺损常比较严重；楔状缺损的牙常伴有牙龈退缩、牙根暴露。

（二）临床表现

楔状缺损临床表现为发生于牙唇、颊面颈部的楔形缺损，可多牙罹患，口角附近牙齿为重。病史多可询问出横刷牙习惯，或可查及明显的𬌗干扰。楔状缺损可因缺损深度不同而有不同表现（图4-24）。

1. **浅** 损害局限在釉质牙本质界或牙本质浅层内，可有轻度敏感症状。
2. **中** 损害深度在牙本质中层或深层。遇到冷、热、酸、甜等刺激时，可有敏感症状，也有不出现敏感症状的患牙。临床检查可见典型的表现：缺损大致由两个夹面组成，口大底小，缺损处质地坚硬，表面光滑，边缘整齐，无染色。

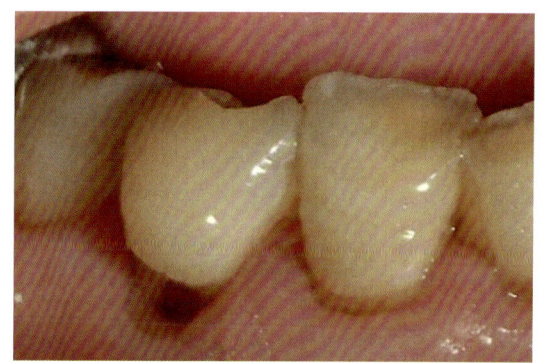

图 4-24　楔状缺损口内片

3. **深** 导致牙髓腔暴露甚至牙齿的横向折断，会出现牙髓病、根尖周病的相应症状。

（三）防治原则

消除病因是治疗的首要因素，包括调𬌗以消除患牙的𬌗干扰，纠正不良的刷牙习惯及偏侧咀嚼习惯等。楔状缺损的治疗应根据缺损的不同程度及牙髓状况选择相应的治疗方案，对于单纯的缺损常选择树脂材料修复缺损。当患牙出现并发症时，进行对症治疗，如出现牙髓炎症状时应进行牙髓治疗。

1. **预防（消除病因）** 调除患牙的𬌗干扰，纠正偏侧咀嚼习惯，均衡全口𬌗力负担；使用正确的刷牙方法；纠正口腔内酸性环境，改变饮食习惯，治疗胃病，用弱碱性含漱液漱口，如2%小苏打溶液，避免咬硬物、异物等。
2. **治疗** 缺损不深、症状不明显者可以不做处理；有过敏症状者可做脱敏治疗；缺损较深者可行充填修复，缺损已达到髓腔，有牙髓感染或根尖周疾病时，根据牙髓病及根尖周病的治疗原则，选择合适的治疗方法；已经或几乎导致牙齿横向折断者，可在根管治疗术完成后，做桩核冠修复。

二、牙隐裂

> **案例 4-5B**
>
> 患者，男，35岁。因右上后牙疼痛半年就诊。半年前觉右上后牙冷热刺激痛，偶有咬合不适，有自发痛史。口腔检查：16未见龋坏、缺损，𬌗面窝沟见裂纹，越过近中边缘嵴，探诊（−），叩痛（+），咬楔检测阳性，不松动，冷诊敏感。X线片示：16根周膜增宽（图4-25）。
>
> **问题：**
>
> 1. 初步病史采集后，鉴于患者出现的牙齿疼痛症状，患者的初步诊断是什么？

2．获得初步诊断后，根据患者的临床表现，需如何定位患牙并进行检查？
3．上述常规检查是否足以明确患牙的诊断，还需哪些辅助检查？
4．根据现病史及临床检查，该患者应确诊为什么？

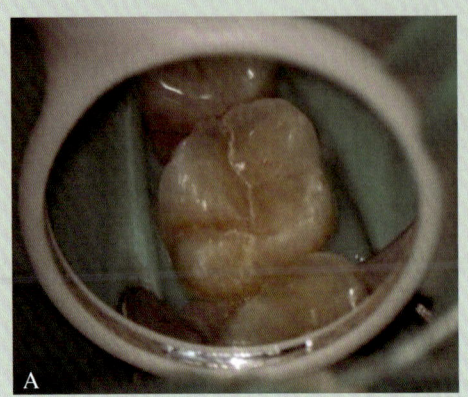 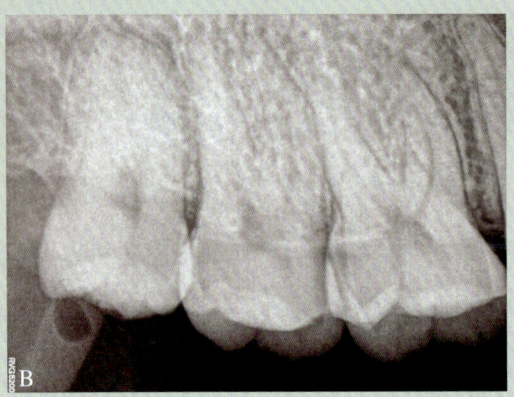

图 4-25　牙隐裂口内片和根尖片

牙隐裂（incomplete tooth fracture）是指发生在牙冠表面、不易被发现的、非生理性的细小裂纹。牙隐裂具有隐匿性，诊断较难，即使确诊并进行相应治疗，疗效也较难保证。

（一）病因

1．牙齿结构的薄弱环节　　𬌗面的深沟、牙釉质中的釉板等都是相对薄弱的部分。故在很多情况下，隐裂发生在点隙、裂、沟附近。因磨损不均的牙尖斜面，咬合时会受到较大的水平向分力，这种水平向分力对牙齿的破坏性很大，可使窝沟底部的釉板向牙本质方向加深加宽。

2．外部因素　　在咀嚼中突然遇到沙砾、骨渣等，会使某个牙齿承受的咬合力骤然加大，这种突然变大的咬合力极易造成包括隐裂在内的牙体硬组织损伤，事故中外力对牙齿的打击、医源性损伤，如拔牙中的器械失控撞击对颌牙，也都会导致牙齿隐裂。

（二）临床表现及诊断

1．牙隐裂好发牙位及部位　　后牙咬合面，以上颌第一磨牙最常见，其次为第二磨牙和前磨牙。隐裂起自磨牙和前磨牙咬合面的窝沟，与窝沟重叠，向一侧或两侧延伸，越过边缘嵴。中老年患者高发。

2．症状　　疼痛程度与裂缝的深度相关，随着裂纹逐渐加深，可表现为牙本质过敏症、激发痛、咬合痛、自发痛等。当牙隐裂达根分叉或牙根根尖部时，还可导致牙髓牙周联合病变，最终可导致牙齿完全劈裂。患者常见主诉为较长时间的咀嚼不适或咬合痛，病史较长，咬在某一特殊部位引起剧烈疼痛时该病具有特征性的症状。

3．影像学检查　　牙隐裂患牙 X 线片可见到某部位的牙周膜间隙增宽，相应的硬骨板增宽或牙槽骨出现透射区，也可以无任何表现。

4．针对裂纹的染色检查　　2.5% 碘酊或其他染料类药物使牙面裂纹清晰可见（酒精脱碘）。咬楔法检查是指将韧物如棉签、小橡皮轮或棉卷放在可疑隐裂处，让患者做咬合及咀嚼运动，可以引起典型的疼痛。

5．治疗　　应在调除创伤性𬌗力的基础上进行对症治疗。

6．对于牙隐裂深达牙髓腔的病例，在进行牙髓治疗前，应首先向患者充分告知治疗程序、风险及预后，签署知情同意书。治疗前应降低咬合，治疗期间可做带环粘接，治疗完毕要及时进行冠修复。

（三）牙隐裂治疗方案

1. 消除创伤殆，平衡咬合力。
2. 根据裂纹的深度和出现的临床症状行对症治疗。
(1) 浅：裂纹在釉质牙本质界内，用酸蚀法和釉质粘接剂行光固化处理。
(2) 中：裂纹达牙本质浅层、中层。沿裂纹处备洞，进行光固化复合树脂粘接修复。
(3) 深：裂纹达牙本质深层，可能累及牙髓。应做牙髓治疗，治疗前先降殆，治疗期间带环保护，治疗完成后及时行冠修复。

三、牙根纵裂

案例 4-5C

患者，女，58岁，因"右下后牙咬物疼痛1年"来门诊就诊。病史采集如下：1年来觉右下牙咬物时疼痛，不敢用牙咀嚼食物，对冷热刺激无反应，全身乏力，影响正常生活，遂来我科就诊要求治疗患牙。否认全身性疾病及传染性疾病。口腔检查：45～47牙有冠修复体，叩痛（+），松动为Ⅱ°，47扣痛，牙周情况欠佳，探诊牙周袋深度＞7mm，局部淋巴结肿大，有压痛。

该患者的X线检查（图4-26）记录如下：曲面体层示47根周围暗影约1.5 cm×1.5 cm，吸收＞1/2根长。

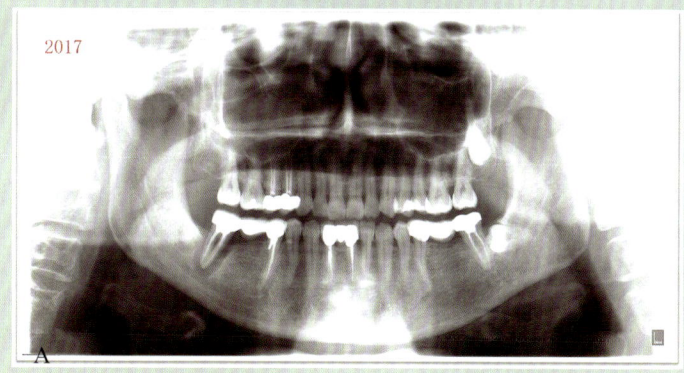
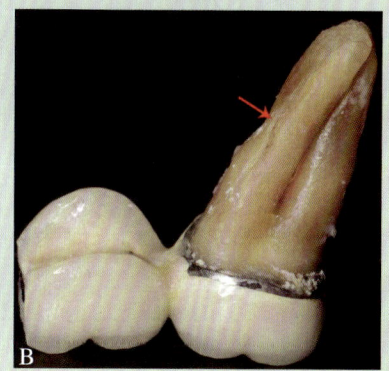

图4-26 牙根纵裂曲面体层片和拔牙后根裂

问题：
1. 根据上述检查结果，患牙的诊断是什么？
2. 根据上述诊断，该牙的治疗方案是什么？

牙根纵裂（vertical root fracture）指在某些致病因素作用下，发生于牙根、平行于牙长轴的、由根尖向冠方的纵向裂纹。因该病常同时侵犯牙体、牙髓、牙周组织，且发病部位隐蔽，早期症状不明显，一旦出现，预后很差，往往需要复杂的治疗，甚至拔除。

（一）病因

1. 解剖因素　从横断面看，牙根大体上有扁根、圆根两种。扁根的固位能力强而抗折能力差。下颌第一磨牙扁形的近中根发生纵裂的概率高于圆形的远中根。

2. 创伤性𬌗力　患牙形态发生异常，如磨损不均或高陡牙尖，存在侧方𬌗干扰；患牙的邻牙或对侧牙患病或缺失导致患牙负担过重，咀嚼力则为可导致创伤的咬合力。

3. 医源性因素　做过根管治疗术的牙齿被称为无髓牙，会因脱水而整体变脆，受力时牙根容易纵裂；过度的根管预备造成根管壁明显变薄，降低牙根的抗折能力；压力过大、温度过高，均可导致即刻或后来的根裂；根管桩会导致应力集中于牙根，促进根折的发生。

（二）临床表现

1. 临床表现　牙根纵裂好发于中老年人，多发生于磨牙，可能有创伤𬌗、牙周病，可发生于做过根管治疗的患牙，还可能存在于患牙内有根管桩和冠修复体的情况。也可以原发于未经牙髓治疗的牙齿。未经牙髓治疗的牙齿出现牙髓炎和根尖周炎的症状，应考虑原发性牙根纵裂；经过牙髓治疗的牙齿可表现为根尖周炎的症状，表现为长期的咬合不适或疼痛。

2. 影像学检查　X线牙片是诊断牙根纵裂的主要依据。X线片上髓腔和牙根出现特有的表现可作为牙根纵裂的诊断依据：可表现为从根尖部到根管口长度不等的直线状均匀增宽，晚期可见裂片从牙颈部断裂分离，或有移位；牙周组织表现，有患牙的牙根周围牙周膜间隙增宽，牙根分叉、骨密度降低或骨质丧失，患牙的牙根周围的牙槽骨垂直或水平吸收或局部性骨致密。对X线表现不明确的病例，可进行锥形束计算机体层成像（CBCT）的检查（图4-27）。

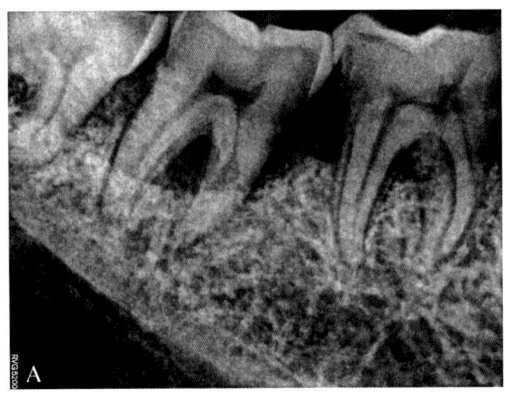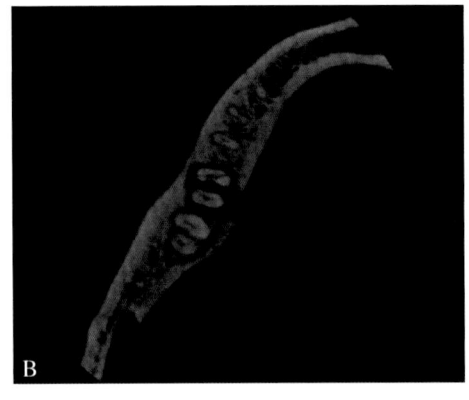

图 4-27　牙根纵裂
A. 牙根纵裂根尖片；B. CBCT 冠状面

（三）治疗原则

1. 通常预后较差，需与患者进行充分的沟通，根据病情选择部分或完全拔除患牙。
2. 未发生根裂的牙根，其牙周组织损害较少，牙齿稳固，可行患根的截根术或牙半切术，除去纵裂患根，尽量保留部分患牙，解除𬌗干扰，进行相应的牙髓、牙周联合治疗及修复治疗。
3. 对于松动明显或牙周病变较重的患牙，予以拔除。

> **基础回顾**
>
> **继发性牙根纵裂的病因**
>
> 继发性牙根纵裂的致病因素主要是医源性因素。
> （1）无髓牙：做过根管治疗术的牙齿被称为无髓牙（pulpless tooth），会因脱水而整体变脆，受力时牙根容易纵裂。
> （2）过度的根管预备：造成根管壁明显变薄，降低牙根的抗折能力。
> （3）根管填压压力过大：压力过大、温度过高，均可导致即刻或后来的根裂。
> （4）根管桩：能够增加修复体的固位力，但会导致应力集中于牙根，使根折发生在根管桩中，有螺纹的与没有螺纹的根管桩、圆锥形的与圆柱形的根管桩、长的与短的根管桩、粗的与细根管桩的相比，前者均更容易造成根裂。

（赵　今）

第六节　牙髓根尖周病

牙髓组织位于由牙本质围成的牙髓腔内，仅凭借狭窄的根尖孔与根尖周组织相连。牙髓作为一种疏松结缔组织，所含的细胞、血管和神经对环境变化的反应与其他疏松结缔组织的反应基本相同。牙髓病是指发生在牙髓组织的疾病，是发病因素、病理生理非常复杂的病损，其发病机制尚不完全清楚，并未形成成熟的理论。目前认为引起牙髓病的原因主要有细菌、物理、化学刺激及免疫反应等，其中细菌因素被认为是主要因素。根据牙髓病的临床表现及治疗预后可分为可复性牙髓炎（reversible pulpitis）、不可复性牙髓炎（irreversible pulpitis）、牙髓坏死（pulp necrosis）、牙髓钙化（pulp calcification）及牙内吸收（internal resorption of tooth）。不可复性牙髓炎是临床最常见的牙髓病，根据临床特点的不同，又分为急性牙髓炎（acute pulpitis）、慢性牙髓炎（chronic pulpitis）和逆行性牙髓炎（retrograde pulpitis）。本节将重点讨论临床就诊率最高的急性牙髓炎和慢性牙髓炎两种疾病。

根尖周病（periradicular lesions）是指发生在根尖周围组织的炎症性疾病，又称为根尖周炎（apical periodontitis）。根尖周病多为牙髓病的继发病，当牙髓病变没有得到有效控制，根管内牙髓组织中的感染物质通过根尖孔、侧副根管、牙本质小管等通道作用于根尖周组织而引起，因此根尖周病的病因和发病机制与牙髓病是相似的。根据临床病理过程可将根尖周炎分为急性根尖周炎（急性浆液性根尖周炎、急性化脓性根尖周炎）和慢性根尖周炎（根尖周肉芽肿、慢性根尖周脓肿、根尖周囊肿、根尖周致密性骨炎）。

案例 4-6

患者，28岁，因"左下后牙肿痛3周"来院就诊。检查：36颊侧大面积树脂充填物，叩痛（+），松动为Ⅰ°，近中颊侧牙龈肿胀，近中颊侧探及深牙周袋，深度约10 mm，溢脓。36热测反应迟钝。根尖片示36近中牙槽骨垂直吸收至根中1/2。诊断为36牙周牙髓联合病变。与患者沟通治疗方案、疗程及预后，患者知情理解并同意治疗，分次完成治疗与冠部修复（图4-28）。

问题：
1. 引起患牙的病因可能是什么？
2. 该患牙的深牙周袋是如何产生的？
3. 该患牙的治疗方案是什么？

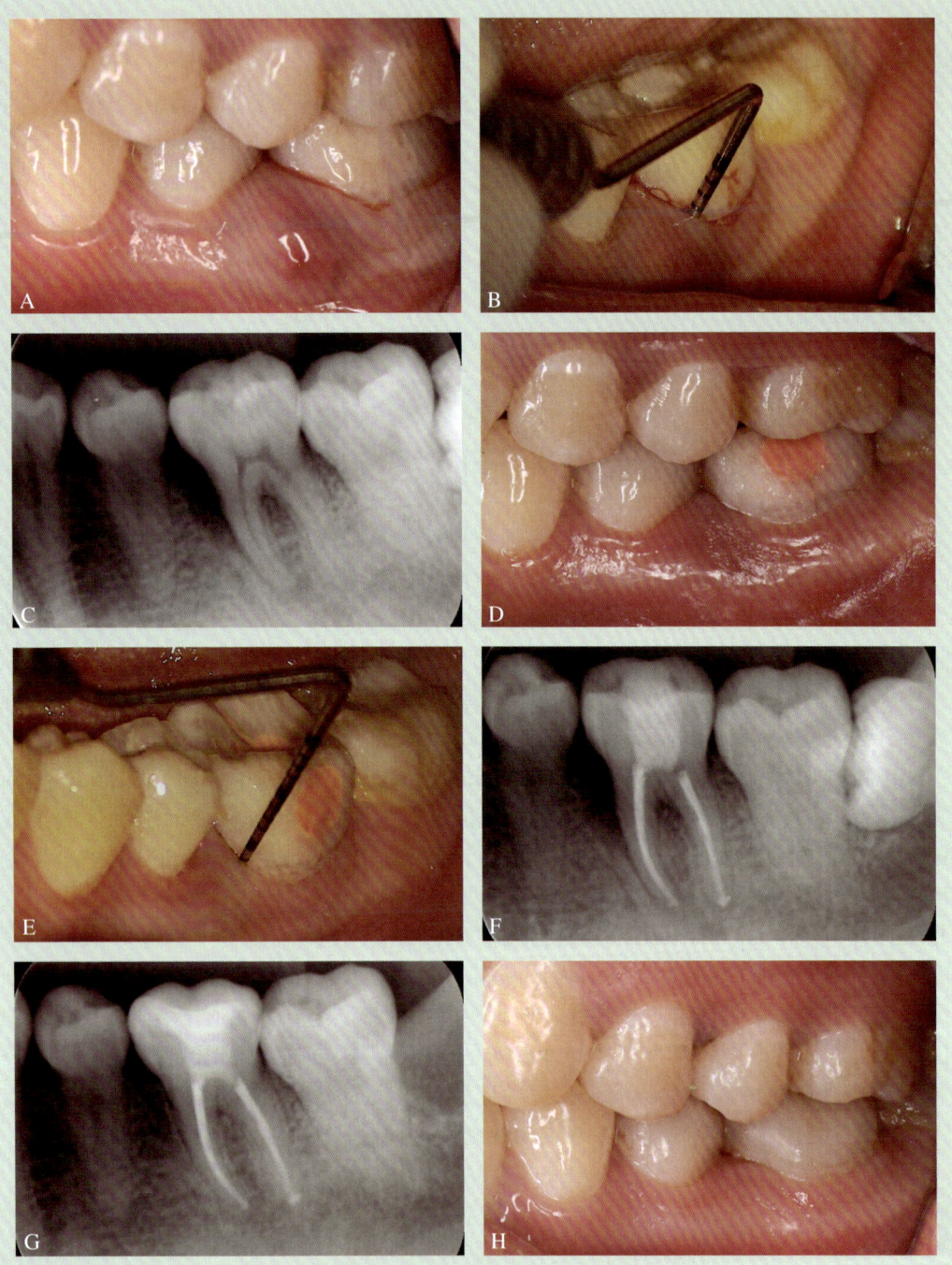

图 4-28　36 根-冠一体化治疗
A. 术前口内照（黏膜肿胀）；B. 术前牙周探诊（深度＞10 mm）；C. 术前根尖片（近中牙槽骨垂直吸收）；D. 根管充填前口内照（黏膜肿胀消退）；E. 根管充填前牙周探诊（深度＜3 mm）；F. 根管充填即刻根尖片；G. 术后 11 月复查根尖片（近中牙槽骨高度恢复）；H. 术后 11 个月复查口内照（完成冠修复）

一、病因

1. 微生物因素 微生物感染是牙髓根尖周病的主要致病因素。目前认为，根管和根尖周的感染是以厌氧菌为主的混合感染，厌氧菌在牙髓病和根尖周病的发生和发展中具有重要作用。牙髓感染途径包括牙本质小管暴露、牙髓暴露、牙周袋途径及血源感染，其中细菌侵入的最主要途径是通过近髓的深龋洞，牙髓病大多是龋齿的继发病。此外，牙周病患者的深牙周袋中的细菌可通过根尖孔或侧支根管进入牙髓，引起牙髓感染。这种由牙周途径导致的牙髓感染称为逆行性牙髓感染，所引起的牙髓炎称为逆行性牙髓炎。而根尖周病大多是由于感染牙髓中的细菌和细菌产物直接侵及根尖周组织造成的；少数情况下，还可以通过深牙周袋或邻牙的根尖周病变直接扩散而来。

2. 物理因素 造成牙髓病的物理因素主要有创伤、温度刺激、电流、激光作用等。交通事故、运动竞技、暴力斗殴或咀嚼时突然咬到硬物均可导致急性牙外伤；创伤性咬合、磨牙症、窝洞充填物或冠等修复体过高都可引起慢性咬合创伤。用牙钻备洞，特别是未同时使用冷却剂时可导致可复性牙髓炎，甚至不可复性牙髓炎，其造成牙髓损伤的主要原因是备洞产生的高温刺激了牙髓组织。

创伤也常常是引起急性根尖周炎的诱发因素。当外力突然作用于原本不健康的牙髓或有慢性根尖周炎的患牙时，会引起急性根尖周炎。慢性咬合创伤、牙髓治疗时器械或根充物超出根尖孔，均能诱发根尖周炎。

3. 化学因素 绝大部分的化学因素是医源性的。化学因素引起的牙髓根尖周病主要与充填材料有一定的毒性、垫底材料选择和使用不正确、酸蚀剂和粘接剂的刺激作用、消毒药物使用不当等因素有关。在进行牙髓根尖周病的治疗过程中，使用不当的药物可能成为一种化学刺激物，引起根尖周病的发生。

二、牙髓病的临床表现及诊断

（一）可复性牙髓炎（牙髓充血）

可复性牙髓炎（reversible pulpitis）是指在临床实际工作中，能去除作用于患牙上的病源刺激因素，同时给予患牙适当的治疗后，患牙的牙髓可以恢复到原来的状态。牙髓初期炎症，以血管扩张、充血为主要病理变化，故也将此病称为牙髓充血。可复性牙髓炎的临床症状为当患牙受到冷、热温度刺激或者甜、酸化学刺激时，立即出现瞬间的疼痛反应，尤其对冷刺激更加敏感；刺激一旦去除，疼痛随即消失；患牙没有自发性疼痛。绝大部分患牙临床检查时可发现有深龋洞，去净腐质后未及牙髓，探洞底敏感；用冷热刺激测试患牙正常牙面，可出现一过性敏感症状。临床上需注意与慢性牙髓炎鉴别。

（二）急性牙髓炎

急性牙髓炎（acute pulpitis）包括无慢性过程的急性牙髓炎和慢性牙髓炎急性发作，其中绝大多数病例属于后者。临床特点是发病急、疼痛剧烈，口腔急诊患者大多为急性牙髓炎。由于牙髓组织处在四壁坚硬、毫无弹性、出入孔狭小的牙髓腔中，牙髓发生急性炎症时，炎症渗出物得不到及时引流，牙髓腔压力急剧增高，患者会感到难以忍受的疼痛。同样由于牙髓组织所处的特殊环境，一般炎症所表现的红、肿、热、痛，在牙髓炎时只有疼痛能够表现出来。所以，难以忍受的剧烈疼痛是急性牙髓炎的最大特点。

1. 临床表现 急性牙髓炎的疼痛症状有以下四大特点。

(1) 自发性阵发性痛：患者在没有任何外界刺激的情况下，突然发生剧烈的自发性尖锐痛，疼痛分为持续过程和缓解过程，即所谓阵发性发作或阵发性加重。在炎症早期，疼痛时间持续短，缓解时间较长，可能一天内发作2～3次，每次持续数分钟。到炎症晚期，发作频率高，疼痛时间长，可持续数小时或1天。化脓期患者可主诉有搏动性跳痛。

(2) 夜间痛：疼痛常在夜间发作，或疼痛程度比白天更剧烈。患者常因牙痛难以入睡，或者从睡眠中疼醒。

(3) 疼痛不能自行定位：当疼痛发作时，大多数患者不能明确指出患牙所在位置。疼痛常常沿神经的分布区域放射到患牙同侧的任何牙齿及颌面部、头颈部，放射范围与疼痛程度呈正相关。除少数前牙外，一般不放射到对侧牙颌区域。

(4) 温度刺激加剧疼痛：冷热刺激在疼痛的间歇期会引发疼痛，在发作期会加重疼痛，这是区别其他疾病引起口腔颌面部疼痛的重要标志。在急性牙髓炎的晚期，由于牙髓坏疽，髓腔内产生气体，基于热胀冷缩的原理，热刺激会加剧疼痛，而冷刺激却能使疼痛缓解。临床上常可见到患者携带冷水瓶就诊，随时含漱冷水缓解疼痛。

2. 诊断

(1) 诊断步骤：急性牙髓炎的临床诊断并不困难，但因疼痛的不定位性，使病源牙的确定成为诊断的最大难点。患侧上、下颌的任何一个牙齿都可成为怀疑对象，如何快速准确地找到患牙，掌握牙髓炎的诊断步骤至关重要。临床上牙髓炎的诊断可通过三步骤完成，也称为"诊断三部曲"，依据这种诊断方法，绝大多数急性牙髓炎都能得到确诊。

第一步是问诊，通过问诊可以了解患者的主要症状，建立初步印象。重点问疼痛与温度刺激的关系，因温度刺激引起或加重疼痛是区别其他疾病引起口腔颌面部疼痛的重要标志。

第二步是通过视诊、探诊、叩诊等一般临床检查，找出可疑患牙。根据病因，由常见至不常见，逐个排查患侧牙齿，可疑患牙可有数个。

第三步是采取冷热刺激测试可疑患牙，验证诊断并确定患牙。

(2) 诊断依据：典型的四大牙髓炎性疼痛症状；可以检查到引起患牙牙髓病变的牙体损害或深牙周袋等；牙髓活力温度测试结果能够帮助确定患牙位置。

3. 鉴别诊断 急性牙髓炎主要表现为患牙剧烈疼痛不能定位，因此临床上需要与非牙源性牙痛的疾病进行鉴别。

(1) 与三叉神经痛 (trigeminal neuralgia) 鉴别：三叉神经痛是一种原因不明的三叉神经感觉功能障碍性神经系统疾病，疼痛程度剧烈（刀割样、撕裂样、电击样），并沿三叉神经分布区域放射，易误诊为急性牙髓炎。三叉神经痛有别于急性牙髓炎的特点是很少夜间发作，温度刺激不引发疼痛，发作持续时间短（数秒至数分钟不等）；疼痛发生有触发点 (trigger point)，即轻触碰患侧面部某区域可引发疼痛，以致患者不敢刷牙、洗脸、吃饭。临床检查牙齿无异常，或虽有牙齿疾病，但治疗患牙后疼痛仍不缓解。

(2) 与龈乳头炎 (papillary gingivitis) 鉴别：龈乳头炎是相邻两牙之间龈乳头的急性炎症，多由长期食物嵌塞引起。患者表现为剧烈的自发性疼痛，但疼痛的性质有别于急性牙髓炎，为持续性的胀痛，疼痛多可定位；临床检查可见患处龈乳头红肿，探、触痛明显，易出血。

(3) 与急性上颌窦炎 (acute maxillary sinusitis) 鉴别：上颌后牙的牙根尖邻近上颌窦底，上颌后牙的神经进入根尖孔前，经过上颌窦侧壁或上颌窦底。所以，上颌窦内感染常引起上颌后牙的牙髓神经疼痛，并放射到头面部，而引起误诊。急性上颌窦炎表现为上颌多个牙持续性胀痛，患者近期可有上呼吸道感染或鼻窦炎史。如临床检查查不到引起牙髓炎症的患牙，邻近上颌窦的牙齿均有叩击痛，以及上颌窦前壁压痛，华特氏位X线片或口腔锥形束CT可明确诊断。

（4）与心源性牙痛鉴别：据统计，心源性疼痛（心绞痛、心肌梗死引起）病例有18%可放射到颌面部，当患者以面部放射痛为唯一主诉症状时，应加以注意。

（三）慢性牙髓炎

慢性牙髓炎（chronic pulpitis）是临床上最为常见的牙髓炎症，日常门诊的牙髓病患者大多为慢性牙髓炎。慢性牙髓炎大多为原发性，少数由急性牙髓炎或其他牙髓病转变所致。其病理学特点是牙髓组织呈慢性炎症状态，病变多已波及整个牙髓，根尖周膜可成为炎症外围区。慢性牙髓炎在一定条件下可急性发作，同样具有急性牙髓炎的四大疼痛症状。

1. 临床表现

（1）慢性牙髓炎一般不发生剧烈的自发性疼痛，但多有自发痛病史。有时出现不甚明显的阵发性隐痛或者每日定时的钝痛，发作不频繁，下午或夜间相对易发作，持续半小时左右。

（2）遇冷热刺激能引起疼痛，放射区域广泛，不能定位，刺激去除后疼痛仍持续一段时间，若根尖周膜成为炎症外围区，咬合时疼痛，此时患者可指出患牙。

（3）食物嵌入龋洞内时疼痛，牙髓外露者会引起剧痛。在乳牙和年轻恒牙，牙髓可增生并向髓腔外生长，形成息肉，进食时易出血。

2. 诊断 患牙有长期冷热刺激痛病史和（或）自发痛病史；可以检查到引起牙髓炎的牙体组织疾病或牙周疾病；患牙对温度测验的异常表现；叩诊时患牙可有一定程度的叩痛。

3. 鉴别诊断 由于慢性牙髓炎所表现出的疼痛症状不太典型，有的病例以冷热刺激疼痛为唯一主诉，故需与可复性牙髓炎鉴别。两者的相同点都是遇冷热刺激敏感或疼痛，区别点是慢性牙髓炎病史长，可有自发痛史，有时可出现轻度叩痛；而可复性牙髓炎病史短，无自发痛史，龋洞底探查极敏感，患牙无叩痛。鉴别困难时，进行安抚治疗（诊断性治疗），观察两周。如在观察期内，患牙无临床症状，冷测一过性敏感牙髓活力正常，可确诊为可复性牙髓炎；如出现自发性疼痛和（或）咬合痛，牙髓反应敏感或迟钝，则确诊为慢性牙髓炎。

三、根尖周病的临床表现及诊断

（一）急性根尖周炎

1. 临床表现 急性根尖周炎（acute apical periodontitis，AAP）是从根尖部牙周膜发生浆液性炎症反应到根尖周组织化脓性炎症反应的一系列发展过程，是一个病变程度由轻到重、病变范围由小到大的连续过程。急性根尖周炎病理变化的初期是根尖部牙周膜内的浆液性炎症，又称为急性浆液性根尖周炎（acute serous apical periodontitis）。患者此时自发痛不明显，一般只有轻微的咬合痛，患牙有浮起感，咬合时首先与对颌牙接触，咬紧牙时，由于咬合压力可将充血血管内的血液挤压出去，减轻充血，患者反而感觉疼痛缓解。但浆液性炎症反应阶段十分短暂，很快就发展到根尖周组织的化脓性炎症反应，炎症渗出物增多，局部压力增高，此阶段称作急性化脓性根尖周炎（acute suppurative apical periodontitis）。在急性化脓性根尖周炎的病理变化过程中，依脓液相对集聚区域的不同，临床上分为各具特征性表现的3个阶段，即根尖周脓肿阶段、骨膜下脓肿阶段及黏膜下脓肿阶段。

当脓肿局限在根尖周时（图4-29），称为根尖周脓肿。患者可出现自发性、剧烈持续的跳痛，患牙浮起感明显，咬紧牙时疼痛不是缓解而是加重，以致患者不敢用患侧咀嚼。临床检查时，可见患牙多有深龋洞，牙髓全部或绝大部分坏死，探诊龋洞无感觉，叩诊患牙疼痛明显，根尖部黏膜潮红，但尚无明显肿胀，扪诊感轻微疼痛。炎症渗出如果在此阶段没有得到及时引流，脓液则向四周扩散，穿过牙槽骨的骨松质、骨外板达到骨膜下，形成骨膜下脓肿。

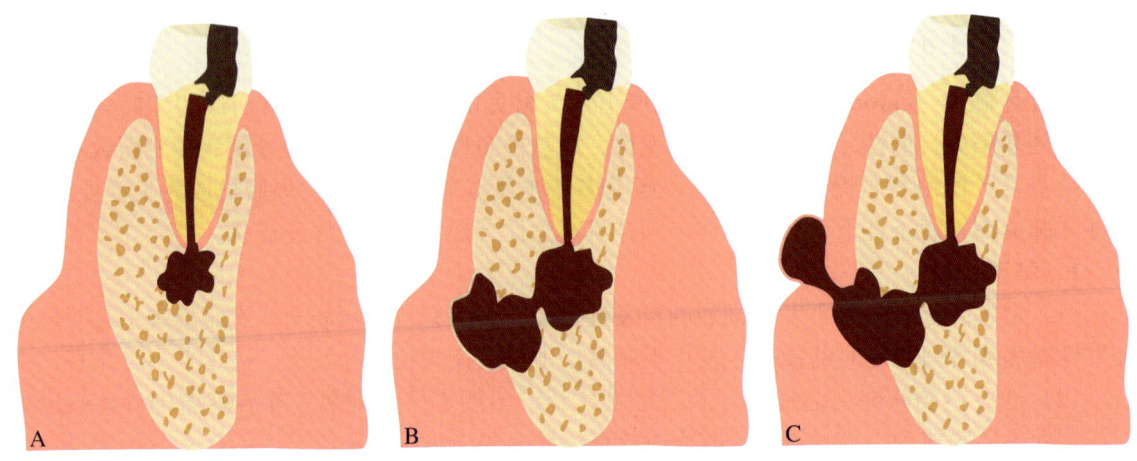

图 4-29　急性化脓性根尖周炎的典型过程
A．根尖周脓肿阶段；B．骨膜下脓肿阶段；C．黏膜下脓肿阶段

在骨膜下脓肿阶段，因骨膜坚韧致密，脓液集聚于骨膜下所产生的压力很大，患牙的持续性、搏动性跳痛更加剧烈，疼痛达到高峰期。此时病期大多已经 3～5 日，患者非常痛苦，多伴有全身症状，精神疲惫，患牙更觉浮起、松动，不经意地碰到患牙，也会觉得疼痛难忍。临床检查时，患牙根尖部的黏膜明显红肿，移行沟变浅、变平，有明显压痛，扪及深部波动感；患牙相对应的颌面部出现反应性水肿，患牙所在区域的淋巴结可出现肿大和扪痛。血常规化验显示白细胞计数多升高，体温可高达 38℃ 左右。如白细胞计数和体温继续升高，则应怀疑并发颌面部蜂窝织炎、颌骨骨髓炎或败血症。绝大多数患者都能及时就诊，如果仍未治疗或没有得到合理治疗，脓肿会穿破骨膜到黏膜下，形成黏膜下脓肿。少数情况下，脓液从骨膜下进入肌间隙，引起口腔颌面部间隙感染或并发败血症。

在黏膜下脓肿阶段，由于黏膜下组织疏松，脓液到达黏膜下时，局部压力明显减轻，患者感到疼痛症状大大缓解，全身症状减轻。因为脓液趋于表面，根尖部肿胀局限，移行沟黏膜呈半球状隆起，扪诊时浅表波动感明显。

2．诊断　主要根据患牙表现出来的典型临床症状，急性根尖周炎的诊断不难做出。但在诊断过程中，应根据现阶段的疼痛症状和肿胀程度，参考发病时间，准确判断病情所处的阶段对治疗计划非常重要。

3．鉴别诊断

（1）与牙震荡（concussion of the teeth）鉴别：牙震荡是在牙齿受到外力（如暴力击打、进食硬物磕碰、创伤）作用的情况下发生在牙根周围的牙周膜内炎症，一般在外伤后 1～2 天发病，症状与急性根尖周炎的浆液性炎反应阶段相似。但牙震荡的患牙对牙髓活力测验的反应不一，即使受伤后无反应，在数周或数月后反应可能开始恢复，对温度刺激略敏感，结合外伤史，不难鉴别。

（2）与牙周脓肿（periodontal abscess）鉴别：牙周脓肿是牙周炎发展到晚期，出现深牙周袋后的一个常见伴发症状，一般为急性过程。牙周脓肿与急性根尖周炎的化脓性炎症反应阶段相似，虽然两者的感染来源和炎症扩散途径各不相同，但有时根尖周脓肿的脓液可穿过牙槽骨到牙周组织，牙周脓肿的感染也可扩散到根尖，所以应加以鉴别。牙周脓肿时，患牙一般没有牙体硬组织的疾病，牙齿松动明显，垂直叩诊患牙无明显疼痛，可探及深牙周袋，其肿胀部位接近牙龈边缘，肿胀范围较根尖周脓肿局限，牙髓活力大多正常，X线片检查可以发现牙槽骨吸收。

（二）慢性根尖周炎

慢性根尖周炎（chronic apical periodontitis，CAP）是由于根管内长期存在感染及病源刺激物而导致的根尖周围组织慢性炎症反应。可由急性根尖周炎转化而来，也可由牙髓病发展所致。慢性根尖周炎的病理变化主要表现为4种，即根尖周肉芽肿（periapical granuloma）、慢性根尖周脓肿（chronic periapical abscess）、根尖周囊肿（periapical cyst）和根尖周致密性骨炎（periradicular condensing osteitis），前三者可以相互转换，在临床表现上虽稍有差异，但不易完全区分，X线片上有时可加以区别。临床诊断名称均为慢性根尖周炎，有确凿证据时应注明其所属类型。

1. 临床表现

（1）根尖周肉芽肿：是慢性根尖周炎最常见的类型。一般无明显自觉症状，有时患牙在咀嚼时稍感不适或乏力。临床检查时，患牙多有深龋洞，牙髓坏死，牙冠变色，叩击患牙有时有不适感。X线片显示在根尖部有圆形或椭圆形的透射区，边界清楚，直径一般在1 cm以下。

（2）慢性根尖周脓肿：分为有窦型慢性根尖周脓肿和无窦型慢性根尖周脓肿。无窦型慢性根尖周脓肿的自觉症状与根尖周肉芽肿大致相同，临床上两者很难区别。有窦型慢性根尖周脓肿可在牙龈上发现窦道口，窦道口是根尖周脓液排脓道的出口，大多位于患牙根尖部的唇颊侧黏膜表面，少数位于舌腭侧，有的窦道口在远离患牙的其他牙的根尖部。临床检查时应注意窦道口与患牙的关系，可用牙胶尖插入窦道，拍摄X线示踪片以确定其来源。窦道有时开口于皮肤，形成皮窦，易被误诊为皮肤病。慢性根尖周脓肿的X线片表现为患牙根尖部有近似圆形或椭圆形的透射区，边界模糊且不规则。无窦型慢性根尖周脓肿更易急性发作。

（3）根尖周囊肿：增长缓慢，多无自觉症状。临床检查时，患牙牙髓坏死、牙冠变色。囊肿大小不等，小囊肿因不引起颌骨变形，外观上无异常表现而不易被发现，只有X线检查时才能被发现。当囊肿逐渐增大向外膨隆时，在患牙根尖部可见黏膜呈半球状隆起，表面不红，扪诊较硬，如囊肿周围骨质很薄，扪诊有乒乓球样的手感。当囊肿增长过大时，可压迫邻牙，使邻牙牙根吸收或移位。X线检查可见根尖部有边界清楚、致密骨白线包绕的圆形透射区。

（4）根尖周致密性骨炎：患牙在临床上一般没有任何自觉不适症状，也没有反复肿痛的病史，只是在进行X线检查时偶然发现。X线检查表现为根尖部骨质呈局限性的致密阻射影像，无透射区，多在下颌后牙发现。

2. 诊断　患牙X线片上根尖区骨质破坏的影像是确诊的重要依据；患牙牙髓活力检测结果与患者年龄作为诊断的重要参考；病史及患牙的临床检查情况是辅助诊断的指标。对于根尖周肉芽肿、慢性根尖周脓肿和根尖周囊肿这3种类型，即便借助影像学检查也不容易准确判定，在临床上诊断统称为"慢性根尖周炎"，在治疗原则和治疗方法上基本相同。

3. 鉴别诊断

（1）X线片上与正常骨孔鉴别：上颌中切牙牙根之间有切牙孔，下颌前磨牙牙根附近有颏孔，均是正常结构。X线片投照角度有偏差时，骨孔影像落在根尖处，易与根尖周肉芽肿混淆。正常骨孔邻近的牙齿牙冠完整，色泽无异常改变，牙髓活力正常，牙根的牙周膜间隙连续、影像清晰。

（2）与颌骨内肿瘤鉴别：大的根尖周囊肿应注意与颌骨内肿瘤，尤其是与单囊型成釉细胞瘤鉴别。单囊型成釉细胞瘤的囊壁厚薄不均，通过病理检查可明确诊断。

四、治疗原则

牙髓病和根尖周病的治疗原则是保护具有正常生理功能的牙髓，以及保存患牙。对于牙髓病变还处于早期阶段的恒牙和根尖孔尚未形成的年轻恒牙，应尽可能保存活髓，维持牙髓的功能；对于不能保存活髓的患牙，应去除病变，保存患牙。随着科学技术的发展，对牙髓根尖周病的治疗理论和方法逐渐完善，绝大多数的牙髓根尖周病可以被治愈，破坏的骨组织可以恢复；现代牙体修复技术对牙冠破坏严重的患牙也可进行修复，使其发挥正常的咀嚼功能，因此保存患牙的适应范围越来越广泛。

（一）保存活髓

1. 保存活髓的意义 健康的牙髓可以维持牙体组织的营养代谢，保持牙齿正常的光泽和强度。牙髓坏死或拔除牙髓后，牙釉质和牙本质将失去主要营养来源而变得脆弱，牙齿易折裂；牙齿失去光泽，牙色暗淡甚至变色。由于牙髓组织所处的解剖环境不利于牙髓组织的修复与再生，保存活髓的适应范围窄，过去一般仅用于可复性牙髓炎及根尖孔粗大的年轻恒牙的早期局限性牙髓炎；近年来，随着对牙髓组织的炎症反应及其自身修复机制研究的深入理解、辅助技术，以及盖髓材料的升级换代，越来越多学者和临床医生尝试对虽诊断为不可复性牙髓炎，但感染未累及深部根髓组织的成熟恒牙采取活髓保存治疗，也取得较高的成功率。

2. 保存活髓的适应证
（1）深龋洞或其他牙体疾病所致的可复性牙髓炎。
（2）可复性牙髓炎与慢性牙髓炎难以鉴别时的诊断性治疗（安抚治疗）。
（3）年轻恒牙的早期牙髓炎。

3. 保存活髓的方法
（1）盖髓术（pulp capping）：在严格消毒的前提下，用具有保护和治疗作用的药物、材料（盖髓剂）覆盖在近髓（间接盖髓术）或露髓（直接盖髓术）处，以防止感染，保存牙髓活力，诱导成牙本质细胞（odontoblast）形成修复性牙本质（reparative dentin），使牙髓炎症得以消退，牙髓恢复正常。

（2）牙髓切断术（pulpotomy）：适应证为根尖未完全形成的年轻恒牙，在深龋洞治疗时发生意外穿髓，露髓孔较大，无法做盖髓治疗时；或炎症限于冠髓的早期牙髓炎。在严格消毒的条件下，切除有局限病变的冠髓，断髓创面用盖髓剂覆盖以防止根髓感染，并诱导成牙本质细胞形成修复性牙本质，封闭根管口，以保存根髓的活力和功能，使患病的年轻恒牙根尖继续发育完成。

（二）应急处理

牙髓根尖周病急性期时疼痛症状异常剧烈，其治疗具有特殊性——虽为炎症，但单纯的药物治疗不能有效缓解疼痛，所以应急处理是初次治疗中采取的重要措施。

急性牙髓炎最快速有效的应急处理方法是在局麻下开髓，去除全部或大部分牙髓后放置一无菌小棉球并暂时封住髓腔，其目的是引流炎症渗出物和缓解因之而形成的髓腔高压。如诊断准确无误，开髓后的患牙疼痛症状大多数立即缓解，手到病除在急性牙髓炎的治疗中最能得到体现。对于麻醉效果不佳或对麻醉剂过敏的患者，可采用失活法。失活法是用失活剂封于牙髓创面，使牙髓组织坏死失去活力的方法，常用的失活剂为多聚甲醛失活剂，主要成分为多聚甲醛、适量的表面麻醉剂和氯酮等，失活剂封药时间为 2 周左右。

思政园地

牙髓失活技术的首次记载

目前能见到的有关牙髓病的最早记载来自公元200年前后，我国东汉医圣张仲景所著的《金匮要略》。其中有用砷剂治疗牙病的记载：有"小儿疳虫蚀齿"，其处方为"以雄黄、葶苈，上二味，末之，取腊日猪脂溶，以槐枝绵裹头四五枚，点药烙之"。意为将雄黄和葶苈两种药磨成粉末，与猪油拌在一起，用槐树枝沾药并放火上烤，之后就能补进牙洞。雄黄为硫化物类矿物雄黄族雄黄，主含二硫化二砷。这种用雄黄失活牙髓治疗牙痛的方法，比欧洲将三氧化二砷应用于牙髓失活早了1600余年，反映了中国传统医学在实践中积累的独特知识与智慧。

急性根尖周炎的患牙也需要立即进行应急处理，以便缓解疼痛。目前在临床上急性根尖周炎的应急处理原则是在局麻下开髓引流、抗菌止痛。具体操作为穿通髓腔，清理坏死牙髓，通畅根管，使根尖周组织的渗出物或脓液可以通过根管引流，从而缓解根尖部的压力。此外，若急性炎症已导致局部有明显波动感的骨膜下脓肿或黏膜下脓肿形成，可在局麻下切开排脓，以减轻患者的痛苦。另外，急性根尖周炎的患者往往还伴有全身症状，必要时需要配合全身用药。

（三）保存患牙

由于牙髓的增龄性改变和血液循环的特殊性，其修复再生能力有限，牙髓炎症不易治愈。对患有牙髓病而不能保存活髓的患牙，应去除病变牙髓组织，保存患牙。对于牙根发育完成的成熟患牙，可以直接采取根管治疗术；对于牙根发育未完成即发生严重牙髓根尖周病、根尖孔呈喇叭口样的患牙，常规根管治疗难以达到严密的根尖封闭，根管治疗前需先采取根尖屏障术、根尖诱导形成术或牙髓血运重建术以获得良好的根尖封闭；此外，对于部分经规范非手术治疗后根尖周病变仍持续存在的患牙，还需辅以根尖手术治疗。

1. 根管治疗术（root canal therapy） 不可复性牙髓炎或根尖周病患牙的牙髓全部或绝大部分被感染，根管壁受到污染，感染可波及根尖周组织，并破坏颌骨，有的可能成为破坏远隔器官的病灶。因此，当不可复性牙髓炎或根尖周炎急性症状缓解后，必须进行进一步的专业治疗，否则会再次急性发作或演变成为慢性炎症，危害全身健康。根管治疗术是目前国际上治疗牙髓病及根尖周病的首选方法，也是最有效、最常用的方法，其疗效肯定，临床成功率可达95%以上。

根管治疗术的原理是采用机械和化学方法彻底清理根管内病源刺激物、炎症牙髓和坏死物质，扩大成形根管（根管预备），并对根管进行适当的消毒杀菌（根管消毒），最后用生物相容性良好的材料严密充填根管（根管充填），以阻断根管内残留细菌进入根尖周组织或根尖周组织液回流入根管内；最后用封闭性良好的永久性充填材料或间接修复体进行冠方封闭，以防止来自口腔的细菌通过微渗漏进入根管内引发再次感染，从而达到控制感染、保存患牙、修复牙体缺损、促进根尖周病变愈合、防止再感染的目的。根管治疗的适应证广泛，适用于有足够牙周支持组织、且需保存患牙的下述情况：①不可复性牙髓炎；②牙髓坏死；③牙内吸收；④根尖周炎；⑤某些移植牙或再植牙；⑥因其他口腔治疗需要摘除牙髓的患牙。

根管治疗术的优点是理论研究系统、治疗器械设备和操作技术步骤的国际标准统一，术后即刻有明确的评定指标，为保证根管治疗质量，在治疗过程中，需对患牙拍摄多张根尖片（图

4-30),可直观地评价治疗质量,并为后续的冠修复术提供了良好基础。缺点是治疗程序复杂,疗程较长,器械质量要求较高,大部分器械需从国外进口,因此治疗费用相对较高。根管治疗术在发达国家已成为治疗不能保存活髓的牙髓病及根尖周病的最常用的方法,在我国多数地区也已普遍应用。

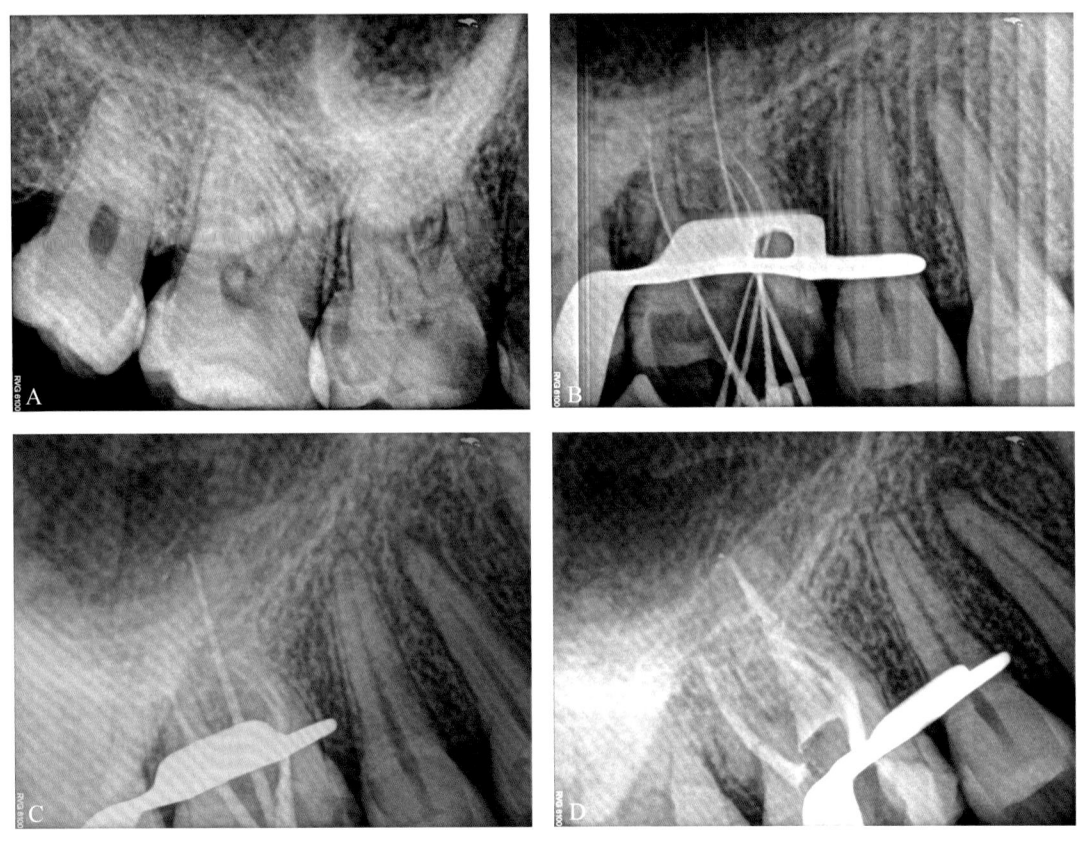

图 4-30 根管治疗时的 X 线片
A. 术前片;B. 初尖锉;C. 试尖;D. 根管充填后

根管治疗三大步骤包括根管预备、根管消毒及根管充填。

(1) 根管预备(root canal preparation):这是根管治疗术的关键步骤,根管治疗术成功与否很大程度上取决于根管预备的质量。根管预备的主要目的是用物理和化学相结合的方法清除根管内病变牙髓组织及其分解产物、细菌及各种毒素,除去根管壁表层感染的牙本质,制备成一个在根管口处直径最大,牙本质牙骨质界处直径最小的、平滑的、锥形的根管,冲洗洁净,除去根管内残余的物质和碎屑。

(2) 根管消毒(root canal antisepsis):根管预备可去除根管内大部分细菌、坏死牙髓组织和根管内壁的感染物,而根管消毒能够进一步去除牙本质小管深层和根管侧支等微细结构的细菌、毒素。根管消毒的方法主要有 5 种,即药物消毒、电解消毒、超声消毒、微波消毒及激光消毒,其中药物消毒最常用。

(3) 根管充填(root canal obturation):是将去除牙髓并经预备的空根管用一种具有良好生物相容性的材料严密充填起来,以隔绝根管和根尖周组织的交通,防止再感染。

> **知识拓展**
>
> **根管充填材料**
>
> 　　根管充填材料是用于根管治疗术中充填根管、消除死腔、防止根管内再感染的材料，目前临床上常用的是牙胶尖和根管封闭剂。牙胶尖在口腔临床的应用已有 100 多年，是迄今为止使用最为普遍的根管充填材料，它由 19%～22% 的牙胶、59%～75% 的氧化锌及少量蜡、颜料、抗氧化剂和重金属磷酸盐组成。由于牙胶与氧化锌的比例不同，因此不同厂家生产的牙胶在脆性、硬度、伸展性和 X 线阻射性等方面有所不同。根管封闭剂主要用于充填牙胶尖之间、牙胶尖与根管壁之间的空隙，充填侧副根管和不规则根管区域，在垂直加压时可作为牙胶尖的润滑剂帮助牙胶尖就位，以及增加充填材料与牙本质之间的黏附力。根据主要成分不同，根管封闭剂分为 7 类：①氧化锌丁香油类；②树脂类；③硅酸钙类；④氢氧化钙类；⑤无丁香油类；⑥玻璃离子类；⑦硅酮类。

> **基础回顾**
>
> **牙根的发育**
>
> 　　牙根的发育开始于牙冠发育即将完成时。牙颈部的上皮根鞘向根方增长，根尖牙乳头细胞及牙囊细胞分别形成牙髓、牙本质和牙骨质，从而使牙根延长、牙本质壁增厚、根尖形成、根尖孔变窄。牙齿刚萌出时，牙根尚未完全发育完成，根尖孔成喇叭口状。牙齿萌出后，牙根在牙髓的作用下继续发育（图 4-31）。如果牙齿在牙根完全形成之前失去牙髓活力，其牙根发育将会停止。临床上常通过 X 线检查评估牙根的发育情况，根据牙根的长度及根尖闭合程度进行分期。

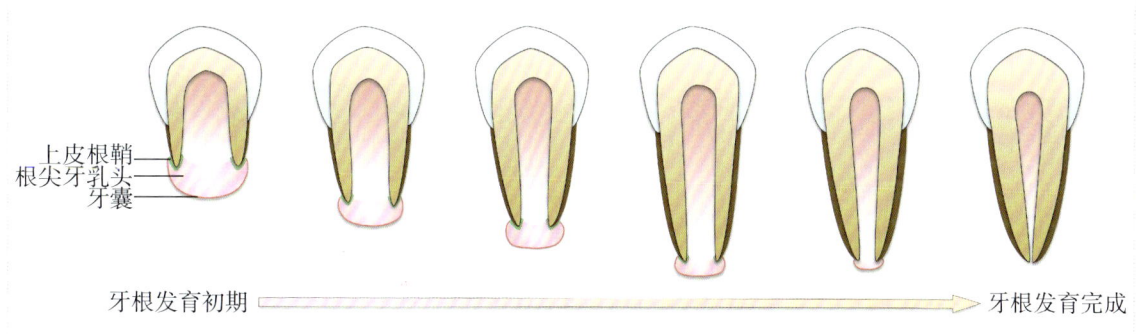

图 4-31　牙根的发育过程示意图

　　2. 根尖诱导形成术（apexification）　根尖诱导形成术适用于牙根未发育完成即发生严重牙髓病变或根尖周炎症的年轻恒牙，是在消除感染或治愈根尖周炎的基础上，用药物诱导根尖部的牙髓和（或）根尖周组织形成硬组织，使牙根继续发育和根尖孔缩小或封闭的治疗方法（图 4-32）。根尖诱导形成术是暂时性治疗术，在根尖孔形成后，必须完善根管治疗，才能获得稳定的治疗效果。

　　3. 根尖屏障术（apical barrier technique）　对于根尖周病变时间较长、病变范围较大的年轻恒牙，以及根尖孔开放、根尖周炎症破坏严重的恒牙，根尖牙乳头或根尖周上皮根鞘

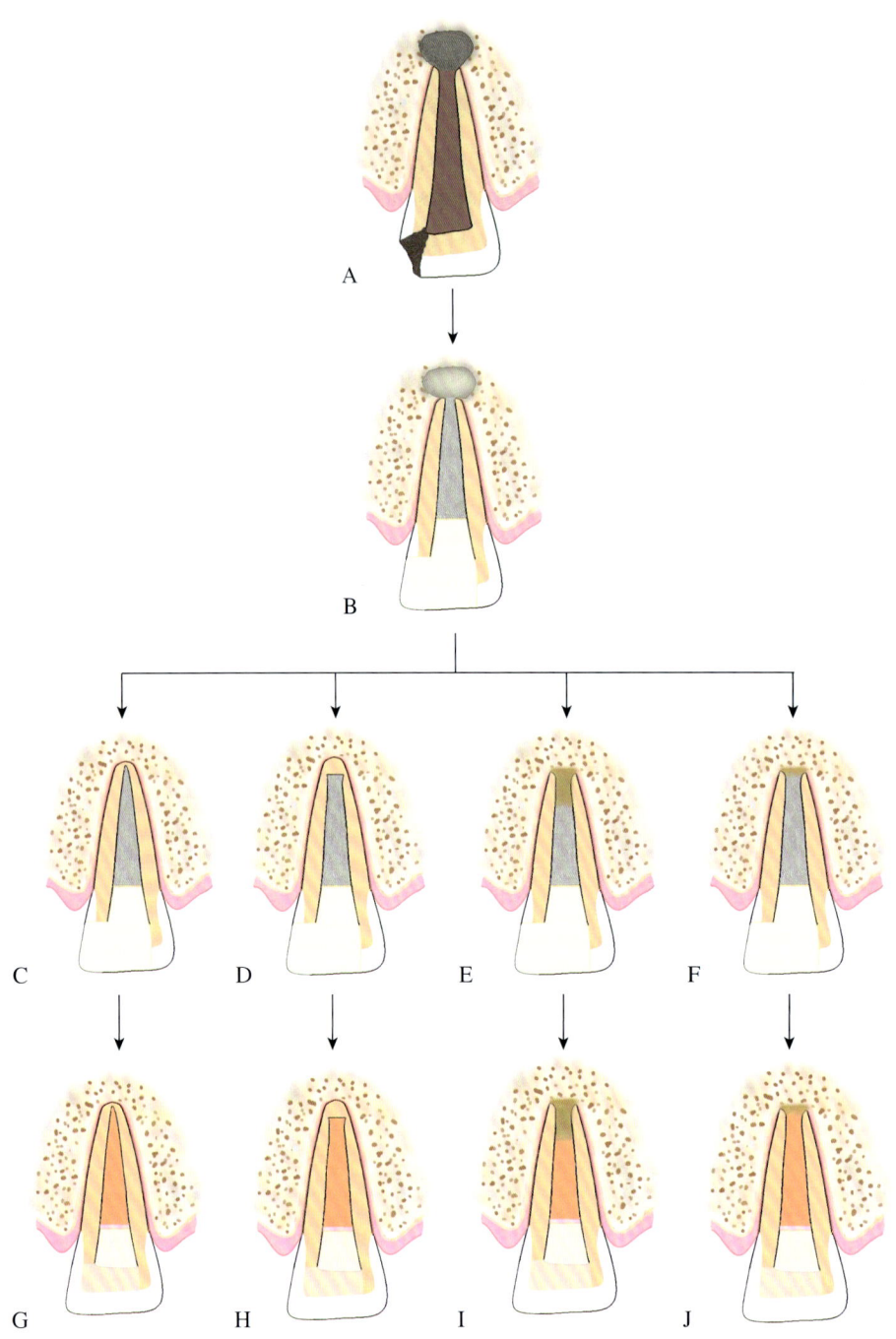

图 4-32 根尖诱导形成术示意图

A．根尖周病变的年轻恒牙；B．氢氧化钙类制剂进行根尖诱导；C～F．牙根形成类型，从上至下分别是：C．根尖继续发育、管腔缩小、根尖封闭，D．根管腔无变化、根尖封闭，E．根端 1/3 处形成钙化屏障，F．根尖处形成钙化屏障；G～J．完成根管充填与冠方充填修复

等活力下降或受到破坏，牙根难以继续发育，可采用根尖屏障术，即将钙硅基水门汀置入根尖部位形成人工屏障作为根管充填的止点，以封闭根尖，控制炎症，促进根尖周组织的愈合（图 4-33）。

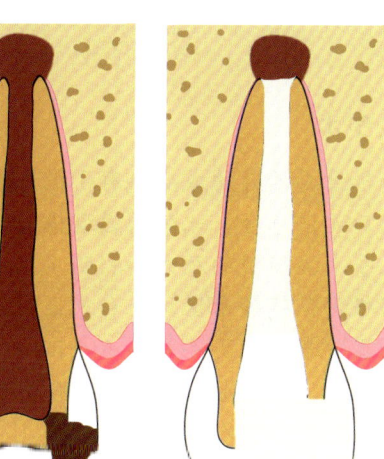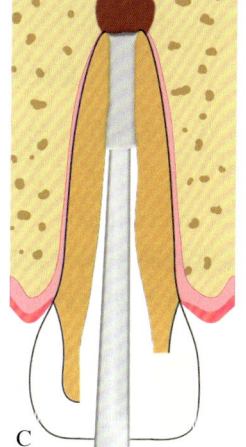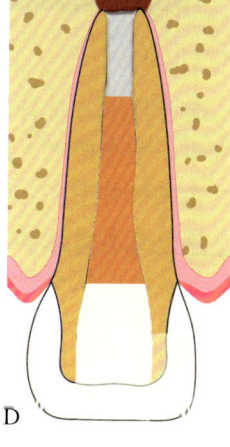

图 4-33 根尖屏障术示意图

A. 根尖周病变、根尖孔未发育完全的恒牙；B. 根管预备后进行药物消毒；C. 制备根尖屏障；D. 根管充填、冠部充填修复

知识拓展

牙髓血运重建术

牙髓血运重建术（dental pulp revascularization）是近年治疗年轻恒牙牙髓根尖周病的新方法，旨在不进行机械预备，仅通过彻底有效的根管冲洗和药物消毒，就可创造一个有利于干细胞生存的无菌微环境，刺激根尖组织出血并在根管内形成血凝块，引导根尖区干细胞（牙髓干细胞、牙乳头间充质干细胞和牙周韧带干细胞）进入根管增殖、分化，促进组织新生，最终达到牙根继续发育的目的（图 4-34）。相较于根尖诱导形成术和根尖屏障术，牙髓血运重建术在增加根管壁厚度和延长牙根长度等方面作用更明显，能够改善患牙冠根比，提高牙齿强度，降低患牙远期根折风险。

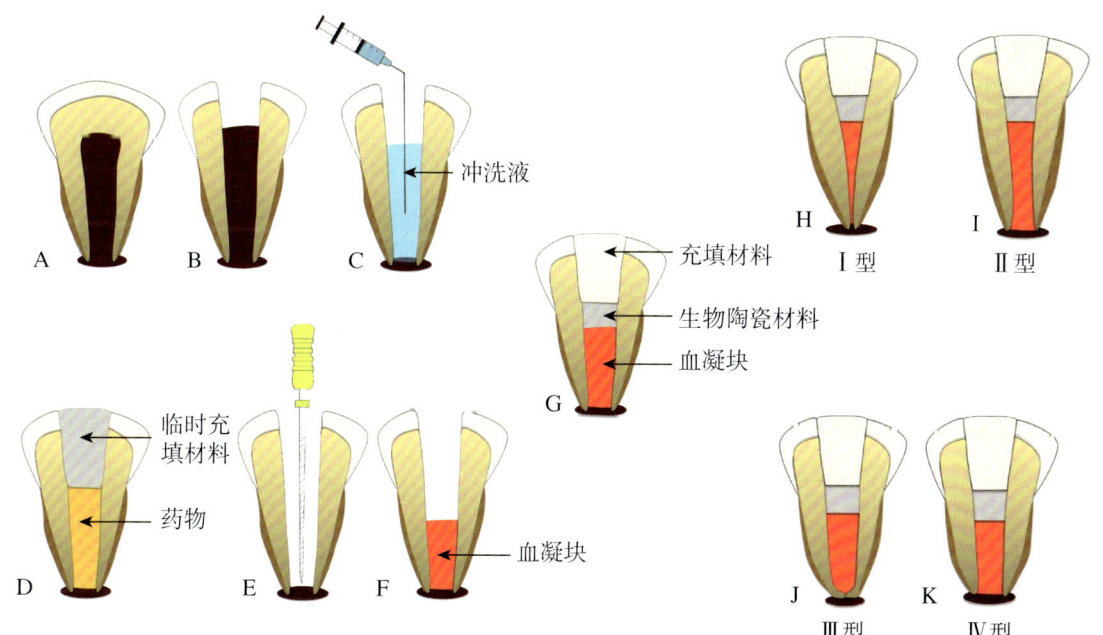

图 4-34 牙髓血运重建术示意图

A. 年轻恒牙牙髓坏死；B. 开髓；C. 根管清理；D. 根管封药；E. 刺激根尖周组织出血；F. 根管内形成血凝块；G. 放置生物陶瓷类材料并行冠部封闭；H～K. 牙髓血运重建术的 4 种预后类型：H. Ⅰ型-牙根增长，根尖封闭；I. Ⅱ型-牙根增长，根尖不封闭；J. Ⅲ型-牙根不增长，根尖封闭；K. Ⅳ型-牙根不增长，根尖不封闭

> **知识拓展**
>
> **显微根尖手术**
>
> 随着技术与材料的发展,虽然根管治疗和根管再治疗的成功率有了很大的提高,但仍有部分患牙的根尖周病变在非手术根管治疗后无法愈合,此时须通过根尖手术进行治疗。显微根尖手术(apical microsurgery)是在手术显微镜的放大和照明下,利用超声器械、微型手术器械等,通过外科手术方式切除根尖,清除术区坏死和感染组织,严密封闭根管系统,促进软硬组织再生及新的附着形成。显微根尖手术的适应证如下:①根管治疗失败且不适合非手术根管再治疗;②患牙有严重的根管解剖变异,使根管治疗器械和充填材料无法到达根尖止点;③需要通过手术探查,明确诊断。

(林正梅　黄绮婷)

思 考 题

1. 简述龋齿的临床表现及分类。
2. 简述着色牙的分类及治疗方法。
3. 简述牙齿折断的分类及治疗要点。
4. 简述楔状缺损的治疗原则。
5. 患者,女,13岁,因"右下后牙反复起脓疱半年"前来就诊。患者半年前右下后牙颊黏膜近龈沟处出现一个小脓疱,没有明显的牙痛病史。既往史:无其他系统性疾病。专科检查:全口口腔卫生状况良好,45 𬌗面中央窝可见圆形黑环,探诊(−),叩痛(−),生理性动度,颊侧牙龈见窦道。35 𬌗面见畸形中央尖较圆钝。其余未见异常。X线影像学检查:45牙冠中央窝处有髓角陷入,根尖孔呈现喇叭孔状,牙周膜间隙略增宽,根尖周围有弥散的阴影。35牙冠中央窝处有少量牙本质陷入,根尖孔接近闭合,余未见异常。

问题(1):本病例的诊断是什么?

问题(2):明确诊断后如何制定治疗方案?

问题(3):畸形中央尖治疗方案有哪些?该患者的最佳治疗方案是什么?

6. 患者,女,18岁,右上前牙肿痛3天就诊。检查:11近中、远中树脂充填物边缘欠密合,探及继发龋齿,叩痛(+++),不松动,颊侧根尖区黏膜扪诊疼痛,无波动感,11电测无反应,对照牙21电测有活力。根尖片显示11近中、远中充填物边缘低密度影,近中充填物近髓,根尖周未见异常。

问题(1):该患牙的诊断是什么?

问题(2):本次就诊对患牙的应急处理包括什么?

问题(3):该患牙的治疗方案是什么?

第五章

牙周疾病

牙周病（periodontal disease）是发生于牙周组织（牙龈、牙周膜、牙骨质和牙槽骨）的各种疾病，包括牙龈病（gingival disease）和牙周炎（periodontitis）。牙周病是人类常见的口腔慢性疾病之一。根据第四次中国口腔健康流行病学调查报告，35～45岁年龄组人群中牙周病相关临床指标检出情况如下：牙龈出血检出率为87.4%，牙石检出率为96.7%，深牙周袋（≥6 mm）的检出率为6.9%，附着丧失（≥4 mm）的检出率为33.2%。同时，牙周病与糖尿病、心血管病等系统性疾病有非常密切的关系。因此，牙周病的防治不仅对改善口腔系统功能有重要影响，同时为更好地实施健康中国战略，通过牙周病的防治促进全身健康有重要的意义。

第五章数字资源

第一节　牙周病的病因学

口腔内有合适的温度、湿度及丰富的营养物质，给微生物的定植提供了合适的条件。正常情况下，口腔内的菌群之间相对平衡，菌群与宿主之间也保持着动态平衡。平衡对于口腔健康很重要，抑制了外源性微生物的影响，并且能够刺激宿主免疫反应，起到维持消化系统微生物生态平衡的作用。

当正常菌群无法相互制约，或者微生物与宿主之间失去平衡时就会产生不良反应，细菌能够逃避宿主防御功能，细菌表面物质、产生的酶类和毒素，都会破坏牙周组织。在牙周病发生的过程中，宿主和微生物的相互作用，以及宿主自身的免疫炎症反应都起了重要作用。

案例 5-1

患者，男，45岁，左上前牙松动4个月，2个月前因疼痛于外院"洗牙"治疗，治疗后肿痛症状略有缓解。每日刷牙2次，每次1～2 min。有吸烟史，每日约5支。否认全身疾病史和传染病史，无药物过敏史。检查：口腔卫生一般，牙菌斑指数：2，全口牙龈红肿，探诊深度：3～7 mm，松动Ⅰ～Ⅱ度，叩诊（−），前牙轻度深覆𬌗，第一磨牙中性关系。X线示：全口牙槽骨呈水平吸收至牙根1/2处。

问题：
1. 该患者的诊断是什么？
2. 造成该患者症状的主要原因是什么？
3. 该患者的治疗计划包括哪些？

一、牙菌斑生物膜

牙菌斑生物膜（dental plaque biofilm）是一种由基质包裹，相互黏附或黏附于牙面、牙间或修复体表面，软而未矿化的细菌性群体，不能被水冲去或漱掉的细菌性斑块。牙菌斑生物膜是牙周病发生发展的始动因子，其中各种细菌发挥着不同的致病作用（图5-1）。

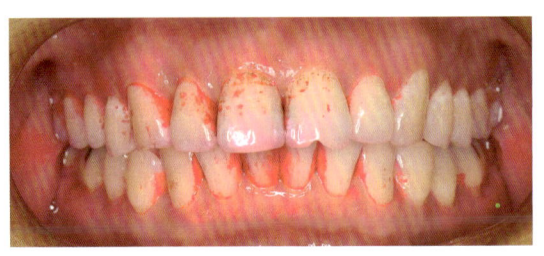

图 5-1 用牙菌斑指示剂染色后显示牙面上牙菌斑生物膜的口内照
（由首都医科大学附属北京口腔医院王岷峰医师供图）

（一）牙菌斑生物膜的分类

牙菌斑生物膜分为龈上牙菌斑生物膜和龈下牙菌斑生物膜。

1. 龈上牙菌斑生物膜 位于牙龈缘以上，靠近牙龈处的牙菌斑对牙周组织危害最大，其他不易清洁的地方，如窝沟、邻接面也有牙菌斑附着。龈上牙菌斑与龈上牙石、龋齿的发生有关。

2. 龈下牙菌斑生物膜 位于牙龈缘以下，分为附着性龈下牙菌斑生物膜和非附着性龈下牙菌斑生物膜。附着性龈下牙菌斑生物膜由龈上牙菌斑延伸到牙周袋内，附着于牙面。牙周炎时随着牙周袋的加深而增多，与龈下牙石、牙周炎、根面龋的发生有关。非附着性龈下牙菌斑生物膜位于附着性龈下牙菌斑生物膜表面或直接与牙周袋内上皮接触。

（二）牙菌斑生物膜的形成过程

牙菌斑生物膜的形成过程大致可分为3个基本阶段。首先，是获得性薄膜的形成，起初有唾液蛋白或糖蛋白附着于牙面，形成一层无结构、无细胞的薄膜，在龈缘区域较厚，牙尖区域较薄；获得性薄膜含有蛋白质、糖类、脂肪，促进早期细菌的定植，同时为细菌提供营养。其次，在获得性薄膜上陆续有细菌黏附和共聚，最初黏附的是一些革兰氏阳性球菌，后期黏附细菌又附着在早期黏附细菌表面。最后，随着黏附细菌种类和数量的增加，牙菌斑最终成熟。在这个过程中，细菌定植有先后顺序。先吸附的革兰氏阳性球菌中，链球菌占大多数，接着是丝状菌、放线菌，随后厌氧菌、能动菌和螺旋体等微生物的比例上升。一般形成12 h的牙菌斑可由菌斑显示剂着色，9天后各种细菌形成复杂的生态群体，10～30天牙菌斑发展成熟达到高峰。

（三）牙菌斑生物膜是引发牙周病的始动因子相关证据

1. 实验性龈炎观察 1965年，Löe等选择12名牙周健康的牙科学生，停止口腔卫生措施，导致牙菌斑在牙面堆积，所有受试者在10～21天均发生了实验性龈炎，牙菌斑数量增多，牙龈出血，有炎症。

2. 流行病学调查 发现牙周病的分布、患病率和严重程度与该人群的口腔卫生情况、牙菌斑积聚呈正相关。

3. 机械清除牙菌斑效果 采用机械清除牙菌斑的方法，如龈上洁治、龈下刮治，牙周袋内的细菌数量减少，牙龈炎症减轻。

4. 抗菌药物 临床观察表明，甲硝唑、替硝唑、阿莫西林、氯己定治疗牙龈炎和牙周炎有疗效。

5. 动物实验 研究证明，仅有牙石或者牙颈部结扎等异物刺激，如无细菌感染，不会引起牙龈炎；使用有细菌的食物饲养，可造成实验动物发生牙周炎，并有组织学证据证明细菌的集聚与牙周破坏、骨吸收有关。

6. 宿主免疫反应 在牙周病患者龈沟液、血清中，常可检测到对牙周可疑致病菌的高滴度特异性抗体，抗体在牙周炎治疗后下降。

> **知识拓展**
>
> ### 牙周微生物复合体
>
> Socransky 在 1998 年报道了不同牙周情况受试者龈下牙菌斑菌群的分类和存在水平。使用全基因组 DNA 探针和 DNA-DNA 杂交技术，在 13 261 个牙菌斑样本中确定了 40 种微生物的存在水平。将这些微生物分成 6 种主要复合体，分别用红、橙、黄、绿、紫、蓝表示。第一复合体（红）由牙周炎紧密相关的菌群组成，如福赛斯坦纳菌、牙龈卟啉单胞菌和齿垢密螺旋体。第二复合体（橙）是与牙周炎紧密相关的核心群，由中间普雷沃菌、变黑普雷沃菌和微小小单胞菌组成。第三复合体（黄）由血链球菌、口腔链球菌、轻链球菌、戈登链球菌和中间链球菌组成。第四复合体（绿）由二氧化碳噬纤维菌、简明弯曲菌、啮蚀艾肯菌和伴放线团聚杆菌组成。第五复合体（紫）由小韦荣球菌和龋齿放线菌组成。第六复合体（蓝）由放线菌构成。第一复合体与牙周病的临床指标显著相关，特别是牙周袋深度和探诊出血。第二复合体同样与牙周袋深度相关。

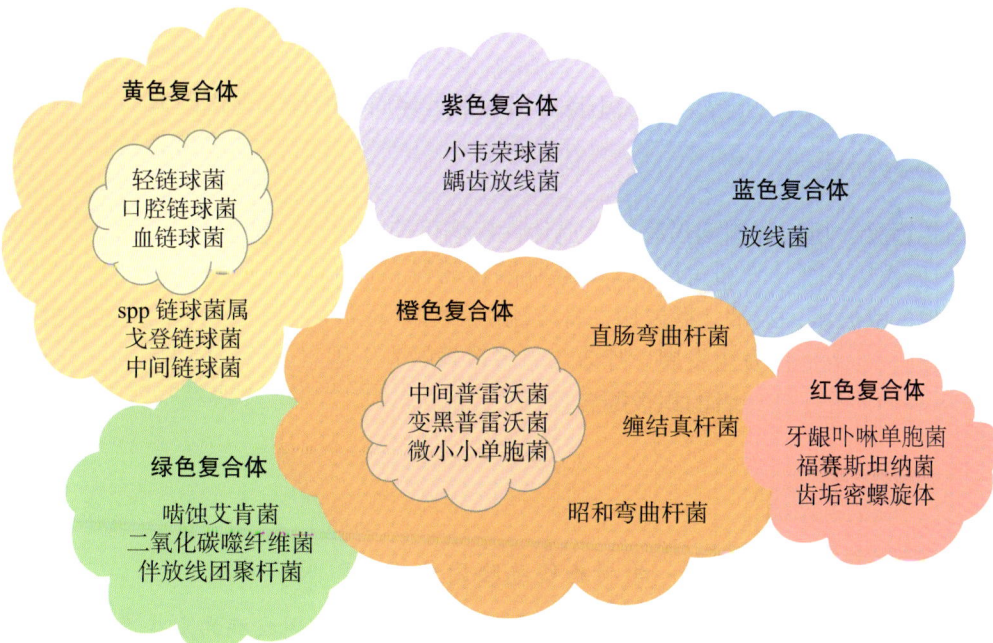

图 5-2 牙周微生物复合体示意图（由首都医科大学附属北京口腔医院刘奕彤医师提供）

二、局部和全身促进因素

(一) 局部因素

1. 牙石 (dental calculus) 是附着于牙面或修复体上的、正在钙化或已钙化的牙菌斑及沉积物，由唾液或龈沟液中的矿物盐逐渐沉积而成。牙石与牙周病的关系十分密切，流行病学调查显示，牙石量与牙龈炎呈明显的正相关。消毒的牙石在体内不会诱导炎症或脓肿。因此，牙石对牙周组织的危害可能来源于其表面堆积的牙菌斑生物膜，牙石表面的多孔结构容易吸附大量的细菌毒素。去除牙石是牙周疾病治疗和维护的基本原则。牙石不能靠刷牙去除。根据所在位置，分为龈上牙石和龈下牙石。

龈上牙石沉积在临床牙冠上，黄色或白色，也可因为外源性着色呈深色（图5-3）。在上颌第一恒磨牙颊面及下前牙区域较多，这是由于唾液腺导管开口在相应位置。

龈下牙石位于牙龈下，需要探诊辅助检查才能够确定。一般为黑色或者褐色，质地坚硬。大多位于牙周袋内，以牙邻面、舌侧、腭侧多见。

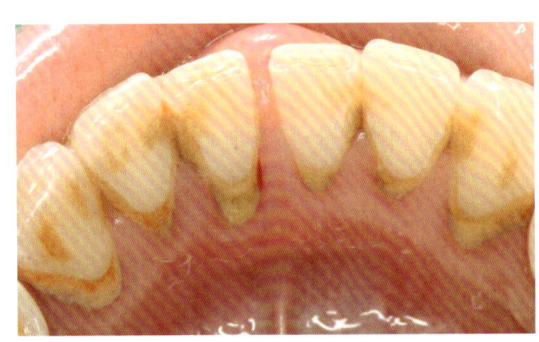

图 5-3　下前牙舌侧龈上牙石（由首都医科大学附属北京口腔医院杜鹃医师供图）

2. 牙的解剖结构的异常或者缺陷也是牙周病的促进因素。前牙的腭侧沟、磨牙的根分叉部位、根面的凹陷等，都是容易聚集牙菌斑的位置。

3. 牙齿位置异常、牙列拥挤、错𬌗畸形通常会妨碍口腔卫生措施的实施，容易堆积牙菌斑。

4. 不良修复体、食物嵌塞、口腔不良习惯等都是牙周病的局部促进因素。

(二) 全身因素

1. **遗传因素**　增加牙周病易感性的遗传性疾病可能与宿主的易感性有关，包括白细胞黏附缺陷症、唐氏综合征、掌跖角化-牙周破坏综合征等。

2. **其他**　雌激素、吸烟、糖尿病、骨质疏松、精神紧张等都是牙周病的危险因素。

综上所述，牙周病的发生发展、疗效与患者自身的先天因素、后天因素、环境因素等息息相关。牙周病的治疗需要患者的积极配合。

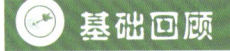

牙周病的危险因素评估

①遗传因素：牙周炎有家族聚集性；②老龄：老年人牙周疾病的发生率和严重程度高；③种族：非洲裔易患侵袭性牙周炎，中国人牙周炎的发生率较高；④局部因素：包括牙面上的牙菌斑生物膜、牙石、咬合创伤及食物嵌塞、局部解剖因素、不良修复体等原因；⑤全身因素：如血糖控制不佳的患者、艾滋病患者；⑥患者行为及心理因素：如吸烟、心理压力大、精神紧张，均可加重牙周炎病变；⑦患者依从性差，不能定期复诊，都会造成牙周病危险因素增加。

第二节 牙周病的主要症状及临床检查

一、牙龈炎症

（一）牙龈颜色、外形、质地

健康牙龈颜色为粉红色，牙龈炎症时，游离龈及龈乳头呈鲜红色或暗红色；牙周炎患者的炎症充血范围更广，可以与牙周袋范围一致。健康的牙龈缘紧贴牙体组织表面，外形菲薄；牙龈组织受到炎症刺激后，组织肿胀，导致牙龈缘增厚，与牙体组织分离，牙间乳头由尖三角形变圆钝。由于炎症浸润，牙龈质地由坚韧变得松软，弹性消失。

（二）探诊后出血及探诊深度

牙龈出血，是牙周病患者就诊最常见的主诉，常在刷牙或咬硬物时发现。正常的刷牙或者进行龈沟内探诊不会引起出血；但牙龈炎症阶段，进行龈沟内探诊就会出现探诊出血（bleeding of probe，BOP）。健康牙龈的龈沟深度不超过 3 mm。牙龈受到炎症刺激后，龈沟内结合上皮向根方和侧方增殖，牙龈红肿，此时探诊深度（probing depth，PD）可能超过 3 mm，但结合上皮仍位于釉质牙骨质界。炎症刺激持续作用，继续发展形成牙周袋后，袋底位于釉质牙骨质界根方，此时用牙周探针检查，探诊深度超过 3 mm（图 5-4）。

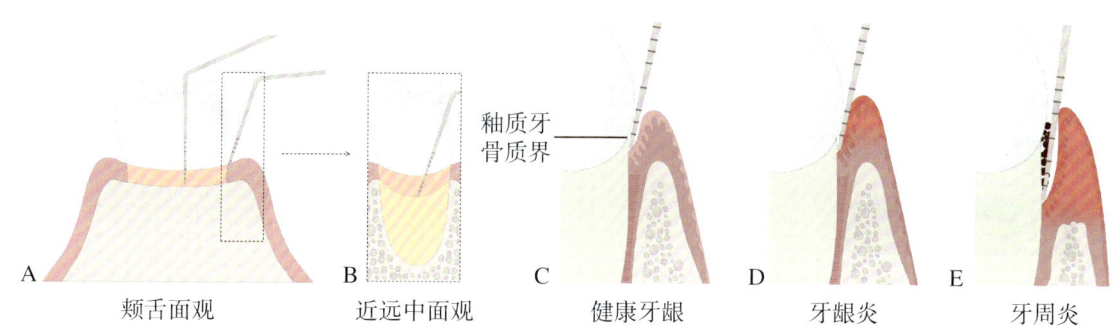

图 5-4　牙周探诊示意图（由首都医科大学附属北京口腔医院刘奕彤医师供图）
A～B. 颊舌面及近远中面牙周探诊示意图；C～E. 健康牙龈、牙龈炎、牙周炎探诊示意图

二、牙周袋形成

牙周袋由软组织壁、根面壁及袋内容物组成，是牙周炎最重要的病理改变。

根据牙周袋袋底位置与相邻组织的关系，牙周袋分为骨上袋和骨下袋。两者的区别在于，袋底与牙槽嵴顶的位置关系。骨上袋的袋底位置在牙槽嵴顶的冠方，骨下袋的袋底位置在牙根面和牙槽骨之间（图 5-5A）。

三、牙槽骨吸收

牙槽骨吸收是牙周炎重要的病理变化。作为支持组织的牙槽骨逐渐吸收，导致牙齿松动最终脱落（图 5-5B）。

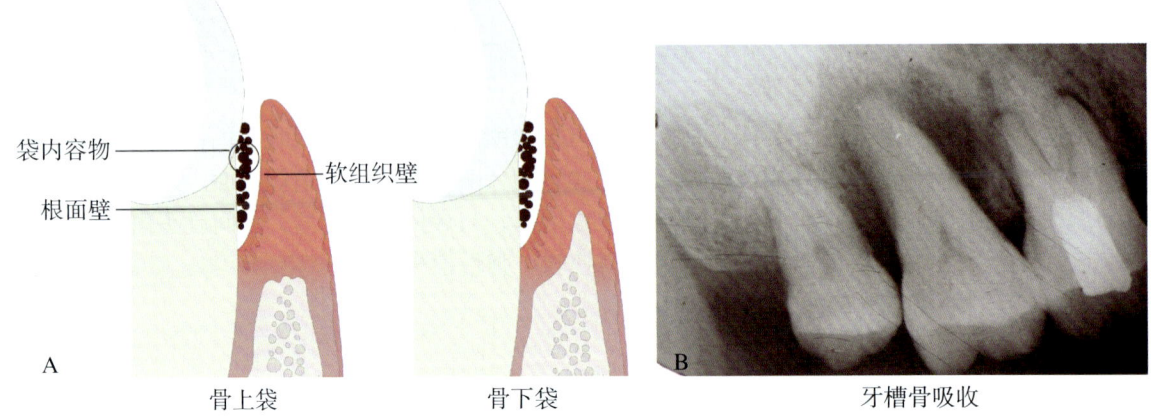

图 5-5 牙周袋结构及牙槽骨吸收
（由首都医科大学附属北京口腔医院刘奕彤、王岷峰医师供图）
A. 牙周袋的结构及骨上袋、骨下袋示意图；B. 牙槽骨吸收 X 线表现

四、牙松动移位

正常情况下，牙齿有生理性动度，但一般的临床检查不易察觉，多为水平方向动度。颊（唇）舌方向松动为Ⅰ度，具有颊（唇）舌和近远中向松动为Ⅱ度，颊（唇）舌向、近远中向及垂直向松动为Ⅲ度。

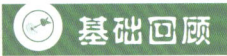

刷牙及牙线

水平颤动刷牙法、牙线是去除牙菌斑生物膜最有效的手段。

（一）水平颤动刷牙法（详见第三章第一节）

（二）牙线

1. 取 20 cm 左右的牙线，两头打结形成线圈。
2. 双手的拇指和示指撑开牙线圈，手指之间留余 2～3 cm 工作长度。
3. 将牙线从冠方向呈拉锯状通过邻面接触区。
4. 牙线呈"C"形包绕一颗牙的邻面，从龈缘下往冠方移动，充分刮擦牙根面，去除邻面牙菌斑。包绕另外一颗牙的邻面，重复上述动作。两个邻面彻底清理后，将牙线往邻面接触区提拉，越过接触区，取出牙线。
5. 更换线圈中的新一段牙线，清理全口牙的邻面。

第三节 牙龈病

牙龈病是局限于牙龈组织的病变，一般不累及深层的牙周组织。根据 1999 年国际牙周疾病分类研讨会的建议，将牙龈疾病分为菌斑性牙龈病（包括慢性龈炎、青春期龈炎、妊娠期龈炎及药物性牙龈肥大等）和非菌斑性牙龈病变（如病毒、真菌引起的牙龈病，全身疾病在牙龈的表现及遗传性病变）。

一、慢性龈炎

慢性龈炎（chronic gingivitis）是菌斑性牙龈病中最常见的一类，属于"仅与牙菌斑有关的牙龈炎"。本病又称为边缘性龈炎和单纯性龈炎。炎症主要位于游离龈和龈乳头，在牙龈病中最常见，发病率高，几乎所有人在一生中均可发生不同程度和不同范围的慢性龈炎。

（一）致病因素

由于牙菌斑微生物长期作用于牙龈，导致牙龈的炎症反应。牙石、食物嵌塞、不良修复体、牙齿排列不齐等是促进牙菌斑滞留的因素，使牙龈炎加重。

（二）临床表现

慢性龈炎一般无自觉症状，这类患者就诊的主要原因为刷牙或咬硬物时牙龈出血，一般无自发性出血倾向。有些患者有牙龈局部痒、胀、口臭等症状。病损主要表现为牙龈颜色、形态、质地的改变，以及探诊出血等。

1. **色泽** 牙龈呈鲜红或暗红色。
2. **外形** 牙龈缘变厚，与牙面分离，龈乳头圆钝肥大，表面组织水肿。
3. **质地** 牙龈松软脆弱，缺乏弹性，由于结缔组织水肿和胶原破坏所致。
4. **探诊出血** 龈炎时使用钝头牙周探针轻触即出血，为探诊出血，这是诊断牙龈有无炎症的重要客观指标。
5. **牙周探诊深度** 炎症刺激作用于局部牙龈，会出现组织水肿，此时探诊深度可能超过 3 mm，但龈沟底部的位置仍在釉质牙骨质界处。
6. 在乳牙和第一恒磨牙萌出时，常可见牙龈红肿。造成这种现象的原因可能基于以下几个原因：萌出过程中的异样感觉，患儿会不自觉地触碰或啃咬物体，摩擦导致牙龈红肿；部分牙龈组织覆盖在萌出不足牙冠的表面，咀嚼过程中刺激牙龈；龈袋内存留食物，造成局部炎症刺激，加重牙龈红肿。

（三）治疗原则

1. **去除病因** 进行牙面的清洁，如龈上洁治以清除龈上牙菌斑和牙石。
2. **局部药物应用** 对于牙龈炎症较重的患者，清除龈上和龈下牙菌斑的同时，可使用抗微生物和抗牙菌斑制剂（如使用 3% 过氧化氢液冲洗龈沟、碘制剂龈沟内上药、氯己定含漱），以加强口腔卫生措施。
3. **其他支持治疗** 改正牙菌斑滞留的因素如去除不良修复体（充填体悬突、修复体边缘不密合、邻牙无接触关系）、不良可摘局部义齿，治疗龋齿和矫正错位的牙齿。
4. **口腔卫生宣教及养成良好的复诊习惯** 对患者进行牙菌斑控制，以及与龈炎相关口腔卫生的宣教、早诊断、早治疗和定期维护口腔健康，帮助患者掌握正确的刷牙方法、使用牙线控制牙邻面的牙菌斑。牙周的维护除了坚持不懈地进行牙菌斑控制外，还应定期（6～12个月）进行复查和洁治，将牙菌斑再次堆积造成慢性龈炎复发的可能性降到最低。

二、急性坏死性溃疡性龈炎

急性坏死性溃疡性龈炎（acute necrotizing ulcerative gingivitis，ANUG）是一种牙龈的急性感染，牙龈坏死是本病的特点。

（一）致病因素

1．主要的致病菌是梭形杆菌和螺旋体，ANUG 是主要因抵抗力降低而形成的一种机会性感染。

2．原有牙龈炎或牙周炎是发病的重要条件。

3．吸烟也是重要的危险因素。吸烟使牙龈的血管收缩，降低血液循环。另外，吸烟还有使白细胞的趋化和吞噬功能减弱等负面影响。

4．该病患者多为睡眠不足、过度疲劳和情绪紧张等有精神刺激者，致使个人应激水平增加，抵抗力降低。

5．某些因素使机体的免疫功能低下，也易诱发本病。如某些营养不良的儿童、恶性肿瘤患者、血液病患者，值得注意的是艾滋病患者常出现类似本病的病损。

（二）临床表现

1．起病急，多发生于青壮年男性，以吸烟者多见。牙龈疼痛明显；牙龈自发出血、探诊出血；口腔有腐败性恶臭。

2．坏死和溃疡多开始于下前牙的牙间乳头或边缘龈，后累及附着龈的唇舌侧，坏死面上有灰白色的坏死组织，易擦去；牙龈缘的连续外形被破坏，龈乳头呈刀切状、虫蚀状或火山口状凹陷。

3．轻者全身症状不明显，重症者可有全身症状如低热、颌下淋巴结肿大。

4．若累及牙周组织，有牙周袋形成、牙槽骨的吸收及牙齿松动，则为坏死性溃疡性牙周炎。

（三）治疗原则

1．去除局部坏死组织，急性期可先去除大块龈上牙石，坏死局部用过氧化氢溶液擦洗或含漱，清除坏死组织；重症者口服甲硝唑等抗生素；也可以采取维生素 C 支持疗法，指导患者合理营养、充分休息、摄入足够蛋白质及液体、停止吸烟。

2．急性症状缓解后，治疗同慢性龈炎。

3．全身免疫缺陷患者，除口腔病情处理外，需积极配合内科治疗。

三、急性龈乳头炎

急性龈乳头炎是指病损局限于个别牙间乳头的急性非特异性炎症。

（一）致病因素

牙间乳头受到机械或者化学的刺激是导致急性龈乳头炎的直接原因。食物嵌塞、不良修复体、不正确的剔牙、异物刺激等都会引起急性或慢性非特异性炎症。

（二）临床表现

牙间乳头充血、肿胀，探诊和吮吸时易出血，有明显的自发性胀痛、触痛、叩痛、冷热刺激痛明显。患区存在局部刺激因素。

（三）治疗原则

1. 去除局部刺激因素。主诉部位有明显的局部刺激因素，如牙间隙中嵌塞的食物、充填体的悬突。
2. 消除急性炎症。去除邻面的牙菌斑、牙石，减轻由此对龈乳头的急性炎症。
3. 用3%过氧化氢溶液、0.12%氯己定溶液进行局部冲洗。

四、青春期龈炎

青春期龈炎（puberty gingivitis）是指发生于青春期少年的慢性非特异性牙龈炎，也是牙菌斑性牙龈病，但是受内分泌影响，女性患者略多于男性。

（一）致病因素

1. 口腔局部因素 牙菌斑是最主要的病因。青春期的少年正处于乳恒牙交替期，牙齿排列不齐，口呼吸习惯和使用正畸矫治器等均为牙菌斑的滞留提供了条件。牙石相对较少。该年龄段的人群不易坚持良好的口腔卫生习惯，也是青春期龈炎发生的重要因素。

2. 全身的内分泌因素 青春期内分泌（性激素）的变化明显，牙龈是性激素的靶器官，因此随着内分泌的变化，牙龈组织对局部刺激因素产生更加明显的炎症反应。

（二）临床表现

1. 多见于青春期少年，刷牙、咬硬物时可有牙龈出血及口腔异味。
2. 有前牙唇侧的牙龈增生、龈乳头呈球状突起，牙龈颜色暗红、光亮、质地软、探诊易出血等龈炎表现。

（三）治疗原则

1. **去除病因及局部药物使用** 通过龈上洁治，彻底清除牙菌斑和牙石，并可配合应用龈袋冲洗、袋内上药和含漱剂漱口，一般就可痊愈。病程长和过度增生者需手术切除。定期复查，严格控制牙菌斑，养成良好的口腔卫生习惯。
2. 正畸患者在正畸前应先治疗牙龈炎，矫正器的设计应不影响牙龈且易于患者控制牙菌斑，同时在整个矫正过程中应定期进行牙周检查和治疗；纠正不良习惯等。

五、妊娠期龈炎

妊娠期龈炎（pregnancy gingivitis）是指妇女妊娠期间，由于女性激素水平升高，而使原有牙龈的炎症加重或形成炎性的妊娠期龈瘤样改变，分娩后病损可自行减轻或消退，故称为"妊娠期龈炎"，而非"妊娠性龈炎"。发生率报告不一，口腔卫生良好者发生率低。

（一）致病因素

1. 口腔局部因素　牙菌斑、牙石的堆积，或在妊娠前已有牙龈炎都会加重妊娠期龈炎。但妊娠时龈沟内细菌的成分也有变化，如牙菌斑中的中间普雷沃菌明显增多，成为优势菌，且随着妊娠时间增加及血中黄体酮水平的升高而变化。

2. 全身的内分泌因素　如果没有局部牙菌斑、牙石的存在，妊娠本身并不会引起牙龈的炎症。但妊娠时由于血液中女性激素（特别是黄体酮）水平的增高，牙龈作为女性激素的靶器官，妊娠期由于黄体酮水平的增高使牙龈对局部刺激更加敏感，加重了牙菌斑生物膜所引起的炎症反应。

（二）临床表现

1. 孕妇在妊娠前患有不同程度的龈炎，妊娠2～3个月后开始出现明显的症状，至8个月时达高峰。分娩后2个月左右，牙龈炎症可缓解，消退到妊娠前水平。

2. 妊娠期龈炎多发生于前牙区或全口牙龈，龈乳头呈鲜红或暗红色、质地松软、光亮、肥大，轻触牙龈容易出血。患者一般无明显不适，但严重时可有溃疡和假膜形成。

3. 妊娠期龈瘤发生于牙间乳头，色鲜红光亮或呈暗紫色，瘤体常呈扁圆形，质地松软，可有蒂或无蒂，有的瘤体呈小的分叶状，下前牙唇侧龈乳头为多发区域。患者无疼痛等不适，常因牙龈出血或妨碍进食而就诊。妊娠瘤随着妊娠月份的递增而增大，分娩后能自行逐渐缩小，但多不能完全消失。

（三）治疗原则

1. 去除病因，如牙菌斑、牙石、不良修复体，由于患者处于妊娠期且容易出血，进行龈上洁治时，操作应轻柔、仔细，尽量减少出血，可分次、分区进行。

2. 对妨碍进食的妊娠期龈瘤，在妊娠4～6个月可行牙龈瘤切除术。

3. 进行细致的口腔卫生宣教，严格控制牙菌斑。

4. 对适龄妇女进行口腔卫生指导，最理想的预防措施是在妊娠前治疗牙龈炎和牙周炎。

六、药物性牙龈肥大

药物性牙龈肥大（drug influenced gingival enlargement）是受药物影响的牙龈病，也属于牙菌斑性牙龈病。目前认为与牙菌斑、牙石，以及长期服用苯妥英钠、硝苯地平和环孢素等药物有关（图5-6）。

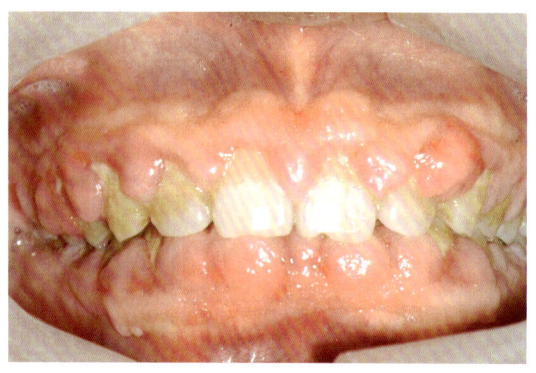

图5-6　药物性牙龈肥大（由首都医科大学附属北京口腔医院王岷峰医师供图）

(一)致病因素

1. 癫痫、冠状动脉粥样硬化性心脏病（冠心病）或肾移植患者，服用上述药物会使牙龈增生肥大。抗癫痫药物如苯妥英钠可使已有炎症的牙龈发生纤维性增生；钙通道阻滞剂如硝苯地平、免疫抑制剂如环孢素也可引起药物性牙龈增生，服用环孢素的患者中有30%~50%可发生牙龈纤维性增生。引起牙龈增生的原因尚不清楚，有研究指出可能是上述药物降低了胶原酶活性或影响了胶原酶的合成，使胶原的合成增多，分解减少而引起牙龈的过度增生。

2. 局部刺激不是牙龈增生的始发因素，但牙菌斑、牙石引起的牙龈炎症能加速病情的发展。

(二)临床表现

患者有癫痫、高血压病史，或者接受过器官移植，服用苯妥英钠、硝苯地平或环孢素后，牙龈开始出现增生症状，牙龈呈小球状、桑葚样或分叶状，质地坚实并有弹性，淡粉红色。增生只发生于有牙区，无牙区不发生病损，拔牙后，增生的牙龈可自行消退。

(三)治疗原则

1. 去除病因，消除局部刺激因素，行龈上洁治，如患者全身状况允许可行龈下刮治，大多数患者牙龈增生可缓解。
2. 通过上述治疗，单纯增生的牙龈仍然不能完全消退者，与专科医生协商，考虑更换其他药物或不同药物交替使用。
3. 进行彻底牙周基础治疗后仍有牙龈增生时，可考虑牙龈切除术，去除增生的牙龈。
4. 进行口腔卫生指导，掌握控制牙菌斑的方法，减轻服药期间的牙龈增生程度。

七、白血病的龈病损

白血病的龈病损（leukemia-associated gingivitis）是白血病在牙龈的表现。某些白血病患者以牙龈出血、肿胀为首发症状，因此根据口腔病损的早期诊断应引起高度重视。

(一)致病因素

白血病患者末梢血中的幼稚红细胞在牙龈上皮和结缔组织内大量积聚浸润，造成牙龈肿大；结缔组织高度水肿变性，胶原纤维被幼稚血细胞所代替。同时由于牙龈肿胀、出血，增加了口腔清洁难度，导致牙菌斑大量堆积，加重牙龈的炎症。

(二)临床表现

1. 牙龈肿大，外形不规则呈结节状，颜色暗红或苍白。质地松软，脆弱或中等硬度。牙龈有自发性出血倾向（与牙龈炎症不同），止血困难。由于牙龈出血、肿胀，口内自洁能力差导致牙菌斑大量堆积。
2. 严重者牙龈可坏死、溃疡，有自发痛、口臭、牙齿松动。
3. 局部和全身的淋巴结可肿大，出现发热、贫血等症状。

(三)治疗原则

1. 通常需要内科医生确诊，口腔治疗配合血液科医生治疗。
2. 牙周治疗以保守为主，切忌牙龈手术和活体组织检查。

3. 出现牙龈出血以保守治疗为主，如压迫止血或药物止血。
4. 全身情况允许时，可进行简单的口腔局部洁治，但动作要轻柔，避免出血及组织创伤。
5. 进行口腔卫生指导，加强口腔护理。

第四节 牙周炎

牙周炎是由牙菌斑中的微生物所引起的慢性感染性疾病，导致牙周支持组织的炎症和破坏，主要症状为牙周袋形成、牙槽骨吸收、牙龈炎症和牙齿的逐渐松动、移位，甚至脱落。牙周炎是我国成年人丧失牙齿的首要原因。

一、慢性牙周炎

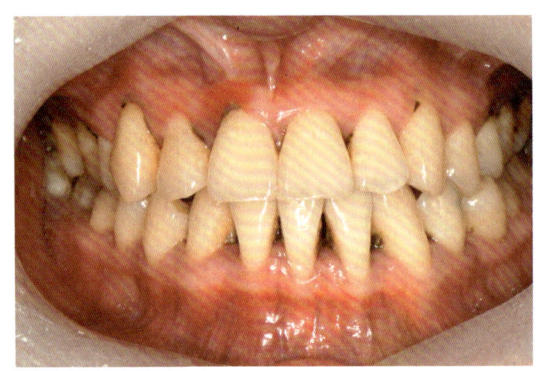

图 5-7 慢性牙周炎（由首都医科大学附属北京口腔医院王岷峰医师供图）

慢性牙周炎（chronic periodontitis）是最常见的一种牙周炎，常见于成年人，35 岁以后患病率增加，病情加重，但也可发生于儿童和青少年。多由长期的慢性龈炎向深部牙周组织扩展而引起组织的破坏，发展成为慢性牙周炎（图 5-7）。

（一）致病因素

牙菌斑生物膜是慢性牙周炎的始动因子，牙石、食物嵌塞、不良修复体、牙齿排列不齐和解剖形态异常等加重牙菌斑的滞留是局部促进因素。同时，宿主的防御机制也在发病机制中起着重要的作用。吸烟、糖尿病、遗传和精神紧张等是重要的全身易感因素。

（二）临床表现

1. 患者在刷牙或咬物时牙龈出血或有口腔异味。牙龈充血，颜色鲜红或暗红；牙龈组织松软、肿胀，可伴有不同程度的牙龈肿大或增生；牙周袋形成，袋内可探及龈下牙石，严重者可有牙周袋内溢脓；牙槽骨吸收，严重的会导致牙齿松动、移位甚至脱落。
2. 慢性牙周炎根据疾病的范围和严重程度，分为局限型慢性牙周炎和广泛型慢性牙周炎。受累部位 ≤ 30% 为局限型慢性牙周炎，若受累部位 > 30% 则为广泛型慢性牙周炎。严重程度用整个牙列、个别牙齿或位点来描述。轻度，牙周袋深 ≤ 4 mm，附着丧失 1 ~ 2 mm；中度，牙周袋深 ≤ 6 mm，附着丧失 3 ~ 5 mm；重度，牙周袋深 > 6 mm，附着丧失 ≥ 5 mm。
3. 病程长，病变缓慢，呈活动期和静止期交替出现。

（三）治疗原则

牙周炎治疗的目标是去除或改变导致牙周炎的牙菌斑生物膜和局部促进因素，以及去除全身易感因素，从而阻止疾病的发展，恢复牙周组织的形态和功能，并预防复发。另外，有条件者可促使牙周组织再生。

1. 清除局部因素，进行龈上洁治、龈下刮治和根面平整等基础治疗。
2. 可辅助局部的药物治疗。大多数患者在根面平整后，组织能顺利愈合。但对一些炎症严重的患者可在牙周袋内局部放置抗菌药物（甲硝唑、多西环素等），可取得较好的临床效果。

3．拔除不能保留的患牙，有利于口腔卫生的保持，避免牙槽骨继续吸收，修复缺失牙后尽快恢复咀嚼功能，获得平衡的咬合。

4．牙周基础治疗后，如仍有 5 mm 以上的牙周袋且探诊出血，应考虑牙周手术，以控制病情进展和（或）纠正解剖学上的缺陷。

5．指导患者进行严格、长期的牙菌斑控制。牙周炎患者需定期进行复查和复治，根据严重程度复诊周期为 1～6 个月，巩固治疗效果。对有全身疾病的患者，如糖尿病需要积极治疗；吸烟者牙周治疗疗效差，劝戒烟。

二、侵袭性牙周炎

侵袭性牙周炎（aggressive periodontitis，AgP）的临床和实验室检查明显不同于慢性牙周炎，而且相对少见。这类牙周炎多发于青春期前后，但在成年人中也可见，疾病过程发展迅速。侵袭性牙周炎有局限型侵袭性牙周炎和广泛型侵袭性牙周炎。

（一）致病因素

目前认为微生物（伴放线团聚杆菌）的感染、宿主机体的免疫反应、遗传等调节因素在侵袭性牙周炎的发病过程中起到一定作用（图 5-8）。

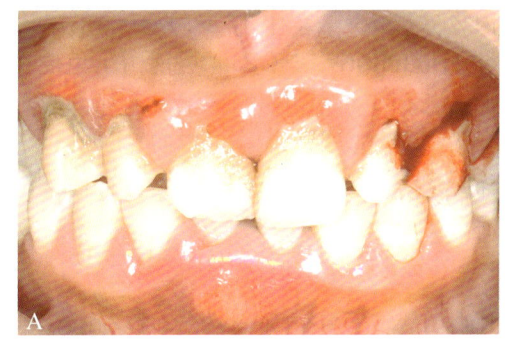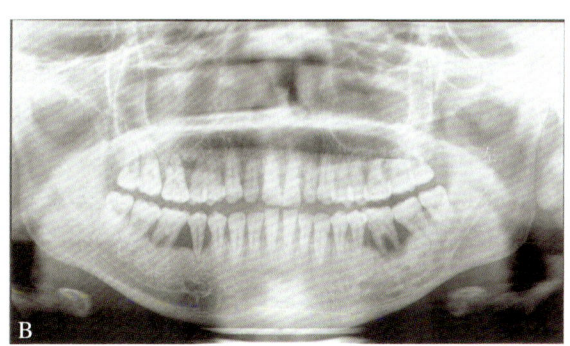

图 5-8　侵袭性牙周炎（由首都医科大学附属北京口腔医院王岷峰医师供图）
A．侵袭性牙周炎口内照；B．侵袭性牙周炎口内曲面体层片

（二）临床表现

1．侵袭性牙周炎的常见表现是严重的快速进展的附着丧失和骨破坏，患者可出现牙齿松动，咀嚼无力；上前牙向唇侧移位，出现牙间隙。严重者在 30 岁前已经出现需要拔除的患牙或自行脱落。

2．本病通常的次要表现是牙菌斑堆积量与牙周组织破坏的严重程度不相符。

（三）治疗原则

通常侵袭性牙周炎的治疗目标、方法与慢性牙周炎的治疗相似。

1．去除局部刺激因素，彻底消除感染。应进行龈上洁治、龈下刮治、根面平整等基础治疗，同时严格要求患者配合控制牙菌斑。

2. 配合全身药物治疗，如甲硝唑和阿莫西林二者联合使用。

3. 根据患者的依从性及牙菌斑控制的情况，定期复查（1~2个月1次），半年后若病情稳定，复查的间隔期适当延长。

三、反应全身疾病的牙周炎

（一）糖尿病

糖尿病本身不引起牙周炎，但在临床中，可以见到血糖控制不佳的患者，牙周组织炎症较重，易发生牙周脓肿，牙槽骨破坏迅速，导致牙齿松动；控制血糖后，牙周炎的情况会有改善。糖尿病患者要积极进行牙菌斑控制和牙周基础治疗，如需手术治疗，需在血糖控制平稳后进行。宜采用短时、多次、基础治疗为主的基本原则。

（二）艾滋病

获得性免疫缺陷综合征（acquired immunodeficiency syndrome，AIDS）又称为艾滋病。

AIDS患者由于全身免疫功能降低，发生口腔机会性感染的概率增大。AIDS患者的口腔表现详见第六章。主要的牙周组织病损有3种：

1. 线性牙龈红斑（linear gingival erythema，LGE） 龈缘处有鲜红的宽2~3 mm的红线，附着龈上可见红色瘀斑，易出血。此时无牙槽骨吸收。但此种病损偶见于非HIV感染者。

2. 坏死性溃疡性龈炎（necrotizing ulcerative gingivitis，NUG） AIDS患者发生的坏死性溃疡性龈炎临床表现与非HIV感染者十分相似，但进展更快，病情更严重。

3. 坏死性溃疡性牙周炎（necrotizing ulcerative periodontitis，NUP） 可能由于免疫功能降低从NUG发展而成，也可能从慢性牙周炎发展而来。牙槽骨吸收特别严重，但局部牙菌斑与骨吸收不相符，应引起重视。

NUG和NUP的患者尽可能采用手工器械进行局部牙菌斑和牙石的处理，全身使用抗菌药物，如甲硝唑；可以使用0.12%~0.2%氯己定含漱。

知识拓展

牙周病国际新分类

欧洲牙周病学联盟与美国牙周病学会于2017年11月在芝加哥牙周病与植体周病国际研讨会后发表了新分类共识性报告。报告首次提出了牙周健康概念，作为评价牙周病的发生发展和治疗效果的重要参考指标，将牙周健康分为两种情况：牙周组织完整的牙龈健康和牙周组织退缩的牙龈健康（包括稳定期牙周炎患者、非牙周炎患者）。新分类缩减了菌斑性龈炎的分类，增加了非菌斑性龈病的种类，新分类中牙周病分为3类：①坏死性牙周病；②牙周炎；③反映全身疾病的牙周炎。同时对坏死性牙周病进行了详细的分类，对牙周炎进一步明确分期和分级。根据严重程度及预期治疗的复杂程度，牙周炎分为4期。根据疾病进展速度、风险因素、预后判断及全身健康的影响，牙周炎分为3级，为复杂牙周病的患者进行多学科序列治疗提供指导。报告还首次制定植体周病和状况的国际统一分类。

第五节 种植体周组织及疾病

种植义齿是由种植体和种植体支持的上部义齿组成的修复体。种植体周组织指在牙种植体周组织围绕已经形成骨结合的组织，包括软、硬组织两部分。软组织部分称为种植体周黏膜，硬组织部分是骨组织。

种植体周组织与天然牙的牙周组织一样，也会发生类似牙周疾病的病变，影响种植体的稳定性，甚至导致种植体松动、脱落。根据种植体周组织状况，可分为以下3种情况。

植体周健康（peri-implant health）是指植体周无肉眼可见的炎症表现，无红肿、轻探诊无出血和溢脓。

植体周黏膜炎（peri-implant mucositis）是指植体周轻探出血，黏膜红、肿和（或）溢脓为临床主要特征，由于炎症水肿或探诊阻力减小可观察到探诊深度增加。

植体周炎（peri-implantitis）是指植体周轻探出血和（或）溢脓，探诊深度增加和（或）黏膜缘退缩，影像学检查示骨丧失。

（刘 怡 杜 鹃）

思 考 题

1. 牙菌斑生物膜是牙周病始动因子的证据有哪些？
2. 牙周病的局部促进因素有哪些？
3. 患者，34岁，男，既往体健，有吸烟史。主诉：牙龈出血伴疼痛3日余。检查：体温38.2℃，下颌下淋巴结肿大。龈乳头充血水肿明显，个别龈乳头表面有灰白色组织附着，牙周探诊深度＜3 mm。请给出可能的诊断；按照给出的诊断，可能出现的临床症状有哪些？请按照诊断给出治疗措施。
4. 患者，32岁，男，自述有输血史，检查见：口腔卫生状况尚可，牙龈轻度红肿，可见牙龈处有2～3 mm红线，探诊出血，探诊深度3～4 mm，全口牙不松动，可能考虑的全身疾病是什么？
5. 患者，63岁，女，高血压。主诉：牙龈增生1年余。检查：口腔卫生一般，全口牙龈增生至牙冠1/3～1/2处，龈乳头呈球形增生，牙龈质地坚韧。造成这种原因可能是患者曾服用哪种药物？

第六章 口腔黏膜病

第六章数字资源

口腔黏膜病学是口腔医学的重要组成部分，是系统研究口腔黏膜病的基础理论、临床诊治和预防的一门独立临床学科。由于口腔黏膜病种类繁多，且与机体的全身状态关系密切，口腔黏膜病学也是口腔医学与其他学科交叉的桥梁学科。

第一节 概 述

一、口腔黏膜和口腔黏膜病的定义

口腔黏膜（oral mucosa）是指口腔内的湿润衬里，呈粉红色、表面光滑湿润，由复层鳞状上皮、基底膜、固有层、黏膜下层共同构成。根据部位和功能的不同，口腔黏膜可分为咀嚼黏膜（牙龈和硬腭黏膜）、被覆黏膜（唇、颊、口底、舌腹、软腭黏膜）和特殊黏膜（舌背黏膜）。完整的口腔黏膜具有理化屏障功能，可阻止异物、微生物进入深层组织；口腔黏膜也可通过树突状细胞、巨噬细胞、淋巴细胞等发挥免疫屏障功能；口腔黏膜具有敏锐的痛觉、触觉、温度觉和味觉功能；以及温度调节和唾液分泌功能。

口腔黏膜病（oral mucosal diseases）是指发生在口腔黏膜及其软组织上的类型各异、种类众多的疾病总称。口腔黏膜病种类繁多、病因复杂、临床表现多样，损害常具有更迭性（同一疾病在不同阶段可出现不同类型的损害）和重叠性（不同疾病在不同阶段可能出现相同类型的损害）的特点，且往往与全身状况关系密切。口腔黏膜病大多预后良好，但某些口腔黏膜病可能迁延不愈，甚至癌变，应引起高度重视。

二、口腔黏膜病的分类

根据损害的来源，口腔黏膜病分为以下4类：①主要发生在口腔黏膜上的疾病，如口腔创伤性溃疡；②同时发生于皮肤和口腔黏膜，或单独发生于口腔黏膜上的皮肤-黏膜疾病，如扁平苔藓、天疱疮、盘状红斑狼疮；③合并起源于外胚层和中胚层的某些疾病，如累及外阴、肛门、眼结膜、虹膜的多形红斑；④性传播疾病或系统性疾病的口腔表征，如艾滋病、梅毒、贫血的口腔表征。目前临床常见的口腔黏膜病有复发性阿弗他溃疡、口腔扁平苔藓、灼口综合征等，这些将会在本章重点介绍。

三、口腔黏膜病的检查与诊断

口腔黏膜病的临床检查以视诊、触诊及探诊等局部检查为主，检查口腔黏膜时应遵循一定顺序，避免遗漏。检查口腔黏膜时应注意组织色泽、形态、质地，有无起疱、溃疡等，同时还应注意全身其他部位的体征，必要时配合血液学检查、免疫学检查、微生物学检查、脱落细胞学检查、活体组织检查、免疫组织化学检查、分子生物学检查、影像学检查和心理学检查等辅助检查。口腔黏膜病大多根据病史及典型临床表现即可确诊，但由于病损的复杂性，有时通过病理检查也难以确诊。因此，在临床上可进行治疗性诊断，即按照某一种最可能的疾病进行治疗，如果有效，则诊断为这种疾病的可能性较大，否则，应进行另外疾病的诊断和鉴别诊断。

第二节 常见口腔黏膜疾病

案例 6-1

患者，男，20岁，反复口腔溃疡3年。口腔溃疡发作位置不定，疼痛明显，每次发作1～2个，绿豆大小，溃疡期7～10天，间歇期1月。否认外生殖器溃疡、否认眼部疾病等。检查：下唇见2个约5 mm×3 mm大小的溃疡，溃疡凹陷，呈椭圆形，边缘规则，溃疡表面覆盖黄色假膜，溃疡周缘见宽约1 mm的充血区域，触痛明显（图6-1）。

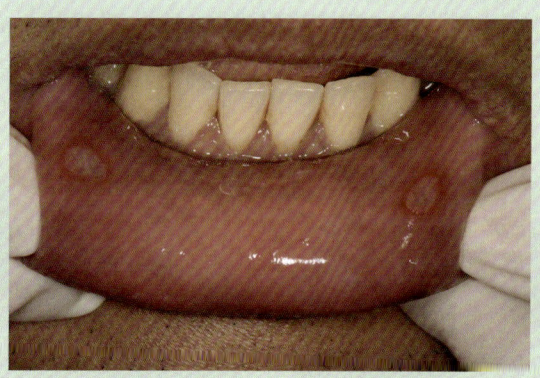

图6-1 轻型复发性阿弗他溃疡

问题：
1. 该患者的诊断是什么？
2. 该疾病需要与哪些疾病进行鉴别诊断？
3. 该疾病的病因是什么？

一、复发性阿弗他溃疡

复发性阿弗他溃疡（recurrent aphthous ulcer，RAU）是指具有周期性、复发性的口腔黏膜自限性、溃疡性损害。RAU是最常见的口腔黏膜病，好发于青壮年，患病率达20%左右，在特定人群中，RAU的患病率可高达50%。根据溃疡数目、大小和深度分为轻型复发性阿弗他溃疡、重型复发性阿弗他溃疡和疱疹样型复发性阿弗他溃疡。

(一)病因

病因不明,与遗传因素、免疫因素、精神心理因素、内分泌因素、细菌感染、系统性疾病、微量元素缺乏和环境因素有关,目前尚无统一确切的结论,多认为该病是多种因素综合作用的结果。

(二)临床表现

RAU 好发于口腔黏膜角化程度较差的区域,如唇内侧、舌尖、舌腹、颊部、前庭沟、软腭。溃疡具有"红、黄、凹、痛"的特征,即溃疡周边有宽约 1 mm 的充血带,溃疡表面覆盖黄白色假膜,溃疡中心稍凹陷,患者觉灼痛明显。

1. 轻型复发性阿弗他溃疡(minor recurrent aphthous ulcer,MiRAU) 是最常见的 RAU 类型,占 75%~80%。溃疡边缘整齐,孤立散在,数目不多,每次发作 1~5 个,直径为 5~10mm(图 6-1)。MiRAU 一般 7~10 天可自愈,愈合后不留瘢痕。

2. 重型复发性阿弗他溃疡(major recurrent aphthous ulcer,MaRAU) 又称为复发性坏死性黏膜腺周围炎或腺周口疮,占 RAU 的 10%~15%,好发于青春期。溃疡数目少,多为单发,两个以上少见,可同时伴有小的散在溃疡。溃疡直径为 1~2 cm 或以上,周围黏膜水肿,边缘隆起,溃疡中央凹陷,呈弹坑状(图 6-2)。病损持续时间长,可达 1~2 个月或更长。溃疡波及黏膜下层及腺体,愈合后留有瘢痕,有时伴有相应淋巴结肿大,患者自觉疼痛剧烈。

3. 疱疹样型复发性阿弗他溃疡(herpetiform recurrent aphthous ulcer,HU) 该型溃疡占 RAU 的 5%~10%,又称为口炎性口疮或阿弗他口炎。溃疡小而多,可有 10~30 个或更多,溃疡散在分布,呈"满天星"状,溃疡直径约 2 mm,不超过 5 mm(图 6-3)。溃疡表浅,周围黏膜充血,愈合后不留瘢痕。口内唾液增多,局部淋巴结肿大,患者自觉疼痛明显,常伴有头痛、发热等症状。

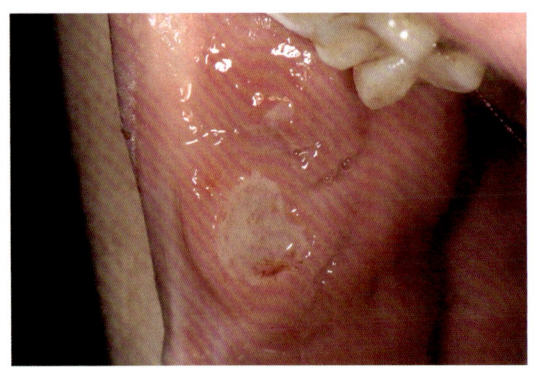

图 6-2 重型复发性阿弗他溃疡

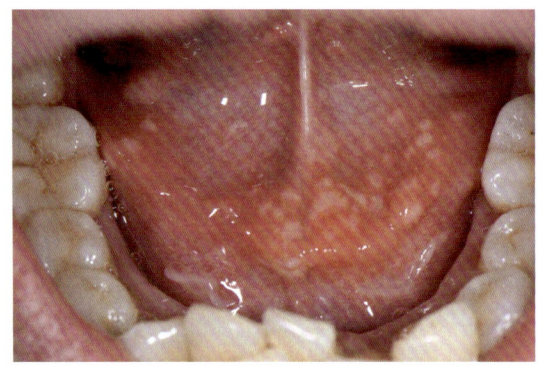

图 6-3 疱疹样型复发性阿弗他溃疡

(三)诊断和鉴别诊断

根据周期性、复发性、自限性的病史特征和"红、黄、凹、痛"的临床体征即可诊断。根据溃疡的数目、大小和深度可进行临床分型。须排除系统性疾病引起的口腔溃疡。

(四)治疗

由于复发性阿弗他溃疡病因不清,且个体差异较大,尽管治疗方法众多,但尚无特效疗法。临床上对 RAU 的治疗通常以对症治疗为主,治疗基本原则为减轻疼痛、促进溃疡愈合、延长间歇期。

1. 局部治疗 以消炎、止痛和促进溃疡愈合为原则。
（1）消炎：0.05%氯己定含漱液含漱，曲安奈德制剂局部使用，每日2～3次。
（2）止痛：甘菊利多卡因凝胶、苯佐卡因凝胶表面涂布麻醉。
（3）促进溃疡愈合：重组牛碱性成纤维细胞生长因子、溃疡散、西瓜霜喷剂等局部使用。
（4）糖皮质激素局部封闭：针对深大的经久不愈的腺周口疮，可用倍他米松注射液或曲安奈德注射液在溃疡基底部注射，每1～2周一次。
（5）物理疗法：病损区域行激光、红外线照射，可以止痛，促进溃疡愈合。
2. 全身治疗 去除可能的致病因素，以减少复发、延长间歇期。
（1）建议患者调节紧张、焦虑情绪，避免进食刺激性食物。
（2）积极治疗相关疾病，如胃十二指肠溃疡、结肠炎、活动性肝炎。
（3）糖皮质激素：口服泼尼松10～30 mg/d。
（4）免疫增强剂：转移因子、甘露聚糖肽、干扰素、胸腺肽等。
（5）免疫抑制剂：白芍总苷胶囊、羟氯喹、沙利度胺等。
（6）适当补充维生素和微量元素。
（7）中医辨证施治：实证可用清胃散、导赤散加减药物治疗。虚证依病情选用知柏地黄汤、补中益气汤等。

二、白塞综合征

白塞综合征（Behcet's syndrome），又称为贝赫切特综合征，以同时或先后发生的复发性阿弗他溃疡，以及眼、生殖器、皮肤病损为主要临床特征，也被称为"口-眼-生殖器三联征"。其中，口腔溃疡为其基本病损，发生率为100%。该病也可累及关节、心血管、神经、消化、呼吸、泌尿等多系统，虽发生概率小，但后果严重，可危及生命。白塞综合征的基本病理特点是非特异性血管周围炎，该病累及全身各大、中、小血管，其中以静脉受累最多。本病多见于地中海沿岸、中东及远东地区，多见于中青年。我国白塞综合征患者中女性较多，但男性患者血管、神经系统及眼受累较女性多且病情重。

（一）病因

确切病因尚不明确，可能与下列因素相关。
1. 免疫因素 患者血清中免疫复合物及免疫球蛋白IgA、IgG、IgM均增高，皮质类固醇激素治疗可使患者IgG下降，缓解临床症状。
2. 遗传因素 本病有明显的地区和种族差别，以及家族性分布趋向。在对组织相容性抗原的研究中发现，HLA-B51与BD有密切关系，HLA可能引起中性粒细胞功能亢进。
3. 其他因素 微循环障碍、纤溶功能降低，病毒、细菌、结核、梅毒感染，环境因素和微量元素缺乏等可能与本病有关。

（二）临床表现

白塞综合征的早期表现往往是反复出现口腔溃疡，后逐渐出现生殖器溃疡、结节性红斑、虹膜睫状体炎、关节炎、消化道溃疡等。根据病损出现的概率，临床表现可分为常见体征和少见体征两大类。常见体征包括口腔、生殖器、皮肤、眼等病变；少见体征包括关节病变，以及心血管、神经、消化、呼吸、泌尿等系统病变。

1. 常见体征

(1) 口腔：反复发作的口腔溃疡，与复发性阿弗他溃疡类似。口腔溃疡是白塞综合征最常见的首发症状和必发症状。

(2) 生殖器：反复发作的外生殖器溃疡，但间歇期较口腔溃疡长。

(3) 皮肤：反复发作的结节性红斑、面部毛囊炎、痤疮样皮疹、皮下血栓性静脉炎和皮肤针刺反应。皮肤损害发生率较高，仅次于口腔溃疡发生率。

(4) 眼：可分为眼球前段病变和后段病变。眼部病损在常见症状中出现率最低，但后果严重。

2. 少见体征

(1) 关节：国内报道关节症状的发生率为26%～62%，与风湿性关节炎的症状相似。

(2) 心血管系统：可累及各类血管，10%～20%的患者合并大中血管炎，是致死、致残的主要原因。

(3) 消化系统：表现为腹痛、恶心、呕吐及消化道出血。

(4) 神经系统：发生率较低，可表现为脑膜炎、脑干综合征、器质性精神错乱病及周围神经损害等。

(5) 呼吸系统：表现为发热、胸痛、咳嗽、咯血、胸腔积液、肺门淋巴结病。

(6) 泌尿系统：表现为肾炎、蛋白尿、血尿等。

（三）诊断

白塞综合征以临床体征为主要诊断依据。

2006年白塞综合征国际标准修订小组提出新的诊断标准，于2014年再次修订。新的国际标准评分系统为：①复发性口腔溃疡，2分；②生殖器溃疡，2分；③眼部损害，2分；④皮肤损害，1分；⑤神经系统损害（无菌性脑膜炎、脑干综合征），1分；⑥血管疾病（浅静脉炎、大静脉血栓、动脉血栓、动脉瘤），1分；⑦针刺反应阳性，1分。以上标准累计得分≥4分，即可诊断为白塞综合征。

（四）治疗

1. 局部治疗

(1) 口腔溃疡治疗同RAU。

(2) 外阴溃疡可用1/5000高锰酸钾溶液坐浴，每晚1次，再将抗生素软膏涂于溃疡面。

(3) 眼部轻型炎症可用糖皮质激素滴眼液或软膏治疗。

(4) 结节性红斑可用糖皮质激素制剂治疗。

2. 全身治疗

(1) 免疫抑制药物

1) 糖皮质激素：为首选药物，如泼尼松。给药途径及剂量按病情轻重而定，分为短期和长期疗法。

2) 细胞毒类药物：可增强糖皮质激素的疗效，减少副作用，减少糖皮质激素剂量，如环磷酰胺和硫唑嘌呤。

3) 非甾体激素类药物：保泰松、吲哚美辛、阿司匹林等。对发热、关节痛、结节性红斑有效，和激素同用效果更佳。

4) 中成药：如雷公藤多甙或昆明山海棠。

(2) 免疫增强剂或免疫调节剂：如转移因子、胸腺素、丙种球蛋白。

(3) 其他：沙利度胺、异烟肼、秋水仙碱等。

（4）中医辨证施治：根据辨证可用清肝利湿法、清热泻火法、补肾养阴法或温补脾肾法治疗。

三、创伤性溃疡

创伤性溃疡（traumatic ulceration）是由机械性、化学性或物理性刺激引起的病因明确的口腔黏膜溃疡性疾病。

（一）病因

1. 机械性刺激 口内残根、残冠、锋利牙尖、不良修复体、骨头、饼干等较硬食物，橡胶乳头、玩具、笔尖、牙刷等硬物对口腔黏膜的刺激。

2. 化学性灼伤 误服腐蚀性较强的化学物质，如高度白酒、农药、强酸、强碱。

3. 热冷刺激伤 误饮开水、误食过烫食物，或因口腔内低温治疗（如液氮）操作不当引起冻伤等。

（二）临床表现

1. 压疮性溃疡 由口内残根、残冠、锋利牙尖或不良修复体长期刺激口腔黏膜所致，溃疡较深，溃疡面与创伤因素契合，质地偏韧，多见于老年人，需与癌性溃疡鉴别。

2. 贝氏溃疡 由过硬的橡皮乳头引起，发生于硬腭与橡皮乳头接触面（图6-4）。

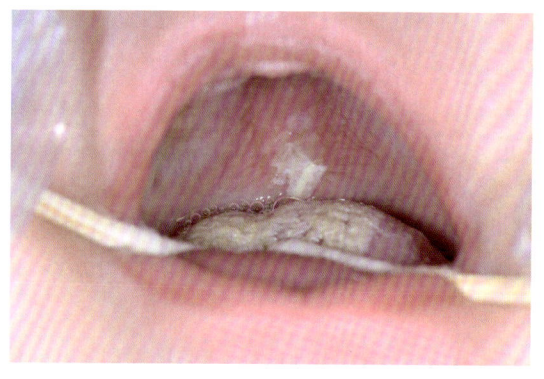

图 6-4 贝氏溃疡

3. 李-弗氏溃疡 因过短的舌系带和新萌出的下乳中切牙长期摩擦引起，导致舌系带处充血、肿胀、溃疡。

4. 自伤性溃疡 好发于多动症儿童，患儿常用笔尖捅刺口腔黏膜，或咬唇、咬颊、咬舌，溃疡深在，周缘多发白，经久不愈。

5. 化学灼伤性溃疡 误服腐蚀性较强的化学物质所致，接触化学物质处黏膜出现溃疡，溃疡表浅，疼痛明显。

6. 热灼伤性溃疡 误饮开水、误食过烫食物所致，有明确的热灼伤史，溃疡表浅，疼痛明显。

（三）诊断

具有明确的物理、化学或机械刺激因素，溃疡部位和形态与创伤因素契合。去除刺激因素后，溃疡很快愈合。无复发史。

（四）治疗

首要治疗措施是尽快去除刺激因素，包括拔除残根、残冠，磨改过锐牙尖和边缘嵴，纠正咬唇、咬颊、咬舌不良习惯，改变婴儿喂食方式，避免不良理化因素的刺激。对于表浅、范围小的创伤性溃疡，局部治疗即可，方案同RAU。对有全身症状或继发感染者应服用抗生素。对于长期不愈的深大溃疡应酌情活检，排除癌变。

四、口腔扁平苔藓

扁平苔藓（lichen planus，LP）是一种细胞免疫介导的皮肤黏膜慢性炎症性疾病，皮肤和黏膜可单独或同时发病。口腔扁平苔藓（oral lichen planus，OLP）是最常见的口腔黏膜病之一，患病率约为0.51%，好发于中老年女性。

（一）病因

尚不明确，可能与感染因素、微循环障碍因素、精神心理因素、内分泌因素、免疫因素、遗传因素等有关。目前公认，T细胞介导的免疫反应在OLP的发生发展中发挥重要作用。

（二）临床表现

任何年龄阶段都可发病，从3岁的儿童到80多岁的老人均有报道，但以30岁以上患者多见，女性多于男性。

LP的典型皮损为紫红色、多角形扁平丘疹。初起时为粟粒状大小，可逐渐增大到蚕豆大小。边缘界限清楚，表面干燥光滑，被覆白色角质薄膜，有蜡样光泽。用液状石蜡擦拭皮损表面后，放大镜观察可见损害表面有灰白色或乳白色纵横交错的细纹，称为威克姆纹（Wickham striae）。患者多有阵发性痒感，也有无自觉症状者。皮疹可累及全身各处，四肢屈侧、前臂和腕部多见。

口腔黏膜损害常呈对称性，多见于颊黏膜（87.5%），其次为前庭沟、舌、唇、牙龈、腭。患者多自觉粗糙木涩感，或对辛辣食物刺激敏感。若上皮剥脱糜烂，患者可出现自发性疼痛。基本损害为小丘疹连成的线状白色、灰白色花纹，灰白色花纹可组成网状、树枝状、环状等多种形状（图6-5），也可表现为白色斑块。

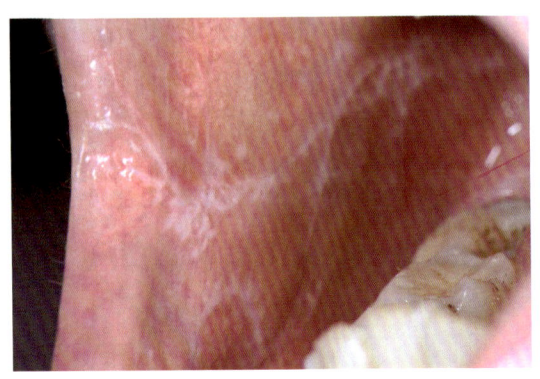

图6-5 口腔扁平苔藓

根据病损形态将 OLP 分为以下几种类型：

1. 网纹型 OLP 临床最为常见。在口腔黏膜上可见略突出于黏膜的白色网状条纹，互相交织成网状、环形、树枝状，可发生于口腔黏膜各处，但以颊黏膜为主。患者无症状，或偶有粗糙感。

2. 斑块型 OLP 斑块大小不一，形状不规则，类圆形或不规则形，一般较硬且隆起，多发生于舌背，常伴舌乳头萎缩。

3. 丘疹型 OLP 灰白色的丘疹散布在黏膜上，可聚集形成小斑块，四周可见其他形状条纹。多无临床症状。

4. 水疱型 OLP 较少见，表现为大小不一的水疱，疱易破，流出清亮液体，多累及软腭、唇颊部。

5. 萎缩型 OLP 表现为上皮萎缩变薄，常伴充血斑片及糜烂，周围可见白色网纹。患者可有烧灼感或刺激痛等症状。

6. 糜烂型 OLP 糜烂面周围围绕白色条纹或丘疹，患者疼痛明显，常累及颊、前庭沟、舌腹、磨牙后区等部位。

（三）诊断

一般根据病史及典型临床表现即可诊断，必要时可进行活体组织检查确诊。口腔扁平苔藓属于口腔黏膜潜在恶性疾患，若病损位于口底-舌腹 U 形区、口角内侧三角形区域、软腭复合体三大危险区域，且病程迁延不愈或反复糜烂者，建议做活体组织检查排除恶变。

（四）治疗

首先应详细询问病史，了解全身情况，缓解患者焦虑、"恐癌"情绪。目前临床上常根据病损是否糜烂分为糜烂型 OLP 和非糜烂型 OLP 两种，根据不同类型选择治疗方案。

1. 非糜烂型 OLP 无症状患者不需处理，定期随访观察即可。非糜烂型 OLP 有症状患者可选用免疫调节类药物，如甘露聚糖肽（多抗甲素）、卡介苗多糖核酸、转移因子。针对局部过角化患者，可使用维 A 酸类药物。

2. 针对局限糜烂病损，可在糜烂基底处注射倍他米松、曲安奈德等。局部应用复方氯己定含漱液、复方硼砂含漱液含漱，或溃疡膏、溃疡膜等。对于皮质类固醇治疗无效者，可选用他克莫司软膏局部涂抹。

3. 针对广泛糜烂病损可采取全身治疗。首选免疫抑制剂治疗，口服糖皮质激素、硫酸羟氯喹、沙利度胺、昆明山海棠等。对于迁延不愈的 OLP 病损，应注意可能伴发白念珠菌感染，可局部应用抗真菌药治疗。

4. 中医辨证治疗或用中成药治疗，如口炎清颗粒、龙胆泻肝丸、复方苔藓片。

（五）预防

1. 消除紧张等不良情绪，积极治疗慢性疾病，限制烟酒及刺激性饮食（辣椒、生葱、生蒜等），保持生活规律。

2. 伴口腔卫生不良，有局部刺激因素者应首先去除刺激因素（不良修复体、牙石、软垢），保持口腔卫生。

五、口腔念珠菌病

口腔念珠菌病（oral candidiasis）是由念珠菌属感染所引起的口腔黏膜疾病，是最常见的口腔黏膜感染性疾病之一。该病属于条件性感染，好发于老人、儿童、体弱人群。

（一）病因

念珠菌是一种常见的条件致病菌，引起人类念珠菌病的主要是白念珠菌、热带念珠菌和光滑念珠菌，占60%～80%。据报道健康成人3%～48%带菌，虽然健康人可携带念珠菌，但并不发病。当宿主防御功能降低以后，念珠菌由非致病相的孢子形态转化为致病相的假菌丝形态，导致人体发病。

（二）临床表现

1. 急性假膜型念珠菌病 患病率约为4%，可发生于任何年龄，多见于长期使用糖皮质激素者、HIV感染者、免疫缺陷者、婴幼儿及体弱者，但以新生儿最多见，又称为雪口病。主要表现为充血发红黏膜上可见白色凝乳状假膜，稍用力可拭去假膜，露出下方充血发红的黏膜。患儿可出现烦躁不安、啼哭、哺乳困难，有时有轻度发热，全身反应一般较轻（图6-6）。

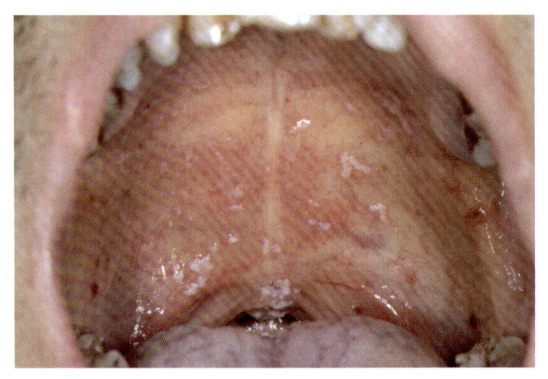

图6-6 急性假膜型念珠菌病

2. 急性红斑型（萎缩型）念珠菌病 多见于长期使用抗生素、激素患者及HIV感染者，且大多数患者患严重基础疾病。临床表现为黏膜弥散性红斑，以舌黏膜多见。患者主要表现为口干、发黏、口腔黏膜烧灼感、疼痛、味觉减退等。

3. 慢性红斑型（萎缩型）念珠菌病 又称为义齿性口炎，多累及上颌与义齿腭侧面接触的腭、牙龈黏膜。黏膜充血，呈点状或片状红斑和水肿，严重者伴有颗粒或乳头样增生。患者大多无症状，少数有黏膜灼痛和口干燥等症状。

4. 慢性增殖型念珠菌病 又称为慢性肥厚型念珠菌性口炎、念珠菌性白斑，多见于颊黏膜、舌背及腭部，呈结节状或颗粒状增生，或为紧密附着的白色角质斑块。

（三）诊断

根据病史、临床特点并结合实验室检查以明确诊断。由于健康人也可携带白念珠菌，因此综合考虑十分重要。

（四）治疗

口腔念珠菌病的治疗原则为去除诱发因素，积极治疗基础疾病，必要时辅以支持治疗。治疗分为局部治疗和全身治疗。局部治疗可选用2%～4%碳酸氢钠（小苏打）溶液含漱，5万～10万单位/毫升的制霉菌素混悬液涂布。全身治疗可选用口服氟康唑、伊曲康唑。对于有免疫缺陷或身体衰弱患者，可使用胸腺肽、转移因子、卡介菌多糖核酸注射液等。针对慢性增殖型念珠菌病，若药物治疗效果不明显，应考虑手术切除。值得注意的是，当口内病损消失后，抗真菌药物应继续使用10～14天以防止复发。

（五）预防

积极治疗基础疾病，加强锻炼，增强体质，合理使用抗生素、糖皮质激素及免疫抑制剂等，注意口腔卫生。针对婴儿念珠菌病的预防，应避免产房交叉感染、产道感染。

六、多形红斑

多形红斑（erythema multiforme）又称为多形渗出性红斑，可累及皮肤和黏膜，可同时或先后发病，也可单发于皮肤或黏膜，表现为红斑、丘疹、水疱、糜烂和结节等。多形红斑具有自限性，轻型者一般1～3周可以痊愈，重型者或有继发感染时，病期可延长至4～6周。一般预后良好，但可复发。

（一）病因

病因不明，目前多认为该病是机体对多种变应原产生的一种超敏反应。在多形红斑早期皮损浅层、血管壁及表皮真皮交界处见颗粒状IgM或C3沉积，部分患者血液中可检出循环免疫复合物。

（二）临床表现

发病前常出现倦怠、发热、头痛、咽喉痛、关节痛、咳嗽等前驱症状。按临床表现将本病分为两型，轻型多形红斑和重型多形红斑。

1. 轻型多形红斑 好发于青壮年，多见于春秋两季。口腔黏膜病损早期多累及口腔前部，黏膜水肿充血，出现水疱，水疱破溃形成糜烂或溃疡。唇部损害尤为严重，糜烂水肿结痂，常合并感染，易出血（图6-7）。

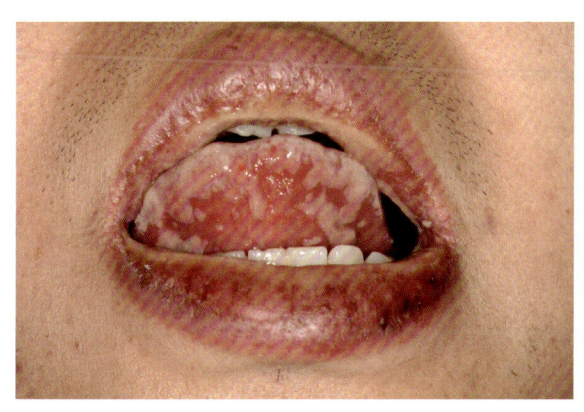

图6-7　轻型多形红斑口腔黏膜损害

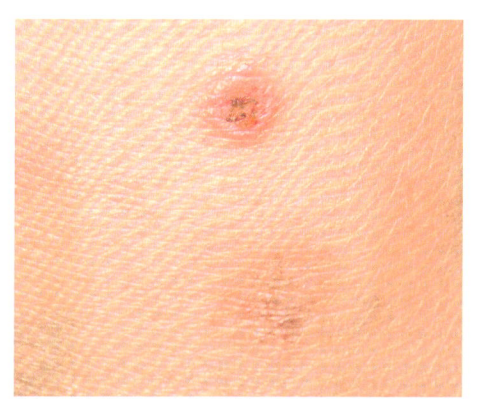

图6-8　轻型多形红斑皮肤损害——虹膜样红斑

皮肤损害对称分布于手背、足背、前臂及小腿伸面及颈两侧，表现为红斑、丘疹、水疱、大疱或血疱等。皮疹中央形成水疱，周围绕以暗红色晕，称为虹膜样红斑（图6-8）。

2．重型多形红斑 起病急骤，迅速出现水肿或大疱。黏膜损害可在疾病早期发生，如唇、颊、咽、喉黏膜肿胀，出现水疱、糜烂、出血或形成浅在溃疡。口唇糜烂，常形成褐红色厚痂，自觉疼痛，影响张口及进食。除口腔黏膜外，至少累及一处其他部位黏膜，如合并眼或外阴等处的损害。外阴、尿道口及肛门处黏膜损害表现为红斑、水疱、糜烂或浅溃疡，导致排便或排尿疼痛。眼部损害多较严重，表现为结膜炎、角膜炎、角膜溃疡或巩膜炎。结膜炎可导致上、下眼睑皮肤糜烂，分泌物较多，患者可出现上、下眼睑粘连。眼部护理不善者可发生角膜溃疡。患者中毒症状明显，可伴寒战、高热，热型为弛张热或稽留热。

（三）诊断

根据虹膜样红斑、口腔黏膜广泛糜烂、唇部糜烂形成血痂等典型病损及病史即可做出诊断。

（四）治疗

1．寻找病因 进行特异性和有针对性的治疗，防止再次接触致敏物质。

2．局部治疗 可用复方氯己定溶液、西吡氯铵、聚维酮碘溶液等含漱，局部采用甘菊利多卡因凝胶止痛。

3．全身治疗 泼尼松30～60 mg/d，于早晨8点顿服。在口腔糜烂和渗出症状控制后逐渐减量，同时给予抗组胺药、葡萄糖酸钙等药物。

4．支持疗法 补充高营养、高蛋白食物及大量维生素等。

5．针对重型多形红斑 应尽早用激素和抗生素治疗。其他体窍黏膜损害，特别是眼部病损，应及时请相关科会诊或转诊。

七、天疱疮

天疱疮（pemphigus）是一种累及皮肤和黏膜的严重的慢性自身免疫性大疱性疾病。临床表现为皮肤、黏膜上出现极易破溃的松弛性大疱，难以自愈。天疱疮主要累及皮肤、口腔黏膜及食道黏膜。病理特点是棘层细胞松解和上皮内疱（或裂隙）。免疫荧光检查可见棘细胞间有抗棘细胞间黏合物质的自身抗体，且患者血清中存在抗上皮成分的循环抗体。根据病损特点，天疱疮可分为4型，即寻常型天疱疮、增殖型天疱疮、落叶型天疱疮和红斑型天疱疮。寻常型天疱疮最常见，也是最严重的类型，其他类型较少见或不累及口腔黏膜。口腔黏膜常是寻常型天疱疮的首发或独发部位。

（一）病因

病因尚不清楚。目前认为在某些病毒感染、紫外线照射、某些药物（如青霉胺和卡托普利）作用下，可引起棘细胞间黏合物质发生改变成为自身抗原，产生循环天疱疮抗体，激发自身免疫反应。

（二）临床表现

好发于中老年人，发病前多无症状，约60%的患者出现口腔损害的时间早于皮肤损害6个月至1年。病损可累及牙龈、软腭、硬腭、咽旁及其他易受摩擦的任何部位。疱壁薄且透明，易破溃，遗留的新鲜糜烂面形状不规则、边界清晰、表面干净、假膜少，周围黏膜无炎症反应，糜烂面难以愈合（图6-9）。用棉签揉搓外观正常的牙龈黏膜，黏膜表面可出现水疱或血疱，或使外观正常的黏膜表层脱落，这种现象称为尼科利斯基征（Nikolsky sign）阳性，即尼氏征阳性。用探针可沿疱壁无痛性地平行探入黏膜下方，这一现象称为探针试验阳性。若将疱壁撕去或提拉，可使疱壁无痛性扩大，常连同邻近外观正常的黏膜一并无痛性地撕去，这一现象称为揭皮试验阳性。

皮肤损害好发于前胸、躯干，以及头皮、颈、腋窝、腹股沟等易受摩擦处，表现为大小不一的松弛性水疱，疱壁较薄，易破。其他部位黏膜，如鼻腔、眼、外生殖器、肛门处黏膜均可发生与口腔黏膜相同的病损。

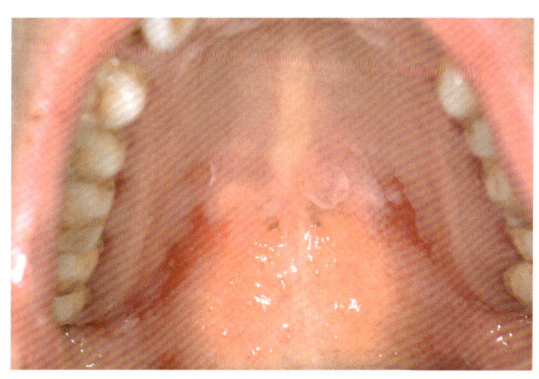

图6-9 寻常型天疱疮

（三）诊断

根据临床损害特征、组织病理和免疫病理特征、血清特异性抗体检测结果进行诊断。诊断要点为：①口腔黏膜出现水疱，水疱易破，破溃后遗留的新鲜糜烂面形状不规则，边界清晰，表面干净、假膜少，周围黏膜无炎症反应，糜烂面难以愈合；②皮肤出现松弛性水疱，水疱易破，遗留顽固性糜烂面；③揭皮试验、探针试验和尼氏征为阳性；④组织病理学可见棘层细胞松解、上皮内疱（或裂隙）；⑤直接免疫荧光可见上皮/表皮棘细胞间有IgG（或伴有C3）的网状沉积，间接免疫荧光可见患者血清的IgG抗体在底物的上皮/表皮细胞间出现网状沉积；⑥酶联免疫吸附实验（ELISA）检测可见抗Dsg3和（或）抗Dsg1抗体阳性。

（四）治疗

糖皮质激素是治疗天疱疮的首选药物，以糖皮质激素为基础，辅以其他支持疗法和局部治疗，从而起到防止新病损发生、加快旧病损愈合、减轻症状的作用。

1. 支持治疗 天疱疮是一类严重的皮肤黏膜疾病，由于较多的水疱及不易愈合的糜烂面，导致大量体液丢失，患者易出现低蛋白血症、感染、电解质紊乱等，故应注意补充蛋白质、维生素、电解质，适当补充血浆或全血。

2. 糖皮质激素 为本病的首选药物。可将用药过程动态分为起始、控制、减量和维持4个阶段。起始及控制阶段强调"量大、从速"；减量与维持阶段侧重"渐进、忌躁"。轻者，泼尼松的起始量可为30～40 mg/d；重者，泼尼松的起始量为60～100 mg/d，在糖皮质激素应用前必须详细询问病史，如有无胃溃疡及结核病史，并在用药前和用药中进行全身仔细检查，如胸腹部CT、体重、血压、血糖，以及血清钾、钠、氯。

3. 免疫抑制剂 用以抑制自身抗体形成，如硫唑嘌呤、环磷酰胺、甲氨蝶呤、环孢素。

4. 血浆置换疗法 用于病情严重、血清中抗体滴度高的患者或糖皮质激素疗效不佳者。

本法通过去除循环抗体，达到缓解病情的目的。

5．其他治疗方法　如使用雷公藤多甙片及氨苯砜。雷公藤多甙具有抗炎、免疫抑制作用，效果较好。

6．局部治疗　消炎止痛，防止继发感染。特别要注意防止真菌感染。

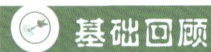

天疱疮诊疗三大里程碑

Walter F. Lever 是一位杰出的皮肤病理学家，1958 年，他首次将糖皮质激素应用于天疱疮的治疗中，使天疱疮患者的预后大为改善。20 世纪 60 年代，现代免疫学取得重大进展，1964 年，作为医学生的 Robert E. Jordon 在微生物学家 Bentner 的指导下，采用免疫荧光技术，发现天疱疮患者血清中存在抗棘细胞间物质的自身抗体，从而揭开了天疱疮是自身免疫病的基本性质。20 世纪 80 年代，当分子生物学登上舞台后，对天疱疮的研究从自身抗体转向自身抗原，进而进入基因水平的研究。1984 年，一位年轻的皮肤病学者 John R. Stanley 发现天疱疮自身抗原为桥粒芯蛋白，极大地推动了天疱疮的发病机制及临床治疗研究。

八、艾滋病口腔表征

艾滋病，也称为获得性免疫缺陷综合征（acquired immune deficiency syndrome，AIDS），是由人类免疫缺陷病毒（HIV）感染引起的免疫功能缺陷性疾病，常继发各种机会性感染、恶性肿瘤和中枢神经系统病变。截至 2020 年底，我国报告现存活 HIV 感染者/AIDS 患者 105.3 万例，报告死亡 35.1 万例。

口腔是消化道的起始部分，最先接触感染源，且口腔位置表浅，易于观察，因此，口腔科往往是艾滋病患者的首诊科室。某些口腔病损可预示 HIV 感染后的病情进展。艾滋病口腔表征主要包括特异性表现，如毛状白斑、卡波西肉瘤；以及在普通人群中可出现的疾病，如口腔念珠菌病、单纯疱疹、带状疱疹、复发性阿弗他溃疡，但上述疾病在艾滋病患者中的严重程度远超过普通人群。

1．毛状白斑（hairy leukoplakia）　与 EB 病毒（Epstein-Barr virus，EBV）感染有关，被认为是患者全身免疫严重抑制的征象之一。临床表现为双侧舌缘呈白色或灰白斑块，可延伸至舌背和舌腹，在舌缘呈垂直皱褶外观，形似"搓衣板"，若过度增生则成毛绒状，不可擦去（图 6-10）。

2．卡波西肉瘤（Kaposi sarcoma）　与卡波西肉瘤相关疱疹病毒（KSHV）感染有关，是艾滋病的临床诊断指征之一。该病是 HIV 感染中最常见的口腔恶性肿瘤，多累及腭部和牙龈，表现为单个或多个、褐色或紫色的斑块或结节，初期病损平伏，逐渐发展高出黏膜，可呈分叶状、溃烂或出血。

3．口腔念珠菌病　艾滋病早期即可出现念珠菌感染，是免疫抑制的早期征象。HIV 感染者和健康人群均可患口腔念珠菌病，但相较于普通人群，艾滋病患者的念珠菌感染常病情更重、病损范围更广、病程更长、对治疗不敏感。患口腔念珠菌病的普通人群多为老人、儿童、体弱人群，而患口腔念珠菌病的 HIV 感染者和艾滋病患者多为年轻人或成人，且无放疗、化疗史，无糖皮质激素、抗生素长期应用史、以及无其他免疫功能低下病史。

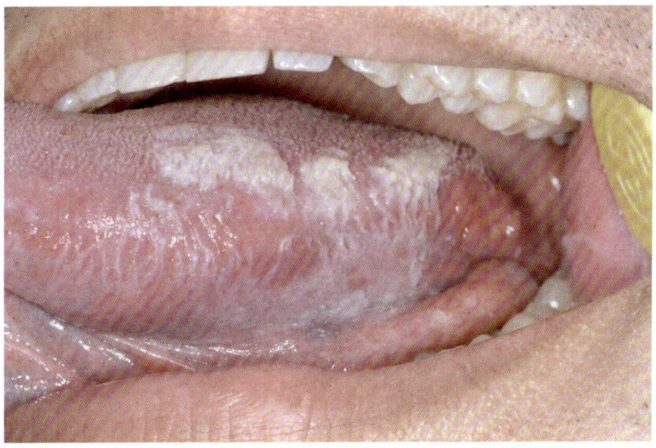

图 6-10 毛状白斑

4. 单纯疱疹 是由单纯疱疹病毒感染所致，临床上以硬腭、牙龈等处出现簇集性小水疱为特征，有自限性，易复发。普通人群患单纯疱疹的病程为 7～10 天，而艾滋病患者患单纯疱疹往往病情重、范围广、病程长、反复发作，病损可持续 1 个月以上。

5. 带状疱疹 是由水痘-带状疱疹病毒感染引起的，以沿单侧周围神经分布的簇集性小水疱为特征，常伴有明显的神经痛。普通人群患带状疱疹的病程为 1～2 周，老年人好发；而艾滋病患者患带状疱疹的发生年龄多在 40 岁以内，病情严重，持续时间长，甚至为播散型，预后不良。

6. 复发性阿弗他溃疡 普通人群患复发性阿弗他溃疡多为轻型，而艾滋病患者患复发性阿弗他溃疡多为重型或疱疹样型。

7. HIV 相关性牙周疾病 艾滋病牙龈、牙周表现见本书第五章第四节第三部分。

九、灼口综合征

灼口综合征（burning mouth syndrome，BMS）是以舌部为主要发病部位，以烧灼样疼痛为主要表现的一组综合征，又称为舌痛症（glossdynia），多累及舌部、硬腭前部及下唇，患者多伴口干、味觉改变、麻木等，不伴有明显的临床损害，也无特征性的组织病理学变化。BMS 的发病率较高，好发于更年期或绝经后期女性。

（一）病因

病因复杂，可能与局部刺激因素、口腔不良习惯、感染因素、唾液分泌异常、精神心理因素、内分泌因素、神经因素等有关。

（二）临床表现

舌部烧灼样疼痛为最常见的临床症状，也可表现为麻木感、刺痛感、味觉迟钝、钝痛不适等感觉异常。疼痛常具有晨轻晚重的节律性变化，并在紧张、疲乏等情况时加重，在入睡后、进食、工作、注意力分散、饮酒时较轻。病程长短不一，多数患者病程较长，逐渐加重，少数患者有明确的突发病史。口腔伴随症状包括口干、味觉改变等。临床检查常无阳性体征。

患者常表现为精神紧张、抑郁、忧心忡忡，可伴发失眠、头痛、疲乏、潮热、易怒、多汗、注意力不集中、性欲降低、阴道灼热感等。

（三）诊断和鉴别诊断

一般根据患者舌部或口腔其他部位的烧灼样疼痛、麻木、针刺感等异常感觉，以及临床症状与体征明显不符的特征，即可做出诊断。应特别注意询问病史，了解患者有无社会心理影响因素和伸舌自检等不良习惯等。

（四）治疗

本病缺乏特殊的治疗方法，治疗主要以消除局部刺激、纠正系统性因素，以及心理治疗为原则。

1. 对因治疗

（1）消除局部刺激因素：包括调磨锐利牙尖、去除不良修复体、清除牙石、拔除残冠残根，停用可能引起局部疼痛的漱口水，并告知患者戒除伸舌自检，对于合并真菌感染的患者，可局部应用制霉菌素、2%～4%碳酸氢钠溶液，口服氟康唑。

（2）纠正系统性因素：积极治疗与BMS相关的疾病如糖尿病。更年期症状明显且无明显禁忌证者（如肝肾功能不全、糖尿病、甲状腺功能亢进），可采用雌激素替代疗法。维生素缺乏或营养状况不佳者可补充复合维生素B、叶酸、维生素E等；还可采用舌神经封闭疗法。

（3）心理治疗：宽慰和开导患者，使其树立治疗信心。可酌情配合心理医生为患者选用精神支持疗法、暗示疗法、行为疗法及松弛疗法等。对有恐癌情绪的患者应解释病情，消除其恐惧心理。

2. 对症处理 疼痛明显者用2%利多卡因稀释后含漱。失眠、抑郁患者可用谷维素、艾司唑仑等，口干唾液黏稠者可用溴己新。

思政园地

目前认为白塞病是由土耳其Behcet教授1937年首先描述的，但早在公元200年左右，汉代张仲景著写的《伤寒杂病论》中的《百合狐惑阴阳毒病证治三》篇中描述的"狐惑病"，其以口咽、阴部蚀烂，目赤如鸠眼，小腿结节红斑等为主要表现，"狐惑病"相当于西医学所说的白塞病。汉代张仲景在《金匮要略》中记载的甘草泻心汤，以及清代汪昂在《医方集解》中记载的龙胆泻肝汤均对该病具有良好治疗效果。中医药学是中国古代科学的瑰宝，也是打开中华文明宝库的钥匙。中医学承载着中国古代人民同疾病做斗争的经验和理论知识，是在古代朴素的唯物论和自发的辩证法思想指导下，通过长期医疗实践逐步形成并发展成的医学理论体系。2018年10月1日，世界卫生组织首次将中医学纳入其具有全球影响力的医学纲要。

（聂敏海　周　瑜）

思 考 题

1. 白塞综合征的诊断标准是什么？
2. 患者，女，50岁，口腔烧灼感4月，晨轻晚重，进食缓解。口内检查：口内黏膜未见异常，口内湿润度尚可。该患者最有可能的诊断是什么？需做哪些检查？如何与患者沟通？

第七章 儿童口腔疾病

第七章数字资源

儿童口腔医学是口腔医学范畴的一门独立二级学科,以处于生长发育阶段的儿童和青少年为对象,研究其口腔范围之内牙、牙列、颌骨及软组织等的形态和功能,诊断、治疗和预防其口腔疾病及畸形,使之形成有健全功能的咀嚼器官。对于儿童口腔科的诊疗年龄,不同地区各有差异,我国多为 18 岁以下。儿童无论从生理还是心理上均与成人有较大不同,且处于生长发育阶段,各方面都在不断变化。随着机体各个器官的不断生长发育,在牙、牙列、咬合、颌面部都会发生明显的变化。儿童口腔疾病的诊疗有其独特之处,不能简单地参照成人来进行儿童口腔治疗,应制订系统的治疗计划。

第一节 乳牙龋病

乳牙龋病(dental caries in primary teeth)是临床最常见的儿童口腔疾病,病因及组织病理学特征与成人龋病无明显差异。但因儿童生理行为及乳牙解剖结构特点,致使乳牙更易患龋且进展迅速。第四次全国口腔健康流行病学调查结果显示,5 岁儿童乳牙患龋率为 71.9%,龋均(受检查人群中每人口腔中平均龋、失、补牙数)为 4.24,而未治率高达 96.0%,形势严峻。由于儿童处于生长发育期,儿童龋病较成人龋病危害更大。

一、乳牙易患龋因素

1. 形态解剖特点 乳牙牙冠近颈 1/3 处隆起,颈部明显收缩,相邻两牙为面接触,较恒牙点接触自洁作用差;且大多数乳牙列有生理间隙,易嵌塞食物。乳磨牙𬌗面窝沟、点隙多,易造成食物滞留、牙菌斑堆积。

2. 牙体组织结构特点 乳牙硬组织薄,牙釉质、牙本质矿化程度低,抗酸能力弱,易发生龋坏。

3. 儿童饮食特点 儿童咀嚼能力差,食物多为软食,含糖量高、黏着性强。这些食物易附着于牙面产酸发酵,导致乳牙龋病的发生。并且儿童进食次数多,有些幼儿还有睡前和夜间进食的习惯,更促进了龋病的发生发展。

4. 口腔自洁和清洁作用差 儿童较难自觉地维护口腔卫生,家长也往往不够重视,加上儿童时期睡眠时间长,口腔处于静止状态的时间也较长,此时唾液分泌量少,牙菌斑、食物碎屑、软垢易滞留于牙面上,有利于细菌繁殖,成为致龋的因素。

由于乳牙易患龋,且进展较快,口腔专业人员应重视儿童时期的龋病防治工作,定期检查,预防龋病发生,对已有的龋坏做到早发现,及时治疗。

二、乳牙龋病临床表现

1．患龋率高、发病年龄早 儿童因存在以上各种易患龋的因素，乳牙不仅患龋率高，而且发病年龄早，在萌出不久即可患龋。

2．龋坏进展速度快 由于乳牙釉质和牙本质均较薄，且矿化程度低，龋病发展迅速，很快形成龋洞，早期就可波及牙髓，极易发展成牙髓病、根尖周病。

3．龋坏范围广 在同一患儿的口腔内，多数牙可同时患龋，也常在一颗牙的多个牙面同时患龋。幼儿的下颌乳前牙与乳后牙的光滑面或牙颈部等均可发生龋坏（图7-1）。

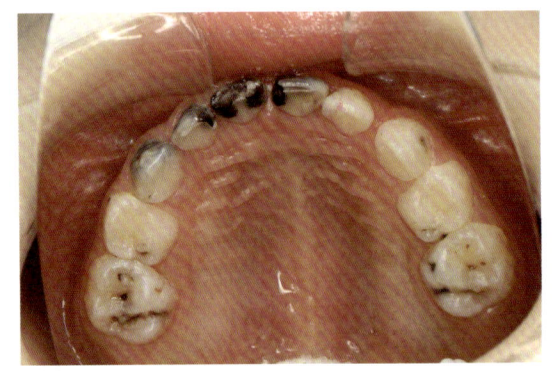

图7-1　乳牙龋病

4．自觉症状不明显 乳牙患龋后的自觉症状不如恒牙明显，临床常见患儿前来就诊时乳牙龋病已发展成牙髓炎，甚至根尖周炎。

5．修复性牙本质形成活跃 乳牙牙髓细胞比例高，龋坏时修复性牙本质形成活跃，可防御细菌感染，保护牙髓，避免露髓。

三、乳牙龋病的危害

乳牙龋病的危害包括局部和全身两个方面。乳牙龋病及其继发病变造成的后果，有时比恒牙龋病更广泛、更严重。因此，乳牙龋病应更加重视预防和及时治疗。"乳牙早晚要被替换，不需要治疗"的看法是错误的。

（一）局部影响

1．影响咀嚼功能 龋齿会导致牙体缺损，当多个牙齿发生龋坏时，会降低咀嚼效率。

2．对恒牙、恒牙列及颌骨的影响 乳牙龋病引起的根尖周炎，会对其下方恒牙胚的发育造成影响，可引起继承恒牙釉质发育不全，如特纳牙（Turner tooth）的发生。乳牙根尖周炎还可造成局部牙槽骨的破坏和感染，牙根异常吸收，造成恒牙的早萌或迟萌。乳牙的龋坏、牙体的崩解缺损，易使食物残渣和软垢等停滞堆积在口腔内，可导致新萌出的恒牙，特别是与龋坏乳牙相邻的恒牙发生龋坏。

乳牙龋病可导致𬌗高度降低，邻面龋坏可引起牙弓长度减小，使恒牙萌出间隙不足或错位拥挤，导致错𬌗畸形。

咀嚼运动的生理刺激与颌骨的发育密切相关，若一侧的乳牙龋病导致咀嚼功能降低或废用，造成偏侧咀嚼，长时间会使颜面发育不对称。另外，乳牙因龋早失可造成咬合异常、咬合功能紊乱，进而影响颜面颌骨发育。

3. 损伤口腔黏膜软组织 龋坏所致的破损牙冠可刺激局部唇颊、舌黏膜。慢性根尖周炎患牙的根尖可穿透黏膜，外露于口腔，形成创伤性溃疡。

(二) 全身影响

1. 咀嚼功能降低，影响营养摄入 咀嚼功能的降低必然会影响儿童的营养摄入，长期慢性营养不良会使儿童的生长发育受到影响。

2. 慢性感染 龋病引起的慢性根尖周炎可作为病灶，引起机体其他组织发生感染，如风湿性关节炎、蛛网膜炎、肾炎。

3. 对发音和心理的影响 幼儿期是儿童学习语言的最佳时期，乳牙（特别是乳前牙）的大面积崩解和早失会影响正确的发音。前牙龋坏特别是严重龋坏影响美观，对儿童的心理发展产生一定负面影响。

知识拓展

低龄儿童龋和重度低龄儿童龋

低龄儿童龋（early childhood caries，ECC）是指小于 6 岁的儿童，只要在任何一颗乳牙上出现一个或一个以上的龋（无论是否成为龋洞）、失（因龋所致）、补牙面。

重度低龄儿童龋（severe early childhood caries，S-ECC）是指小于 6 岁的儿童所患的严重龋病，应满足以下条件：3 周岁或者更小年龄儿童出现光滑面龋；或患儿口内龋失补牙面（dmfs）≥ 4（3 岁），dmfs ≥ 5（4 岁），dmfs ≥ 6（5 岁）。不良的喂养习惯和未进行有效牙齿清洁是主要病因，乳牙解剖和组织结构特点是易感因素，这些因素综合作用常导致较早的甚至猖獗的龋患。

四、治疗原则

乳牙龋病的治疗目的和意义是终止龋的发展，保护牙髓的正常活力，避免因龋而引起的并发症；恢复牙体的外形和咀嚼功能，维持牙列的完整性，使乳牙能被正常替换，有利于颌骨的生长发育。

儿童龋病治疗应当本着早发现、早治疗的原则。口腔中有多个牙齿患龋时，必须做好治疗计划。治疗计划要系统、有针对性，同时要让家长明白乳牙龋病治疗和预防的重要性。乳牙龋病的治疗主要有药物治疗和修复治疗。

1. 药物治疗 药物治疗主要使用氟化物，抑制或终止龋坏的进展。药物治疗适用于大面积不易形成洞型的浅龋，初期龋及龋坏广泛的根面龋也可应用。常用药物主要有 2% 氟化钠溶液、75% 氟化钠甘油糊剂、10% 氨硝酸银溶液、38% 氟化氨银溶液、氟保护漆等。

2. 修复治疗 是乳牙龋病的主要治疗方法，即去除龋坏组织，制备一定的洞型，在保护牙髓的状况下，用牙科材料充填窝洞，恢复牙体外形和功能。常用的充填材料有光固化复合树脂、玻璃离子水门汀和银汞合金等。对于用一般方法难以恢复外形和功能的大面积龋坏的乳磨牙，需用金属预成冠修复术；乳前牙可用透明成形冠修复术（图 7-2）。

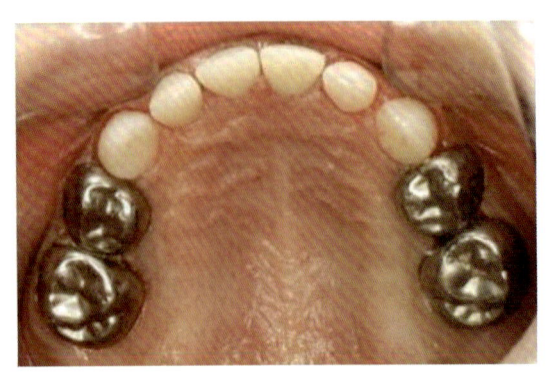

图 7-2 乳磨牙金属预成冠修复术及乳前牙透明成形冠修复术

> **知识拓展**
>
> **乳磨牙金属预成冠（preformed metal crown）**
>
> 金属预成冠是一个预先成型、与牙齿外形相似的不锈钢金属牙冠。乳磨牙金属预成冠可以用于各种原因所致的牙体硬组织缺损，并可作为口内间隙保持器的固位体。金属预成冠修复术的优点是牙体制备去除的组织较少；可很好地恢复牙冠的解剖外形、近远中径和功能；操作比较简单。缺点是预成冠为金属色，不够美观；对乳牙形态变异及有间隙丧失的牙齿，牙体预备技术要求高，时间长；金属预成冠较薄而易磨损，有可能使用后出现穿孔等。

第二节 年轻恒牙龋病

恒牙开始萌出于口腔，发育尚未完成，随着机体的生长发育，还在不断变化。年轻恒牙是指恒牙已萌出，在形态和结构上尚未形成和成熟的恒牙。及时防治年轻恒牙龋病，形成健全的恒牙列是儿童口腔科的重要工作。

一、年轻恒牙龋病特点

1. 患龋率高 由于年轻恒牙的组织结构和解剖形态特点，硬组织薄，矿化度低，𬌗面窝沟深，致使年轻恒牙易于患龋。2005年第三次全国口腔健康流行病学调查结果显示，12岁组儿童患龋率为28.9%，2015年第四次全国口腔健康流行病学调查结果显示，12岁组儿童患龋率为38.5%。

2. 发病早 年轻恒牙牙体硬组织矿化程度比成熟恒牙牙釉质差，萌出约2年才能完成进一步矿化，所以在牙齿新萌出的2年内易患龋。特别是第一恒磨牙萌出早，龋坏发生早，在混合牙列期，常被误认为是乳磨牙而延误治疗。

3. 龋坏进展快，易形成牙髓炎和根尖周炎 年轻恒牙的髓腔大，髓角尖高，牙本质小管粗大，髓腔又近牙齿表面，所以龋坏进展速度快，加上年轻恒牙矿化程度差，龋坏往往很快波及牙髓。

4. 好发于磨牙殆面 由于年轻恒牙的解剖学形态和组织学特点，殆面窝沟深，形态复杂，磨牙殆面是龋病的易感部位。

二、治疗原则

初萌的年轻恒牙牙根未发育完成，因此年轻恒牙龋病的治疗除修复外形、恢复功能外，应以保护牙髓为原则。深龋治疗时，要尽量减少对牙髓组织的损害。对年轻恒牙龋病要积极治疗，在儿童进行乳牙龋病治疗时应常规检查恒牙有无患龋，一旦发现龋齿应及时治疗，防止龋坏扩大。

1．年轻恒牙的浅龋、中龋治疗同成人。对早期脱矿无缺损的牙釉质龋，可局部涂布不使牙齿变色的氟化物进行药物治疗。年轻恒牙釉质羟磷灰石结晶小，结晶间有间隙且晶体的化学性质不稳定，易与氟等无机离子结合，局部涂氟的抑龋作用和促进再矿化作用明显优于成熟恒牙。

2．对于近髓的深龋采用间接盖髓术，方法同成人。

3．年轻恒牙的牙尖、沟嵴明显，殆面的窝洞形态复杂，洞缘难以确定，此种情况可采用复合树脂与窝沟封闭术联合应用的方法，窝洞采用复合树脂充填，以窝沟封闭剂处理外周点隙。

4．年轻恒牙的修复能力强，在深龋治疗时，对去除全部龋坏牙本质后可能会露髓的深龋，可采用二次去腐法（gross caries removal therapy）。即在首次去腐时，去除全部感染牙本质，对可能露髓的龋齿，可保留近髓处的软化牙本质，窝洞清洗干燥后，以氢氧化钙制剂覆盖洞底，之后垫底、暂封窝洞。10～12周第二次就诊时，去除全部暂充物，用挖匙做第二次去腐，去除残留的软化牙本质。此次常可见首次湿润的牙本质已变为深褐色的干燥牙本质，软化牙本质再矿化。检查确认未露髓后，做间接盖髓、垫底、永久充填。

知识拓展

预防性树脂充填术

年轻恒牙自洁作用差，进行龋齿充填时，还应注意与龋坏相邻窝沟、点隙的防龋处理。在年轻恒牙窝洞制备时不应采用预防性扩展，提倡采用微创的预防性树脂充填术（preventive resin restoration，PRR）进行治疗。即在窝沟、点隙龋去净腐质后，根据龋坏的大小，用复合树脂或流动树脂充填窝洞，然后其余相邻未患龋的深窝沟用封闭剂封闭，这种修复技术称为预防性树脂充填术。预防性树脂充填不采用传统的预防性扩展，使用封闭剂对正常窝沟进行保护，能够保留更多的健康牙体组织，同时降低了树脂充填体边缘微渗漏的可能性。

第三节 乳牙牙髓病和根尖周病

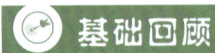

乳牙牙体解剖学特点

第一，乳牙牙釉质、牙本质较薄，厚度约为恒牙的 1/2，矿化度低，易患龋病，龋坏进展快，破坏范围广，而且易波及牙髓引起牙髓炎。第二，乳牙髓腔大，髓角高，特别是近中髓角最高，第一乳磨牙近中髓角与牙釉质距离仅为 0.7 mm，制洞时容易穿髓。第三，乳磨牙髓室底薄，矿化度低，侧副根管多，有的通达根分叉并与牙周膜相通。

案例 7-1

女童，5 岁，因口内多个牙有洞数年就诊。检查：51、61 唇面可见补料并继发龋坏，52、62 残冠，53、63 唇面龋坏，54、55、64、65、74、75、84、85 殆面龋坏，叩痛（+），不松动，牙龈正常。X 线显示 51、52、53、54、55、61、62、63、64、65、74、75、84、85 牙根发育完成，根尖周无明显暗影。由于该患儿曾于外院治疗，有牙科恐惧症，请问针对有牙科恐惧症、口内龋齿较多，并且在临床检查时并不能立即判断患牙诊断的患儿，如何与家长交流指定最佳治疗方案（图 7-3）？

儿童牙髓病和根尖周病的临床表现及治疗原则与乳牙、年轻恒牙的解剖生理特点密切相关。

一、发病特点

1. 乳牙牙髓病早期症状不明显。由于乳牙的组织结构和解剖生理特点，牙髓组织血管成分多，血运丰富，抵抗力强，炎症常转为慢性过程，临床上出现急剧疼痛的，多为慢性牙髓炎急性发作。

2. 根尖周炎时可存在部分活髓。由于乳牙牙髓组织疏松，血运丰富，再加上乳牙根管系统较恒牙复杂，侧支根管及副根管多，相互交叉，牙髓的感染可很快地通过侧支根管或副根管扩散到根尖周组织，引起根尖周感染，但一部分牙髓仍保持活力。

3. 乳磨牙髓室底副根管多，根分叉处硬组织薄，加之受下方恒牙萌出的影响，乳牙根在分叉侧开始吸收，感染易扩散至根分叉下，易形成脓肿或瘘管。

4. 根尖周炎症到达骨膜下后不易局限化，处理不及时还会导致间隙感染。此外，由于乳牙根尖牙周膜宽，纤维组织疏松，纤维不成束，故乳牙根尖周炎症也易从牙周膜扩散，经龈沟排脓引流。

5. 根尖周炎症易导致牙根吸收。当乳牙患根尖周炎时，根尖周炎症细胞可刺激破牙本质细胞、破骨细胞形成，加之乳牙牙根钙化度低，易引起牙根病理性吸收。特别是在牙根的不稳定期，牙根病理性吸收和生理性吸收共同作用，可引起牙根内吸收和外吸收。

6. 牙槽骨骨质疏松，代谢活跃，对治疗反应较好。

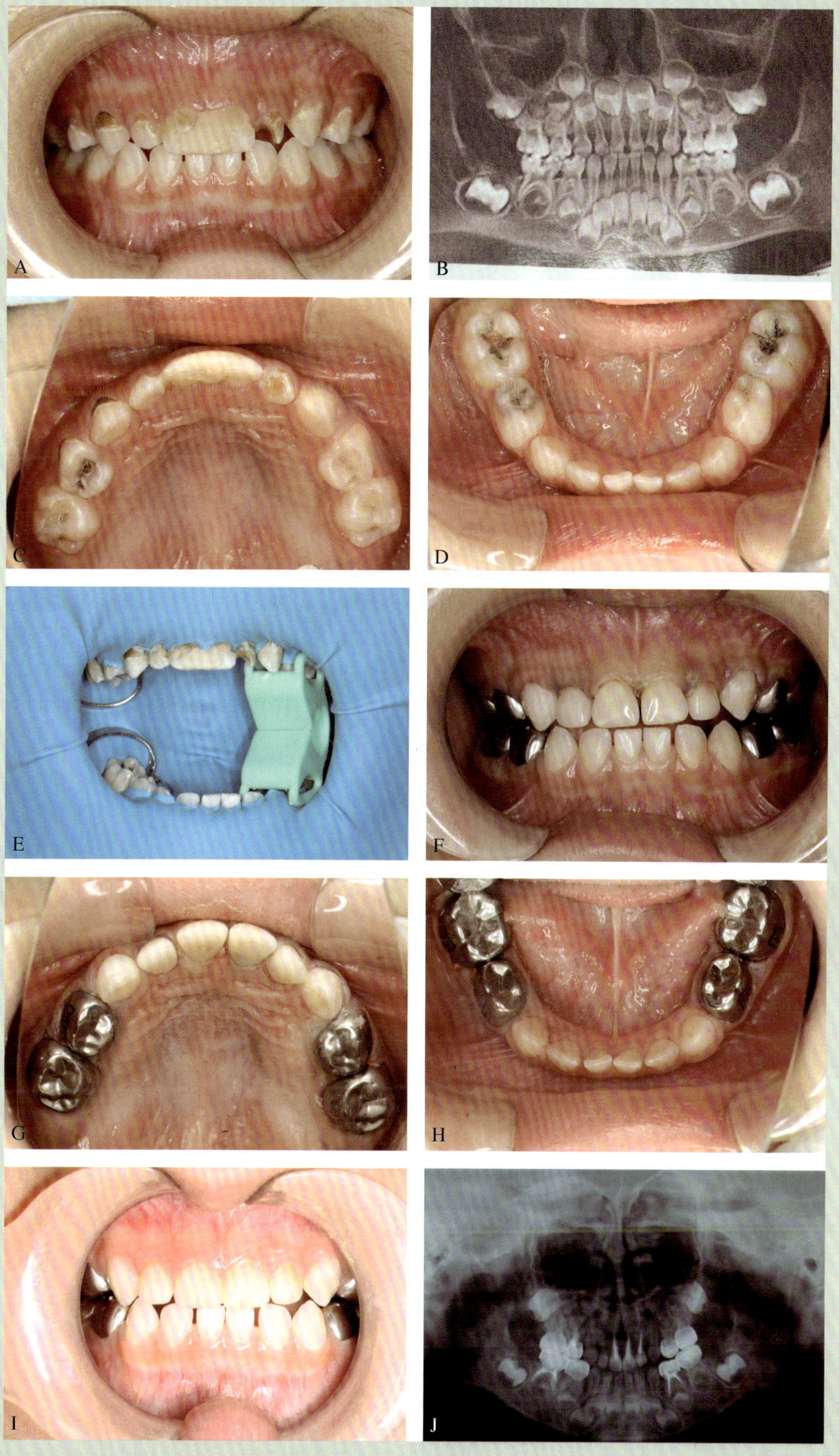

图 7-3 全麻下儿童口腔治疗

A~D. 治疗前口内照及全口牙位曲面体层片；E. 全麻下橡皮障下口内治疗；F~H. 治疗完成时口内即刻照；I~J. 治疗后1年口内照及全口牙位曲面体层片

二、临床表现和诊断

1. 病史采集 重点询问患者疼痛史及软组织肿胀史。由于乳牙牙髓神经分布稀疏,神经纤维少,对各种感觉反应不敏感,且儿童对疼痛不能准确地表述,因此很难诊断牙髓炎的程度。临床上有疼痛史表明牙髓已有炎症或已经坏死;但由于乳牙牙髓感染症状常不明显,没有疼痛史并不等于牙髓是健康的。通常情况下,软组织肿胀或瘘管史提示牙髓感染已累及患牙根尖周组织;临床上常见到患牙深龋伴牙龈瘘管,患儿却无疼痛病史。因此,有无疼痛史不能作为诊断乳牙牙髓病与根尖周病的绝对标准。

2. 露髓和出血 穿髓孔大小、牙髓形态及出血量对于牙髓状态的判断非常有价值。牙髓是否暴露及牙髓的出血情况可通过视诊进行观察。乳牙外伤、备洞时的机械性露髓,露髓孔大小与牙髓感染的范围呈正比关系;而龋源性露髓常伴有牙髓感染。如露髓处出血量多呈暗红色,且不易止血,说明牙髓感染严重,反之,说明牙髓多是健康的,或炎症较局限。

3. 叩诊和牙齿松动度 叩痛和过大松动度说明牙根周围组织处于炎症充血状态,低龄儿童表达能力差,以及受恐惧心理的影响,叩诊反应可靠性差,可观察患儿的表情神态,帮助诊断。临床中还应注意鉴别生理性松动与病理性松动。为明确诊断,与对侧正常同名牙或邻牙的检查结果对比,并做X线检查根尖周组织是否有病变或骨质破坏,以免误诊。

4. 牙龈情况 有反复牙龈肿胀或存在瘘管的患牙,说明根尖周围组织存在炎症。炎症发作时瘘管口常有溢脓或肉芽增生,静止时牙龈部位仅留一个凹陷,瘘管口处也可形成瘢痕。

5. X线检查 对乳牙牙髓炎和根尖周炎的诊断和疗效的判断有重要意义,通过拍摄根尖片及𬌗翼片可间接观察牙髓有无病变及病变程度通过曲面体层片可观察恒牙胚有无异常及颌骨有无病变等。应注意观察以下内容:

(1)龋坏深度及龋坏与髓腔的关系。
(2)髓腔内有无钙变,有无牙体内吸收。
(3)根尖周围组织病变的状况和程度。
(4)乳牙牙根是否出现生理性或病理性吸收。
(5)恒牙牙胚发育状况及其牙囊骨壁有无受损等(图7-4)。

6. 乳牙牙髓活力测试 因乳牙组织及解剖特点,加之儿童患者表述不清,牙髓温度测试、牙髓电活力测试等检查方法常在患儿不能得到可靠的结果时使用。

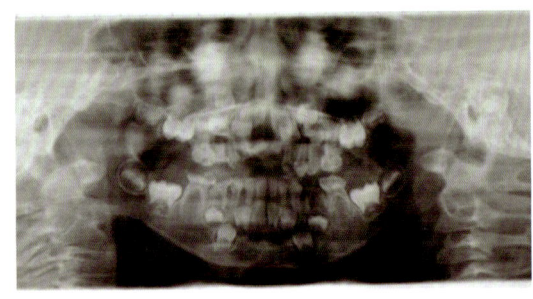

图7-4 全口牙位曲面体层片检查

三、治疗原则

(一)去除感染和慢性炎症,消除疼痛

(二)延长患牙的保存时间

乳牙慢性根尖周炎会导致牙槽骨广泛性破坏、牙根病理性吸收,从而导致乳牙过早脱落。乳牙早失,影响患儿的咀嚼功能,同时会导致近远中及垂直间隙的丧失,影响继承恒牙的萌出及排列。

（三）防止对继承恒牙产生病理性影响

乳牙牙髓病与根尖周病对继承恒牙产生的病理性影响主要包括两方面：一是影响其发育，二是影响其萌出。长期乳牙牙髓感染有可能破坏发育中的恒牙胚牙囊，对恒牙胚的发育产生影响，如可能形成临床上的特纳牙；而对继承恒牙萌出的影响，可表现为萌出时间异常或萌出位置异常。

常用的治疗方法包括以下几种：

1. 直接盖髓术（direct pulp capping） 是一种用药物覆盖于牙髓暴露处，以保护牙髓、保存牙髓活力的方法。适用于牙髓活力正常的乳牙，备洞或外伤导致的机械性针尖大小的露髓。乳牙龋源性露髓或去龋未净时的意外露髓，其牙髓都可能已被感染，不宜行直接盖髓。

2. 乳牙牙髓切断术（pulpotomy-primary teeth） 是在局麻下去除冠方牙髓组织，用药物如甲醛甲酚（formocresol，FC）、硫酸铁、氢氧化钙制剂、矿物二氧化物凝聚体（mineral trioxide aggregate，MTA）处理牙髓创面以保存根部健康牙髓组织的治疗方法。

适应证：

（1）乳牙深龋露髓或外伤露髓（不能直接盖髓者）。

（2）乳牙部分冠髓牙髓炎。乳牙牙髓切断术对牙髓状态的判断要求严格。

（3）患牙无自发痛史。

（4）患牙无叩痛和异常的松动度，牙龈无肿胀和瘘管。

（5）X线检查无根分叉区和根尖周组织炎症、无病理性根内外吸收。

（6）早期牙髓炎，预计根髓正常，冠髓切断后，出血新鲜、量少，用棉球轻压即可止血。

乳牙牙髓切断术常用的盖髓剂有氢氧化钙制剂、MTA等。乳牙牙髓切断术后应定期进行临床及X线检查。成功的指征是临床检查无任何症状。X线片显示牙根无病理性吸收，无根尖周和根分叉病变，恒牙胚发育正常，患牙于接近替换期脱落。

3. 乳牙根管治疗术（root canal therapy of primary teeth） 是指通过根管预备和药物消毒去除感染物质对根尖周组织的不良刺激，并用可吸收的充填材料充填根管，防止发生根尖周病或促进根尖周病愈合。

适应证：

（1）牙髓炎症涉及根髓，不宜行牙髓切断术的乳牙。

（2）牙髓坏死，髓室底完整，无病理性穿通者。

（3）急、慢性根尖周炎，根尖周病变局限，骨质破坏未波及继承恒牙胚者。

乳牙根管治疗术的治疗步骤与恒牙根管治疗术相似，但有其特点，治疗时须注意：术前需拍X线片，了解根尖周病变及牙根吸收情况；乳牙根管预备时应确定工作长度，勿将根管器械超出根尖孔，以免将感染物质推出根尖孔或损伤恒牙胚；在乳恒牙替换过程中，由于乳牙牙根的生理吸收，继承恒牙方可萌出在正常位置上，因此乳牙的根管充填材料仅可采用可吸收、不影响乳恒牙替换的糊剂等。

第四节 年轻恒牙牙髓炎和根尖周炎

年轻恒牙的髓腔宽大，髓角高，牙根尚未发育完成，根尖孔未闭合，一般在萌出后3～5年牙根才能发育完成。年轻恒牙牙髓和根尖周组织疏松，血运丰富，牙髓发生炎症时，感染易于扩散，但如能得到及时的控制与治疗，则很容易恢复。

一、临床特点

1. 年轻恒牙牙髓病多由龋病引起，除此之外，牙齿结构异常（如畸形中央尖折断）、牙外伤也是导致牙髓感染的常见病因。
2. 龋病引起的牙髓炎症多为慢性炎症，急性炎症往往是慢性牙髓炎的急性发作。年轻恒牙的根尖周病多是牙髓炎症或牙髓坏死的继发病。
3. 牙髓活力测验，特别是电测量仪对年轻恒牙不适用，因为年轻恒牙的根尖孔尚未形成，不能形成根尖部的高电阻回路。
4. 叩痛和过大松动度说明牙根周围组织处于炎症充血状态。但年轻恒牙生理动度偏大，且存在较大的个体差异，在进行牙齿松动度检查时，应注意与健康对照牙比较。
5. X线检查对判断牙根发育中患牙的牙髓状态十分重要。可以提供龋坏与髓腔的关系，有无修复性牙本质形成，年轻恒牙牙根发育情况，有无根尖周病变及病变范围，以及有无根管钙化或牙根的内外吸收等情况。

二、治疗原则及方法

年轻恒牙牙髓治疗的原则是防止或消除牙髓感染，尽量保存活髓，以保证牙根的继续发育和生理性牙本质的形成。选择治疗方法时，应尽量保守，凡能保存全部活髓的不要轻易选择牙髓切断术，不能保存全部活髓的要保留根部活髓，不能保留根部活髓的，要保留牙齿。总之要最大程度保证年轻恒牙的正常发育。

1. 间接盖髓术（indirect pulp capping） 是指将盖髓剂覆盖在接近牙髓的牙本质上，以保存牙髓活力的方法。适用于：①深龋近髓或外伤冠折达牙本质深层，无明显牙髓炎症状者；②深龋近髓伴有牙髓充血或可复性牙髓炎者。常用盖髓剂为氢氧化钙制剂。

2. 直接盖髓术（direct pulp capping） 是一种用药物覆盖于牙髓暴露处，以保护牙髓、保存牙髓活力的方法。适用于窝洞制备时的意外穿髓，穿髓孔直径小于1 mm；或外伤露髓，露髓孔小于1 mm，出血量少，颜色新鲜，时间在24 h以内者。由于腐质未去净即露髓的牙髓往往已感染，不宜再做直接盖髓术。同样，直接盖髓术要求在术前对患牙的牙髓状态进行准确的判断，术后还要进行定期复查，直到年轻恒牙的牙根完全形成。凡术后无疼痛不适，咀嚼功能正常，X线片显示穿髓孔处有修复性硬组织形成，且牙根继续发育的，可认为是成功病例。

3. 年轻恒牙牙髓切断术（pulpotomy-young permanent teeth） 是在局部麻醉（局麻）下去除冠方牙髓组织，用活髓保存剂覆盖牙髓创面以保存根部正常牙髓组织的方法。

适应证包括：

（1）年轻恒牙龋源性、外伤性或机械性露髓不能行直接盖髓术者，外伤时间一般应小于72 h。

（2）牙髓感染局限于冠髓而根髓未受感染的冠髓炎。

（3）X线片显示无根尖周组织病变。禁忌证为牙髓的弥漫性感染。

年轻恒牙牙髓切断术应在局麻无痛状态下进行，操作中要严格隔湿、消毒、防止污染。操作步骤与乳牙牙髓切断术相似（图7-5）。

年轻恒牙牙髓切断术的主要目的是保留根髓健康活力，促使牙根继续生理性发育，因此用于年轻恒牙牙髓断面处理的药物应有活髓保存功能，常用的有氢氧化钙、MTA等，目前最常用的是硅酸钙类生物陶瓷材料。年轻恒牙牙髓切断术后应对患者进行追踪观察、定期进行临床

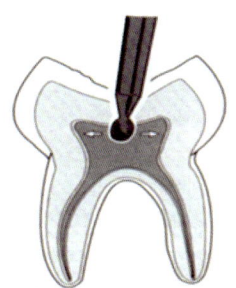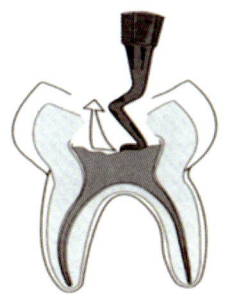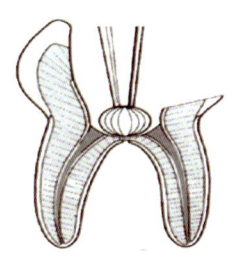

图 7-5 牙髓切断术示意图

及 X 线检查，直到牙根完全形成。主张牙根完全形成后改做根管治疗。

对露髓孔小、牙髓污染较轻的患牙，可采取部分牙髓切断术（partial pulpotomy），只去除露髓孔下方的感染牙髓，这种方法对牙髓损伤小，可保留更多的健康牙髓。

4. 根尖诱导成形术（apexification） 是指牙根未完全形成之前发生牙髓严重病变或根尖周炎的年轻恒牙，在控制感染的基础上，用药物及手术方法保存根尖部的牙髓，或使根尖周组织沉积硬组织，促使牙根继续发育和根尖形成的治疗方法。治疗过程遵循根管治疗术的基本原则，在根管预备、根管消毒和根管充填的步骤中，加强了根管消毒，并增加了药物诱导。根管预备时要参照术前 X 线片，确定工作长度，操作时注意勿伤及牙乳头，目前主要采用氢氧化钙制剂为诱导剂。术后需要定期复查，每 3~6 个月摄 X 线片检查牙根的发育变化和糊剂吸收情况。若糊剂已被吸收，牙根尚需诱导，应重新填入糊剂、待牙根完全形成或根尖闭锁后改行根管治疗术。

5. 根尖屏障术（apical barriers） 是指用非手术方法将生物相容材料充填到根管根尖部，即刻在根尖部形成一个人工止点。用于根尖屏障术的根尖封闭材料有硅酸钙类生物陶瓷、冻干牙本质等。具体操作为在完成根管预备后，使用特殊器械或根管充填器将调拌好的根尖封闭材料置于根尖区，待根尖封闭材料固化后完成根管充填。与根尖诱导形成术相比，根尖屏障术疗程短、对患者的依从性要求低。

6. 牙髓再生治疗 是一种以生物学为基础的治疗方法，通过诱导内源性或外源性导入根管内的干细胞分化，以及再生功能性牙髓组织，促进牙本质、牙髓 - 牙本质复合体及牙根等继续发育。有关牙髓再生的研究很多，目前临床上施行的牙髓再生治疗主要是应用于年轻恒牙的牙髓血运重建（revascularization）或牙髓血管再生术（vessel regeneration operation）。在进行充分根管消毒的情况下，刺激根尖周出血至根管内，形成的血凝块可作为组织再生支架；与此同时，根尖周组织内多种干细胞（包括根尖牙乳头干细胞、牙周膜干细胞、颌骨骨髓间充质干细胞等）会随血液进入根管内，进行增殖和分化，形成新的组织。适用于牙髓坏死的年轻恒牙。复查中，如果患牙无临床症状且能正常行使功能，X 线检查显示根尖低密度影消失，可判定临床治疗成功；若出现肿胀、疼痛、根尖周低密度影像的增大等临床症状和指征，都提示牙髓再生治疗术治疗失败，可改为根尖诱导形成术或根尖屏障术。

> **知识拓展**
>
> **萌出性龈炎**
>
> 萌出性龈炎（eruption gingivitis）是在乳牙和第一恒磨牙萌出时常可见的暂时性龈炎。病因主要为：①牙齿萌出时，牙龈常有异样感，使儿童喜用手指、玩具等触摸或啃咬，使牙龈黏膜擦伤；②牙齿萌出过程中，尚有部分残留的牙龈覆盖于牙面，易因咀嚼

咬及而受伤；③萌出中的牙冠周围或覆盖牙冠的龈袋内因牙垢、食物等堆积而导致感染。

1. **临床表现**　正在萌出的牙齿冠周牙龈组织充血，但无明显的自觉症状，随着牙齿的萌出而渐渐自愈。第一恒磨牙萌出时常见冠周红肿，远中龈袋内可有溢脓，患儿诉疼痛，严重时炎症扩散可引起间隙感染、面肿。

2. **治疗原则**　轻微的炎症无需特殊处理，改善口腔卫生即可减轻牙龈症状。炎症较重时可用3%生理盐水冲洗，局部涂抹碘甘油。伴发淋巴结肿大或间隙感染时需要全身应用抗生素进行治疗。萌出性囊肿可以随着牙齿的萌出而消失，影响萌出时可切除部分组织暴露牙冠。

第五节　牙齿发育异常

一、牙齿数目异常

牙齿数目异常表现为牙齿数目不足和数目过多，牙齿数目异常在乳牙列很少发生，恒牙列则较常见。

1. **牙齿数目不足**　又称为先天缺牙（congenitally absent teeth）（图 7-6），是在牙胚形成过程中未能发育或未形成牙齿，或是在牙胚发育早期，即牙胚形成期的先天性异常。

先天缺牙的治疗原则是恢复咀嚼功能，保持良好的咬合关系。

2. **牙齿数目过多（hyperdontia）**　是指多于正常牙类、牙数以外的额外牙（图 7-7），又称为多生牙（supernumerary tooth）。可在牙列中多生一个或几个牙，较少见于乳牙列，多见于混合牙列、恒牙列。多生牙可位于颌骨的任何部位，最常见发生于上颌前牙区域。

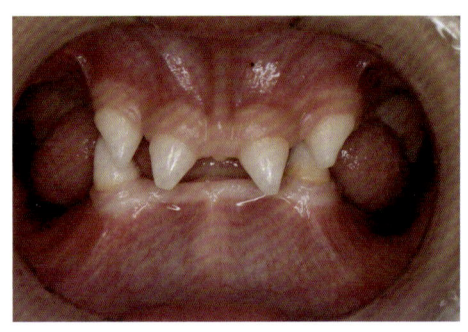
图 7-6　牙齿数目不足

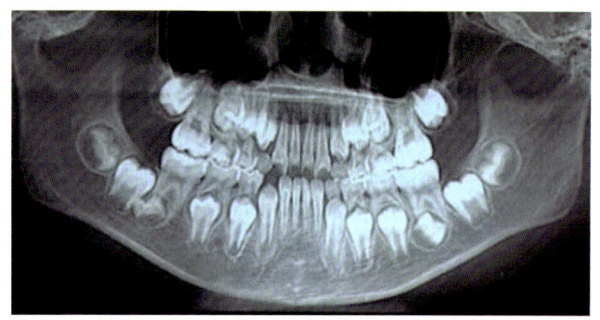
图 7-7　下颌第一恒磨牙根尖区，牙齿数目过多

牙齿数目过多的治疗原则为减少多生牙对恒牙和恒牙列的影响，应尽早发现，及时处理。

二、牙齿形态异常

牙齿形态异常是指在牙齿发育过程中，受遗传因素或环境因素的影响，造成了牙齿形态的变异。临床常见的牙齿形态异常有畸形牙尖、畸形舌窝、过大牙、过小牙、双牙畸形、弯曲牙和牙髓腔异常。

(一)畸形牙尖与畸形舌窝

1. 畸形舌尖与畸形舌窝　为切牙的牙齿发育畸形,是牙齿发育时期成釉器出现皱褶向内陷入牙乳头所致,当向内陷入牙乳头形成窝状畸形时称为畸形舌窝(invaginated lingual fossa),又称为牙内陷(dens invaginatus)。当舌隆突呈圆锥形凸起而形成牙尖畸形时称为畸形舌尖。临床根据舌窝深浅程度和舌窝形态变异,又分为畸形舌沟、畸形舌尖和牙中牙。

治疗原则:畸形舌尖若呈圆钝状不妨碍咬合可不处理;若较高妨碍咬合,可磨除舌尖,视牙髓情况选择行间接盖髓、直接盖髓或部分冠髓切断。畸形舌窝应早期进行窝沟封闭或预防性充填,以预防龋病的发生。

2. 畸形中央尖(central cusp)　是指在前磨牙的中央窝处或接近中央窝的颊尖三角嵴上,突起一个圆锥形的牙尖。最多出现于下颌第二前磨牙,其次为下颌第一前磨牙、上颌第二前磨牙和上颌第一前磨牙。多数患者是在中央尖折断出现牙髓根尖周炎症后就诊,因此在就诊患儿中,如果发现无龋坏或其他硬组织缺损的前磨牙有牙髓炎症状,或出现脓肿,或出现瘘管反复溢脓时,应考虑到中央尖的可能。

治疗原则:可进行预防性治疗,以防止畸形中央尖折断和并发症的发生,主要方法有预防性充填法和中央尖加固法。

(二)过大牙、过小牙

1. 过大牙(macrodontia)　是指大于正常牙的牙齿。过大牙的形态与正常牙相似,但体积较正常牙显著过大。

治疗原则:个别牙过大对身体健康无任何影响可不做处理,或可进行适当调磨,调磨应以不引起牙髓敏感症状为原则。

2. 过小牙(microdontia)　是指小于正常牙的牙齿。过小牙的形态常呈圆锥形,又称为锥形牙(cone-shaped tooth)。过小牙与锥形牙统称为牙过小畸形。过小牙体积较正常牙明显减小,与邻牙之间有间隙,但钙化正常。

治疗原则:牙过小影响美观,可进行牙冠、贴面修复,或用光固化树脂修复外形。对身体健康无任何影响,可不做处理。

(三)双牙畸形

1. 融合牙(fused tooth)　是由两个正常牙胚的牙釉质或牙本质融合在一起而成。除牙齿发育受压力因素影响外,还有遗传倾向。通常情况下,两颗融合的牙齿有独立的髓腔和根管,少数情况下根管也可以是一个。

治疗原则:融合牙对牙列影响不大时,可不做处理。融合线处可通过窝沟封闭预防龋齿,也可做预防性充填。替牙前后应摄片检查有无恒牙先天缺失,及时进行间隙管理。影响继承恒牙萌出的乳前牙融合牙,可考虑拔除。

2. 结合牙(concrescence of tooth)　是由两个或两个以上基本发育完成的牙齿结合在一起而成,由于牙齿拥挤或创伤,使两个牙根靠拢,由增生的牙骨质将其结合在一起而成。可发生在牙齿萌出前或萌出后。

治疗原则:结合牙易造成牙菌斑滞留堆积,引起龋病或牙周组织炎症,必要时可考虑切割分离并拔除非功能牙。

3. 双生牙(geminated tooth)　是在牙胚发育期间,成釉器内陷将牙胚分开而形成的畸形牙。表现为牙冠的完全或不完全分开,有一个共同的根管(图7-8)。

治疗原则:乳牙列一般不做处理,双生乳牙伴有恒牙缺失时需要在替牙期及时进行间隙管理；双生牙发生在恒牙列，有时需要对牙冠进行减径以建立正常的咬合关系。

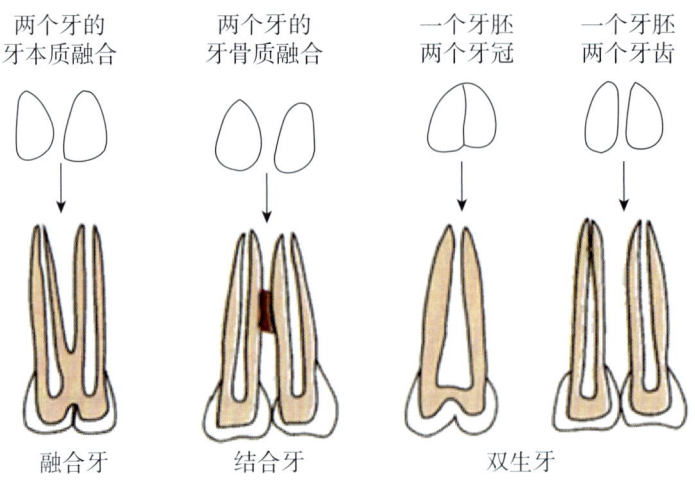

图 7-8 双牙畸形

（四）弯曲牙

弯曲牙（dilaceration of tooth）是牙冠和牙根形成一定弯曲角度的牙齿，多指前牙弯曲。形成的原因主要是乳牙外伤，其次是乳牙慢性根尖周炎，偶见于多生牙造成恒牙的弯曲畸形，或在拔除多生牙过程中的手术创伤。

治疗原则：弯曲牙的治疗取决于弯曲程度、牙根发育状况及牙埋藏位置等。冠根弯曲角度越大，治疗难度愈大。对牙根尚未发育完成、弯曲程度轻的弯曲牙，可手术开窗助萌，或手术翻瓣结合牙齿牵引复位。弯曲严重者不宜保留。

（五）牙髓腔异常

根据牙体和髓室延长的程度，将牙髓腔异常分为3度：轻度，为比正常牙的髓室稍长的牙；重度，为根分叉接近根尖的牙；中度，为介于这两者之间的牙。

治疗原则：髓腔异常的牙对身体无明显影响，可不做处理。在需做根管治疗时由于髓室底位置低，根管口难以定位时，可通过根管显微镜寻找根管口进行治疗。

三、牙齿结构异常

牙齿结构异常通常指的是在牙齿发育期间，在牙基质形成或钙化时，遇到各种障碍造成牙齿发育不正常，并在牙体组织留下永久性的缺陷或痕迹。

1. 釉质发育不全　是牙釉质在发育过程中，受到某些全身性或局部性因素的影响而出现的牙釉质结构异常。根据病因可分为遗传性牙釉质发育不全和外源性牙釉质发育不全。

遗传性牙釉质发育不全（amelogenesis imperfecta，AI）是一组影响釉质发育的遗传性疾病，有特定的遗传方式。根据遗传方式可分为常染色体显性、常染色体隐性及X性连锁遗传。

外源性牙釉质发育不全是在牙齿发育过程中，周围环境的变化常会影响成釉细胞的功能而造成釉质的缺陷。环境因素又可分为全身因素和局部因素。局部因素中，由于乳牙的慢性根尖周炎导致的继承恒牙釉质发育不全称为特纳牙。

治疗原则：仅为牙釉质矿化不良或只有很表浅的小陷窝，可不做处理；对于牙釉质着色而无实质缺损的牙齿，可采用牙釉质微磨除法结合使用牙漂白剂，或冷光美白技术与YAG激光治疗；对于着色深、牙体组织缺损多的釉质发育不全，可使用树脂、瓷贴面甚至烤瓷冠、金属冠，在取得美学效果的同时稳定殆关系。

2．牙本质发育不全（dentinogenesis imperfecta） 是一种牙本质发育异常的常染色体显性遗传疾病，可在同一家族中连续几代出现，男女都可罹患。

牙本质发育不全的牙齿变化主要表现在牙本质，而牙釉质基本正常。乳、恒牙皆可受累，但乳牙列病损更为严重。牙本质发育不全可分为以下3个亚型。

(1) Ⅰ型牙本质发育不全：牙本质发育不全伴有骨骼发育不全。

(2) Ⅱ型牙本质发育不全：又称为遗传性乳光牙本质（hereditary opalescent dentin）（图7-9）。单独发生不伴有骨骼发育不全的表现。Ⅰ型和Ⅱ型牙本质发育不全均有类似的牙齿改变。

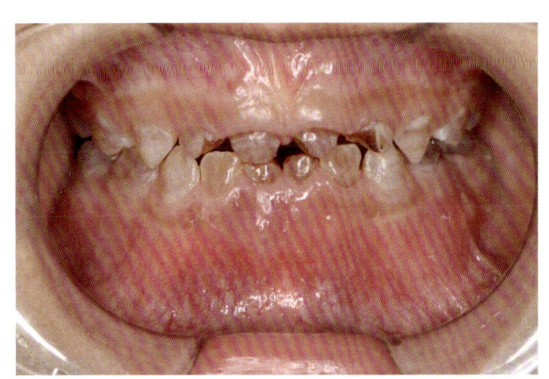

图7-9 遗传性乳光牙本质

(3) Ⅲ型牙本质发育不全：牙齿变化特征为空壳状牙和多发性露髓。X线片显示在牙釉质和牙骨质下方有一层很薄的牙本质，宛如空壳，故名壳状牙（shell tooth）。但患牙的形态、颜色和Ⅰ型、Ⅱ型牙本质发育不全相似。

治疗原则：防止牙齿磨损，保持牙齿功能，改善美观。

3．氟牙症（dental fluorosis） 又称为氟斑牙或斑釉牙，是由于牙齿发育期摄入过多的氟而导致的疾病。氟牙症主要发生于恒牙，很少出现于乳牙。

氟牙症主要是在同一时期萌出的牙齿牙釉质上有白垩色到褐色的斑块，严重者还并发牙釉质的实质缺损。病损通常对称出现，其斑块呈散在的云雾状，与周围牙体组织无明显界限，是氟牙症的典型表现。

治疗原则：控制氟的摄入量是氟牙症最主要的预防方法。根据氟牙症的严重程度可选择牙釉质微磨除法、漂白脱色法、树脂材料修复、贴面或全冠修复。

4．先天性梅毒牙（congenital syphilitic teeth） 是在胚胎发育后期至出生后第1年内，牙胚受梅毒螺旋体侵害而造成的牙釉质和牙本质发育不全。

恒中切牙和第一恒磨牙形态结构异常，表现为半月形切牙、桶状牙；桑葚状磨牙、蕾状磨牙，可伴有听力和视力障碍等。

治疗原则：最根本的治疗和预防是妊娠期对母体行抗梅毒治疗，妊娠4个月内用抗生素治疗，基本上可预防婴儿先天性梅毒的发生。形态结构异常的先天性梅毒牙可用复合树脂、树脂冠修复，第一磨牙可做高嵌体或金属冠修复。

5．萌出前牙冠内病损（pre-eruptive intracoronal lesion） 是未萌（或部分萌出）的恒牙牙冠部的缺陷，X线片上表现为牙冠部牙本质内邻近釉质牙本质界的透影区。

通常无症状，在X线片上偶然发现，表现为未萌出（或部分萌出）的恒牙牙冠部牙本质内邻近釉质牙本质界的透影区，透影区与髓腔之间常有牙本质分开。外科暴露后牙冠表面大多完整，内有黄褐色的软化组织。

治疗原则：早期发现并在累及牙髓前早期干预非常重要。在儿童时期应拍摄系列的全口牙位曲面体层片，仔细观察未萌出的恒牙是否存在该病损。治疗的原则与龋病的治疗相似。

四、牙齿萌出与脱落异常

牙齿萌出异常多见于恒牙，临床上常见的萌出异常有牙齿萌出过早、牙齿萌出过迟、牙齿异位萌出和牙齿脱落异常。

（一）牙齿萌出过早

牙齿萌出过早又称为牙齿早萌（early eruption），是指牙萌出的时间超前于正常萌出的时间，而且萌出牙齿的牙根发育尚不足根长的 1/3。

1．乳牙早萌 指小儿出生时或出生不久口腔内就有牙齿萌出的现象。

治疗原则：极度松动的早萌乳牙应及时拔除，以免自行脱落时吸入呼吸道；松动不明显者可保留观察，而后牙齿将会逐渐稳固。

2．恒牙早萌 指恒牙牙根长度发育不足 1/3 即萌出于口腔。早萌的恒牙松动或极度松动，常伴有牙釉质矿化不良或釉质发育不全现象。

治疗原则：若早萌恒牙松动不明显，可不处理，只需进行局部涂氟或窝沟封闭，以预防龋病的发生。

（二）牙齿萌出过迟

牙齿萌出过迟又称为牙齿迟萌，是牙齿萌出时期显著晚于正常萌出时期。全部乳、恒牙或个别牙均可发生。

1．乳牙萌出过迟 婴儿出生后 1 年，萌出第一颗乳牙，均属正常范围。如果超过 1 周岁后仍未见第一颗乳牙萌出，超过 3 周岁乳牙尚未全部萌出为乳牙迟萌，此时需查找原因，排除是否有"无牙畸形"。

治疗原则：查明原因，针对全身性疾病进行治疗，以促进乳牙萌出。

2．恒牙萌出过迟 是指儿童恒牙萌出时期显著晚于正常恒牙萌出时期，其牙根发育至根长的 2/3 或基本发育完成而尚未萌出的恒牙。

治疗原则：与全身因素有关者，查明原因，进行针对性的治疗；与局部干扰因素有关者，针对局部因素进行治疗。

（三）牙齿异位萌出

牙齿异位萌出（ectopic eruption）是指恒牙在萌出过程中未在牙列的正常位置萌出。多发生于上颌尖牙和上颌第一恒磨牙，其次是下颌侧切牙和第一恒磨牙。

1．第一恒磨牙异位萌出 是指第一恒磨牙萌出时近中阻生，同时伴随第二乳磨牙牙根吸收和间隙丧失。表现为第一恒磨牙近中边缘嵴阻生在第二乳磨牙远中牙颈部下方，远中边缘嵴可以萌出，牙冠向近中倾斜。

异位磨牙可以自行调整其位置而正常萌出，第二乳磨牙保持在原有位置，称为可逆性异位萌出。若异位的第一恒磨牙不能自行脱出受阻部位，与第二乳磨牙的根颈部保持接触，则为不可逆性异位萌出。

治疗原则：早期发现可以追踪观察，判断是否为可逆性异位萌出；对于不可逆性的异位萌出，应当积极治疗。根据第一恒磨牙与第二乳磨牙锁结的严重程度，采取不同的治疗方法。

知识拓展

当第一恒磨牙异位萌出导致第二乳磨牙牙根重度吸收时，可能出现牙髓或根尖周炎症状。因此，对于正值第一恒磨牙萌出阶段的儿童，当无明显龋坏及其他硬组织损害的第二乳磨牙出现牙髓炎、根尖周炎时，应关注是否存在第一恒磨牙异位萌出。

2. 恒尖牙异位萌出 上颌尖牙的异位萌出可分为唇向异位萌出和腭向异位萌出，多为唇向异位萌出。应在 10～11 岁时通过临床和 X 线检查筛选可能发生的上颌恒尖牙异位和阻生。

治疗原则：保护好乳尖牙，并尽可能地保持到正常替换。及时治疗侧切牙和第一乳磨牙根尖周病，也可防止恒尖牙位置的变异。

（四）牙齿脱落异常

1. 牙齿固连（ankylosis of tooth） 是牙骨质与牙槽骨的直接结合，固连部位牙周膜丧失，患牙的殆平面低于正常邻牙的殆平面，也称为下沉牙或低殆牙。

治疗原则：
（1）定期观察，观察患牙能否自行替换。
（2）修复维持颌间高度，防止邻牙倾斜及对颌牙过长。
（3）拔除患牙，保持间隙。适用于快速进展型、重度低位和牙根吸收缓慢的患牙。
（4）松解法。在保持根尖周血液供应的情况下破坏牙周膜的固连处。

2. 乳牙滞留（retained deciduous tooth） 是指继承恒牙已萌出，未能按时脱落的乳牙，或恒牙未萌出，保留在恒牙列中的乳牙。

治疗原则：当恒牙异位萌出，乳牙尚未脱落时，应及时拔除该乳牙；继承恒牙先天缺失时，乳牙是保存还是拔除，需要结合全口牙列排列情况加以考虑。当恒牙列较拥挤时，继承恒牙缺失的乳牙可以拔除，为拥挤的恒牙提供间隙；当恒牙排列较稀疏时，则可考虑保留滞留的乳牙。

第六节　乳牙早失间隙管理及口腔不良习惯

案例 7-2

患儿，女童，7 岁。下颌多数乳磨牙残根刺破口腔黏膜数日。口腔检查：31、32、36、41、42、46 已萌出，74、75、84 残根，髓室底已穿通，根尖外露，74、75 区颊侧黏膜破损，余未见明显异常。

问题：
1. 该患儿需要进行的辅助检查是什么？
2. 该患儿的诊断是什么？
3. 该患儿的治疗方案是什么？

牙齿在牙弓中保持正确的位置是多方面因素共同作用的结果。如果这些因素失去平衡，与

相邻牙齿的紧密接触关系就会改变并出现牙齿错位。乳牙过早丧失，将可能影响继承恒牙的正常萌出而造成恒牙排列不齐。恒牙列受影响的程度因儿童丧失乳牙时的年龄、牙列阶段、牙位与丧失牙齿的多少而不同。乳尖牙或乳磨牙早失后，发生恒牙列错𬌗畸形的机会比无乳牙早失者高3～4倍。

一、乳牙早失的病因

1. 严重龋病、牙髓病及根尖周病导致牙齿过早脱落或被拔除。
2. 恒牙异位萌出，乳牙根过早吸收脱落。
3. 牙齿因外伤脱落。
4. 先天性牙齿缺失。

二、乳牙早失的临床表现

乳牙早失后，因邻牙移位，对颌牙伸长，使间隙的近远中径和垂直径变小。乳牙早失时患儿年龄越小，牙列越拥挤，间隙变小的可能性就越大。

1. 乳切牙早失　由于恒切牙均比乳切牙大，在颌骨的发育过程中，前牙区牙槽骨增长显著，以容纳恒切牙。所以，乳切牙早失，间隙变小或消失的可能性较小。

2. 乳尖牙早失　乳尖牙常受恒侧切牙萌出时的压迫吸收而早期脱落。间隙极易变小，甚至消失，致使恒尖牙异位萌出。

3. 乳磨牙早失　第二乳磨牙早失发生间隙丧失的情况较第一乳磨牙多见，但上颌第一乳磨牙早失可能影响恒尖牙的萌出。当第一恒磨牙正在萌出时，磨牙间隙很容易缩小或消失。尤其第二乳磨牙早失，间隙变化明显。

三、各类间隙保持器

（一）带环丝圈式或全冠丝圈式间隙保持器

带环丝圈式或全冠丝圈式间隙保持器（band/crown loop space maintainer）是在选择的基牙上装配带环（全冠），在缺失牙处通过弯制的金属丝来维持缺隙的近远中距离（图7-10）。

【适应证】

1. 单侧第一乳磨牙早失者。
2. 第一恒磨牙萌出后，第二乳磨牙单侧早期丧失者。拆除远中导板式间隙保持器后，也要换上此装置。

【基本结构】

光面带环或金属预成冠及丝圈。

（二）舌弓式间隙保持器

舌弓式间隙保持器（lingual arch space maintainer）是将舌弓的两端固定在第二乳磨牙或第一恒磨牙上，以保持牙弓周长和牙齿间隙的保持器（图7-11）。它是一种用于下颌的保持器。多用于下颌乳牙列及混合牙列期多个后牙早失。通常在下颌切牙萌出后使用，以免影响其萌出。

【适应证】
1．两侧第二乳磨牙或第一恒磨牙存在者。
2．因乳磨牙早期丧失而近期内侧方牙即可萌出者。
3．因适时拔除第二乳磨牙，需对其间隙进行保持时。
4．两侧多个牙早失，使用可摘式间隙保持器患儿不合作佩戴者。

【基本结构】
下颌第一恒磨牙光面带环2个及舌弓。

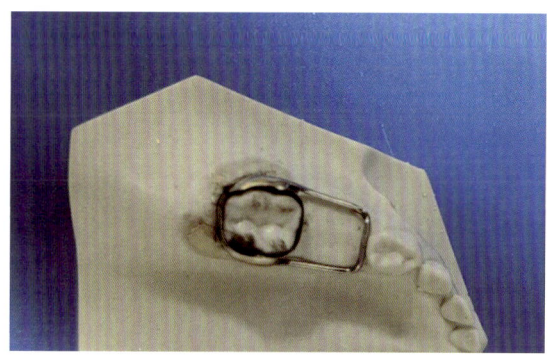
图7-10　全冠及带环丝圈式间隙保持器

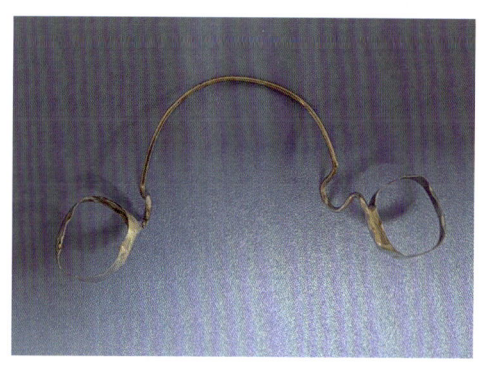
图7-11　舌弓式间隙保持器

（三）Nance弓（腭弓）式间隙保持器

Nance弓（腭弓）式间隙保持器（Nance maxillary holding arch）与舌弓式间隙保持器的用途一致，用于上颌缺牙间隙保持，其前方不应与下颌前牙的切缘相接触（图7-12）。

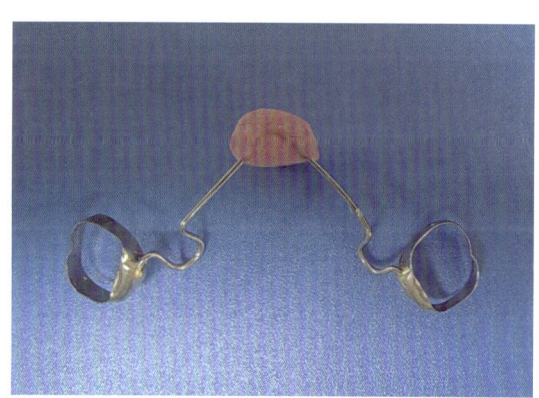
图7-12　腭弓式间隙保持器

【适应证】
1．两侧第二乳磨牙或第一恒磨牙存在的病例。
2．因乳磨牙早期丧失而近期内侧方牙即可萌出者。
3．因适时拔除第二乳磨牙，需对其间隙进行保持时。
4．两侧多个牙齿早失，使用可摘式间隙保持器患儿不合作佩戴者。

【基本结构】
上颌第一恒磨牙光面带环2个、弓丝及树脂腭盖板。

（四）可摘式间隙保持器

可摘式间隙保持器（removable space maintainer）即功能性活动保持器，相当于局部义齿，它不仅能保持缺牙间隙的近远中长度，而且能保持垂直高度和恢复咀嚼功能（图7-13）。从美学角度看，可以改变患儿的颜面外形，特别是前牙缺失造成的上唇凹陷。恢复因缺牙造成的语音功能障碍，改进和克服口腔不良习惯。然而这种保持器需要患儿的密切合作。

【适应证】

乳磨牙缺失两个以上者，或两侧乳磨牙缺失，或伴有前牙缺失。

【基本结构】

树脂基托、义齿及固位体；如基托能固位良好，则无需固位体，否则，需增加固位体。

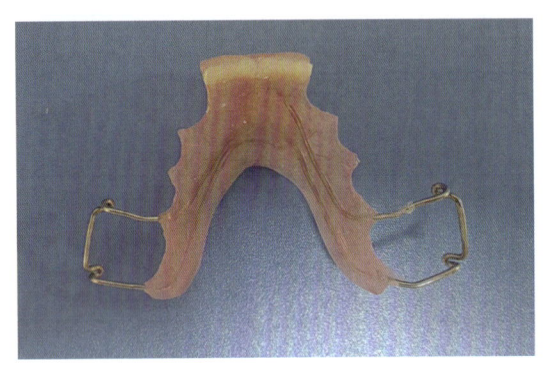 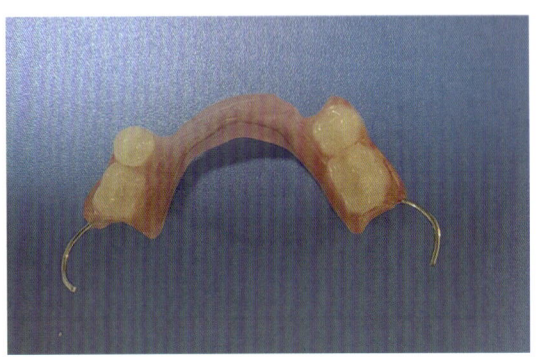

图7-13 可摘式间隙保持器

（五）远中导板式间隙保持器

远中导板式间隙保持器（distal shoe space maintainer）用第一乳磨牙作为基牙，戴入预成的或自制的合金全冠，冠的远中端焊接弯曲导板，插入牙槽窝内，远中导板贴合于未萌出的第一恒磨牙的近中面。

【适应证】

适于第二乳磨牙早失、第一恒磨牙尚未萌出或萌出中。

【基本结构】

金属预成冠及远中导板。

> **知识拓展**
>
> **数字化间隙保持器**
>
> 随着数字化口腔整体解决方案的提升，口腔医学数字化技术已成为口腔医学发展的趋势之一，其精准、高效、快速、便捷、舒适的治疗流程在儿童口腔科诊疗领域已引起广泛的关注。数字化间隙保持器的设计和制作包括计算机辅助设计、数控切割或3D打印。为医生及技师省去了制取印模、灌注石膏模型、修整模型、技工弯制、焊接等多道工序，有研究表明工序越多，出现误差的概率越高。数字化设计和制作缩短了治疗周期，简化了临床操作，缩短了椅旁时间及减少了复诊次数，可以实现间隙保持器的当日佩戴，具有高效性。此外，低龄患儿对弹性印模材料制取口内印模存在恐惧和不适，而数字化印模扫描头相对较小，无须触及软腭区域，避免引起患儿恶心不适；设备显示屏

出现口内牙齿图像，可提升儿童诊疗过程中的乐趣与参与度，消除其诊疗过程中的焦虑、恐惧和敌对情绪。诊疗过程中获取的数字化模型具有保存方便、不占空间、无需消毒等优点，同时方便治疗前后相关数据测量、对比与研究。另外，数字化间隙保持器无需使用成品带环、无需技师手工弯制，均为个性化精准定制，制作完成的间隙保持器相比于传统间隙保持器，可明显提高患儿的舒适度，增强患儿的配合度，患儿及家长均较为满意。

四、口腔不良习惯

儿童口腔不良习惯主要包括吮指、吐舌、异常唇习惯、口呼吸、偏侧咀嚼及夜磨牙症等习惯，均可影响咬合的正常发育。危害的产生及其程度，依口腔不良习惯的频率、强度、持续时间而异。据调查，儿童的发生率为 7.42%～40.06%，女生高于男生。有口腔不良习惯的群体中错𬌗畸形患病率为 77.43%～89.94%，明显高于自然人群，应尽早防治，对其治疗应首先破除不良习惯。可能与心理因素有关，包括亲子关系、生活环境、心理需求得不到满足等，治疗应配合说教法。

（一）各类口腔不良习惯的临床表现

1. 吮指（finger and thumb sucking） 吮指多为吮拇指或示指。一般从婴儿 3～4 个月开始，2 岁以后逐渐消失。如果持续到 3 岁以后，会出现牙列或骨的改变，造成明显的牙颌面部畸形（图 7-14）。

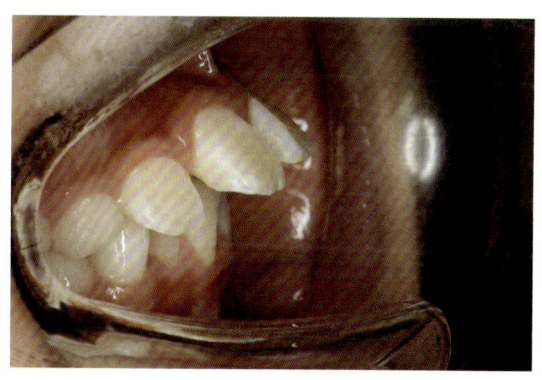
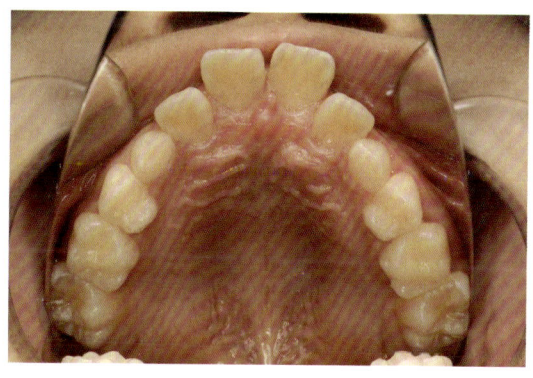

图 7-14　吮指造成上前牙前突

手指含在上、下牙弓之间，牙受力而引起上前牙前突形成深覆盖或呈局部开𬌗。做吸吮动作时，两颊收缩使牙弓狭窄，腭弓高拱，出现上前牙前突，开唇露齿等。同时吮指动作有压下颌向后的作用，可形成远中错𬌗。另外，手指压在腭弓上，还可能使其凹陷，妨碍鼻腔向下发育。有吮指习惯者，常见被吮的手指有胼胝，甚至出现手指弯曲。

2. 吐舌（tongue thrusting） 成熟的吞咽特点为唇部的放松，舌体位于上颌切牙之后，下颌向上前提升至后牙接触。这种成熟的吞咽模式在儿童 4～5 岁以后方能被观察到（图 7-15）。

吐舌多发生在替牙期，如口腔中有松动的乳牙或刚萌出的恒牙，有些儿童常用舌尖去舔，日久会形成吐舌习惯。

患儿有吐舌习惯时，经常将舌尖伸在上、下颌牙之间，形成开𬌗，致上、下颌牙无𬌗接触，长期持续，由于舌的中央厚于两侧边缘，开𬌗间隙呈梭形，两侧后牙咬合尚属正常范围。若将舌顶在上、下前牙可形成双颌前突，若舌肌的压力分别抵在上、下颌前牙舌侧，前者可导致上前牙唇向倾斜，形成深覆盖；后者可导致下前牙唇向倾斜，甚至形成反𬌗。

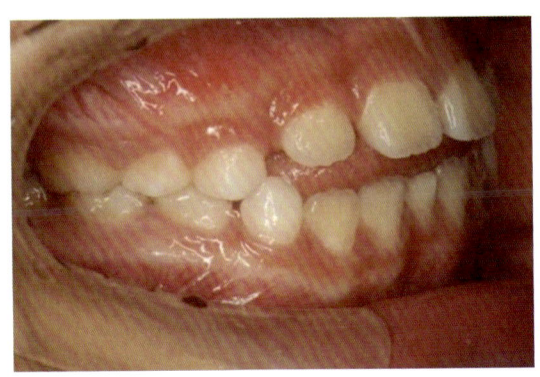

图 7-15　吐舌习惯

3．异常唇习惯（abnormal lip habit）　咬唇习惯多发生在 6～15 岁。以咬下唇多见，女孩较男孩多见。

咬下唇增加了推上前牙向唇侧及下前牙向舌侧的压力，妨碍下牙弓及下颌向前发育，下前牙出现拥挤，同时使上前牙向唇侧倾斜移位而出现牙间间隙，使牙列稀疏。前牙形成深覆盖、深覆𬌗，上前牙前突，出现下颌后缩，开唇露齿、前牙切割和发音功能障碍（图 7-16）。

咬上唇习惯者较少见，可形成前牙反𬌗，上前牙舌向倾斜，下颌前突呈近中错𬌗。

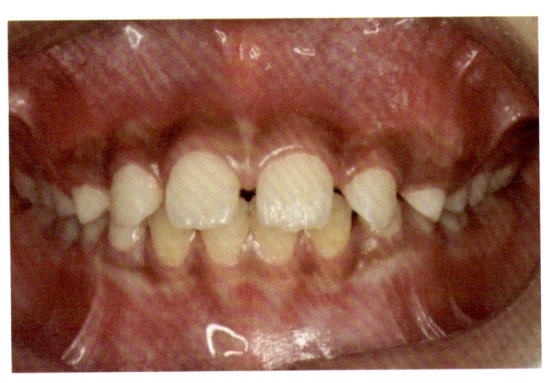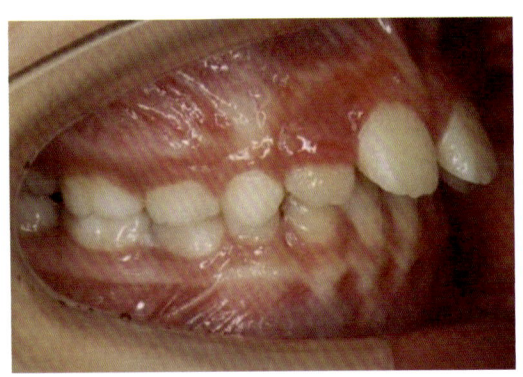

图 7-16　异常唇习惯

4．口呼吸（mouth breathing）　常由于过敏性鼻炎、鼻咽结构异常、扁桃体肥大或上呼吸道感染等原因引起。由于张口呼吸破坏了口腔、鼻腔气压的正常平衡，影响了口腔和鼻腔的正常发育，口腔气压加大，而鼻腔相对气压减小，致使鼻腔不能向下扩展，而造成腭盖高拱。又因口呼吸时，两侧颊肌压迫牙弓两侧，妨碍了牙弓宽度的发育，形成牙弓狭窄，上前牙前突，患儿的颜面改变，出现开唇露齿。为了扩大鼻咽通道，经常将头抬起前伸，下颌被牵引向下，下颌下垂，久之可发展为下颌后缩畸形（图 7-17）。

5．偏侧咀嚼（unilateral mastication）　牙弓一侧有严重的龋病、多数牙缺失或严重错位牙，都可能迫使患儿废弃患侧咀嚼，形成偏侧咀嚼习惯。

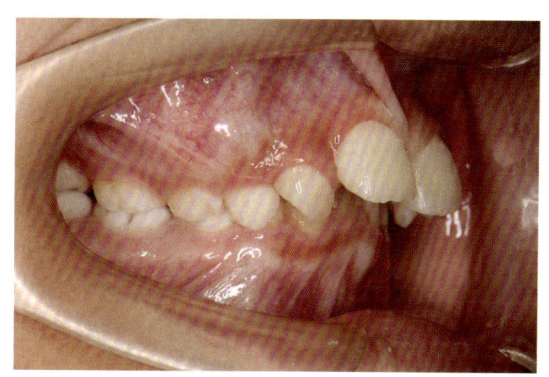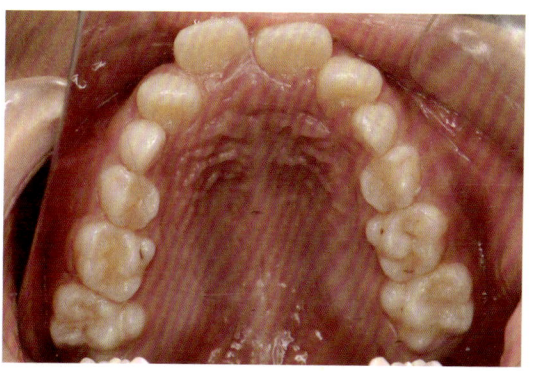

图 7-17　口呼吸

患侧因无咀嚼功能刺激而发育不足，久而久之面部两侧出现显著不对称，废用侧的牙齿因无咀嚼功能的自洁作用，致使牙石、牙垢堆积，易产生牙周组织疾病。下颌牙弓出现偏殆移动，下前牙中线也向对侧偏移。

6. 夜磨牙症（bruxism）　目前，对夜磨牙症的病因学争论较多，其中牙源性的殆因素及精神因素是争论的焦点，此外有研究表明夜磨牙症与睡眠姿势有一定关系，特别是俯卧位时下颌受到头部的压力。而此时全身肌肉处于放松状态，下颌为了摆脱受到的压力而产生磨合，形成夜磨牙症。

夜磨牙症是一种非功能性的咬牙或磨牙。这种习惯如果持续一定的时间，能导致乳恒牙的磨损，使牙齿高度变低，形成深覆殆。

（二）口腔不良习惯的治疗原则

首先分析病因进行行为管理，要求患儿及家长的充分合作，主动纠正口腔不良习惯，使口腔功能恢复正常，促进牙颌面软硬组织的正常生长发育。当患儿无法主动破除口腔不良习惯时，可利用矫治器破除不良的口腔习惯，阻断畸形的发生发展。

1. 吮指的破除　可佩戴唇挡矫治器、舌（腭）刺矫治器（图 7-18）。

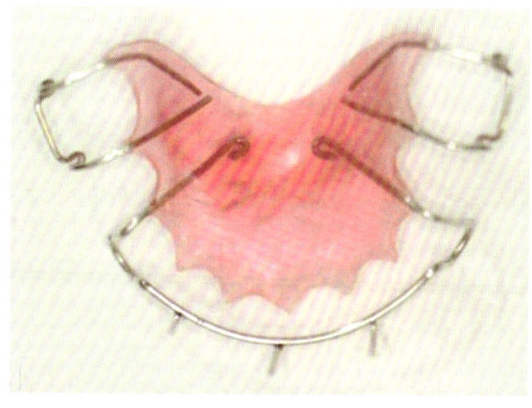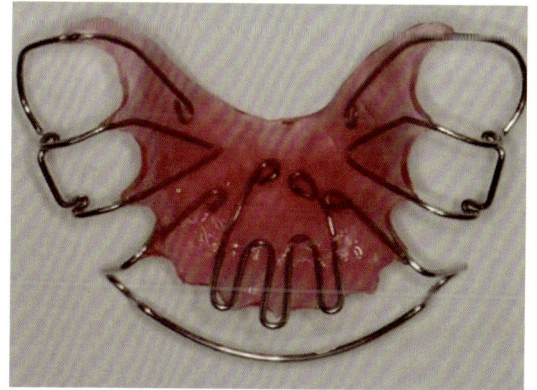

图 7-18　唇挡和舌刺矫治器

2. 吐舌的破除　可佩戴带腭刺的上颌活动矫治器，在上颌活动矫治器的基托上包埋弯制成栅栏型的不锈钢丝，除了吃饭及刷牙以外全天佩戴，此矫治器可防止舌前伸，使舌不能吐出。

其他装置还有前庭盾（图 7-19）、带腭珠的上颌固定矫治器。

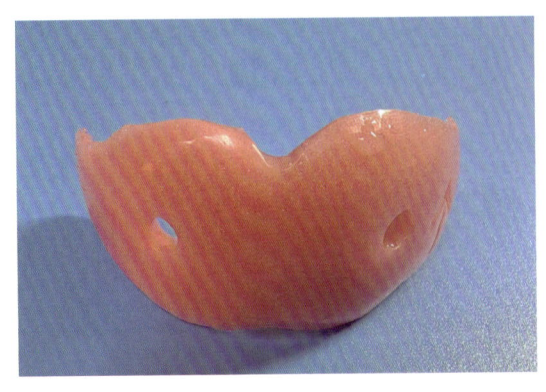

图 7-19 前庭盾

3．咬唇习惯的破除 上、下颌唇挡矫治器，可纠正咬唇习惯，但无唇功能训练作用。前庭盾可使唇与牙隔离，防止吮吸。

4．口呼吸的破除 首先应治疗急性或慢性呼吸道疾病，方可从根本上纠正口呼吸，也有利于所致错𬌗畸形的矫治。待病因去除后，方可佩戴矫治器，破除口腔不良习惯。若已形成错𬌗畸形，则需佩戴相应的矫治器矫治畸形。

前庭盾是较为常用的矫治器，对于口呼吸患者，前庭盾可帮助建立口腔的前部封闭，而使口呼吸终止，可以间接地诱导舌回到正常位置，并帮助建立口腔的后封闭。

5．偏侧咀嚼的破除 首先必须去除病因，治疗龋齿，缺牙应予以修复或使用功能性间隙保持器，错𬌗畸形也应进行治疗。然后教患者加强废用侧的咬肌锻炼，使用该侧咀嚼。全口进行调磨，使其能咀嚼自如，鼓励患者交换使用两侧牙齿咀嚼。

6．夜磨牙症的破除 ①𬌗的介入治疗和重建途径，运用𬌗垫、修复、调𬌗、正畸治疗等手段，解除𬌗干扰，减轻或消除夜磨牙症；②心理和行为学途径，嘱患者消除精神紧张、缓解情绪压力，心理方面的自我暗示和催眠对夜磨牙症均有一定的疗效；③改善睡眠姿势，特别是注意避免俯卧位和侧卧位。

（王小竞）

思 考 题

1．"乳牙迟早要替换，乳牙龋坏不需要治疗"的说法错在哪里？
2．是不是所有的乳牙缺失都要进行间隙保持？

第八章

口腔局部麻醉和牙拔除术

第八章数字资源

第一节 口腔局部麻醉

麻醉（anesthesia）是指通过使用药物或非药物的方式使患者机体全部或某一局部暂时失去知觉，以达到消除疼痛的目的。如果机体全部暂时失去知觉称为全身麻醉，全身麻醉常用于颌面部中、大型手术及儿童的手术；如果机体只是某一局部痛觉消失则称为局部麻醉（local anesthesia），简称局麻。对于常规的口腔科治疗，局麻足以控制治疗期间及治疗后早期产生的疼痛，如常见的牙拔除术、牙体牙髓病的治疗、颌面部小手术和疼痛的治疗，以及固定义齿、局部义齿活髓牙的牙体制备。口腔局部麻醉是口腔医学专业必须掌握的临床技能之一。

案例 8-1

患者，女，19岁，左下后牙处塞食1年余。近1周来左下后牙区出现肿胀伴疼痛，来诊。查体：口内可见38牙垂直阻生，牙冠部分萌出，远中牙龈覆盖形成盲袋，色红肿胀，探诊出血并有食物残渣及脓液。影像学检查提示：38牙垂直阻生，冠周见低密度影，双根根尖距下颌神经管约3 mm。余牙未见明显异常，全口卫生状况尚可（图8-1）。

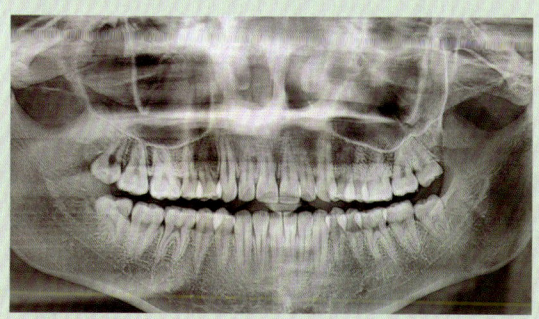

图8-1 患者影像学检查

问题：
1. 该患者的最佳诊断是什么？治疗方式有哪些？
2. 如果该患者需要拔除38牙，且该患者存在室性心律失常，拔除该患牙时可选择哪种局麻药物？最合适的局麻方法是什么？
3. 可能发生的局麻并发症有哪些？

局部麻醉主要是通过局部麻醉药暂时阻断机体特定区域内感觉神经的功能以达到局部无痛的方法。除痛觉消失外，温度觉、触压觉等依然存在；患者意识清醒。局麻术者可独立操作，无需麻醉医师参与，术后无特别护理，安全性相对较大。局麻药中可加入适量血管收缩剂，以减少术区出血，便于手术操作。局部麻醉还可对颌面部疾病进行定位诊断和镇痛。但局麻不适用于不合作的患者及局部有炎症者。因此局麻操作前应合理评估。

一、局麻药物

（一）常用局麻药

局麻药的种类很多，按其化学结构可分为酰胺类局麻药和酯类局麻药两种。目前，口腔临床常用的酰胺类局麻药有利多卡因、甲哌卡因、阿替卡因和布比卡因（丁哌卡因）；酯类局麻药有普鲁卡因和丁卡因（地卡因），临床上已很少应用。

1. 利多卡因是口腔科临床目前应用最多的局麻药，其局麻作用较强且具有抗室性心律失常作用，维持时间也较长，具有较强的组织穿透性，溶液理化性质稳定，同时可用作表面麻醉；临床上主要以含1∶100 000肾上腺素的1%～2%利多卡因进行阻滞麻醉。

2. 阿替卡因的组织穿透性和扩散性较强，给药后2～3 min即出现麻醉效果。适用于成人及4岁以上儿童。阿替卡因多含有肾上腺素，不建议心血管疾病等患者使用。

3. 甲哌卡因起效时间快，心血管不良反应少，适用于高血压患者及手术时间较短的治疗。在牙科局部麻醉中，应回抽确保针头未插入血管内，尤其是阻滞麻醉。因为缺乏相容性试验数据，本药品不能与其他药品混合。

4. 丁哌卡因无运动神经阻滞功效，仅能阻滞感觉神经，其麻醉作用持续时间是利多卡因的2倍，适用于费时较久的手术。

5. 普鲁卡因曾是临床应用较广的一种局麻药。但其血管扩张作用较明显，应用时需加入少量肾上腺素来延长麻醉作用的时间。普鲁卡因和其他酯类局麻药，偶能产生过敏反应等不良反应。

6. 地卡因易溶于水，穿透力强。主要用作表面麻醉。

两类麻醉药在稳定性、致敏性上的表现如表8-1所示。

表 8-1 酰胺类局麻药和酯类局麻药的比较

	酰胺类局麻药	酯类局麻药
药物	利多卡因、甲哌卡因、阿替卡因、布比卡因	普鲁卡因、丁卡因
稳定性	特别稳定	差
致敏性	极少致敏	可致敏

（二）局麻药使用注意事项

1. 局麻药的过敏反应 临床有酯类局麻药过敏反应的报道，酰胺类局麻药的过敏反应则极罕见。在应用普鲁卡因之前，尤其对过敏体质的患者，建议做过敏试验。如为阳性可改用利多卡因，但也应做过敏试验。在进行药敏试验时，周围应具备急救常用物品如肾上腺素、氧气，以防意外发生。

2. 血管收缩药的应用 局麻药中加入适量的血管收缩药具有延缓药物吸收、延长局麻时间及减少术区出血的作用。临床上通常将肾上腺素以 1∶100 000 的浓度（1∶100 000 指的是每毫升液体中含血管收缩剂 0.01 mg，即 0.01 mg/ml）加入局麻药溶液中，肾上腺素最大加入剂量不超过 0.2 mg，心血管疾病患者加入量应控制在 0.04 mg 之内。

二、常用的局麻方法

（一）表面麻醉

表面麻醉（superficial or topical anesthesia）是将渗透性较强的麻醉药通过涂抹或喷射于术区表面的方式使浅层组织的痛觉消失。临床上应用较多的是 1%～2% 地卡因和 2%～5% 利多卡因。适用于拔除松动的牙齿、表浅的黏膜下脓肿切开引流，以及气管内插管前的表面麻醉。

（二）浸润麻醉

浸润麻醉（infiltration anesthesia）是将局麻药物注射于术区组织以作用于相关神经末梢，使其失去传导功能而导致痛觉消失的方法。通常在牙槽骨骨质比较薄的区域如上颌牙槽突或下颌前牙区的牙槽突，以及口腔颌面部软组织手术时进行浸润麻醉。

临床常用的浸润麻醉方法有以下几种：

1. 骨膜上浸润麻醉（supraperiosteal infiltration anesthesia） 是注射针头穿透黏膜后沿骨膜表面滑行向牙根尖部位注射药物 0.5～1.0 ml，该法主要用于上、下颌前牙拔除及牙槽突的手术。

2. 骨膜下浸润法麻醉（subperiosteal infiltration anesthesia） 当骨膜上浸润法效果不佳时，可追加骨膜下浸润麻醉，将针尖直接刺入骨膜下再进行药物注射。

3. 牙周膜注射法麻醉（periodontal membrane injection anesthesia） 是直接用注射针在牙的近中和远中侧刺入牙周膜，深约 0.5 cm，分别注射药物 0.2 ml 左右。该法的缺点是注射时疼痛比较明显，优点是注射所致的损伤很小，所以适用于有出血倾向的患者；或作为阻滞麻醉或其他浸润麻醉效果不佳时的追加局麻方法，可取得较好的镇痛效果。

（三）阻滞麻醉

阻滞麻醉（block anesthesia）是将局麻药注射到术区相关部位的神经干或其主要分支附近，以阻断神经末梢传入的刺激达到无痛效果。阻滞麻醉适用于局部浸润麻醉效果不佳的情况。行阻滞麻醉时一定要熟悉口腔颌面部相关解剖标志和注射点，操作中遵循无菌原则、回抽无血原则。阻滞麻醉的优点包括麻醉范围广，效果好；减少麻药的用量和注射次数；注射区域无肿胀；远离病变组织。

1. 上牙槽后神经阻滞麻醉 注射局麻药于上颌结节，以麻醉上牙槽后神经，因此又称为上颌结节注射法（图 8-2）。本法适用于上颌磨牙的拔除及相应区域颊侧软组织和上颌结节附近部位的手术。

（1）注射方法：进针点一般位于上颌第二磨牙远中颊侧口腔前庭沟；如果儿童上颌第二磨牙尚未萌出，则以第一磨牙的远中颊侧前庭沟作为进针点；上颌磨牙缺失的患者则以颧牙槽嵴部的前庭沟作为进针点。注射时，患者坐位、半张口，使上颌牙平面与地面成 45°，用口镜牵拉相应部位唇颊组织显露进针点。注射器针头与上颌牙牙体长轴成 40°，向上、后、内方

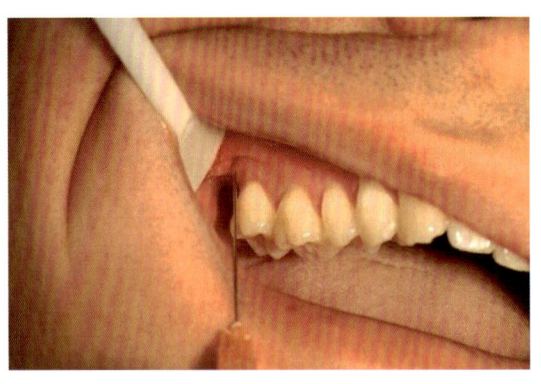

图 8-2 上牙槽后神经阻滞麻醉

向刺入后沿着上颌结节弧形表面滑动，进针深度为 1.5～1.6 cm。回抽无血后即可注入局麻药 1.5～2 ml。注意针尖刺入不宜过深，以免刺破上颌结节后方的翼静脉丛引起血肿，更要避免将局麻药注入翼静脉丛的血管内。

（2）麻醉区域：除上颌第一磨牙颊侧近中根外的同侧磨牙、牙槽突及其相应的颊侧软组织可被麻醉。注意上颌第一磨牙的颊侧近中根被上牙槽中神经支配，因此，在拔除上颌第一磨牙时，尚需在第一磨牙颊侧近中根相应部位的口腔前庭沟补充浸润麻醉。一般 5～10 min 后显现麻醉效果。

2. 眶下神经阻滞麻醉　将局麻药注入眶下孔或眶下管，以麻醉眶下神经及其分支，又称为眶下孔或眶下管注射法。可同时麻醉上牙槽前、中神经。注射方法分为以下两种。

（1）口外注射法（图 8-3A）：眶下孔位于眶下缘中点下方 0.5～1 cm 处。注射针自同侧鼻翼旁约 1 cm 处刺入皮肤，使注射针与皮肤成 45°，向上、后、外方向进针约 1.5 cm 可直接刺入眶下孔；如若针头抵触骨面不能进入管孔，可注射少量局麻药，使局部无痛，然后移动针尖继续探寻眶下孔，直到感觉阻力消失，表明已经进入孔内，随即注射局麻药约 1 ml。一般 3～5 min 后显现麻醉效果。注射过程中注意针头进入眶下管不可过深，以防刺伤眼球。

（2）口内注射法（图 8-3B）：牵引上唇暴露注射侧口腔前庭，注射针与上颌中线成 45°，自同侧侧切牙根尖部位的口腔前庭沟刺入，向上、后、外方向进针，即可到达眶下孔，但不易进入眶下管。

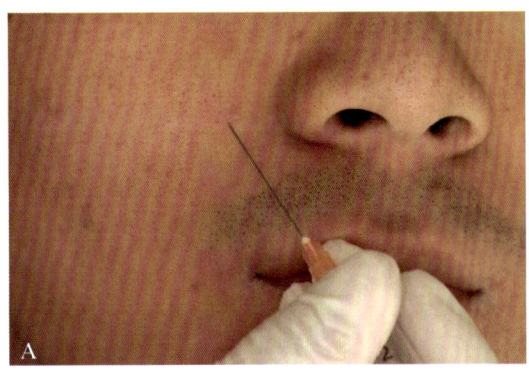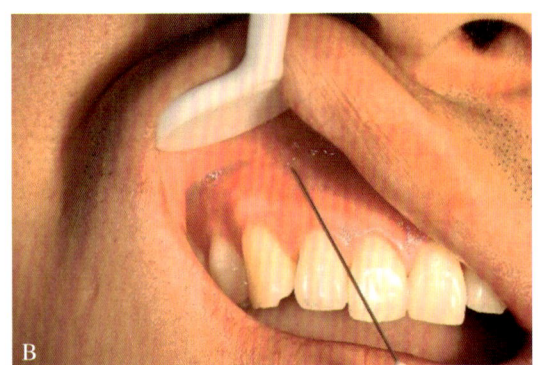

图 8-3 眶下神经阻滞麻醉
A. 眶下神经阻滞麻醉（口外注射法）；B. 眶下神经阻滞麻醉（口内注射法）

（3）麻醉区域：可以麻醉同侧下眼睑、鼻、眶下区、上唇、上颌前牙和前磨牙，以及这些牙的唇侧或颊侧的牙槽突、骨膜及其相应的软组织。

3. 腭前神经阻滞麻醉 将局麻药注射入腭大孔或其附近以麻醉腭前神经，故又称为腭大孔注射法。腭大孔的表面标志为上颌第三磨牙腭侧龈缘至腭中线连线的中外 1/3 交界处（图 8-4）。

（1）注射方法：患者头后仰，大张口，上颌牙平面与地平面成 60°，注射针在腭大孔的表面标志稍前处刺入腭黏膜，往上后方推进至腭大孔，注入局麻药 0.3～0.5 ml。注意推注药量不宜过多，以免麻醉腭中、腭后神经引起恶心呕吐。

（2）麻醉区域：可以麻醉同侧前磨牙、磨牙腭侧的黏骨膜、牙龈及牙槽突等组织。腭前神经与鼻腭神经在尖牙腭侧相吻合，当手术涉及尖牙腭侧组织时，应同时做鼻腭神经阻滞麻醉，或行尖牙腭侧黏骨膜局部浸润麻醉。

4. 鼻腭神经阻滞麻醉 将局麻药注入切牙孔以麻醉鼻腭神经，故又称为切牙孔注射法（图 8-5）。切牙孔的表面标志在左、右尖牙连线与腭中线的交点上，表面有梭形的腭乳头覆盖，无前牙者以唇系带为准，越过牙槽突往后 0.5 cm 即为切牙乳头。

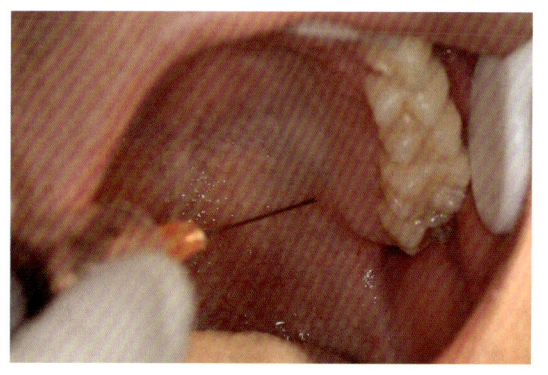

图 8-4 腭前神经阻滞麻醉

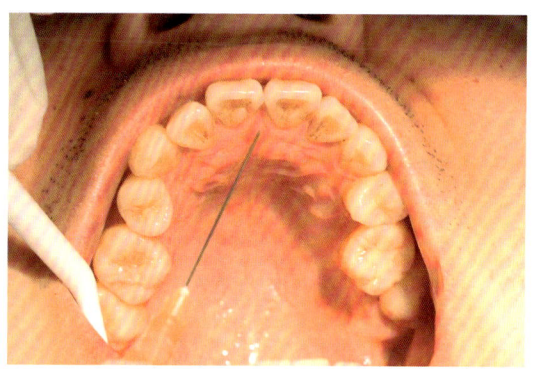

图 8-5 鼻腭神经阻滞麻醉

（1）注射方法：患者头后仰，大张口，注射针自切牙乳头侧缘刺入黏膜，然后将针摆向中线，使之与中切牙的长轴平行，向后上方推进注射针约 0.5 cm 可进入切牙孔。该处组织致密，注射局麻药时需用较大压力，一般注入量为 0.25～0.5 ml。

（2）麻醉区域：两侧尖牙腭侧连线前方的牙龈、腭侧黏膜和牙槽突。尖牙腭侧远中的组织因有腭前神经交叉分布，如手术涉及尖牙腭侧组织，必要时应辅以局部浸润麻醉或腭前神经阻滞麻醉。

5. 下牙槽神经阻滞麻醉 是将局麻药注射到下颌神经沟附近的翼下颌皱襞内，也称为翼下颌注射法（图 8-6）。注射针一般应达到下颌小舌平面以上的下颌神经沟附近骨面，局麻药扩散后麻醉下牙槽神经。

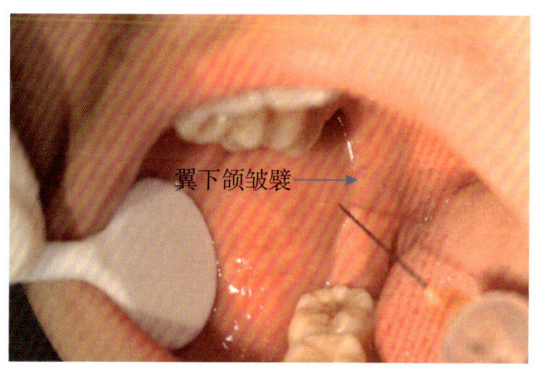

图 8-6 下牙槽神经阻滞麻醉

患者大张口时，可见磨牙后方、腭舌弓之前，有纵行的黏膜皱襞，称为翼下颌皱襞（图8-6中箭头），其深面为翼下颌韧带。翼下颌皱襞中点外侧 3 ~ 4 mm 可作为进针点；另外在颊部有一个由脂肪组织突起形成的三角形颊脂垫，其尖端正居翼下颌韧带中点而稍偏外处。此二者均为注射的重要标志。

（1）注射方法：患者大张口，下颌牙平面与地面平行。将注射器放在对侧第一、第二前磨牙之间，与中线成 45°。注射针应高于下颌牙平面 1 cm 并与之平行。按上述的注射标志进针，推进 2 ~ 2.5 cm，可触及下颌骨骨面，回抽无血，注入局麻药 1 ~ 1.5 ml。

（2）麻醉区域：麻醉同侧下颌骨、下颌牙、牙周膜、前磨牙至中切牙唇（颊）侧牙龈、黏骨膜及下唇。

6．舌神经阻滞麻醉 舌神经在相当于下颌神经沟平面，位于下牙槽神经的前内方约 1 cm 处。

（1）注射方法：在行下牙槽神经阻滞口内法注射后，将注射针退出 1 cm，回抽无血注射局麻药 0.5 ~ 1 ml，即可麻醉舌神经；或在退针时，边退边注射局麻药，直到针尖退至黏膜下为止。

（2）麻醉区域：可麻醉同侧下颌舌侧牙龈、黏骨膜，口底黏膜及舌前 2/3 部分。

7．颊神经阻滞麻醉 行下牙槽神经阻滞麻醉的进针点在翼下颌韧带中点外侧 3 ~ 4 mm 处，此处周围正是颊神经分布的区域，并接近颊神经干。

（1）注射方法：在下牙槽神经阻滞麻醉过程中，针尖退至肌层、黏膜下时注射局麻药 0.5 ~ 1 ml，即能麻醉颊神经；还可以在拟拔除磨牙远中根的口腔前庭沟处行局部浸润麻醉。

（2）麻醉区域：同侧下颌磨牙的颊侧牙龈、黏骨膜、颊部黏膜、肌肉和皮肤可被麻醉。

8．下牙槽 - 舌 - 颊神经阻滞麻醉 也称为下颌隆突注射法，下颌隆突位于下颌小舌的前上方，在此区域内由前往后分别有颊神经、舌神经、下牙槽神经通过；若上颌无牙，则在相当于上颌第三磨牙牙槽嵴下 1.5 cm 处作为刺入点。

（1）注射方法：患者大张口，注射器置于对侧口角处，并尽量后推，使针体与患侧颊黏膜面接近垂直，在翼下颌皱襞外侧，相当于上颌第三磨牙下方 0.5 cm 处刺入，深约 2 cm，待针尖触及骨面回抽无血时，注入局麻药 1.5 ~ 2 ml；然后，将注射针退回少许，再注入局麻药 0.5 ml。

（2）麻醉区域：可同时麻醉下牙槽神经、舌神经、颊神经。

（四）冷冻麻醉

冷冻麻醉（crymoanesthesia）使用药物喷射于局部组织使局部温度迅速降低以致痛觉暂时消失，从而达到局部浅表麻醉的效果。冷冻麻醉只适用于浅表而局限的脓肿切开和组织活检。常用药物为氯乙烷，麻醉持续时间为 3 ~ 5 min。注意事项：氯乙烷的组织刺激性强，使用时注意保护周围黏膜和组织，可涂布凡士林对术区皮肤黏膜加以保护。

思政园地

麻沸散的故事

据历史记载，最早发明的麻醉药叫麻沸散，发明者是我国东汉时期的名医华佗。

三国时期战事频繁，由于当时没有麻醉药，每当治疗时，伤员都要忍受极大的痛苦。有一天，华佗忙得太累喝了些酒，没想到一下子喝得酩酊大醉，不省人事。他的家人吓坏了，试图用针灸叫醒他，可是华佗没有什么反应，直到两个时辰后华佗才醒了过来。家人把刚才给他扎针也没叫醒他的经过说了一遍。华佗听了大为惊奇，难道喝醉酒能使人麻醉失去知觉吗？后来证明酒确实有麻醉的作用。后来再做手术时，华佗就叫人喝酒来减轻痛苦。可是有的手术时间长，光用酒来麻醉还是不能解决问题。偶然一次机会华佗行医时碰到一位奇怪的患者，患者牙关紧闭，躺在地上不动弹。但是通过触摸脉搏觉得患者没有大碍，询问得知他身体非常健壮，就是当天误吃了几朵洋金花才出现这种病症，华佗开始对洋金花进行试验，他先尝叶，后尝花，然后再尝果根。实验结果表明，臭麻子果的麻醉效果很好。华佗走访了许多医生，收集了一些有麻醉作用的药物，经过多次不同配方的炮制，终于把麻醉药试制成功。他又把麻醉药和热酒配制，麻醉效果更好。因此，华佗给它起了个名字——麻沸散。华佗这种以身试药的无私精神值得我们学习，作为医务工作者我们不仅要有精湛的医术，更要有无私奉献的高尚情操。这个故事也说明，中医药是一个伟大的宝库，是中华民族的优秀遗产。党的二十大报告指出，要"坚持人民至上、生命至上""促进中医药传承创新发展""增强中华文明传播力影响力"，这为新时代中医药高质量发展指明了前进方向、提供了根本的遵循原则。我们应加强中医药在口腔医学领域的应用。

三、局麻的并发症

（一）晕厥

晕厥是一种突发性、暂时性意识丧失，一般情况下由一时性中枢缺血所致。

1. 病因 常见的病因为恐惧、紧张等精神因素，饥饿、疲劳及全身健康较差、疼痛及体位不良等也可以引起晕厥。

2. 临床表现 常见头晕、胸闷、面色苍白、全身冷汗、四肢厥冷无力、脉快而弱、恶心及呼吸困难，严重者可出现心率减慢、血压急剧下降、短暂的意识丧失。

3. 防治措施 做好术前检查及思想工作，消除患者紧张情绪，避免在空腹（避免低血糖）时进行手术。一旦发生晕厥，应立即停止注射，迅速放平治疗椅，置患者于头低位，松解衣领，保持呼吸通畅。对于较轻的晕厥，一般情况下患者可逐渐缓解；对于暂时失去意识的患者可用芳香氨乙醇或氨水刺激呼吸，按压或针刺人中穴，氧气吸入和静脉补液等方法帮助其恢复意识。

（二）过敏反应

过敏反应是指由细胞和（或）体液介导、对不同浓度的抗原所产生的反应。局麻药引起的过敏反应并不常见。

1. 病因 对酯类局麻药的过敏反应可能与普鲁卡因的主要代谢产物对氨基苯甲酸或局麻药中的防腐剂对羟基苯甲酸甲酯有关。

2. 临床表现 局麻药过敏反应可表现为延迟反应和即刻反应，延迟反应主要表现为血管神经性水肿，偶见荨麻疹、药疹等；即刻反应表现为立即发生极严重的类似中毒的症状，突然惊厥、昏迷、呼吸心搏骤停而死亡。

3. 防治措施 术前应详细询问患者有无酯类局麻药如普鲁卡因过敏史，对酯类局麻药过敏及过敏体质的患者，应选用酰胺类药物，并预先做过敏试验。对轻症的过敏反应，给予脱敏药物如异丙嗪、钙剂、糖皮质激素肌内注射或静脉注射及吸氧；严重过敏反应者应立即注射肾上腺素、吸氧；出现抽搐或惊厥时，应迅速静脉注射地西泮 10～20 mg，或分次静脉注射 2.5% 硫喷妥钠，每次 3～5 ml，直到惊厥停止；如呼吸心跳停止，通过心肺复苏方法迅速抢救。

（三）中毒反应

中毒反应是指单位时间内进入血液循环的局麻药的药量超过分解药量，达到一定的浓度时出现的中毒症状。

1. 病因 常因单位时间内注射药量过大或局麻药被快速注入血管而造成。

2. 临床表现 可分为兴奋型与抑制型两类，前者表现为烦躁不安、多话、颤抖、恶心、呕吐、气急、多汗及血压上升，严重者可出现抽搐、缺氧；后者迅速出现脉搏细弱、血压下降、神志不清，随即呼吸、心跳停止。局麻药中毒的早期最典型症状之一是口周麻木。

3. 防治措施 熟悉局麻药的毒性及一次最大用量。尽量用含适量肾上腺素的局麻药，坚持回抽无血，再缓慢注射局麻药。对于老人、儿童及患有全身性疾病、身体抵抗力差的患者应适当控制用药量。如发生中毒反应，应立即停止注射局麻药。中毒轻微者，置患者于平卧位，松解颈部衣扣，使呼吸畅通，待麻药在体内分解后症状可自行缓解；重者可通过给氧、补液、抗惊厥、应用激素及升压药等措施进行抢救。

（四）注射区疼痛

1. 病因 最常见的原因是局麻药变质或混入杂质或未配成等渗溶液，注射针头钝、有弯曲等，其次是注射时压力、速度过大、过快，组织内张力过大也易引起注射区疼痛。

2. 防治措施 注射前认真检查局麻药和注射针头，注射过程中注意消毒隔离，并避免同一部位反复注射，其次是注意减缓推注局麻药时的力量和注射速度。如已发生疼痛、水肿、炎症时，可局部热敷理疗、封闭或给予消炎止痛药物。

（五）血肿

1. 病因 注射针刺破血管所致。

2. 临床表现 较常见于上牙槽后神经、眶下神经阻滞麻醉，特别在刺伤静脉丛后，可发生组织内出血，表现为黏膜下或皮下出现紫红色瘀斑或肿块。数日后，血肿处颜色逐渐变浅呈黄绿色，并缓慢吸收消失。

3. 防治措施 注射针尖不能有倒钩，避免反复穿刺，或刺入过深。若局部已出现血肿，可立即压迫止血，给予冷敷，可酌情给予抗生素及止血药物。48 h 之后局部热敷或理疗，可促使血肿吸收消散。

（六）感染

1. 病因 注射针被污染、局部消毒不严或注射针穿过感染灶均可将感染带入深层组织，引起相应部位的感染。

2. 临床表现 一般在注射后 1～5 天感染部位炎症明显，会出现红、肿、热、痛，甚至张口受限或吞咽困难，偶尔引起全身症状。

3. 防治措施 注射器的灭菌及注射区的消毒一定要严格，注射时防止注射针的污染，以及避免穿过或在炎症区注射。已发生感染者应按炎症的治疗原则处理。

（七）黏膜溃疡

1. 病因 局部注射含肾上腺素浓度高的局麻药。

2. 临床表现 口腔局麻后偶尔会在注射部位出现多个疱疹性小溃疡。较多见于腭部，伴有疼痛，尤其是遇食物刺激时较明显。

3. 防治措施 避免使用含 1 ∶ 50 000 肾上腺素的局麻药，并避免注射过程中局部注入药物过多。对黏膜溃疡的处理可以局部应用止痛及促进组织愈合的药物，避免过热及其他刺激食物的摄入。

（八）暂时性面瘫

暂时性面瘫一般多见于不正确的下牙槽神经阻滞麻醉。

1. 病因 注射针偏向内后不能触及骨面或偏上越过下颌切迹，导致局麻药注入腮腺内麻醉面神经而发生暂时性面瘫；偶见于咀嚼肌神经阻滞注射过浅。

2. 临床表现 患侧不能皱眉、眨眼，口角下垂。

3. 防治措施 这种情况待局麻药作用消失后，神经功能即可恢复，无需做特殊处理。

（九）感觉异常

较易发生感觉异常的神经是下牙槽神经和舌神经。

1. 病因 注射针刺入神经或注入混有酒精、防腐剂的溶液，可能造成神经损伤。

2. 临床表现 患者出现感觉部分或完全麻木。

3. 防治措施 大多数神经损伤是暂时性、可逆性病变，轻者数日后即可恢复，无需治疗；严重的神经损伤则恢复较慢，甚至不能完全恢复。出现术后麻木症状未自行恢复者，应早期给予积极处理，促进神经功能的完全恢复。早期可以采用激素治疗，辅助针刺或理疗、维生素 B_1 或维生素 B_{12} 等治疗。

（丁　刚　柳云霞）

第二节　牙拔除术

牙拔除术是用于治疗口腔颌面部的牙源性疾病或与之相关的全身性疾病的一种外科手段。这种手术不仅会造成局部组织的损伤，还可能导致全身反应，加重或诱发全身系统的并发症，甚至影响患者的心理健康。因此，在进行牙拔除术之前，医生应该充分评估患者的局部和全身情况，了解可能出现的各种风险和影响，并调节患者的心理预期。

牙拔除术作为一种外科手术，应遵循无菌、无痛和微创的外科原则。即使手术是在口腔内进行，也要严格执行无菌操作。同时，为了保证手术顺利进行，并体现医生对患者的人文关怀，须做好疼痛控制。医生应该尽量减少手术创伤，保护牙槽骨和软组织，维持牙槽嵴的形态和功能，为后期修复缺失患牙提供良好条件。

案例 8-2

患者，男，45 岁，左下后牙处反复疼痛不适 1 年余。查体：口内可见 38 牙近中阻生，牙冠完全萌出，紧贴邻牙，周围牙龈红肿、触痛明显，探诊出血并有食物残渣及脓液。余牙未见明显异常，全口卫生状况尚可，有高血压病史，自述昨夜睡眠较差，今日起床后有头晕头痛症状，测量血压为 168/102 mmHg，无其他系统性疾病。影像学检查（图 8-7）提示：38 牙近中阻生，冠周牙槽骨低密度影，融合单根，未见弯曲，根尖紧邻下颌神经管。

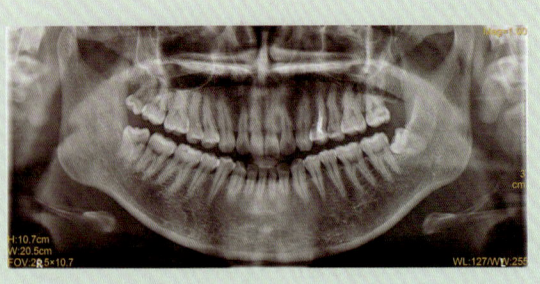

图8-7 患者影像学检查

问题：
1. 该患者的诊断是什么？
2. 该患者当前是否符合拔除38牙的适应证？如何确定最佳的拔除时机？
3. 请对患者的38阻生齿进行阻力分析。

一、适应证和禁忌证

（一）适应证

随着口腔医学的不断进步，拔牙术的适应证也在相应变化。作为口腔医师，首要责任是尽可能保存患者的牙齿，最大限度地恢复其功能和美观，因此，在决定是否拔牙时必须慎重考虑。

1. 牙齿及牙周严重病损　当牙体组织因龋病或外伤而大量缺损，且无法进行有效修复时；当牙周组织因牙周病而严重破坏，导致牙齿松动度超过Ⅲ度，经过治疗后仍无法恢复功能时；当根尖周组织因根管感染或外伤而发生慢性或急性炎症，经过根管治疗或根尖切除术后仍无法控制感染时；当牙齿因外力作用而发生冠根折或根中1/3折断时，以上情况均可视为拔牙适应证。

2. 牙齿发育异常　当牙齿因遗传或环境因素而出现数量、形态、位置等方面的异常时，如错位牙、多生牙、埋伏牙、阻生牙。如果这些异常牙齿影响到正常牙齿的功能、美观和健康，或通过正畸手段无法纠正其异常位置时，可以考虑拔除。

3. 乳恒牙替换障碍　如果滞留乳牙影响到恒牙的发育和定位，并且相应的恒牙已经存在于颌骨内部时，则应及时拔除滞留乳牙。

4. 治疗需要　在一些特殊情况下，为了达到治疗目标或提高治疗效果，也需要拔除一些正常或基本正常的牙齿。例如，在正畸治疗中为了获得足够的空间而需拔除的正畸牙；在义齿修复中为了改善义齿支持基础而拔除一些不稳固或不利于义齿固位的残存患牙；在颌面部肿瘤手术中为了清除肿物侵及范围而拔除一些邻近受累的健康牙；在颌骨放射治疗前为了预防放射性颌骨坏死而拔除一些可能成为感染源的患牙；引起颌骨骨髓炎、牙源性上颌窦炎等局部病变的牙齿；以及牙源性囊肿或良性肿瘤可能影响治疗效果的牙齿，可考虑拔除。

（二）禁忌证

拔牙手术的禁忌证并不是一成不变的，它们会受到多种因素的影响，例如患者的全身健康状况、口腔局部情况、精神心理状态，以及医师的技术水平、设备和药物条件等。因此，在必要时，一些原本被视为禁忌证的情况也可以在综合治疗和监控下进行拔牙手术。这就需要我们在面对拔牙时做出正确的判断和选择，避免不必要的风险。

1. 口腔局部感染　如急性化脓性根尖周囊肿、急性化脓性骨髓炎，这些情况下拔牙会加重感染扩散，并可能引起颌骨骨坏死或颌面部蜂窝织炎等严重并发症。应先用药物控制感染后再行拔牙。

2. 心血管系统疾病　如心功能不全、心绞痛、心律失常、严重高血压，这些疾病可能导致拔牙时出现危险的并发症，如心肌梗死、脑卒中。

心脏病患者有以下情况不适宜或需要暂缓拔牙：

（1）近期有心肌梗死病史，建议经过治疗并稳定病情6个月后再考虑拔牙，因为拔牙过程可导致疼痛、恐惧和紧张等情绪，增加再次发生心肌梗死的风险。如果必须拔牙，应由专科医师全面检查并密切合作。

（2）心功能3~4级或有呼吸困难、颈静脉怒张、下肢水肿等症状者。

（3）心脏病合并高血压者，应先控制高血压后再拔牙。

（4）有三度或二度Ⅱ型房室传导阻滞、双束支阻滞、阿斯综合征等病史者不宜拔牙。

对于心血管病患者拔牙，必须消除紧张情绪，采用无痛操作、轻柔快速的手术，并进行完善的术后处理。有条件的话，可以在心电监护下完成拔牙手术。高血压患者若当天血压高于180/100 mmHg，应先控制血压后再行拔牙。此外，还需留意患者的自觉症状，如患者有头痛、头晕等症状，既往血压最高值和近期血压波动情况，或血压高于既往最高水平、近期波动较大，即使当日血压未达到前述值也应推迟拔牙手术。

3. 血液系统疾病　如严重贫血、白血病、恶性淋巴瘤、血小板减少性紫癜，这些疾病会影响血液的凝固功能，导致拔牙后出血和感染。

（1）贫血：患者血红蛋白≤80 g/L、血细胞比容≤30%时拔牙需慎重，老年或动脉硬化患者需保持血红蛋白在100 g/L以上，以防止出血。

（2）白血病：急性白血病为拔牙禁忌证，慢性白血病患者如必须拔牙，应与专科医师合作预防感染和出血。

（3）恶性淋巴瘤：如经治疗后处于稳定期可在专科医师的合作下拔牙；高度恶性者拔牙应慎重。

（4）出血性疾病：拔牙前应确保血小板计数≥$100×10^9$/L，如有必要可进行专科会诊。

4. 内分泌系统疾病　如控制不良的糖尿病、甲状腺功能亢进（甲亢），这些疾病会影响机体的愈合能力和稳定性，增加感染和甲状腺危象发生的风险。

（1）糖尿病患者手术后易感染，伤口愈合受蛋白质合成的障碍影响。对于空腹血糖高于8.88 mmol/L，未控制的严重糖尿病患者应暂缓拔牙。接受胰岛素治疗的患者应在早餐后1~2 h拔牙。相关文献表明，当术中血糖不超过10.00 mmol/L时，可有效减少术后并发症的发生。术后应注意进食和血糖控制，并考虑预防性使用抗生素。

（2）甲状腺功能亢进患者手术和感染可能会引起甲状腺危象，有可能危及生命。拔牙应注意静息脉搏（100次/分以下）和基础代谢率（+20%以下），减少对患者的精神刺激，避免恐惧和紧张，不要在麻醉药中加入肾上腺素。术前、术中和术后应监测脉搏和血压，注意预防术后感染。

5. 急性肝肾性病变　急性肝炎和急性肾病患者出血和感染的风险增加，手术可能导致患者肝肾功能恶化，应暂缓拔牙。对于慢性肾病患者，肾功能代偿期内生肌酐清除率>50%，血肌酐<132.6 μmol（1.5 mg/dl），且无症状，则可以拔牙。对于慢性肾衰竭接受透析治疗的患者，如果患牙具有较大的危害，可以在一次透析后进行拔牙，但应避免使用可能加重肾负担的药物。对于慢性肝炎患者或有肝功能损害者，术前应检查凝血功能，异常者应提前给予足够的维生素K和维生素C，并加用止血药物。

6. 恶性肿瘤　对于恶性肿瘤患者，如果其牙齿位于肿瘤区域或者已经被肿瘤累及，单纯拔牙可能会刺激肿瘤生长并导致扩散，因此不应该随意进行拔牙，应该与肿瘤一同切除。在放射治疗前，位于照射部位的患牙应该在至少7～10天前拔除。通常认为，在放疗后的3～5年内不应该拔牙，否则可能会引起放射性颌骨骨髓炎及骨坏死。

7. 其他情况　如孕妇、精神障碍、药物过敏、长期使用肾上腺皮质激素，这些情况下拔牙需要谨慎评估利弊，并根据具体情况选择合适的时机和方法。

> **思政园地**
>
> 温峤拔牙
>
> 据《晋书·温峤传》记载，温峤是东晋时期名将，为东晋王朝的创立和巩固立下了汗马功劳。
>
> 相传苏峻之乱平定后，温峤准备从京师返回武昌，途经牛渚岸边时，听闻水中仿佛有音乐之声，深不可测。世人言水底有怪物出没，温峤遂燃起犀角照亮水底，只见其中生物形态奇特，有乘马车者，有穿红衣者。彼夜，温峤梦见一个人对他说："我等与你生命不同，你为何要来打扰？"温峤由此忧心忡忡，不久后便离世了。事实上，温峤的离世并非由所谓"怪力"所致，而是当时医术有限。据史料记载，温峤本身患有牙疾，在犀照牛渚事件后不久又进行了拔牙手术，不慎卒中，终年42岁。当时医疗条件简陋，缺乏完善的麻醉、消毒、止血手段，且未能评估患者全身状况，拔牙风险之大可想而知。
>
> 这一故事警示我们，需摒弃迷信和不理性的思维，相信科学、尊重事实真相。对于看似简单的拔牙手术，也须高度重视，充分做好术前评估。我们很幸运有现代医学的支撑，但我们仍须虚心钻研，恪守职业操守和理性思维。牙齿虽小，却与全身健康密不可分，对于任何拔牙手术，医者都须审慎评估患者局部和全身的身体状况，落实术前、术中各项科学防控措施，全力避免并发症，最大限度地保障患者的口腔健康和生命安全。

二、拔牙器械

拔牙器械是口腔外科手术中必不可少的工具之一，现代拔牙器械的种类繁多，其中常用的拔牙器械包括牙钳、牙挺、牙科高速手机，每种工具都有其独特的设计和使用方法。使用正确的拔牙器械可以帮助医生更加精准和有效地拔除牙齿，减少患者的疼痛和不适。

1. 牙钳（forceps）　术者可以通过使用牙钳（图8-8）钳持牙体将力传导至牙齿从而使牙齿松动脱位，其造成的创伤最小，是牙拔除术常用器械中的首选。牙钳按适用部位可分为前牙钳、前磨牙钳、磨牙钳、残根钳等，按钳喙形态分为对称型牙钳和非对称型牙钳。根据拔牙的情况选择合适的牙钳。

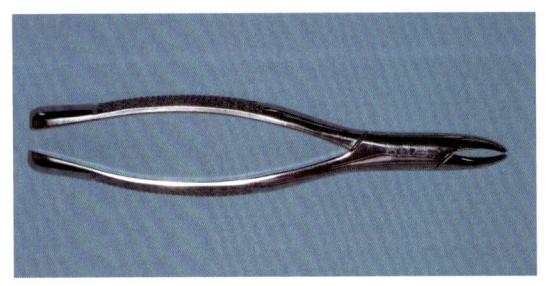

图8-8　牙钳

2. 牙挺（elevator） 主要起着断裂牙周膜、挺松牙根的作用，适用于牙齿牢固或难以夹持的情况（图8-9）。牙挺可按形状分为直挺、弯挺、三角挺，按功能分为牙挺、根挺和根尖挺等类型，适用于不同角度、不同位置的牙齿拔除。

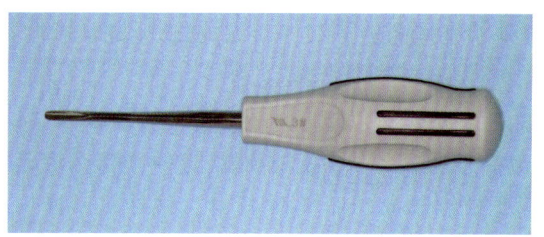

图8-9　牙挺

3. 牙科高速手机（dental handpiece） 通常配合特制车针用于快速而准确地切割牙齿和骨质，可以减少手术时间和出血量，同时也能减少手术对周围组织的损伤，从而提高手术的效果和患者的舒适度（图8-10）。

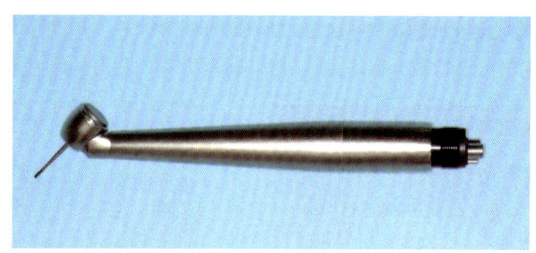

图8-10　牙科高速手机

三、拔牙基本原理及方法

（一）基本原理

牙齿通过牙周组织与牙槽骨紧密相连，进而保持牙齿处于相对稳定状态。牙拔除术是通过外科手术操作，压缩牙槽骨、离断牙周膜组织、扩大牙槽窝进而将患牙取出的过程。传统牙拔除术中使用牙钳向患牙施力，摇动或施加旋转力即为了达到该目的。同时，牙挺使用的力学原理主要包括杠杆原理、轮轴原理和楔的原理。合理地应用牙挺可使术者用较小的力量获得对牙齿或牙根较大挤压和脱位的力量，进而扩大牙槽窝，使牙齿脱位。

近20年来发展起来的微创牙拔除术，其原理主要是利用特殊器械，解除牙根周围牙周膜的牵连，从而使牙齿脱位；且随着牙科高速手机及外科动力系统在拔牙术中的应用，微创拔牙理念及技术不断更新。牙科高速手机通过切割牙齿（根）的办法来解除其脱位的阻力，其力学原理遵循刚体力学原理，主要包括刚体平动与斜面原理、榫楔原理和弧形差动原理。通过合理的力学设计，让牙齿在脱位过程中尽量减小对牙槽骨的压力，将牙槽骨的形变控制在最小范围，以达到微创的目的。

> **知识拓展**

微创拔牙的力学原理

在牙发育过程中,牙根形态多与牙槽窝外形相匹配,因此拔牙过程中就需要克服牙槽窝对牙根的约束力。通过合理的力学设计,减轻牙齿脱位过程中对牙槽骨的挤压,将牙槽骨形变控制在最小范围内,即可达到微创拔牙的目的。微创拔牙术通过切割牙齿(根)去除阻力的力学原理主要包括以下3个方面。

1. 刚体平动与斜面原理(图8-11) 刚体是指一个物体在运动中和受外力作用后,其形状、大小及内部各点相对位置均不变的物体。拔牙过程中,可以把牙齿看作刚体,牙槽窝则是刚性限制。针对一些埋伏阻生齿,在牙槽骨及邻牙包绕下,不仅要面对牙槽骨的阻力,同时还有邻牙阻力。因此,在操作可及范围内,通过牙科高速手机人为地切割出一个斜面,沿阻力小的方向,优先取出部分牙体组织,解除牙槽骨和邻牙对阻生齿的包绕,必要时可设计多个斜面,多次分牙,进而完成微创拔牙手术。

2. 榫楔原理(图8-12) 在中国传统木工及建筑中,为了紧固两个直角相交的部件,常常应用榫楔,以达到紧固的目的。因此,在一些阻生齿拔除过程中,可通过高速手机在牙冠近牙颈部区域切割出一个"顶大底小"的楔子,先将楔子取出,再采用两端后退的方式,分次取出两端牙体组织。

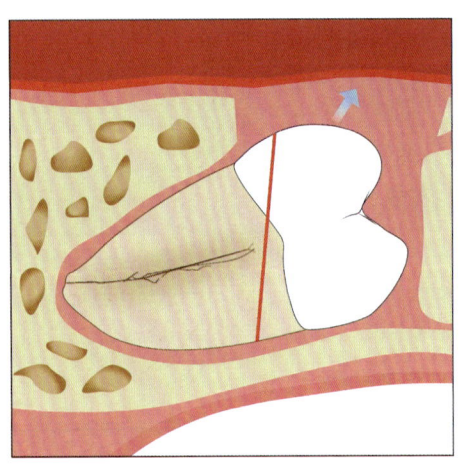

图8-11 刚体平动与斜面原理

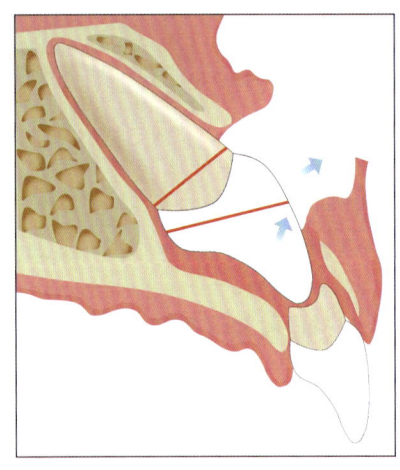

图8-12 榫楔原理

3. 弧形差动原理(图8-13) 对于粗大、弯曲的牙根,要消除脱位阻力,可改变牙根转动轴心,使牙根脱位过程的运动方向尽量与牙槽窝弧形一致,这涉及转动半径与差动的原理,即在一个刚性物体上某一点施加同样的力量,由于转动轴心的变化,这一刚体其他点的运动方向将发生变化。因此,临床操作中可以通过切割牙根组织或牙槽骨,将牙根运动支点即转动轴心点的位置向根中/根尖区靠近,在牙挺施力时,牙根可沿着阻力较小的方向运动,从而顺利脱位。

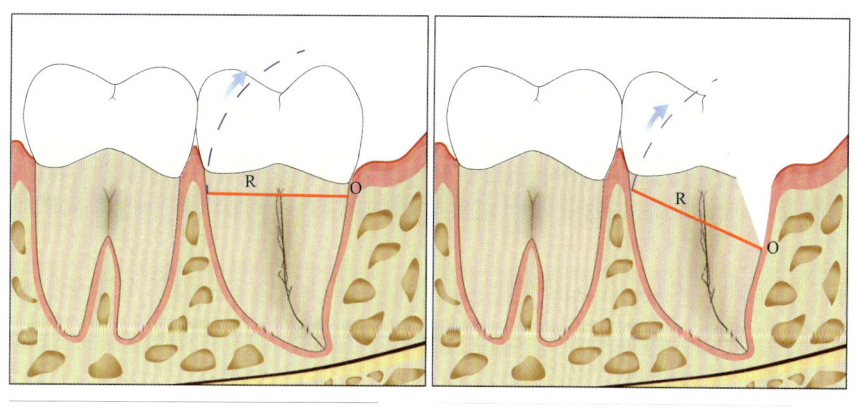

图 8-13 弧形差动原理

(二)基本方法及步骤

1. 常规拔牙术的基本步骤 常规拔牙术是指采用常规拔牙器械对萌出牙及简单的牙根进行拔除的手术操作。科学合理的操作步骤及严谨的外科手术操作是成功实施牙拔除术的根本保证。

(1)术前检查和准备:完成术前基本检查,评估患者身体情况能否耐受拔牙手术;与患者充分沟通患牙情况,确定患牙位置,签署手术知情同意书。

(2)消毒和麻醉:消毒主要包括口内及口周消毒,随后根据患牙方位,调节椅位位置,选取合适的局部麻醉方法,并检查确认麻醉显效。

(3)分离牙龈:使用牙龈分离器将患牙牙颈部牙龈组织与患牙分离(图8-14),为安放牙钳提供充足空间,避免夹伤牙龈及拔牙时撕裂牙龈。

(4)安放牙挺:选择合适的牙挺自患牙牙周骨质较厚一侧楔入患牙与牙槽骨之间的牙周间隙内,进而挺松或直接挺出患牙(图8-15)。

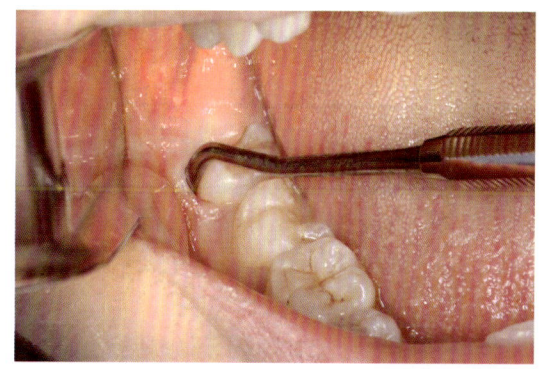

图 8-14 分离牙龈

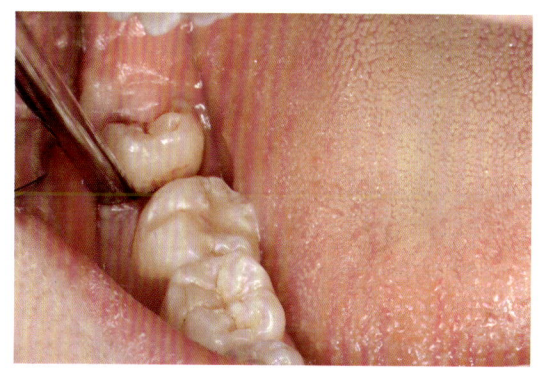

图 8-15 安放牙挺,挺松患牙

(5)安放牙钳:选择合适的牙钳,张开钳喙,沿患牙唇(颊)、舌(腭)侧外形高点处滑入已充分游离的龈沟间隙内,直达牙槽嵴顶,保持钳喙与牙长轴方向平行一致,夹紧患牙,再次核对确认牙位。

(6)患牙脱位:牙钳夹紧后,通过摇动、扭转、牵引等施力方式使患牙松动,并通过敏锐的手感，使牙齿沿着阻力最小的方向脱位，以拔除患牙。

（7）拔牙窝检查及处理：患牙拔除后首先检查患牙是否完整，若有残缺，视情况进行进一步处理。然后用刮匙探查并清理拔牙窝内牙碎片、牙结石、碎骨片及根尖小囊肿等，拔牙窝内韧性、致密的肉芽组织可不必刮除，特别是邻近重要解剖结构（如上颌窦、下牙槽神经管），对已大部分游离的肉芽组织可用止血钳钳夹去除。检查牙龈组织有无损伤，牙槽骨有无骨折，有无过高的骨嵴或过锐的骨尖。检查处理完善后用消毒的纱布棉球置于拔牙窝表面，嘱患者咬紧，压迫止血。

（8）拔牙术后医嘱：术后 30 min 弃除纱布棉球。拔牙后 24 h 内不可刷牙或漱口。拔牙当日应进食流质饮食、半流质饮食，避免患侧咀嚼，勿反复吮吸拔牙创口。

2．复杂拔牙术的基本步骤 临床上大部分需要拔除的牙通过常规拔牙术即可顺利拔除，对部分采用常规拔牙术拔除困难或不能拔除的复杂牙，如下颌阻生第三磨牙、阻生尖牙，则需要通过辅助外科手术技术，如软组织切开、翻瓣、去骨、分割牙齿技术，才能顺利拔除。因此，复杂拔牙术需在常规拔牙术的基础上，更深层次地分析患牙的拔除难度，剖析阻力因素。

（1）阻力分析：复杂牙的阻力主要包括软组织阻力、骨组织阻力、邻牙阻力。软组织阻力源于阻生牙上方覆盖的薄层牙龈黏膜或韧厚的牙龈瓣，可通过切开、翻瓣的方式解除阻力。骨组织阻力可分为冠部骨阻力和根部骨阻力。冠部骨阻力源于包裹牙冠的骨组织，主要是牙冠外形高点以上的骨质，可通过分切牙冠或去骨的方法解除阻力。根部骨阻力源于牙根周围的骨组织，是主要的拔牙阻力，其阻力主要受阻生牙倾斜度、牙根形态、根尖形态、周围骨组织密度影响，可通过分根、增隙、去骨的方法减小根部骨阻力。邻牙阻力是指相邻牙齿在阻生牙拔除过程中产生的阻碍力量，这个阻力的大小取决于阻生牙与邻牙接触程度及阻生牙相对邻牙的位置，可通过分冠和去骨的方法解除阻力。

（2）切开、翻瓣：适用于未完全萌出或埋伏的复杂牙。切口选择和设计是翻瓣术的关键所在。切口设计需根据手术所需暴露的视野以决定切口位置及长度。常用的切口有梯形切口、弧形切口及角形切口。切开时需切透骨膜，从骨膜下，使用骨膜分离器紧贴骨面掀起黏骨膜瓣。翻瓣需从切口相交处开始，剥离附着龈，沿着牙槽骨表面逐步剥离全层组织瓣，达到解除软组织阻力及暴露术野的目的。

（3）去骨：去骨时需要结合影像学检查和临床实际情况来决定去骨部位和去骨量，选择骨凿、牙钻、牙科高速手机、超声骨刀及其他外科动力系统进行去骨操作。使用牙科高速手机可以更准确地掌握去骨部位和骨量。去除的骨量不宜过多，应以暴露牙冠最大周径为宜，去除的宽度不可过大，以免暴露或损伤邻近的牙根。

去骨的原则包括尽量显露阻生牙冠的最大周径，保留颊侧骨皮质高度，并根据患牙拔除的难度和切割牙冠的方式确定去骨量。通过显露阻生牙牙冠最大周径，即可解除冠部骨阻力。

（4）分割牙齿：包括截冠和分根两种方式，均涉及对牙体组织的切割，其主要目的是解除邻牙阻力和减小根部骨阻力。

对于对邻牙阻力较大的阻生牙，需用切割钻分割阻生牙牙冠，先行取出部分牙冠，解除邻牙阻力后方可拔除阻生牙（图 8-16）。对于牙根骨阻力较大的阻生牙，可用切割钻切割至阻生牙根分叉以下，将多根牙分割为单根牙，减轻根部骨阻力。

（5）拔出患牙：当完全解除邻牙阻力、基本解除根部骨阻力后，可根据临床实际，参考常规拔牙术，选择合适的牙挺或牙钳，将分割后的阻生牙挺松或直接挺出，挺松部分可用牙钳拔除。

（6）术后处理：大部分同常规拔牙术。但由于阻生牙牙体组织切割后容易产生细小的牙碎片及碎屑，需用生理盐水彻底冲洗清理拔牙窝。同时，需复位并缝合游离组织瓣（图 8-17），

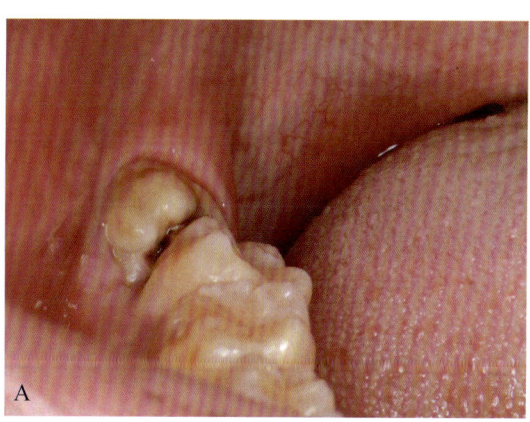 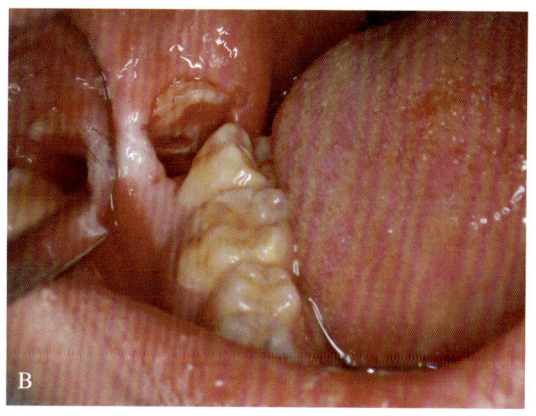

图 8-16 切割牙冠
A. 切割牙冠前；B. 切割牙冠后

以达到防止术后出血、缩小拔牙创口、避免食物进入及保护血凝块的目的。阻生牙拔除后创伤较常规牙拔除后大，术后可酌情使用抗生素及止痛药。

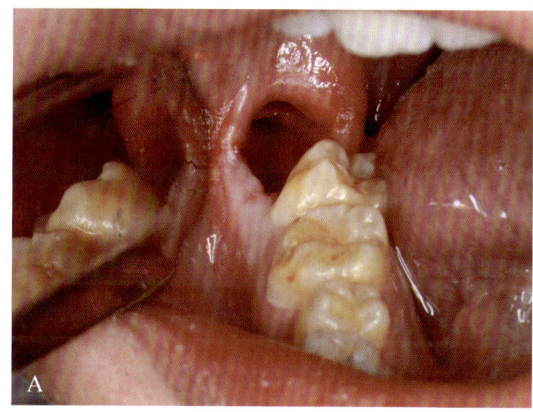 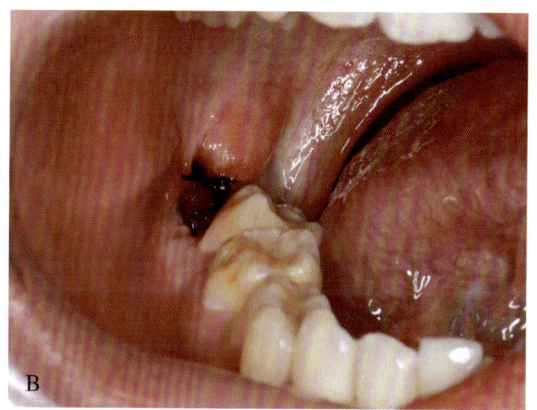

图 8-17 缝合创口
A. 缝合前；B. 缝合后

四、拔牙术后并发症及处理

1. 反应性疼痛 在拔除牙齿时，创伤产生的代谢分解产物及组织应激反应产生的活化物质均会刺激神经末梢，引起疼痛。此外，拔牙创伤过大可能导致血凝块分解和脱落，使牙槽骨壁上的神经末梢暴露，从而引起疼痛。一般情况下，拔牙术后很少会有疼痛，或者只有轻微的疼痛，无需使用止痛药。但对于创伤较大的拔牙手术，特别是下颌阻生智齿拔除手术后，常常会出现疼痛。根据北京大学口腔医院的统计数据，在拔除下颌阻生第三磨牙后，常会出现较为明显的疼痛，严重者需要使用镇痛药物。

2. 肿胀反应 术后肿胀反应通常在创伤较大的情况下出现，与翻瓣时的创伤、瓣的切口过低或缝合过紧也有关。肿胀反应通常在术后 12～24 h 开始，3～5 天内逐渐消退。肿胀松软而有弹性，手指可捏起皮肤，因此可以与感染性浸润进行鉴别。为了防止术后肿胀，应尽量避免黏骨膜瓣的切口越过龈沟底，缝合时也不要过紧，以利于渗出物的排出。术后可以进行冷敷或加压包扎。

3. 开口困难 术后出现的单纯反应性开口困难通常是因为拔除下颌阻生牙时，颌面肌深层肌腔下部和翼内肌前部受到了创伤和炎症刺激，导致反射性肌痉挛。在拔牙时应采用适度的切口和翻瓣大小，以减轻对磨牙区的损伤。如果出现明显的开口受限，可以使用热敷或物理治疗来帮助恢复正常的开口度。

4. 出血 拔牙后时常会有出血的情况，原因多为局部因素或护理不当，而全身因素引起的出血较少。在拔牙术前应采取措施预防可能引起出血的全身疾病。一旦出现出血，应从全身和局部两方面进行处理。局部因素包括牙槽窝内残留炎性肉芽组织、软组织撕裂、牙槽突骨折、牙槽内小血管破裂，以及较大的知名血管破裂等。

对于出血就诊的患者，应首先注意患者的全身情况，了解出血情况，估计出血量，测量脉搏、血压等生命体征。进一步的检查必须在麻醉下进行，去除表面的血块，仔细查找出血部位，判断出血原因。针对出血范围广泛的情况，需要全面考虑局部和全身的处理。必要时可以进行输液、输血等治疗。对于因肉芽组织残留或软组织撕裂等原因引起的出血，可以采用搔刮、缝合等方法解除。对于广泛的渗血，可以在拔牙窝内置入碘仿海绵、止血纱布，然后进行水平褥式缝合并结合纱卷压迫止血。如果出血仍未止，则可以使用碘仿纱条填塞牙槽窝底，以达到止血的目的。

5. 感染 在拔牙术后，常规情况下急性感染并不常见。拔牙术后感染常见创口出现充血、暗红色、水肿的炎性肉芽组织增生，持续且明显疼痛、肿胀、脓液溢出，伴或不伴全身感染症状（发热、淋巴结肿大、血象异常等）。感染较轻时，可在局部麻醉下进行彻底的搔刮冲洗，以去除脓液、异物、炎性肉芽组织，并使牙槽窝重新形成血凝块以便愈合。感染严重时，除局部清创外，还应使用抗菌药物治疗。

6. 干槽症（dry socket） 是一种牙槽外科手术后常见的并发症，多发生于下颌后牙，发生率依次为下颌第三磨牙、下颌第一磨牙、下颌第二磨牙，其他牙齿罕见，前牙发生率最低。组织病理学上，干槽症主要表现为牙槽骨壁的骨炎或轻微的局限性骨髓炎。最初，干槽症的发生是由于血块分解、破坏、脱落，导致骨壁暴露并出现多处小坏死。周围的骨髓腔内出现轻度急性或亚急性骨髓炎，伴有炎症细胞浸润和血管栓塞。主要表现为牙槽窝骨壁的感染。

干槽症的诊断标准包括拔牙后 2~3 天开始严重疼痛，并可能放射到耳颞部、太阳穴或颈部。使用一般的止痛药也不能缓解疼痛。拔牙窝可能空虚，也可能含有腐烂发臭的血凝块。

干槽症的治疗原则是彻底清创拔牙窝，使其与外界刺激隔离，以达到迅速缓解疼痛和促进愈合的目的。彻底清创前需进行局部麻醉。用蘸有 3% 过氧化氢（双氧水）的棉球反复擦拭拔牙窝，清除坏死物质，直到拔牙窝干净，棉球无异味为止。除非有大量的坏死物质存在，否则不要用刮匙反复搔刮牙槽骨壁。用生理盐水冲洗牙槽窝。用浸有丁香油和 2% 利多卡因的碘仿纱布填充拔牙窝，从窝的底部开始填塞。将纱布的一端固定在牙槽窝的深部，以避免松动，将牙龈两侧缝合，若无异常，10 天后再取出碘仿纱布。

（肖金刚　刘　林　饶鹏程　姚志浩）

思 考 题

1. 临床上局麻时常在局麻药溶液中加入血管收缩药（如肾上腺素）的目的是什么？
2. 描述下牙槽-颊-舌神经一次性麻醉的具体操作步骤。
3. 患者，男，29 岁，因右侧上、下后牙反复发炎就诊。查体：16 残冠，远中牙龈覆盖，48 垂直阻生，远中牙龈覆盖。

(1) 患者拔除 16、48 分别需行哪种麻醉？
(2) 若患者行下牙槽神经麻醉后出现面瘫的机制是什么？
(3) 患者还可能有哪些局麻并发症？

4．牙拔除术的适应证有哪些？

5．请简述拔牙的基本操作步骤。

6．患者，男，24 岁，3 天前于外院行右下第三磨牙拔除术，今晨自觉术区剧烈疼痛，口服布洛芬无效，现来院就诊。查体：口腔闻及明显异味，48 可见缝线在位，牙龈稍红肿，拔牙窝未见血凝块。

(1) 患者的可能诊断是什么？
(2) 患者的处理方式是什么？
(3) 患者还有哪些常见拔牙后并发症？

第九章 口腔颌面部感染

第九章数字资源

第一节 概 述

一、口腔颌面部感染的病因及特点

（一）口腔颌面部解剖生理特点

口腔颌面部位于消化道和呼吸道的起始端，通过口腔和鼻腔与外界相通。口腔、鼻腔、鼻旁窦的腔隙，以及牙、牙龈、扁桃体等特殊解剖结构和局部的温度、湿度均适合细菌的滋生和繁殖。正常状态时，口腔颌面部即存在大量微生物，处于微生物的生态平衡状态。

口腔颌面部存在较多相互连通的潜在性筋膜间隙，其间隙内含疏松的蜂窝结缔组织，形成感染易于蔓延的通道，炎症发生后容易扩散。颜面部血液循环丰富，静脉直接或间接与颅内海绵窦相通，鼻唇部静脉通常无瓣膜，发生在鼻根至双侧口角区域内的感染易向颅内扩散，因而被称为面部的"危险三角区"。腮腺、下颌下腺、舌下腺及小唾液腺均有导管与口腔相通，口腔内的细菌可逆行到腺体内引起唾液腺感染。口腔颌面部具有丰富的淋巴组织，口腔、咽、头面部及上呼吸道的感染可沿淋巴管扩散，引起区域性淋巴结炎。面部毛囊、汗腺、皮脂腺非常丰富，又是人体暴露部位，因而容易受损和感染。

（二）病原微生物

口腔颌面部感染常见的病原菌（pathogenic bacteria）有金黄色葡萄球菌、溶血性链球菌、大肠埃希菌，以及铜绿假单胞菌、变形杆菌、类杆菌、放线菌、梭状芽孢杆菌等。口腔颌面部感染可以仅由一种病原菌引起，也可以由多种病原菌引起。目前口腔颌面部最多见的感染是由需氧菌和厌氧菌引起的混合性感染。感染的发生一方面取决于细菌的种类、数量和毒力；另一方面取决于机体的抵抗力、易感性、患者的年龄、营养状况、有无全身疾病，以及感染发生部位的解剖特点、局部血液循环状况等多种因素。

（三）感染途径

1. 牙源性途径 病原菌通过病变牙或牙周组织进入体内发生感染者，称为牙源性感染（odontogenic infection）。最常见的牙源性感染由龋病、牙周病、智齿冠周炎所引起。牙源性感染是口腔颌面部感染的主要来源。

2. 腺源性感染　病原菌经由淋巴管引起局部淋巴结的化脓性炎症，继而穿破淋巴结被膜后向周围扩散引起颌周间隙感染。

3. 创伤性感染　继发于创伤后发生的感染。

4. 血源性感染　身体其他部位化脓性病灶的细菌栓子通过血液循环引起口腔颌面部感染。

5. 医源性感染　医务人员进行局部麻醉、手术、穿刺等操作时未严格遵守无菌技术造成的感染。

二、临床表现

口腔颌面部感染多为化脓性炎症，可表现为急性感染、亚急性感染和慢性感染。

1. 局部症状　急性化脓性感染，炎症区域表现为红、肿、热、痛和受累器官的功能障碍。初期，病变区充血、水肿，与正常组织间没有明显界限，水肿范围常超过病变范围，皮温高，压痛明显。在病变局限期，脓肿形成时，则与正常组织有一定分界线，局部可扪得波动感，皮肤有凹陷性水肿（pitting edema）。腐败坏死性感染因组织间隙中有气体产生，可触及捻发音。感染部位深而范围局限者，局部症状一般较轻微，位置表浅而病变广泛者，则症状明显。急性感染常伴有区域淋巴结肿大。因感染部位不同，可出现张口受限，吞咽、咀嚼、语言障碍，甚至呼吸困难。在炎症慢性期，病变区组织变硬，形成浸润块，有轻度压痛。受累器官可出现不同程度的功能障碍，脓肿可自行破溃，面颊部出现经久不愈、反复排脓的瘘口。

2. 全身症状　因病原菌的毒力和机体抵抗力的不同而有差异。炎症反应较轻如面部疖，或机体抵抗力较强时，全身症状轻微或无全身症状。严重感染如急性中央性颌骨骨髓炎，全身症状一般比较明显，主要表现为畏寒、发热、头痛、全身不适、乏力、食欲减退、尿量减少、呼吸及脉搏增快等。实验室检查白细胞总数增高，中性粒细胞比例增加或有核左移。患者可出现水电解质代谢紊乱。严重感染者可出现败血症、脓毒血症、化脓性海绵窦血栓性静脉炎、脑膜炎、脑脓肿、中毒性休克等并发症，是导致患者死亡的主要原因。慢性感染者可有持续低热、全身衰竭、营养不良、不同程度的贫血等。

口腔颌面部感染的诊断主要根据临床表现，感染区的红、肿、热、痛是其主要表现。脓肿形成后可触及波动感，但深部脓肿不易触到波动感，可出现凹陷性水肿，并可行穿刺以协助诊断。必要时行 B 超或 CT 等检查，以明确炎症的部位、范围。诊断时要注意与全身性疾病相鉴别，如白血病、恶性淋巴瘤、肿瘤继发感染。另外，应注意口腔颌面部感染患者是否伴有全身疾病，如糖尿病患者易发生疖、痈和筋膜间隙蜂窝织炎。

知识拓展

口腔颌面感染的并发症

口腔颌面部感染一般比较局限，但有时也会累及邻近组织结构，甚至出现全身反应，而出现一系列并发症，如呼吸道梗阻、脓毒症、纵隔炎、眼眶蜂窝织炎、海绵窦血栓性静脉炎。这些并发症更容易发生于免疫功能低下的患者。由于上述并发症比较严重，甚至会危及生命，所以需早期诊断和积极治疗。另外，尽管大多数并发症的明确诊断和治疗是由相关科室的专业医师联合完成的，但临床接诊医师必须认识到并发症的严重性，及时发现，积极治疗。

1. 呼吸道梗阻　是口腔颌面部感染最常见的可危及生命的并发症。口底多间隙感染和颈部间隙感染易引起呼吸道梗阻。

2. **脓毒症** 可进展为休克和弥散性血管内凝血、多器官功能障碍综合征。脓毒症易发生于老年、免疫功能低下和危重患者。

3. **纵隔炎** 颌面部感染所致的纵隔炎较少见，但其预后较差。与颌面部感染相关的纵隔炎通常是由气管前间隙、咽旁间隙和咽后危险间隙的感染扩散所致。

4. **眼眶蜂窝织炎** 是由眶周组织的感染扩散至眼眶软组织的感染，牙源性感染、上颌骨骨髓炎等也是眼眶蜂窝织炎的感染来源。

5. **海绵窦血栓性静脉炎** 是指由于炎症性血栓进入海绵窦内形成阻塞，并出现静脉内皮细胞水肿。常见原因是鼻旁窦、眼、耳、鼻或面部皮肤来源的细菌感染或颌面部脓肿扩散。

6. **颅内感染** 常见的颅内感染包括脑膜炎和脑脓肿，此类并发症可由血液来源或邻近海绵窦静脉炎扩散所致。

7. **急性会厌炎** 是耳鼻喉科的急重症之一，可由咽旁、咽后间隙感染向后蔓延侵及会厌黏膜而发病。

三、治疗原则

治疗口腔颌面部感染时，应采用局部治疗与全身治疗相结合的原则。局部治疗主要是促进炎症局限和清除病灶，包括局部用药及脓肿切开引流等。全身治疗包括全身支持疗法、抗菌药物治疗，以及对症处理等。

脓肿切开引流术（incision and drainage）是常用的局部治疗方法。切开引流的指征包括：①局部皮肤肿胀、压痛明显，触及波动感；②深部感染穿刺有脓抽出；③急性化脓性炎症经抗菌药物治疗无效，出现明显的全身中毒症状；④口底蜂窝织炎，尤其是腐败坏死性感染或小儿颌周蜂窝织炎，全身中毒症状明显，出现呼吸、吞咽困难；⑤脓肿已破溃，但引流不畅。

脓肿切开引流术的手术原则：①切口部位尽量选择脓肿最低处，以利于引流；②切口应考虑外形及美观，愈合后瘢痕应相对隐蔽，切口方向应与皮纹方向一致；③避免损伤重要血管和神经；④除非脓肿浅表，原则上应采取二次分离脓腔的方式，切开皮肤至皮下或黏膜下，再用血管钳钝性分离达脓腔；骨膜下脓肿应切开骨膜达骨壁；腮腺咬肌区的化脓性感染等较大脓肿或多发性脓肿，应注意用大血管钳或手指打通由结缔组织相隔形成的多个脓腔；⑤操作应准确、轻柔，尤其是"面部危险三角区"，严禁挤压，以防感染扩散；⑥脓肿切开后用生理盐水反复冲洗脓腔，放置引流条，深在部位脓肿应放置引流管，建立通畅的引流途径。

口腔颌面部感染大多为牙源性感染，在炎症控制后，要及时处理病灶，拔除病灶牙，颌骨骨髓炎者应搔刮死骨，以防止感染复发。

全身支持疗法主要是增强机体抵抗力，纠正水电解质紊乱及维持代谢平衡。急性期患者应适当卧床休息，注意加强营养，给予易消化，富含维生素 B、C 的食物。病情严重或进食困难者，应静脉补液。贫血者可考虑多次小量输新鲜血或血浆。抗菌药物治疗最好根据细菌培养和药物敏感试验的结果选择抗菌药物。无条件做细菌培养或无细菌培养结果时，可根据感染来源、临床表现、脓液性状和脓液涂片等估计病原菌的种类来选择抗菌药物，并宜选择抗菌谱较广或两种以上的抗菌药物，但要合理应用，防止二重感染等。同时对症处理，高热者给予物理或药物降温。如果患者伴有全身性疾病，应给予积极治疗，尤其是糖尿病患者，要同时采取降血糖等措施。

第二节 智齿冠周炎

智齿冠周炎（pericoronitis of wisdom tooth）是指由于智齿阻生或萌出不全，导致牙冠周围软组织发生的炎症。临床上以下颌智齿冠周炎多见，上颌第三磨牙冠周炎发生率较低。

案例 9-1

患者，男性，22岁，因右侧下颌后牙区牙龈胀痛1周而就诊。患者自述1周前进食吞咽时胀痛加重，1天前出现局部自发性跳痛，面部肿胀，张口受限，伴发热。检查：体温40℃；右侧颊部肿胀，咬肌区出现凹陷性水肿，咬肌前缘可触及波动感、皮肤红肿发亮、皮温高，张口度1.5 cm；右下颌第三磨牙近中低位阻生，牙龈瓣覆盖其上，充血肿胀，并见糜烂，挤压局部有少量脓液溢出，同侧第一磨牙颊侧前庭沟丰满充血，压痛，第一磨牙叩诊（-），无松动，无龋坏，未探及牙周袋。

问题：
1. 该患者最初病变的诊断是什么？请论述诊断依据。
2. 该患者第一磨牙颊侧前庭沟处肿胀的原因是什么？
3. 该患者的处理原则是什么？

一、病因

随着人类的进化及食物日趋精细，咀嚼器官相应退化，颌骨的退化较牙齿退化明显，造成相对骨量不足，智齿萌出空间不够，引起萌出不全或阻生，覆盖在牙冠表面的牙龈瓣与牙冠间形成盲袋（图9-1），食物、细菌容易嵌塞于盲袋内。另外，牙冠部牙龈因咬合、咀嚼食物而损伤，形成糜烂或溃疡，当机体抵抗力下降，局部细菌毒力增强时，引起冠周炎发作。

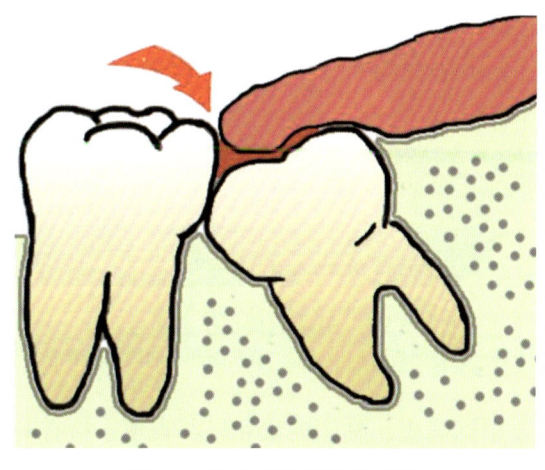

图9-1 智齿阻生引起的盲袋

二、临床表现

智齿冠周炎多见于 18～30 岁，常以急性炎症形式发作。早期仅表现为患侧磨牙后区肿胀不适，咀嚼、吞咽时加重，一般无全身反应。病情发展后，局部可呈自发性跳痛或沿耳颞神经产生同侧颞部放射痛；炎症侵及咀嚼肌，可致张口受限。全身症状可出现如畏寒、发热、头痛、食欲减退。白细胞可有不同程度的增高。慢性智齿冠周炎在临床上多无明显症状，局部可有轻度压痛、不适等。

口腔局部检查，智齿多为阻生，智齿周围的软组织及牙龈充血、肿胀，龈瓣边缘糜烂，明显触痛，盲袋内溢脓，严重者有张口受限。口腔可有臭味，颌下淋巴结肿大等。

智齿冠周炎的扩散途径（图 9-2）：①可沿下颌骨外斜线向前扩散，在下颌第一磨牙颊侧黏膜转折处形成脓肿；②向磨牙后区扩散形成骨膜下脓肿（subperiosteal abscess），突破骨膜后引起颊间隙感染，破溃后形成面颊瘘；③炎症沿下颌升支向内向后扩散，可引起翼下颌间隙感染，还可引起口底蜂窝织炎等间隙的感染；④沿下颌升支向外向后扩散可形成咬肌间隙感染（图 9-3）。

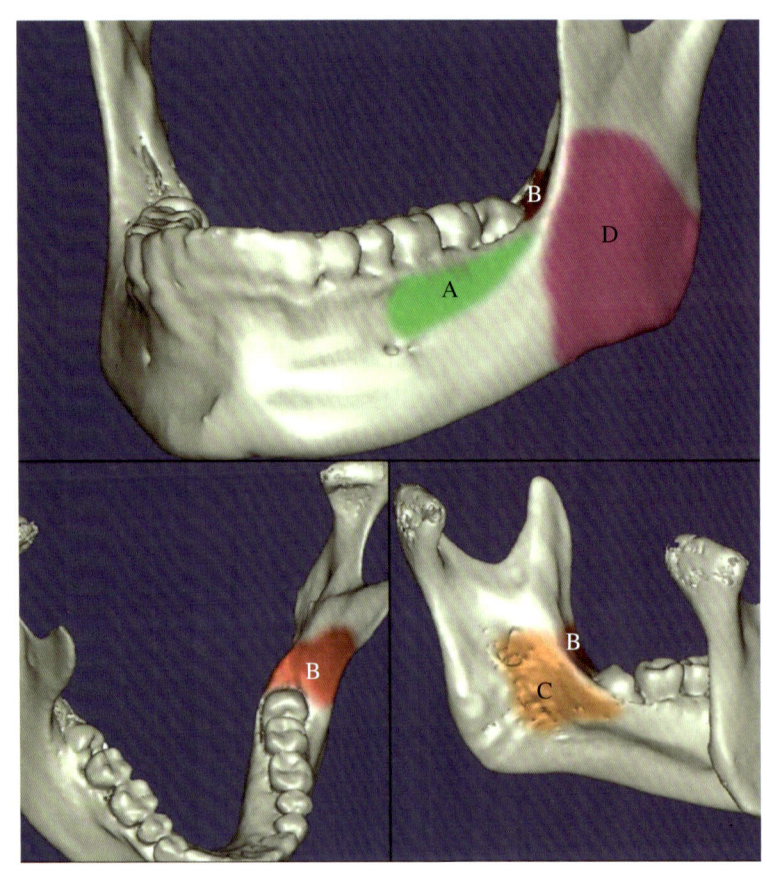

图 9-2　智齿冠周炎扩散途径
A. 沿下颌骨外斜线向前扩散；B. 向磨牙后区扩散；C. 沿下颌升支向内向后扩散；D. 沿下颌升支向外向后扩散

智齿冠周炎的诊断主要根据病史、临床症状和局部表现，检查时可探到未萌出或阻生的智齿牙冠。X 线检查可帮助诊断。当下颌智齿冠周炎合并面颊瘘、下颌第一磨牙颊侧脓肿或破溃形成瘘口时，应与第一磨牙根尖周炎相鉴别。

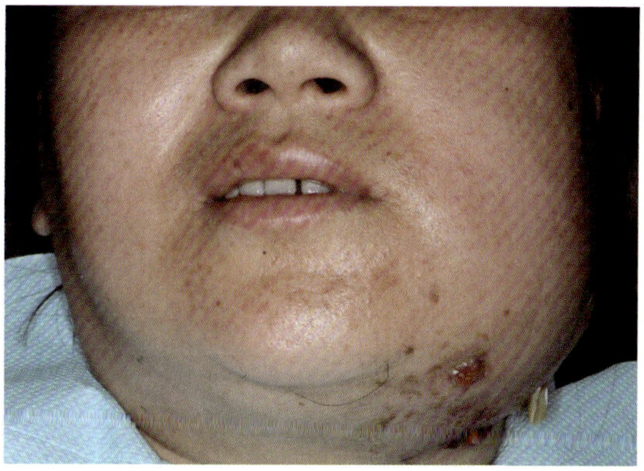

图 9-3 智齿冠周炎扩散导致口腔颌面部间隙感染

三、治疗原则

早期以抗炎、增强全身抵抗力为主。急性期应局部冲洗上药，给予镇痛药物，形成脓肿后应切开引流，急性炎症消退后，应尽早拔除不能萌出的阻生智齿。

第三节 口腔颌面部间隙感染

口腔、颜面及颈上部软组织的弥散性炎症总称口腔颌面部间隙感染（oral and maxillofacial space infections）。口腔颌面部存在充满疏松结缔组织及脂肪的潜在性筋膜间隙，彼此相通。当发生感染时，可局限于一个间隙内，也可波及相邻几个间隙形成多间隙感染。严重时可向颅内、纵隔等发展，危及生命。

口腔颌面部间隙感染多为继发性，常见的感染来源是牙源性感染，其次是腺源性感染扩散。损伤性感染、血源性感染、医源性感染较少见。口腔颌面部间隙感染多为需氧菌和厌氧菌引起的混合感染（mixed infection），也可为葡萄球菌、链球菌等引起的化脓性感染，或厌氧菌引起的腐败坏死性感染。

口腔颌面部蜂窝织炎的诊断主要是根据病史、临床表现，结合感染来源、解剖部位、化验检查、穿刺等，特别注意有无并发症，对全身状况包括心、肺、肝、肾功能，水电解质紊乱，有无呼吸道梗阻等做出正确的分析、判断。口腔颌面部间隙感染应与口腔颌面部各间隙内发生的恶性肿瘤或波及邻近间隙的肿瘤相鉴别，特别是继发感染的肿瘤。

一、眶下间隙感染

眶下间隙（infraorbital space）位于眼眶下方，上界为眶下缘，下界为上颌骨牙槽突，内界为鼻侧缘，外界为颧骨，底是以尖牙窝为中心的上颌骨前壁，浅层有面部表情肌、皮下组织及皮肤。间隙中有眶下神经、血管及眶下淋巴结。

1. 病因 眶下间隙感染的主要病因是上颌尖牙、侧切牙、第一双尖牙的根尖化脓性炎症和牙槽脓肿，以及上颌骨骨髓炎的脓液穿破骨膜或上唇底部、鼻侧的化脓性感染扩散至眶下间隙。

2. 临床表现 眶下区皮肤发红，肿胀明显，上、下眼睑水肿，眼裂变窄，鼻唇沟消失，上颌前部龈颊沟明显肿胀变浅。眶下神经可因受压引起剧烈疼痛。脓肿形成后，眶下区、口腔前庭龈颊沟部位压痛明显,可触及波动感。眶下间隙感染可向眶内扩散形成眶周或眶内感染,也可沿内眦静脉或眶静脉向颅内扩散,引起颅内海绵窦化脓性静脉炎。

3．治疗原则 早期局部外敷中药,还应合理应用抗生素。脓肿形成后应及时切开引流。炎症控制后,尽早处理病灶牙。

二、咬肌间隙感染

咬肌间隙（massetric space）位于咬肌与下颌升支外侧骨壁之间。前界为咬肌前缘,后界为下颌升支后缘,上界平颧弓下缘,下界为咬肌在下颌角的附着及下颌角的下缘。此间隙中充满疏松结缔组织。在咬肌上部通过下颌乙状切迹与颞下间隙相通,后方为腮腺深叶所包绕。

1．病因 咬肌间隙感染主要来源于下颌智齿冠周炎及下颌磨牙的根尖周炎、牙槽脓肿,也可由相邻间隙感染扩散所引起,偶有因腮腺化脓性炎症波及者。

2．临床表现 典型症状是以下颌角为中心的局限性肿胀、变硬伴明显张口困难及疼痛。时间较长易并发下颌骨边缘性骨髓炎。由于咬肌肥厚坚实,脓肿形成后不易触及波动感,可出现凹陷性水肿,常通过穿刺来确定。

3．治疗原则 除全身抗感染治疗外,脓肿形成后立即行切开引流,从口内或口外切开,直达脓肿及骨面,如有边缘性骨髓炎存在,应在脓液减少后早期行病灶刮治术。

三、翼下颌间隙感染

翼下颌间隙（pterygomandibular space）位于下颌支内侧骨壁与翼内肌之间。前界为颞肌和颊肌,后界为腮腺鞘,上界为翼外肌的下缘,下界为翼内肌附着于下颌支处。此间隙中有下颌神经分支及下牙槽动、静脉通过,借助疏松结缔组织与相邻间隙相通。

1．病因 翼下颌间隙感染常见的原因是下颌智齿冠周炎和下颌磨牙的根尖感染。行下牙槽神经阻滞麻醉或封闭时,注射针头污染也可引起此间隙的感染。

2．临床表现 常有牙痛史,继而出现张口困难,甚至牙关紧闭,咀嚼、吞咽时疼痛明显。翼下颌皱襞处黏膜水肿,下颌支后缘内侧轻度肿胀,局部压痛。此间隙位置深在,脓肿形成后难以直接触及波动,常需穿刺确定。

3．治疗原则 全身应用足量抗生素,控制炎症发展和扩散。脓肿形成后切开引流。

四、下颌下间隙感染

下颌下间隙（submandibular space）位于下颌骨体下缘与二腹肌前腹与后腹之间的下颌下三角区内,内有下颌下腺、下颌下淋巴结、脂肪组织,并有颌外动脉及面前静脉通过。

1．病因 下颌下间隙感染多来自于下颌磨牙根尖周炎、牙槽脓肿、智齿冠周炎、下颌下淋巴结炎的扩散等。

2．临床表现 下颌下三角区肿胀、压痛。感染常扩散至舌下间隙,出现口底后部肿胀,舌运动疼痛,吞咽不适,严重时出现呼吸困难。脓肿形成时可出现凹陷性水肿或波动感。多伴有不同程度的全身症状。

3．治疗原则 应用足量抗菌药物。脓肿形成时,切开引流。

五、口底多间隙感染

口底多间隙感染（cellulitis of the floor of the mouth）又称为口底蜂窝织炎（cellulitis of the floor of the mouth），一般指双侧下颌下、舌下及颏下间隙同时受累，曾被认为是口腔颌面部最严重且治疗最困难的感染之一。

1. 病因 口底多间隙感染可来自下颌牙的根尖周炎、牙周脓肿、下颌智齿冠周炎、颌骨骨髓炎、下颌下腺炎、淋巴结炎、扁桃体及咽部感染、口底软组织和颌骨损伤等。口底多间隙感染可能是葡萄球菌、链球菌等引起的化脓性感染，也可能是厌氧菌及腐败坏死性细菌为主引起的腐败坏死性感染。

2. 临床表现 化脓性病原菌引起的口底多间隙感染早期多局限在一侧下颌下间隙或舌下间隙，后扩散到整个口底间隙，双侧下颌下三角区、舌下区及颏下区呈弥散性肿胀。

腐败坏死性病原菌引起的口底多间隙感染表现为软组织的广泛水肿，病情重，发展快，感染扩散迅速。水肿范围可达面颊部、颈部，严重者可达枕部、胸上部。肿胀区皮肤苍白或呈青紫红色，触之坚硬，无弹性，有明显凹陷性水肿，可扪及捻发音。随着病情进展，深层组织坏死、液化，可出现波动感。由于口底黏膜水肿、舌体被抬高，常出现语音不清，吞咽及呼吸困难，严重者烦躁不安，呼吸短促，口唇青紫、发绀，甚至出现"三凹"症状。全身中毒症状严重，常伴高热、寒战，体温可达 39~40℃或40℃以上。全身抵抗力差者，虽中毒症状明显，体温反而不升高。

口底多间隙感染容易发生严重的并发症，如败血症、中毒性休克、窒息、纵隔感染，常危及患者的生命。

3. 治疗原则 合理应用抗生素，全身支持疗法，纠正全身中毒症状，保持呼吸道通畅。脓肿形成时切开引流。腐败坏死性口底蜂窝织炎及时做广泛的切开引流。

基础回顾

口腔颌面部间隙感染临床表现除有感染共同的表现外，由于间隙的解剖部位不同而有不同的临床特点。口腔颌面部间隙感染的治疗原则为全身应用抗菌药物联合局部治疗，局部治疗中以脓肿切开引流为主（表9-1）。

表9-1 各间隙感染的临床特点及切开引流部位

间隙	感染来源	临床特点	切开引流
眶下间隙感染	上颌尖牙、前牙、第一双尖牙	病灶牙的根尖部前庭沟红肿，以眶下区为中心肿胀、疼痛，可出现上、下眼睑水肿，鼻唇沟消失，感染可向眶内、颅内发展	口内切口：病灶牙唇侧前庭沟黏膜转折处
咬肌间隙感染	下颌智齿冠周炎及下颌磨牙	以咬肌为中心的红肿，压痛明显。张口受限严重，不易扪及波动感，有凹陷性水肿	口外切口：从下颌支后缘绕过下颌角，距下颌下缘 2 cm 处切开，切口长 3~5 cm
翼下颌间隙感染	下颌磨牙，医源性感染	翼下颌韧带区红肿、疼痛，颌后区皮肤肿胀、压痛，下颌支内侧深压痛，张口受限，吞咽困难	口内切口：翼下颌皱襞稍外侧，纵行切开 2~3 cm；口外切口：从下颌支后缘绕过下颌角，距下颌下缘 2 cm 处切开，切口长 3~5 cm

续表

间隙	感染来源	临床特点	切开引流
下颌下间隙感染	下颌智齿冠周炎及下颌磨牙	下颌下三角区弥漫性肿胀，下颌骨下缘轮廓消失，可以有凹陷性水肿	口外切口：下颌骨体部下缘2 cm做与下颌骨下缘平行切口
口底多间隙感染	下颌牙、下颌下腺炎、淋巴结炎、扁桃体及咽部感染，口底软组织和颌骨损伤等	早期多局限在一侧颌下间隙或舌下间隙，后扩散到整个口底间隙，双侧下颌下三角区、舌下区及颏下区呈弥散性肿胀	口外切口：广泛的切开引流

第四节 唾液腺炎症

唾液腺炎症一般分为化脓性炎症、病毒性炎症、自身免疫性炎症及特异性感染。腮腺及下颌下腺炎症较常见，而舌下腺和小唾液腺炎症很少见。

> **知识拓展**
>
> **慢性腮腺炎性疾病的分类**
>
> 作为临床最常见的唾液腺炎症性疾病，慢性腮腺炎性疾病是一组由不同原因引起，发病机制及预后各不相同，治疗方式各异的疾病，其命名和分类颇为复杂。以往文献及教科书常统称为慢性化脓性腮腺炎，在国外文献中自20世纪60年代开始弃用此名，代之以各种定义不清、繁杂混乱的命名和分类。根据疾病的不同病因、影像学表现及病理结构等，国内外学者曾提出多种分类方式，但由于对病变本质认识不清，各类疾病关系不明，目前尚无公认的命名和分类，疾病治疗效果也不甚理想。国内学者经过多年的基础和临床系统研究，通过对患者进行长期追踪观察，进一步认识该类病变的转归及相互关系，提出了慢性腮腺炎性疾病的综合分类。基于不同的病因、临床症状、辅助检查表现及预后，慢性腮腺炎可分为儿童复发性腮腺炎、成人复发性腮腺炎、慢性阻塞性腮腺炎。通过唾液腺内镜微创技术，发现导管腔内纤维样阻塞物为慢性阻塞性腮腺炎的新病因，内镜微创介入技术剔除纤维样阻塞物具有较好的预后，对临床的诊断及治疗有实际指导意义。

一、慢性复发性腮腺炎

慢性复发性腮腺炎在临床上较为常见，儿童和成人均可发生。

1. 病因 儿童复发性腮腺炎（recurrent parotitis in children，RPC）的病因复杂，发病机制还不十分清楚。一般认为与儿童腮腺发育不全、局部及全身抵抗力低下、致细菌逆行感染有关。儿童复发性腮腺炎有明显的自愈性，至青春期后即痊愈。少数迁延不愈，反复发作至成人而称为成人复发性腮腺炎（recurrent parotitis in adults，RPA）。

2. 临床表现 发病年龄自婴幼儿至15岁均可发生，以5岁左右最为常见。男性稍多于女性，可突然发病或逐渐发生。腮腺反复肿胀，每次肿胀多持续1周，挤压腮腺有脓性或胶冻样液体流出。发作频率不一，多则每年发作10余次，发病年龄越小，发作愈频繁。随年龄增长发作次数减少，持续时间变短，大多至青春期后症状消失。腮腺造影主要表现为末梢导管呈点状、球状扩张，排空功能下降（图9-4）。

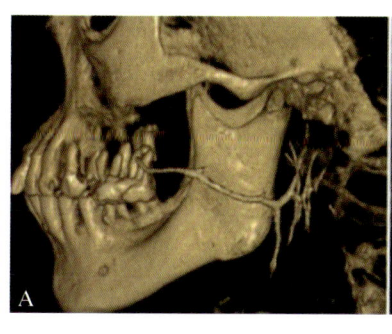
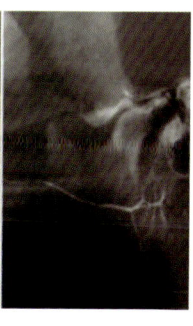
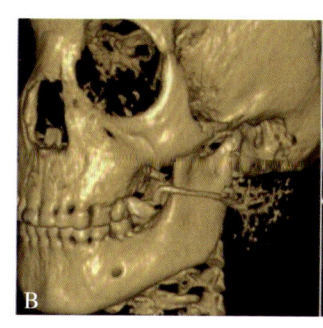
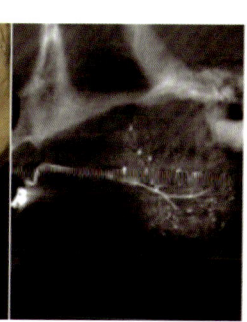

图 9-4　正常腮腺和慢性复发性腮腺炎的造影表现
A．正常腮腺造影；B．慢性复发性腮腺炎造影表现

慢性复发性腮腺炎的诊断主要根据临床表现和腮腺造影。儿童复发性腮腺炎需和流行性腮腺炎进行鉴别（表9-2）。后者由病毒所引起，双侧腮腺常同时肿大，伴发热，无反复发作史。成人复发性腮腺炎需和干燥综合征继发感染相鉴别。干燥综合征是一种自身免疫病，常见于中年女性，无自幼发病史。临床表现为口干、眼干、唾液腺及泪腺肿大，以及其他自身免疫性结缔组织病。

表 9-2　儿童复发性腮腺炎与流行性腮腺炎鉴别

疾病名称	儿童复发性腮腺炎	流行性腮腺炎
感染源	化脓性细菌	病毒
病史	反复发作	单次
发病部位	单侧或双侧腮腺	双侧同时发
症状	腮腺区肿胀硬结，导管口可有胶冻样或脓性分泌物	腮腺区肿胀水肿，质软，分泌无明显异常
造影表现	末梢导管呈点状、球状扩张，排空功能下降	无明显异常

知识拓展

淀粉酶检测

淀粉酶（amylase，AMS）主要来自胰腺和腮腺。来自胰腺的为淀粉酶同工酶P（P-AMS），来自腮腺的为淀粉酶同工酶S（S-AMS）。其他组织，如心脏、肝、肺、甲状腺、卵巢、脾也含有少量AMS。淀粉酶检测的适应证：①急性胰腺炎的监测和排除（出现急性上腹部疼痛），②慢性（复发性）胰腺炎，③胰管阻塞，④腹部不适、外科手术、厌食和食欲过盛等，⑤逆行胆胰管造影（ERCP）后的随访，⑥腮腺炎（流行性腮腺炎、乙醇中毒性）。

参考值　①血液AMS：600～1200 Somogyi U/L，30～220 SI U/L。②尿液AMS：＜5000 Somogyi U/24 h，6.5～48.1 SI U/h。

> 临床意义　血液和尿液 AMS 变化可用于急性胰腺炎的诊断和急腹症的鉴别诊断。由于 AMS 半衰期短（约 2 h），胰腺或腮腺发生病变时，血液 AMS 增高早，持续时间短；而尿液 AMS 增高晚，持续时间长。但是，临床上以血液 AMS 变化为主要诊断依据，尿液 AMS 变化仅为参考。

3．组织病理学表现　小叶内导管扩张，随着病变发展导管周围炎症反应明显，可见淋巴细胞浸润，结缔组织增生，腺小叶结构破坏。

4．治疗原则　慢性复发性腮腺炎具有自愈性，一般主张保守治疗，以增强抵抗力，防止继发感染，减少发作为治疗原则。如有急性炎症表现，应用抗菌药物。间歇期应保持口腔卫生，多饮水，用淡盐水漱口，饭前饭后、睡眠前按摩腮腺，帮助排空唾液。发作频繁者可每年肌内注射 1～2 个疗程胸腺肽，以调节机体的免疫功能。腮腺造影不仅有诊断作用还有治疗作用，约半年至一年时在患侧腮腺导管注入少量碘化油有防止肿胀发生的作用。

二、慢性阻塞性腮腺炎

慢性阻塞性腮腺炎（chronic obstructive parotitis，COP）又称为腮腺管炎，指由各种原因引起的以腮腺唾液流出受阻，导致腮腺反复肿胀流脓，腮腺造影及病理上主要表现为导管系统炎性改变。

1．病因　慢性阻塞性腮腺炎多由局部原因引起，如导管或导管口狭窄，多由导管口黏膜损伤、瘢痕愈合所致。少数由导管结石或异物所引起。此外，腮腺导管细长、狭窄，或扭转迁曲，唾液易于淤滞，也是导致本病的原因之一。

2．临床表现　中年发病多见，男性较多。单双侧腮腺均可受累，以单侧常见。腮腺反复进食性肿胀，也称为进食综合征，持续几分钟至数小时，也有持续几周者。有的患者腮腺肿胀与进食无明显关系，晨起时自觉腮腺胀痛，按摩腮腺后口腔内出现咸味液体，随之胀痛减轻，甚至消失。临床检查腺体增大，中等硬度，轻度压痛。挤压腮腺可见雪花状或黏稠蛋清样分泌物自导管流出，有时可见黏液栓。病程较长时，双合诊可触及粗硬呈条索状的腮腺导管。

腮腺造影显示腮腺主导管及分支导管扩张不整，严重时呈腊肠状改变，分支导管可见呈串珠状、点状扩张的表现（图 9-5）。

慢性阻塞性腮腺炎的诊断主要根据临床表现和腮腺造影。应与成人复发性腮腺炎和干燥综合征继发感染相鉴别。

3．组织病理学表现　导管扩张明显伴有上皮化生，导管周围有淋巴细胞浸润，并形成淋巴滤泡，管腔内可见浓缩分泌物，炎症较严重时，可见肌上皮岛形成。

4．治疗原则　治疗应以去除发病因素为主。由腮腺导管结石或异物引起者，应摘除结石和异物；导管狭窄者，应用钝头探针扩张导管。按摩腮腺，促使唾液排出。应用催唾食物或药物，促进唾液分泌。用温盐水漱口，减少腺体逆行感染，也可向腮腺导管内注入碘化油、抗生素等。经上述治疗无效，或整个主导管高度扩张不整，腺体呈萎缩状时可考虑手术治疗。

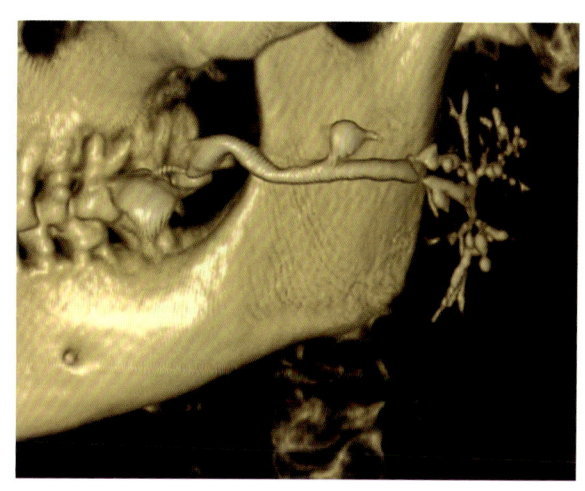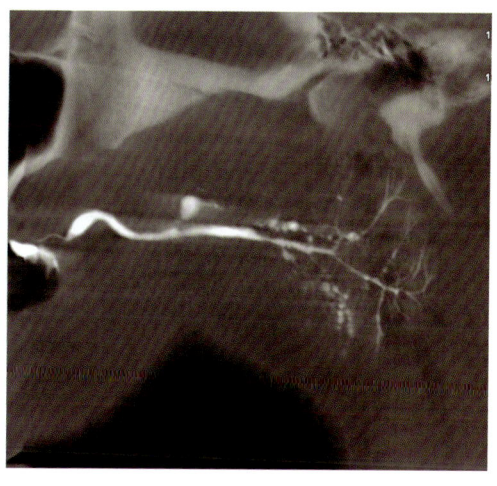

图 9-5　慢性阻塞性腮腺炎的造影表现

可见腮腺主导管扩张不整，分支导管串珠样扩张

三、唾液腺结石病及下颌下腺炎

唾液腺结石病也称为涎石病或涎石症（sialolithiasis），指在唾液腺的腺体内或导管内发生钙化性团块而引起的一系列病变。涎石病可发生于任何唾液腺，但 85% 左右发生于下颌下腺，唾液腺结石形成后常继发急、慢性下颌下腺炎。

1．病因　唾液腺结石发生的原因尚不十分清楚，与多种原因有关。局部因素如异物、炎症造成唾液滞留，易导致结石形成。机体钙磷代谢紊乱，唾液中钙磷浓度较高也易形成涎石。涎石病易发生在下颌下腺的主要原因是：①下颌下腺为混合性腺体，分泌的唾液富含黏蛋白，较黏滞，钙含量高，钙盐容易沉积；②下颌下腺导管较长，其走行方向是自下而上，开口于口底，唾液逆重力方向运行易滞留于导管内。导管内因结石存在可阻塞分泌物流出，口腔细菌可逆行感染，引起下颌下腺炎的发生。

2．临床表现　唾液腺结石病可发生于任何年龄，以 20～40 岁的中青年多见。病程长短不一。部分小的涎石不影响唾液排出，长期存在无临床症状，检查时偶然发现。涎石导致唾液排出障碍时，则引起阻塞症状，表现为进食时腺体肿大，自觉胀感及疼痛，有时疼痛剧烈，呈针刺样，称为涎绞痛。停止进食后数分钟至几小时，症状消失。严重者持续时间长，甚至不能完全消退。临床检查可见导管口黏膜红肿，挤压唾液腺的腺体有脓性分泌物自导管口溢出。双合诊检查在涎石部位可触及硬结并有压痛。慢性下颌下腺炎者，腺体肿大较硬。

影像学检查显示在 X 线片上有圆形或椭圆形密度增高的涎石影像，这种结石为阳性结石；但钙化程度不高的阴性涎石难以显示，可在急性炎症消退后行唾液腺造影，涎石所在处表现为圆形、椭圆形或梭形缺损区（图 9-6）。

唾液腺结石病及下颌下腺炎的诊断主要根据临床表现，进食时下颌下腺肿胀并伴发疼痛，导管口溢脓，触诊检查可扪及导管内结石，下颌下腺肿大。X 线片上有结石影像。诊断时应与下颌下腺肿瘤鉴别，下颌下腺肿瘤呈进行性肿大，无进食时肿胀或炎症表现，X 线片上无结石影像。还应与下颌下淋巴结炎相鉴别，下颌下淋巴结炎可出现反复肿大，但与进食无关，且位置表浅，下颌下腺导管口分泌正常。

3．组织病理学表现　慢性下颌下腺炎病理变化由轻到重，导管周围淋巴细胞浸润，从纤维化到有明显玻璃样物包绕；腺实质逐渐萎缩。最后腺实质大部分由明显增生纤维组织代替，导管系统被破坏，腺体变硬。

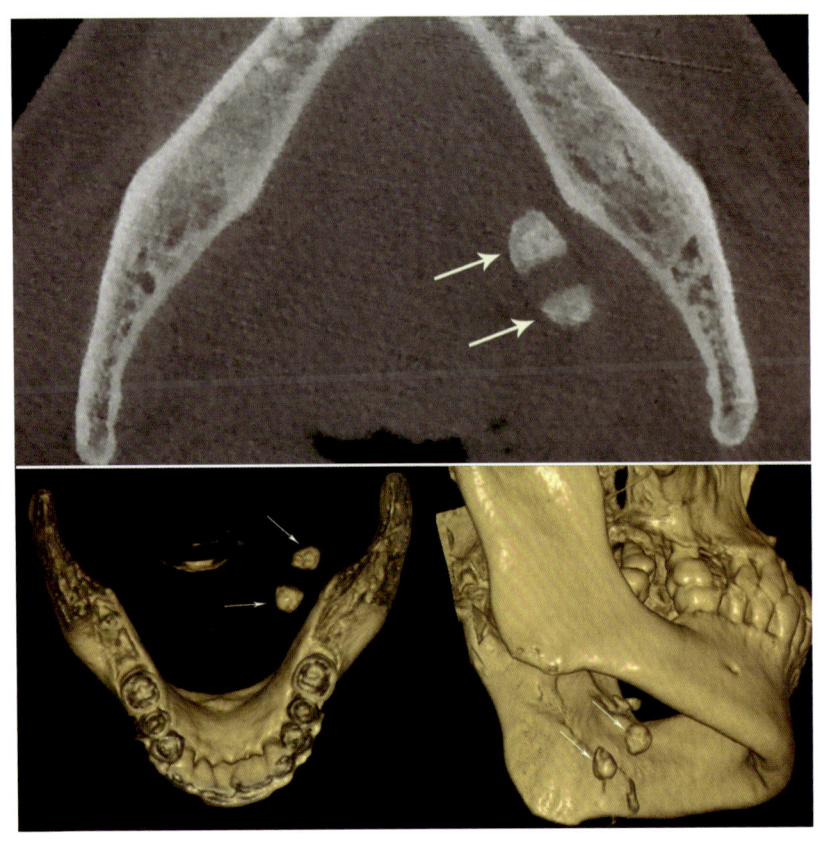

图 9-6 唾液腺结石病

4. 治疗原则 唾液腺结石病和下颌下腺炎的治疗主要是清除阻塞因素，去除唾液腺结石，通过唾液腺内镜可以进入导管，明确诊断结石及其位置（图 9-7）。应尽量保留下颌下腺，但腺体功能丧失不能逆转时应予以切除。

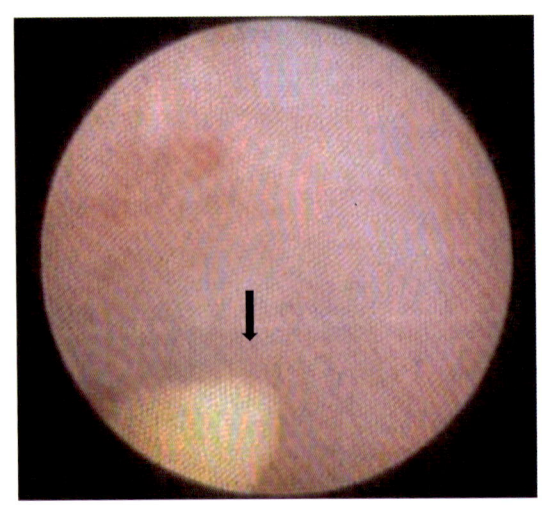

图 9-7 唾液腺内镜明确结石位置

四、干燥综合征

干燥综合征又称为舍格伦综合征（Sjögren's syndrome，SS），是主要累及外分泌腺的全身性自身免疫病，发病率为 0.29%~0.77%，仅次于类风湿关节炎，位于自身免疫病第二位。干燥综合征以唾液腺和泪腺的慢性炎症细胞浸润和破坏最为明显，同时也累及腺体以外的各个系统，血清中出现大量自身抗体。该病在我国曾经有不少的漏诊和误诊，多被误诊为慢性化脓性腮腺炎，其根本原因是由于患者不重视口干、眼干症状，同时医师对本病认识不全面，不能把所见到的症状、体征、实验室发现与本病联系起来。

1. 病因　干燥综合征的病因至今仍不清楚，被认为是一种多因素诱导的疾病，包括遗传因素、病毒感染、淋巴细胞凋亡缺陷、异常自身抗原、骨髓间充质干细胞异常及心理因素等都有可能为其发病原因。

2. 临床表现　局部症状包括口腔、眼及唾液腺表现。由于唾液量减小及成分黏稠度增加，常引起口干、口臭异味、黏膜感觉及味觉异常，并容易继发龋齿、牙周病、白念珠菌感染等，引起局部疼痛、烧灼感。重者影响其进食、吞咽、说话及其他口腔功能，常见症状有进食时吞咽困难，需饮水帮助，说话时舌活动困难，需随身带水湿润口腔，义齿固位不良等。口腔检查时，可见口底黏液池消失，口腔黏膜干燥、发红、干裂、出血，唇及舌背黏膜发红，舌乳头萎缩，出现裂纹，重者舌背表面光滑、潮红，呈镜面舌，部分轮廓乳头及叶状乳头红肿。继发龋齿增多，常见多个牙同时发病，俗称猖獗龋。眼部由于泪腺受累、泪液减少，有明显眼干、发热、异物感、畏光、疼痛及视物疲劳，角膜及球结膜可出现散在小溃疡，表现为干燥性角结膜炎。患者常在激动或眼局部受刺激时无泪或少泪，检查可见内、外眼角常存留稠厚的黏液状分泌物，泪腺可触及、肿大、发硬，眼睑及球结膜可见充血。唾液腺常表现为局部肿大、肿胀及肿块，部分患者表现为唾液腺沿其边界膨大，并持续存在、不消退，主要见于双侧腮腺，也有双侧下颌下腺肿大。检查时腺体肿大、质中偏硬，挤压腺体分泌物呈浑浊状。部分患者表现为唾液腺反复肿胀，全身状态差时，发作肿大，腺体质硬，压痛，挤压有脓性或胶冻状分泌物，多持续1周以上，可完全消退。一般认为此种肿胀为继发感染，常发生在腮腺，患者多以"腮腺炎"就诊。

干燥综合征可累及全身多个系统，有多种临床表现。皮肤黏膜可表现为不同类型的皮疹、结节性环状红斑、紫癜或黏膜溃疡。有关节痛的患者占70%以上，也可有关节炎和晨僵，但关节和骨的侵蚀破坏则极少见。约40%的干燥综合征患者肾受累，其中肾小管受累较肾小球明显，尤以远端肾小管受损后出现肾小管酸中毒和肾性尿崩症为突出。70%的干燥综合征患者有肺功能异常，表现为小气道阻塞性、弥漫性、限制性或混合性通气功能障碍，气管支气管黏膜腺体受累而出现干咳、痰黏量少，支气管反应亢进。胃镜检查及胃黏膜活检示71%的干燥综合征患者有萎缩性胃炎，少数患者经肝穿刺活检证实有慢性活动性肝炎样改变。20%~40%的干燥综合征患者出现贫血，20%~30%的干燥综合征患者周围血白细胞减少，10%~15%的干燥综合征患者血小板减低，并可有血小板黏附功能异常。脉管炎是另一个常见血液系统病变。约70%的干燥综合征患者有中枢神经受累，约25%的干燥综合征患者有周围神经病损，主要表现为感觉异常、麻木，神经病变多因相应部位的血管炎或血管周围炎造成的局部缺血所致。另外，约50%的类风湿关节炎患者、69%的进行性全身硬化症患者及71%的原发性胆汁性肝硬化患者有明确的干燥综合征表现，可诊断为继发性干燥综合征。

腮腺造影可见腺体末梢导管点球状扩张，少部分患者可出现羽毛状、花边状、葱皮状改变；继发感染后主导管可不同程度地出现扩张不整（图9-8）。

针对干燥综合征的诊断，多国已经陆续提出了多种诊断标准，例如2012年美国风湿病协

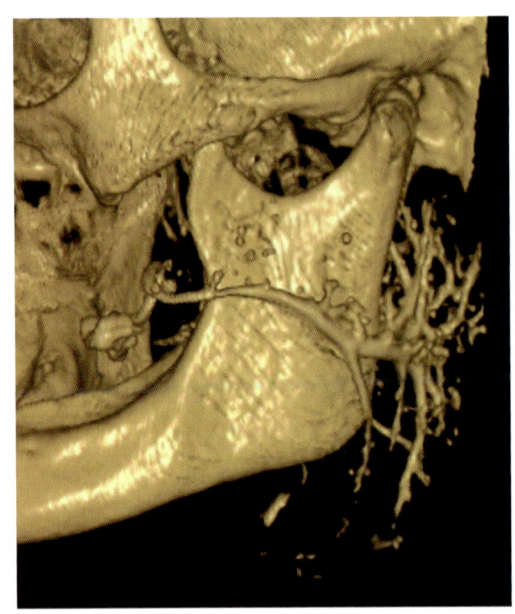 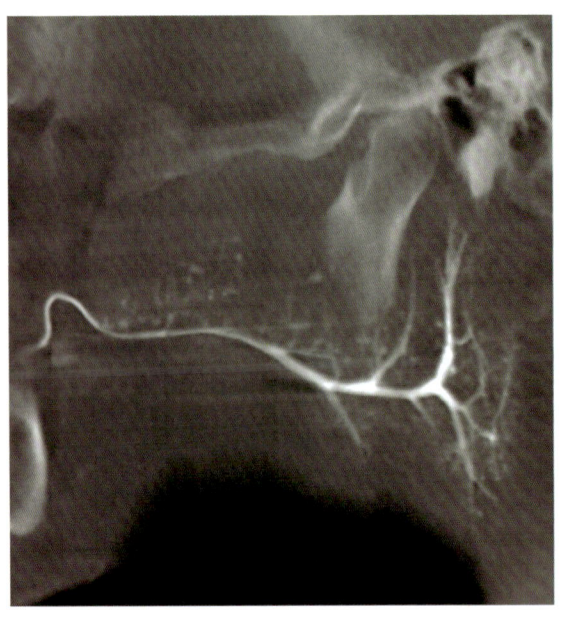

图 9-8 干燥综合征腮腺造影表现

会（ACR）分类标准、2016 年 ACR/ 欧洲抗风湿病联盟（EULAR）分类标准等，但目前国际上应用最多的是 2002 年国际分类（诊断）标准（表 9-3）。

表 9-3 干燥综合征国际分类（诊断）标准

（一）口腔症状：3 项中有 1 项或 1 项以上
1. 持续性口干 3 个月以上
2. 成人后腮腺反复或持续肿大
3. 吞咽干性食物时需用水帮助

（二）眼部症状：3 项中有 1 项或 1 项以上
1. 每日感到不能忍受的眼干，持续 3 个月以上
2. 感到反复的沙子进眼或沙砾感
3. 每日需用人工泪液 3 次或 3 次以上

（三）眼部体征：下述任何 1 项或 1 项以上阳性
1. 施墨试验（≤ 5 mm/5 min）
2. 角膜荧光染色（+）（≥ 4 Van BI-Jsterveld 记分法）

（四）组织学检查：唇腺淋巴细胞浸润灶 > 1 个

（五）唾液腺受损：下述任何 1 项或 1 项以上阳性
1. 未刺激唾液流率（≤ 1.5 ml/15 min）
2. 腮腺造影阳性
3. 放射性核素检查阳性

（六）抗 SSA、SSB 抗体阳性（双扩散法）

注：抗 SSA 抗体，抗干燥综合征 A 抗体；抗 SSB 抗体，抗干燥综合征 B 抗体。

> **知识拓展**
>
> **干燥综合征的其他诊断标准**
>
> **2012 年美国风湿病协会（ACR）分类标准**
> 该标准于 2012 年发布，为美国国立卫生院（NIH）资助的干燥综合征国际多中心、多学科联合项目的新分类标准。3 项中满足 2 项即可诊断：
> 1. 抗 SSA 和（或）抗 SSB 抗体阳性，或类风湿因子阳性 +ANAS ≥ 1∶320；
> 2. 眼表染色评分（ocular staining score, OSS）≥ 3 分；
> 3. 唇腺活检存在灶性淋巴细胞浸润灶，灶性指数 ≥ 1 个/4 平方毫米。
>
> **2016 年 ACR/EULAR 干燥综合征的分类标准**
> 该标准由干燥综合征国际合作联盟团队及 EULAR 干燥综合征工作小组共同制定。

纳入标准：
(1) 每日感到不能忍受的眼干，持续 3 个月以上；
(2) 反复出现眼部沙砾感（异物感）；
(3) 每日需用人工泪液 3 次或 3 次以上；
(4) 每日感口干持续 3 个月以上；
(5) 吞咽干性食物时需用水或液体帮助或至少 1 条欧洲抗风湿病联盟干燥综合征疾病活动指数问卷（ESSDAI）条目得到阳性选项。

排除标准：
(1) 颈头面部放疗史；
(2) 活动性丙型肝炎病毒感染（聚合酶链反应证实）；
(3) 获得性免疫缺陷综合征；
(4) 结节病；
(5) 淀粉样变；
(6) 移植物抗宿主病；
(7) IgG4 相关性疾病。

满足上述纳入标准并除外排除标准者，下述 5 项评分总和 ≥ 4 者可诊断为原发性干燥综合征。

①唇腺活检存在灶性淋巴性浸润，病灶 ≥ 1 个 /4 平方毫米（3 分）；②抗 SSA 和（或）抗 SSB 抗体阳性（3 分）；③至少 1 只眼睛 OSS 评分 ≥ 5（或 Van BI-jsterveld 计分法 ≥ 4）（1 分）；④希尔默试验（Schirmer test）≤ 5 mm/5 min（1 分）；⑤未刺激的唾液流率 ≤ 0.1 ml/min（1 分）。

3. 组织病理学表现 淋巴细胞浸润于腺泡之间，腺泡逐渐破坏消失，淋巴细胞取代而形成淋巴滤泡，严重病变时，小叶内腺泡全部消失，仍能保留小叶外形轮廓。

4. 治疗原则 针对干燥综合征目前暂无非常有效的治疗手段，有临床研究发现干细胞治疗干燥综合征可获得较好疗效，但其推广应用存在瓶颈。局部治疗如眼干使用人工眼泪；有明显口干，唾液分泌减少，应用人工唾液或促唾剂能促进尚存留的腺体分泌，但对严重口干症患者效果有限。全身治疗针对存在免疫功能紊乱，并伴发全身症状的干燥综合征患者，应用糖皮质激素、免疫调节类药物等可改善。另外中医治疗包括中药和针灸也有一定的效果。

第五节 颌骨骨髓炎

颌骨骨髓炎（osteomyelitis of jaws）是指由细菌感染或物理、化学因素引起的发生在包括颌骨骨膜、骨密质、骨髓，以及骨髓内的血管、神经等处的炎性病变。临床上以牙源性感染引起的化脓性颌骨骨髓炎最为常见，特异性颌骨骨髓炎（结核、梅毒等）较少见。婴幼儿颌骨骨髓炎多为血源性感染，因而多见于血运丰富的上颌骨，感染途径主要由远处化脓性病灶引起，也可因口腔黏膜损伤或喂食污染引起。头颈部应用放射治疗已日趋普及，可因放射线而引起放射性颌骨坏死及其继发的放射性颌骨骨髓炎。化学因素（磷、砷等）引起的颌骨骨髓炎以往较少，但近年来随着双膦酸盐类药物被用于治疗溶骨性病变，化学因素相关颌骨坏死的病例日趋增多。化脓性颌骨骨髓炎（pyogenic osteomyelitis of jaws）多发于青壮年，主要发生于下颌骨。但婴幼儿颌骨骨髓炎则以上颌骨为多见。颌骨骨髓炎的感染途径包括牙源性感染、损伤性感染、血源性感染。而根据感染原因及病变特点，临床上又将颌骨骨髓炎分为中央性颌骨骨髓炎及边缘性颌骨骨髓炎。

一、中央性颌骨骨髓炎

中央性颌骨骨髓炎系指始发于颌骨中央的骨松质和骨髓，再从颌骨中央向外扩散，继而累及骨密质和骨膜的炎性病变。

（一）病因

本病多由急性化脓性根尖周炎或根尖周脓肿及牙周炎发展而来。

（二）临床表现

1. 急性期 全身症状明显，有寒战、高热，体温可达 39～40℃，头痛、食欲减退。白细胞计数增高。进入化脓期后，全身中毒症状加重，可发生败血症等。发病早期，炎症局限于牙槽骨和骨髓腔内，病变区剧烈疼痛，并波及邻牙，可沿三叉神经分布区放射。受累区牙松动，有浮起感，不能咀嚼。炎症继续发展，出现颌面部弥漫性肿胀，伴张口受限。下牙槽神经受到炎症侵犯时，出现下唇麻木。还可继发颌面部间隙感染。临床检查可见口腔黏膜充血、肿胀，多个牙松动，牙周溢脓，颌面部肿胀等。急性期炎症未被控制，颌骨坏死，形成死骨而转入慢性期。

2. 慢性期 颌骨骨髓炎常在发病 2 周以后由急性转为慢性期。慢性颌骨骨髓炎病程较长，可达数月至数年之久。全身中毒症状减轻，体温正常或有低热、贫血等。局部症状缓解，口腔黏膜或面颊部可出现瘘管，长期溢脓及炎性肉芽组织增生，通过瘘孔可探及粗糙骨面或活动的死骨。严重者可发生病理性骨折。X 线检查在颌骨骨髓炎急性期不能显示其骨质的改变，进入慢性期，颌骨发生破坏后，X 线片上表现为骨质破坏与骨质增生。骨质破坏的典型变化是骨小梁排列紊乱和死骨形成，骨质增生的主要表现是骨膜反应性增生。中央性颌骨骨髓炎的诊断主要根据病史、临床表现，进入慢性期 X 线检查才具有诊断价值。急性期应注意与颌面部间隙感染相鉴别。

（三）治疗原则

1. 急性期 以建立引流，控制炎症，增强抵抗力为主。使用有效抗菌药物控制，脓液形成后及时切开引流，或拔除病灶牙，从牙槽窝引流脓液。应用全身支持疗法，维持水电解质平衡，防止发生酸中毒等，还可少量多次输血，以增强全身抵抗力。

2. 慢性期 去除病因，摘除死骨。

二、边缘性颌骨骨髓炎

边缘性颌骨骨髓炎系指继发于骨膜炎或骨膜下脓肿的骨密质外板的炎性病变。

（一）病因

本病病因主要为牙源性感染，常在颌周间隙蜂窝织炎的基础上发生。以下颌智齿冠周炎引起者最为多见。智齿冠周炎引起咬肌间隙或翼下颌间隙感染，继而发生边缘性颌骨骨髓炎。

(二)临床表现

边缘性颌骨骨髓炎的急性期与咬肌间隙、翼下颌间隙蜂窝织炎的表现相似;慢性期主要表现为咬肌区弥漫性肿胀、局部组织坚硬、凹陷性水肿、张口困难,全身症状不严重。根据骨质损害的病理特点,边缘性颌骨骨髓炎可分为骨质增生型边缘性颌骨骨髓炎和骨质溶解破坏型边缘性颌骨骨髓炎两种类型。

1. 骨质增生型边缘性颌骨骨髓炎 多见于身体抵抗力较强的年轻人。一般全身症状较轻,局部病变发展缓慢。患侧下颌支及腮腺咬肌区肿硬,局部不适或轻微疼痛。X线检查可见明显的骨质增生致密影像。

2. 骨质溶解破坏型边缘性颌骨骨髓炎 多发生在急性化脓性颌周蜂窝织炎之后,骨膜或黏膜下形成脓肿,脓肿破溃或切开引流后,遗留瘘孔,长期流脓。X线检查可见病变区骨质破坏及死骨形成的影像。边缘性颌骨骨髓炎的诊断主要是根据临床表现和X线检查。诊断时除了与咬肌间隙、翼下颌间隙感染鉴别以外,还应与上颌窦肿瘤、颌骨骨肉瘤、纤维骨瘤相鉴别。

(三)治疗原则

去除病灶,清除死骨和病理性肉芽组织。

基础回顾

根据感染的原因及病变特点,中央性颌骨骨髓炎与边缘性颌骨骨髓炎的鉴别如表9-4所示。

表9-4 中央性颌骨骨髓炎与边缘性颌骨骨髓炎的鉴别

疾病名称	中央性颌骨骨髓炎	边缘性颌骨骨髓炎
感染源	龋齿、牙周炎、根尖周炎	下颌智齿冠周炎
感染途径	先破坏骨髓,后破坏骨皮质,再形成骨膜下脓肿或颌周间隙感染。骨髓与骨皮质多同时受累	先形成骨膜下脓肿或颌周间隙感染,主要破坏骨皮质,很少破坏骨松质
病变范围	可以局限型,但以弥漫型较多	多为局限型,弥漫型较少
周围牙情况	病灶区周围牙松动,牙周组织有明显炎症	病灶区周围牙及牙周组织无明显炎症
病变部位	多在颌骨体,也可以累及下颌升支	在下颌角及下颌支,很少源于或波及颌骨体
影像学表现	慢性期X线所见病变明显,可以有大块骨块与周围骨质分界清楚,或伴有病理性骨折	慢性期X线所见病变多为骨质疏松、脱钙或骨质增生,或有小块死骨,与周围骨质无明显分界

三、放射性颌骨骨髓炎

放射性颌骨骨髓炎(radioactive osteomyelitis of jaws)是由放射线引起的颌骨坏死及其继发的感染。

1. 病因 放射后几小时内颌骨内微血管即开始出现损伤,造成颌骨内持续的低血流、低氧、低细胞活性状态，引起颌骨无菌性坏死。由于牙齿行使咀嚼功能等可造成颌骨微创伤状态，同时口腔卫生不良、牙源性感染、拔牙或其他创伤等因素可导致继发感染，形成放射性颌骨骨髓炎。

2. 临床表现　放射性颌骨骨髓炎病程缓慢，常常在放射性治疗结束后数月至数年发病。早期表现为针刺样剧痛，由于放疗引起黏膜或皮肤破溃，导致死骨外露（图9-9）。拔牙等损伤所致的创口长期不愈，形成瘘管，溢脓。病变发生于下颌升支时，照射区软组织僵硬，出现张口受限。死骨形成后与正常骨组织通常界限不清（图9-10）。

放射性颌骨骨髓炎的诊断主要根据放射治疗史和临床表现。

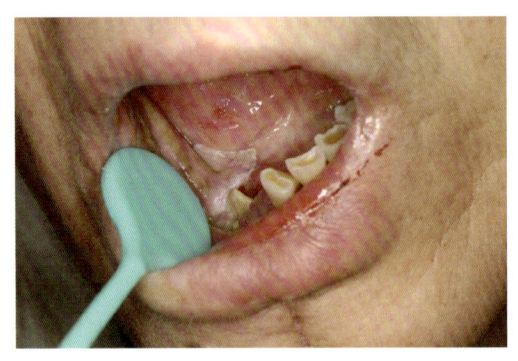

图9-9　放射性颌骨骨髓炎死骨外露

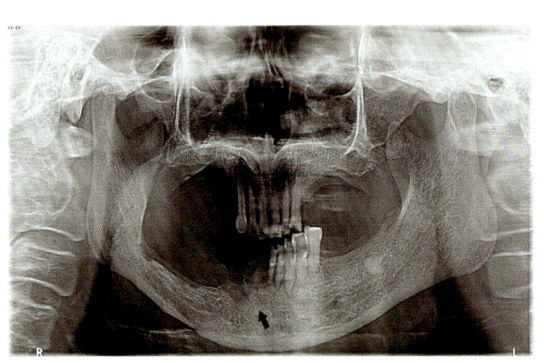

图9-10　放射性颌骨骨髓炎死骨形成

3. 治疗原则　放射性颌骨骨髓炎的预防非常重要。放疗前应清除口腔病灶，从放射源、照射方式、分次照射方案及剂量等方面考虑，制订全面的治疗计划，放疗期间及放疗结束后数年应保持口腔清洁，避免局部外伤。若放疗后发生牙源性炎症必须进行手术或拔牙时，应尽量减少手术损伤，术前术后应用有效的抗生素，避免继发感染。

一旦发生放射性颌骨骨髓炎，除应用抗生素等全身支持疗法外，应配合高压氧等治疗。在死骨未分离前采用低浓度过氧化氢溶液或抗生素液冲洗等局部治疗。死骨分离者，应及时行死骨摘除术。

知识拓展

放射性颌骨骨髓炎的病因学说

1. "三要素"学说　放疗、创伤和感染的"三要素"学说认为放射性颌骨坏死是由于放疗引起颌骨组织的活力丧失，组织创伤为口腔细菌侵入颌骨创造了途径，造成细菌侵入并引起广泛的组织破坏，形成经久不愈的感染性疾病。

2. "三低"学说　"低细胞活性-低氧含量-低血管密度"的"三低"学说认为放射性颌骨骨髓炎主要是由于放射线对辐照区域内组织细胞的直接损伤，细菌感染在发病过程中起到污染作用，创伤则作为协同因素。

3. 放射诱导纤维萎缩学说　该学说认为放疗导致局部组织、内皮细胞等的损伤，受损的组织细胞释放大量的氧自由基，诱发血管内皮急性炎症性反应，引起局部微血管栓塞，导致组织细胞缺血缺氧坏死，最终导致成纤维细胞异常增殖。

四、药物相关性颌骨坏死

药物相关性颌骨坏死（medication-related osteonecrosis of the jaw，MRONJ）是一种因治疗全身其他疾病需要使用药物，如双膦酸盐类药物、抗血管生成类药物、激素类药物，导致的颌骨坏死并发症。其中最常见的是双膦酸盐相关性颌骨坏死（bisphosphonate related osteonecrosis of the jaw，BRONJ），是指长期接受双膦酸盐治疗后出现的颌骨坏死。双膦酸盐用于治疗溶骨性病变，如多发性骨髓瘤、乳腺癌、前列腺癌、肺癌及其他多种实体瘤的骨转移。随着双膦酸盐的应用越来越广泛，出现双膦酸盐相关性颌骨坏死的病例也越来越多，较大剂量静脉给药时的患病率为 1%～5%，而口服给药的患病率为 0.01%～0.1%。

1．病因　双膦酸盐与骨矿化物有高亲和力，并且有抑制破骨细胞的功能，因此有很强的抗骨吸收作用，能降低骨质疏松出现骨折的风险，并能提高肿瘤患者整体的骨组织健康水平。它在体外可以抑制羟磷灰石的形成，在体内可以阻止病理性钙化。双膦酸盐通过细胞内吞作用进入破骨细胞内，能诱导破骨细胞出现系列形态学改变，导致影响破骨细胞与骨结合的丝状肌动蛋白环消失，最终破骨细胞将出现细胞凋亡，并影响整个骨改建过程。由于颌骨的生理学特性，长期处于骨改建过程中，当双膦酸盐沉积于颌骨使得破骨细胞大量凋亡，打破了骨改建的平衡，同时配合外部损伤如拔牙，即可能出现双膦酸盐相关性颌骨坏死。

2．临床表现　双膦酸盐相关性颌骨坏死与放射性颌骨骨髓炎类似，病程缓慢，可在治疗结束后数月至数年发病。该病多发生于下颌骨，诱发因素包括拔牙、手术、活检和修复体压力过大等。根据美国颌面外科医师协会及美国骨骼与矿物质研究协会的定义，双膦酸盐相关性颌骨坏死应满足以下 3 个条件：①目前正在接受或以前接受过双膦酸盐治疗；②颌面部有死骨，暴露时间在 8 周以上；③头颈部未接受过放射治疗。临床表现为病变区疼痛、软组织肿胀、牙松动、骨暴露和拔牙窝不愈合，病程长期迁延可形成死骨和瘘管（图 9-11，图 9-12）。

3．治疗原则　与放射性颌骨骨髓炎类似，双膦酸盐相关性颌骨坏死治疗较为棘手。对其预防非常重要，用药前应清除口腔病灶，结束后数年应保持口腔卫生，定期进行口腔检查，早期消除口腔炎症，避免局部外伤。在早期阶段主要是控制症状，抑制进展，采用保守治疗的方法如抗生素、低强度激光、高压氧。晚期可以采用手术的方法去除死骨。有研究报告富含血小板纤维蛋白的局部应用可促进软组织再生及骨愈合；另有动物研究显示，静脉注射骨髓间充质干细胞可有效治疗双膦酸盐相关性颌骨坏死，但其临床应用仍需更深入的研究。

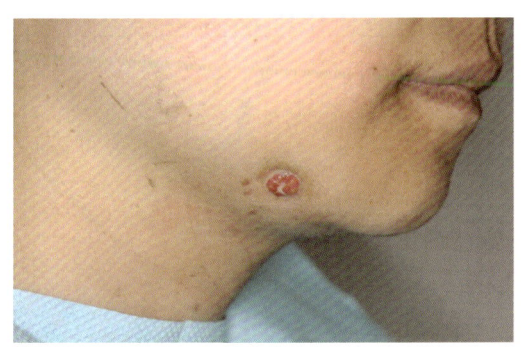

图 9-11　双膦酸盐相关性颌骨坏死形成瘘管

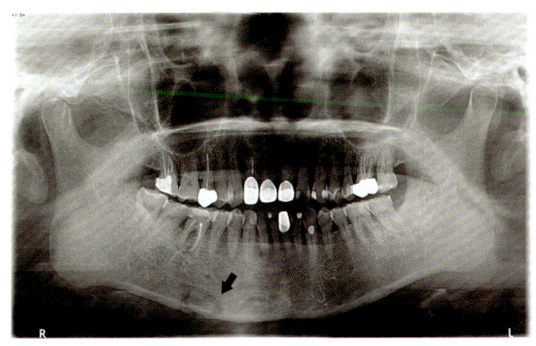

图 9-12　双膦酸盐相关性颌骨坏死形成死骨

知识拓展

双膦酸盐类药物及其应用

双膦酸盐类药物根据其化学结构和药理特性进行分类，以下是双膦酸盐类药物及应用比较（表9-5）。

表 9-5　双膦酸盐类药物及应用

双膦酸盐类药物	给药方式	功效作用	不良反应
依替膦酸盐	口服给药	绝经后妇女骨质疏松性骨折、类固醇类激素诱导的骨质疏松	腹痛、腹部不适及恶心，无严重的消化道不良反应
氯屈膦酸盐	口服给药或静脉注射	骨转移性乳腺癌、早期前列腺癌骨转移、恶性肿瘤引起的高钙血症	偶尔引发短期、中期中毒性皮肤病、支气管痉挛，低钙血症、低磷血症，静脉注射有肾毒性
帕米膦酸盐	静脉注射	儿童成骨不全、绝经后妇女骨质疏松症、小儿维生素D中毒、恶性骨转移疾病、恶性肿瘤疼痛及佩吉特（Paget）病、恶性肿瘤高钙血症	严重的消化道不良反应，如恶心、呕吐和腹泻，甚至腐蚀性食管炎和胃炎；食道、十二指肠及胃溃疡；眼部不良反应、肾毒性
阿仑膦酸盐	口服给药	绝经后妇女骨质疏松、男性骨质疏松、糖皮质激素性骨质疏松、佩吉特（Paget）病	严重的消化道不良反应，如恶心、呕吐和腹泻，甚至腐蚀性食管炎和胃炎；浓度较高时发生眼部不良反应
伊班膦酸盐	口服给药或静脉注射	恶性肿瘤高钙血症、小儿骨质疏松症、原发性骨质疏松	严重的消化道不良反应，甚至腐蚀性食管炎和胃炎。浓度较高时会发生眼部不良反应，如葡萄膜炎、巩膜炎
利塞膦酸盐	口服给药	糖皮质激素引起的骨质疏松、佩吉特（Paget）病	最初用药时出现消化道不良反应
唑来膦酸盐	静脉注射	糖皮质激素引起的骨质疏松、绝经后妇女骨质疏松、多发性骨髓瘤、恶性肿瘤骨转移、佩吉特（Paget）病、恶性肿瘤高钙血症	快速静脉注射更易造成严重肾毒性，长期用药需要考虑肾毒性和肾损伤

（秦力铮）

思 考 题

1．口腔颌面部感染的特点是什么？
2．下颌智齿冠周炎的病因是什么？
3．简述咬肌间隙感染的临床特点及其治疗。
4．唾液腺结石病发生的原因是什么？
5．如何预防放射性颌骨骨髓炎和双膦酸盐相关性颌骨坏死的发生？
6．患者，女，32岁。因进食时左侧下颌下区肿胀疼痛1月余而就诊。自述进食时，左侧下颌下区肿大，患者自觉胀感及疼痛，有时疼痛剧烈，呈针刺样，停止进食后下颌下区肿胀逐渐消退，疼痛也随之消失。检查见下颌下腺导管口黏膜红肿，挤压腺体可见少许脓性分泌物自导管口溢出。

（1）该患者病变的诊断是什么？

（2）触诊检查该患者病变区应采取怎样的临床手法？

（3）本病需与哪些疾病进行鉴别？

第十章

口腔颌面部损伤和唇腭裂畸形

第十章数字资源

口腔颌面部损伤（oral and maxillofacial injuries）是口腔颌面外科的常见病和多发病。致伤原因中，平时道路交通事故位居首位，战时以火器伤为主。口腔颌面部器官多、结构多、功能多，是人体最重要的感官集中区。此区域上接颅脑，下连颈部，是呼吸道和消化道的起始端，是维持生命的咽喉要道。由于口腔颌面部解剖生理学特点，受伤后的表现除具有外伤的共性外，还有其特殊性。因此在口腔颌面部损伤的救治工作中，一定要有整体观念，对伤员应做全面系统的检查，迅速判断伤情，分清轻重缓急，先抢救生命，待生命体征平稳后，尽早进行专科介入，以免延误时机，造成不良后果。

唇腭裂（cleft lip and palate）是口腔颌面部最常见的先天性畸形。唇腭裂畸形可以引起口腔和颌面部多个器官与形态异常，并可以导致患者身心障碍，影响患者的生存质量。唇腭裂患者的初期外科治疗对其一生的治疗效果有着极为密切的关系。

第一节　口腔颌面部损伤的概述

案例 10-1

患者，男，35岁，车祸伤2h后急诊入院。检查：颌面部不对称，右侧面颊部较左侧明显肿胀，触压痛明显。张口中度受限，咬合关系紊乱。右上唇至鼻底全层撕裂，伤口不规则，部分组织游离；右侧舌侧缘可见一个横行裂口，长约2cm，少量新鲜渗血，触痛明显。外院CT示：右侧下颌角处骨折，断端移位明显。全身发育正常，营养中等，体重70kg，否认全身系统性疾病，无特殊既往病史，受伤后否认意识丧失、头晕、头痛，否认恶心、呕吐。患者就诊后，在急诊局麻下行右上唇裂伤清创缝合术+舌裂伤清创缝合术，1周后行右侧下颌骨骨折切开复位内固定术。

问题：
1. 该患者的诊断是什么？
2. 该患者本次就诊的治疗方案是什么？
3. 该患者的诊疗原则有哪些？

一、口腔颌面部损伤的特点

(一) 血运丰富、组织疏松在损伤时的利与弊

1. 血运丰富的"利"表现在 3 个方面 ①组织抗感染能力强；②组织再生修复能力及愈合能力强；③伤后 24~48 h，其至超过 48 h，只要没有明显的化脓性感染，进一步清创后，仍可做初期缝合。

2. 血运丰富的"弊"表现在 3 个方面 ①损伤后出血多；②容易形成血肿；③在口底、咽旁、舌根等部位损伤，可因血肿的压迫阻塞呼吸道，引起窒息。

3. 组织疏松的弊多利少 "弊"表现在 3 个方面，①损伤后肿胀严重；②在口底、咽旁、舌根等部位损伤，可因水肿的压迫使呼吸道变窄；③感染后容易扩散。"利"主要是由于组织疏松，疼痛较轻。

(二) 牙在损伤时的利与弊

1."利"表现在 3 个方面 ①颌骨骨折的移位可以引起牙齿移位和咬合关系紊乱，所以牙齿移位和咬合关系紊乱是诊断颌骨骨折的主要依据；②颌骨骨折后，可以利用牙齿做结扎固定，所以牙齿为颌骨骨折的治疗提供了条件；③颌骨骨折的复位情况可以直观地表现为牙齿咬合关系的恢复，所以恢复牙齿的咬合关系又是判断颌骨骨折治疗效果的重要标准。

2."弊"表现在 2 个方面 ①口腔颌面部损伤常伴有牙齿损伤，折断的牙齿可作为"二次弹片"穿入邻近组织，使损伤面扩大，并可导致异物感染；②骨折线上的龋齿及松动牙可导致骨组织感染或影响骨折愈合。

(三) 易发生感染

口腔、鼻腔、上颌窦、外耳道等颌面部的腔、窦内存在大量的细菌，损伤后的创口若与其相通，可直接被污染，如处理不当，感染的可能性随之增加。故在清创时应尽可能关闭那些与腔、窦相通的创口。

(四) 易遗留面部畸形

口腔颌面部是容貌中心，对称性很重要。颌面部发生严重外伤后，容易出现表情肌和咀嚼肌断裂，软、硬组织缺损。清创缝合时若处理不当会造成五官移位、面部不对称畸形。因此，处理颌面部伤口时尽量保留可能存活的组织，进行对位缝合，减少畸形的发生。

(五) 易并发颅脑损伤

上颌骨或面中 1/3 损伤时，外力易传至颅脑。无论是闭合性损伤还是开放性损伤，均可直接或间接地并发不同程度的颅脑损伤，包括脑震荡、颅底骨折、脑挫裂伤、颅内出血等。其主要临床特征是伤后有昏迷史。抢救时特别注意检查患者的神志情况。

(六) 易并发颈部伤

颌面部下连颈部，颈部为大血管和颈椎所在。下颌骨损伤容易并发颈部损伤，颈外动脉、颈内动脉或颈总动脉若被损伤，可引起出血性休克。颈内静脉若被损伤则可引起空气栓塞，容易造成死亡。颈椎若被损伤，则可发生高位截瘫。

（七）易发生窒息

口腔颌面部位于呼吸道上端，损伤后可因组织移位、肿胀、舌后坠、血凝块和分泌物等阻塞呼吸道，轻者呼吸困难，重者发生窒息。

（八）影响进食和口腔卫生

口腔是消化道入口，口腔颌面部损伤后，常因肌肉的挫伤、裂伤、骨折或骨折片移位，影响咀嚼和吞咽功能，妨碍正常饮食，影响口腔卫生。

（九）可伴有颌面部其他结构的损伤

口腔颌面部有腮腺、三叉神经、面神经等结构。若伤及腮腺及其导管，会造成涎瘘。若伤及三叉神经，可出现三叉神经支配区域的感觉丧失和麻木。若伤及面神经，可出现口角歪斜、额纹消失、闭睑困难等面瘫表现。

（十）可合并身体其他部位的损伤

严重的口腔颌面部损伤，常合并身体其他部位的损伤，如四肢、胸部、肝、脾损伤，造成复合外伤，使伤情变得更为复杂。因此，对伤员进行全面系统的检查尤为重要。

二、口腔颌面部损伤的急救

（一）窒息

1．分类 窒息一般分为阻塞性窒息（obstructive asphyxia）和吸入性窒息（inspiratory asphyxia）。

2．原因

（1）阻塞性窒息：由以下4种原因引起。①异物性原因，由损伤后的血凝块、呕吐物、碎骨片、碎牙片及沙石等异物阻塞咽部而引起窒息；②移位性原因，上颌骨横断骨折时，由于重力和肌肉牵拉的作用，骨折块向下后移位，软腭阻塞咽腔而引起窒息；下颌骨颏部粉碎性骨折或两侧颏孔区同时骨折时，由于降颌肌群的牵拉，可使下颌骨前部向下后移位，舌后坠阻塞咽腔而引起窒息；③狭窄性原因，口底、舌根、咽侧及颈部损伤后，可发生血肿或水肿，压迫呼吸道而引起窒息；面部烧伤患者，因吸入热气和烟雾使气管内壁水肿，导致管腔狭窄而引起窒息；④阀门性原因，撕裂的黏膜瓣盖住咽腔而引起窒息。

（2）吸入性窒息：昏迷的患者直接把血液、唾液、呕吐物及其他异物吸入气管、支气管或肺泡内而引起。

3．表现 前驱症状是烦躁不安、出汗、吸气长于呼气，严重时出现三凹（锁骨上窝、胸骨上窝和肋间隙出现明显凹陷）体征。随之出现意识丧失、发绀、瞳孔散大等症状。如不及时抢救，可致呼吸衰竭、心搏骤停而死亡。

4．急救

（1）阻塞性窒息：根据阻塞的原因，采取下列相应的急救措施。①异物阻塞的患者，立即用手指（裹以纱布）掏出或用塑料管（有条件用吸引器）吸出阻塞物，与此同时，将患者的体位改为侧卧或俯卧位，继续清除阻塞物，直至解除窒息；②舌后坠的患者，在舌尖后2 cm处用粗丝线或别针穿过舌的全厚组织（有条件者也可用舌钳或巾钳），将舌拉出口外，固定于绷带或衣服上。将头偏向一侧，或采取俯卧位额部垫高，便于唾液和呕吐物流出；③上颌骨横断的骨折块下坠堵塞咽腔者，用压舌板、铅笔、筷子、木棒等放于双侧上颌双尖牙部位，将下坠的上颌骨向上托起，两端固定于头部绷带上；④因咽部肿胀压迫呼吸道者，可经口腔或鼻腔插入通气管，使呼吸道通畅，解除窒息。如情况紧急，又无适当的通气管时，应立即用 15 号以上的粗针头由环甲膜刺入气管，如仍嫌通气不足，可再插入 1～2 根粗针头，随后进行气管切开。如呼吸已停止，即刻行环甲膜切开术（cricothyroid laryngotomy），以后再改用常规气管切开；⑤对于阀门性窒息，应将下垂的黏膜瓣缝回原位或剪掉，必要时进行气管切开。

（2）吸入性窒息：对于吸入性窒息的患者，应立即进行气管切开。通过气管插管迅速吸出血液、分泌物及其他异物，恢复呼吸道通畅。对于这类患者，要特别注意预防肺部并发症发生。

（二）出血

颌面部血液供应丰富，伤后出血较多，较大血管损伤时，出血会十分严重，容易引起失血性休克，危及生命，应积极行抗休克治疗。对于出血的急救，应根据损伤的部位、出血的性质和现场条件而采取相应的处理措施。常用的止血方法包括压迫止血、结扎止血、药物止血等。

1．压迫止血

（1）指压止血：在紧急情况下，可将出血部位主要动脉的近心端，用手指压迫附近的骨骼上，暂时止血，而后采取进一步的止血措施。如在耳屏前压迫颞浅动脉于颧弓根部；在咬肌前缘压迫面动脉于下颌骨下缘；严重出血时可压迫患侧颈总动脉，时间一般不超过 5 min。

（2）加压包扎止血：先将软组织复位，然后在损伤部位覆盖多层纱布，再用绷带加压包扎。包扎时要用适当的压力，避免压力过大，加重骨折块移位。

（3）填塞止血：开放的洞穿性创口，可用纱布填塞，绷带加压包扎。在颈部及口底创口内填塞纱布时，应注意保持呼吸道通畅，防止压迫气管及咽腔，发生窒息。对鼻出血的患者，排除脑脊液漏后，采取凡士林纱条填塞止血，若效果不好，加用鼻后孔止血。

2．结扎止血　是常用而可靠的止血方法。紧急情况下，可用血管钳夹住血管断端，连同止血钳一起包扎转送。条件允许时，可将创口内出血的血管断端结扎。较严重的出血，局部不能彻底止血时，可做颈外动脉结扎（ligation of external carotid artery）。

3．药物止血

（1）局部用止血药：将西药（盐酸肾上腺素等）、中药（云南白药、止血粉等）或止血材料（明胶海绵、止血纱布等），直接置于出血处，外用棉球、纱布等压迫、包扎止血。

（2）全身用止血药：全身用药可分为口服给药、肌内注射和静脉输入 3 种。应根据患者的出血轻重程度，选择给药途径。

（三）防止感染

口腔颌面部外伤的创口常被沙土、自体牙、骨碎片和细菌污染，容易造成感染，感染对伤员的危害可能会更严重。因此，初期救治时防治感染尤为重要。其中主要的防治手段是尽早清创，无清创条件时应将伤口包扎，防止外部细菌持续污染。伤后要尽早使用抗生素预防感染。伤后一般注射破伤风抗毒素，动物咬伤后注射狂犬病疫苗。

（四）合并其他部位损伤急救

现代创伤常表现为多发伤、多器官损伤，除了口腔颌面部损伤以外，常合并颅脑损伤、胸腹腔脏器损伤，甚至出现休克等严重伤情，尤其重度颅脑损伤时，抢救时机尤为重要。接诊医生应首先检查患者生命体征，遇到颅脑、胸部、腹腔等损伤时，应及时请相关科室会诊，首先处理危及生命的伤情。

第二节 口腔颌面部软组织损伤

口腔颌面部软组织损伤可以单独发生，也可以与颌骨骨折同时发生。按照损伤的原因和伤情，一般分为闭合伤（close injuries）和开放伤（open injuries）两大类。闭合伤面部皮肤无裂口，可有皮肤表层的擦伤，软组织挫伤，蜂、蝎等昆虫毒液引起的蜇伤等。开放伤不但面部皮肤有裂口，而且皮下、肌层或骨骼都有与外界相通的裂口。

一、闭合伤

（一）临床表现

1. 表层皮肤破损 可有皮肤擦伤，有点片状创面及少量点状出血，创面可附着泥沙和其他异物。

2. 皮肤瘀斑 皮下及深部组织遭受挤压性损伤，小血管和淋巴管破裂，血液渗入组织间隙，出现瘀斑和青紫。一般3周左右全部消散。

3. 肿胀和疼痛 肿胀和疼痛与受伤的部位有密切的关系，颊部及眶周软组织疏松，伤后肿胀重，疼痛轻。额部皮下组织致密，伤后肿胀轻，疼痛重。

4. 血肿 是由于深部血管破裂所致，有4种结局：①形成瘢痕；②形成外伤性囊肿；③形成假性动脉瘤；④形成脓肿。

（二）治疗

治疗闭合伤，主要是处理创面、止血、镇痛、预防感染、促进血肿吸收和恢复功能，最重要的是对血肿的处理。血肿初期，用冷敷、敷料加压包扎进行止血。止血48 h后用热敷、理疗、外敷中药等，促进血肿消散和吸收。如果血肿较大，在无菌条件下，用粗针头将血液抽出，然后加压包扎。颞下颌关节腔内的血肿，更应该将血液抽出，同时在两侧后牙的咬合面上各放一个橡皮垫，再用四头带将颏部向上方吊起，使关节腔积液减少，减轻颞下颌关节的压力，减缓疼痛。伤后10天，开始按摩关节区、练习张口等治疗，防止关节腔内发生纤维性粘连，导致关节强直。血肿若压迫上呼吸道或者继发感染，应手术切开，清除血肿或感染物，同时用抗生素控制感染。血友病患者的出血，应给予输血和血友病的病因治疗。

二、开放伤

（一）临床表现

根据致伤原因和伤情的不同，大致可分为刺伤、切割伤、撕裂伤、撕脱伤、咬伤、火器伤、烧伤等。

1. 刺伤（stab wound）、切割伤（cutting injury） 用锋利器物或破碎的玻璃器皿等刺伤或割伤。用刀或破碎的玻璃割伤者创缘整齐、污染轻、创口内可留有玻璃碎片。被刺刀、匕首、利剑等物刺伤者，伤道深而窄，多为非贯通伤。刺入物为筷子等木制物时，易折断残留于伤道内，可将细菌带入伤口深处。若伤及面神经易出现面瘫；伤及血管可致大出血；伤及腮腺易出现涎瘘。

2. 撕裂伤（lacerated wound） 由较大机械力导致的钝器伤，伤口的创缘不整齐、裂口较大，创缘周围皮肤常有擦伤并可有发绀的坏死组织，还可伴发开放性骨折。

3. 撕脱伤（avulsion wound） 较大的机械力作用于颌面部组织，当力量大于组织的承受能力时，将组织撕脱。如头发卷入机械中，造成大片头皮和面部器官的撕脱。头皮可自帽状腱膜撕脱，面部皮肤的裂伤可伴有开放性骨折。动物的咬伤也常造成组织的撕裂伤和撕脱伤。这种损伤创面大，创缘多不整齐，伤情重，出血多，疼痛剧烈，易发生出血性休克。

4. 咬伤（bite） 常见被狗、鼠、猪等动物咬伤，被人和野生动物咬伤也不罕见。大动物咬伤可造成面颊部或唇部组织撕裂、撕脱或缺损，常有骨面暴露，外形和功能毁损严重，污染严重。

5. 火器伤（firearm wound） 其创口为外翻、缺失或盲管状。特别是爆炸伤，可伴有严重的骨缺损及大量牙齿损伤；软组织污染严重，伤道内集聚着不同程度的坏死组织、血凝块、金属片、碎骨片、碎牙片等异物；牙和碎骨片可作为"二次弹片"加重损伤；容易损伤颈部知名血管，造成严重出血，危及生命。

6. 烧伤（burn wound） 烧伤后的临床表现与口腔颌面部解剖和生理特点有关，如组织反应迅速、水肿严重、渗出多；容貌毁损，精神创伤重；呼吸道黏膜水肿，易出现呼吸困难及窒息；受口腔、鼻腔和进食的影响，感染机会多；常伴发颈部烧伤，引起颏颈粘连等。

（二）治疗

1. 冲洗清理创口 先用无菌纱布盖住创口，擦掉泥沙和油垢，用肥皂水和清水冲洗创口周围。在局部麻醉下，用1%过氧化氢溶液和生理盐水冲洗创口。冲洗创口后重新消毒、铺巾，进一步用刮匙或刀尖刮除组织表面异物，用血管钳或镊子夹出残留的沙石、组织碎片等异物。表浅的金属异物用磁铁吸出；较深者在X线监视下取出；位于大血管旁者，可暂不取出。一般创缘略加修整即可；明显失去活力或确已坏死的组织应去除；唇、舌、鼻、耳及眼睑处断裂伤，即使大部分或完全游离，没有感染或坏死，时间不超过6h者，都应尽量给予保留。

2. 缝合创口 口腔颌面部血运丰富，组织再生能力强，在伤后24～48h以内，均可在清创后严密缝合。甚至超过48h，只要创口没有明显化脓性感染或组织坏死，在充分清创后仍可以做严密缝合。口腔颌面部解剖生理学特点的不同，各部位的缝合方法也不同。

（1）舌损伤（lingual injury）：舌背或舌缘有缺损者，采取纵缝，避免横缝，以免舌长度缩短影响功能。舌腹与口底黏膜都有创面时，应先缝合舌的创面，后缝合口底创面，以免粘连限制舌的运动。舌组织较脆，活动度大，伤后肿胀明显，要用大针粗线（4号以上缝线）、褥式加间断、针距创缘5 mm以上的深层缝合，以免伤口裂开。

（2）腭损伤（palatal injury）：无组织缺损者可以拉拢缝合。与鼻腔或上颌窦相通者，用减张切口或邻位黏骨膜瓣修复。软腭贯通伤，按鼻腔黏膜、肌层和口腔黏膜的顺序分层缝合。

（3）颊部贯通伤（penetrating injury of cheek）：组织无缺损者，由里向外分层缝合。组织缺失少者，用各种组织瓣修复。组织缺损大者，遗留洞穿缺损不做处理，将创缘周边的皮肤与口内黏膜拉拢缝合，暂时止血，消灭创面，遗留洞穿缺损，后期修复。如果伤情与条件允许，也可用带蒂皮瓣或显微外科的游离皮瓣即刻修复。组织水肿、感染、移位明显时，可用纽扣褥式减张定向拉拢缝合，使组织尽可能恢复和接近正常位置，待感染控制和消肿后再做进一步缝合。

（4）唇损伤（lip injury）：无组织缺损者，从里向外分层缝合，要特别注意肌层和唇红缘的对位缝合。组织缺损多者应立即用周围邻近组织瓣修复。

（5）鼻损伤（nose injury）：无组织缺损者可分层拉拢缝合。缺损小者用邻近组织瓣或皮片修复。缺损大者也要设法关闭创面，切忌软骨暴露，遗留畸形后期修复。缝合后鼻腔内行中空式鼻卷填塞，保持鼻道通畅。

(6) 眉、睑部损伤（eyebrow and eyelid injury）：眉部伤口的缝合必须准确对位，避免出现眉毛错位畸形。睑缘的垂直裂口要设计"Z"字形瓣交叉换位缝合，避免睑外翻。

(7) 腮腺及导管损伤：腮腺腺体损伤（parotid gland injury）时，先缝合暴露的腺体，其次缝合腮腺筋膜，然后分层缝合创口，术区加压包扎7天左右。腮腺导管损伤（parotid duct injury）时，能吻合者做端端对位吻合，不能吻合者做导管再造。吻合、再造都不能进行时，结扎断端，加压包扎腮腺，服用抑制腺体分泌的药物，让腺体萎缩，达到治疗目的。

(8) 面神经损伤（facial nerve injury）：若面神经断裂、无缺损，应适当减张后进行吻合。若神经缺损或吻合有张力，可切取耳大神经进行移植修复。

3. 预防感染与对症治疗　每位患者都应该注射破伤风抗毒素；根据情况选用抗生素、止血药、肾上腺皮质激素、止痛药、抑制唾液分泌药等。注意口腔卫生，保持口腔清洁及必要的支持疗法。

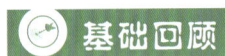

气管切开术相关的区域解剖

气管位于气管三角区正中，由马蹄形软骨环组成。颈部气管的浅面由皮肤、颈阔肌和颈筋膜覆盖。颈深筋膜浅面有颈前静脉的横支，损伤此横支可引起出血。胸骨舌骨肌和胸骨甲状肌遮盖气管两侧，由颈深筋膜中层包绕，在颈部中线连接成白线，此区血管少，因此气管切开术应沿白线切开，以便分开肌群而显露气管前壁。在气管的第2～3软骨环处，有甲状腺峡部横越，此峡内有左、右甲状腺上、下动脉终末支相吻合，切断后易引起出血。气管的两侧有颈总动脉和颈内静脉等血管，因此在切开气管时，切口应保持正中位置以免损伤重要血管。气管切开术时，应尽量将伤员的肩垫高并使头后仰。

口腔颌面部组织缺损与功能重建的启示

口腔颌面部损伤导致的组织缺损给患者容貌和心理产生严重影响，面对这一临床问题，中国口腔团队成功地将口腔基础研究与临床应用有机融合，开展口腔颌面部缺损组织瓣修复与功能重建的临床应用研究。组织缺损与功能重建涉及解剖学、口腔颌面外科、头颈外科、整形外科等，面对复杂的缺损类型，需要扎实的基础理论和精湛的手术技能，最终将基础研究的理论成果应用于临床实践，挽救了一个又一个患者的生命，提升了患者的生存质量。同时，又将临床实践的结果和问题反馈并指导基础研究，推动基础医学研究和临床医学学科的健康发展。大学本科学习阶段，同学们应该将这一理念融入自主学习之中，早期建立基础理论知识与临床问题相结合的思想，培养基础知识联系临床实践、发现临床问题及提高思维创新的能力，为今后能够真正做好基础研究与临床应用相结合打好基础，助力健康中国建设。

第三节 颌骨骨折

颌骨骨折（fractures of the jaws）大部分是由于机械力引起的外伤性骨折，病理性骨折及其他原因引起的骨折发生率很低。颌骨骨折的发生率占口腔颌面部损伤的 35%～40%。颌骨骨折有一般骨折的共性，如出血、疼痛、肿胀、骨折移位、功能障碍。但由于上、下颌骨形成咬合关系，骨折时处理不当，会影响咀嚼功能。上颌骨骨折按骨折线位置高低分类，下颌骨骨折按骨折线的部位分类。

一、临床表现

（一）上颌骨骨折（fractures of the maxilla）

1. 骨折线复杂多样　上颌骨骨折分为横断骨折和矢状骨折两大类。横断骨折的发生率高，骨折线复杂，病情严重。矢状骨折发生率低，骨折线单一（即腭正中缝裂开），病情较轻。法国学者 Le Fort 按骨折线的高低位置，将横断骨折分为 3 型（图 10-1）。

Le Fort Ⅰ型骨折，又称为上颌骨低位骨折或水平骨折。骨折线经鼻底，自梨状孔外下缘向两侧水平延伸，越过颧牙槽嵴、上颌结节及翼突，使牙槽突与上颌骨分离。

Le Fort Ⅱ型骨折，又称为上颌骨中位骨折或锥形骨折。骨折线自鼻额缝向两侧横越鼻梁，经过泪骨、眶底、颧颌缝、眶下孔、上颌窦侧壁及翼突，进入翼上颌缝。有时可波及筛窦达颅前窝，出现脑脊液鼻漏。此型骨折最常见。

Le Fort Ⅲ型骨折，又称为上颌骨高位骨折或颅面分离骨折。骨折线自鼻额缝向两侧横越鼻梁、眶底、颧额缝、颧颞缝及翼突，使面中 1/3 部与颅底完全分离。此型多伴有颅底骨折或颅脑损伤，出现耳、鼻出血，脑脊液漏和面中部凹陷变长。但是，临床上遇到的上颌骨骨折线并非左右如此对称，可能一侧为 Le Fort Ⅰ型骨折，另一侧为 Le Fort Ⅱ型骨折、Le Fort Ⅲ型骨折或伴有腭中缝的矢状骨折。

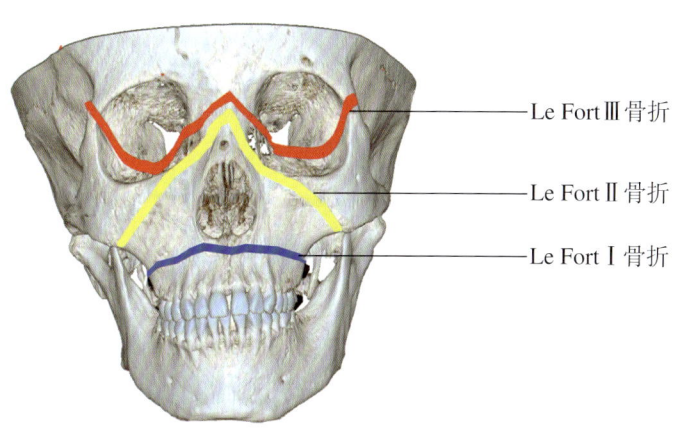

图 10-1　上颌骨骨折 Le Fort 分类方法

2. 骨折段移位　上颌骨无强大的肌肉附着，骨折段多随外力的方向、骨块的重力和翼内、外肌的牵拉移位。如上颌骨正面受暴力发生的粉碎性骨折，骨折块随受力的方向移位到上颌窦（图 10-2）。Le Fort Ⅰ型骨折，牙槽突因重力关系下坠，靠软组织悬挂。Le Fort Ⅱ、Ⅲ型骨折，受翼内、外肌的牵拉向后下方移位，使面中部凹陷，面型变长；软腭也随之移位接近舌根，堵塞咽腔出现呼吸困难；眼球随眶骨下移，出现复视。

3．咬合关系紊乱 上颌骨骨折段的移位必然会造成咬合关系紊乱，由于翼内肌向下牵拉，出现后牙早接触，前牙开𬌗。

4．眶周及眶内变化 眶周水肿，皮下淤血、青紫，形成特有的"眼镜征"；睑结膜和球结膜下出血；若眼球向下移位，可出现复视。

5．颅脑损伤 Le Fort Ⅱ型和Ⅲ型骨折都可以合并颅脑损伤和颅底骨折，出现脑震荡、脑挫伤、颅内血肿及脑脊液漏的相应表现。

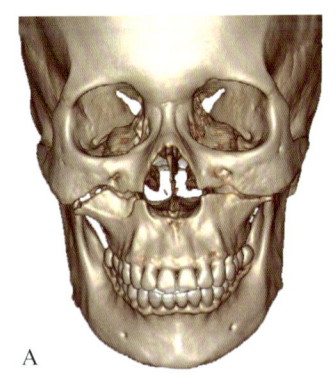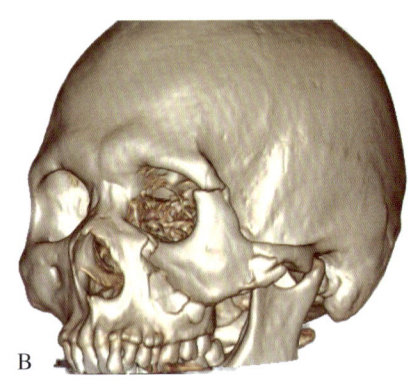

图 10-2 上颌骨骨折
A．双侧上颌骨横断骨折；B．左侧上颌骨骨折（伴）

（二）下颌骨骨折（fractures of the mandible）

1．骨折的好发部位 下颌骨正中联合部、颏孔区、下颌角和髁突颈部在解剖结构上和力学上属于薄弱区，骨折时，这些区域成为好发部位（图 10-3）。

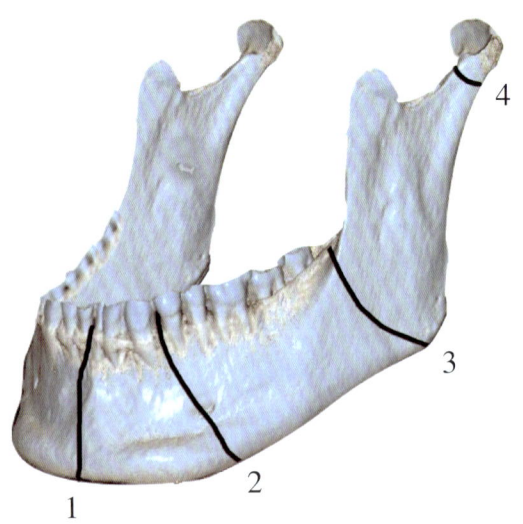

图 10-3 下颌骨骨折的好发部位
1．正中联合部；2．颏孔区；3．下颌角；4．髁突颈部

2．骨折段移位 下颌骨是颌面部唯一能活动的骨骼，它的运动主要靠肌肉的牵拉。正常情况下，肌肉的牵拉方向是髁突区向内、前方向牵拉；喙突区向上、后方向牵拉；下颌角、升支区向上、前、内方向牵拉；颏、体区向后、下、内方向牵拉。外伤骨折时，由于骨折的部

位、外力的大小及方向、骨折线的方向及倾斜度、骨折段有无牙齿及附着肌肉的牵拉方向等因素的不同，骨折段的移位表现各异。

（1）正中联合部骨折（fractures of the symphysis）：单发的正中联合部骨折由于骨折线两侧的肌力相等，无明显移位。颏部双侧骨折时，正中骨折段因降颌肌群的牵拉向下、后方移位。颏部粉碎性骨折或骨质缺损，正中向下、后方移位，两侧向中线移位，使下颌牙弓变窄（图10-4A）。骨折块向下、后方移位者，使舌后坠，可引起呼吸困难，甚至有窒息的危险。

（2）颏孔区骨折（fractures of mental foramen）：前骨折段受降颌肌群的牵拉，向下、外移位。后骨折段受升颌肌群的牵拉，向上、前、内移位（图10-4B）。颏孔区双侧骨折，两侧后骨折段受升颌肌群的牵拉，向上、前方移位。前骨折段受降颌肌群的牵拉，向下、后移位，导致颏后缩和舌后坠，发生呼吸困难。

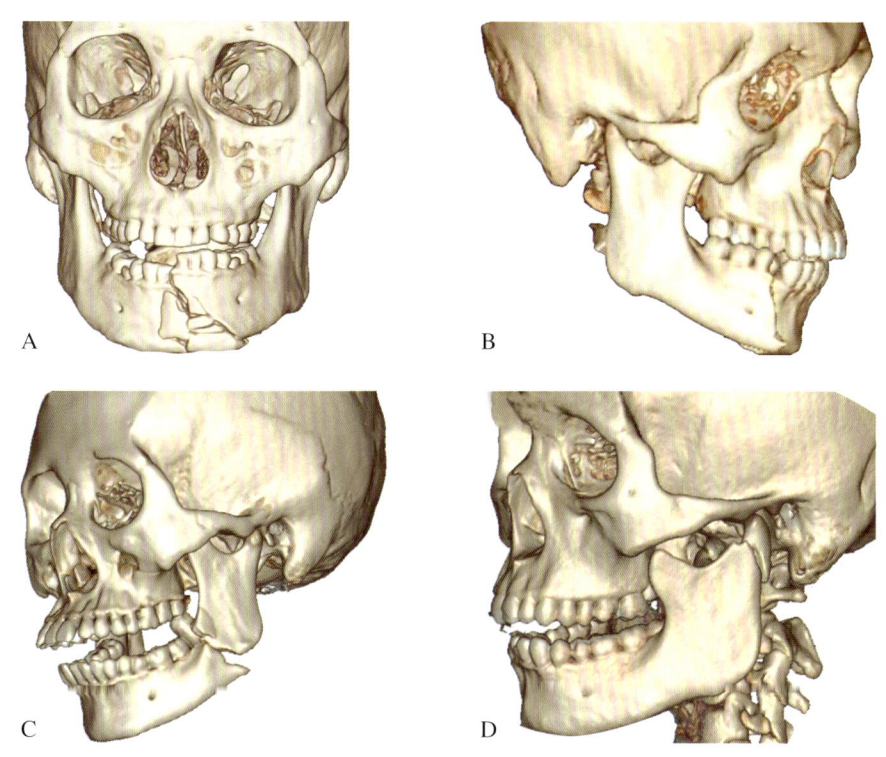

图10-4 下颌骨骨折
A. 正中联合部骨折；B. 颏孔区骨折；C. 下颌角骨折；D. 髁突骨折

（3）下颌角骨折（fractures of mandibular angle）：骨折线正位于下颌角，前、后骨折段都有咬肌和翼内肌的附着，肌力相等，不发生移位。下颌角前方自后上斜向前下的骨折，因为骨折块阻挡骨折段的移位，故不发生移位；下颌角前方自前上斜向后下的骨折或垂直骨折，前、后骨折段受升、降颌肌群的反向牵拉，可发生移位（图10-4C）。

（4）髁突骨折（fractures of condyle）：不受翼外肌的牵拉，不发生移位。在翼外肌附着的下方骨折，髁突受翼外肌的牵拉向前内移位，升支受升颌肌群的牵拉向上方移位，出现后牙早接触，前牙开𬌗。髁突骨折发生于一侧者，不能做侧颌运动（图10-4D）。发生于两侧者，不能做前伸运动。关节囊若破裂，髁突可被击入颅中窝。

3．咬合紊乱和骨折处异常动度 牙齿位于颌骨上，骨折段移位后，牙齿随之移位，出现咬合紊乱。颌骨断裂后，必然出现骨折处的异常动度。所以，咬合紊乱和骨折处异常动度是下颌骨骨折的主要体征。

4．撕裂伤和血肿 骨折处常可见牙龈撕裂、出血及水肿，若撕断下牙槽动、静脉，血液流入疏松的口底组织，形成血肿。严重者可使舌根抬高、后移，造成舌后坠，出现呼吸道梗阻。

5．下唇麻木　骨折后损伤下牙槽神经，可引起下唇麻木。

6．功能障碍　随着下颌骨骨折的发生，出现一系列功能障碍，如咀嚼功能、吞咽功能、张口功能、语言功能、感觉功能、呼吸功能障碍。

二、治疗原则

1．颌骨骨折的处理时机　颌骨骨折应尽早复位和固定，恢复正常咬合和面型的对称。但是，如果合并颅脑等重要脏器损伤、生命体征不平稳，应等待全身情况稳定和好转后，再进行颌骨骨折的治疗。在救治其他部位损伤时，不能忽视与颌骨骨折治疗的衔接。即使由于各种原因延误了早期治疗，也应抓紧时间做延期处理，防止骨折错位愈合。

2．成人颌骨骨折的治疗原则　目前，国内、外普遍认同的治疗原则是：①解剖复位；②功能稳定性固定；③无创外科；④早期功能性运动。骨折的固定方法应根据条件选用，手术复位内固定方法效果可靠，是目前临床应用最广泛的技术。对于髁状突骨折，大多数可采用闭合性复位固定方法保守治疗，颌间牵引和固定2～3周；当髁突移位明显，下颌升支高度降低引起开𬌗或成角大于45°，应采用手术开放复位内固定。

3．儿童颌骨骨折的治疗原则　由于儿童正处于生长发育及乳、恒牙交替期，颌骨内有众多恒牙胚，乳牙牙冠具有短小、不稳固等特点，所以治疗原则与成人有区别：①尽早骨折复位，缩短固定时间；②咬合关系不必苛求严格，随着恒牙的逐渐萌出，咬合关系可自行调整；③尽可能保守治疗，重视髁突骨折，以免影响下颌骨发育。

> **知识拓展**
>
> **颌骨骨折固定方式及材料**
>
> 由于颌骨骨折部位及类型不同，所以固定方式也不同。使用牙弓夹板及金属丝进行骨间单颌固定；使用牙弓夹板、小环颌间结扎及正畸托槽颌间固定；使用加压板固定、皮质骨螺钉、钛板、重建接骨板及高分子可吸收接骨板坚强内固定。目前，颌骨骨折主要使用坚强内固定的方式。随着材料学发展，近年来主要应用金属钛板及可吸收材料固定颌骨骨折。纯钛材料具有优良的生物相容性和耐腐蚀性，目前在临床上被广泛采用，尤其适合在复杂骨折中大量使用，术后可长期留在体内，但价格较昂贵。钛铝合金材料价格便宜，其力学性能优于纯钛制品。可吸收高分子材料具有接近微型钛接骨板的强度，期望在骨折愈合后固定物吸收而没有异物存留，特别适用于儿童骨折，不影响骨折愈合后颌骨的发育，但强度略差，在强应力区需辅助颌间固定，适用于颌面简单骨折的固定。

> **知识拓展**
>
> ### 3D 打印技术在颌骨骨折中的应用
>
> 随着计算机技术在医学领域的应用，数字医学应运而生，使骨折手术精确化、个性化的术前设计成为可能。3D 打印技术是一种通过逐层打印的方式来构造物体的技术，通过 3D 打印技术可以打印 1∶1 比例的复杂骨折的三维实体模型，更加直观地了解骨折的程度、类型及骨折块的移位情况，可以很好地协助医生进行术前诊断，医生术前可以利用模型来模拟手术操作和练习，提前对术中固定物进行干预塑形，术前虚拟手术方案设计，可以提高颌骨内固定的准确性。数字化设计通过 3D 打印后，提供了一种虚拟手术向现实手术转换的途径。
>
> 对于颌面部多发粉碎性骨折的患者，3D 打印更具有优势，可以在术前进行颌面部骨折重建，利用模型进行钛网制备，更好地恢复患者的面型，也直观地反应术后效果，为颌面骨的重建获得满意的效果。

第四节　鼻眶筛骨折

鼻眶筛骨折（naso-orbital-ethmoid fractures，NOE fractures）简称 NOE 骨折，常与上颌骨 Le Fort Ⅱ型、Ⅲ型骨折同时发生，涉及众多结构，包括眶内壁、筛骨、上颌骨额突、额骨鼻突等，是颌面部最难处理的骨折之一。应早期手术复位，防止错位愈合影响美观。Hopkins 将 NOE 骨折分为 3 类：Ⅰ类骨折是指中央骨段完整或位移很小，内眦韧带未发生剥离；Ⅱ类骨折是指中央骨段粉碎且有移位，内眦韧带随骨片发生移位，但未发生剥离；Ⅲ类骨折是指中央骨段粉碎骨折，内眦韧带附着剥离。

临床表现

1. **严重的面部畸形和功能障碍**　NOE 骨折可导致以鼻根部为中心的面中部畸形，鼻背塌陷偏斜、眦距增宽、睑裂缩短等（图 10-5）。鼻泪管损伤导致溢泪。
2. **鼻出血**　常由鼻黏膜损伤所致，若有筛前动脉或筛后动脉破裂，则出血较多，一般鼻腔填塞法难以止血。
3. **眼部症状**　眶周淤血，可呈现典型的"眼镜征"，可伴有不同程度的眼部损伤，如眼球运动受限、眼球内陷、视神经损伤及视网膜水肿，眶骨膜撕裂后可有复视和半侧头痛。

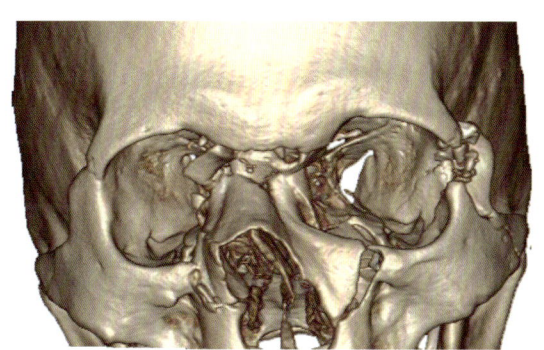

图 10-5　鼻眶筛骨折

第五节 颧骨颧弓骨折

颧骨是上颌骨和颅骨之间的主要连接支架，颧弓构成面中部的外侧面，在面部的外形中起着重要的作用，易受外力打击而发生颧骨骨折（zygomatic fractures）、颧弓骨折（zygomatic arch fractures）或颧骨复合体骨折（zygomatic complex fractures）。

一、临床表现

1．颧面部塌陷畸形 来自前方垂直力量的打击，骨折线发生在眶下缘、颧额缝及颧弓处，颧骨体向下、内、后方向移位，并可突入上颌窦，使突起的颧骨外形消失，出现塌陷畸形的外观（图 10-6A）。需要注意的是，塌陷畸形在外伤的早期明显，随着局部肿胀的加重，塌陷畸形变得不明显，容易漏诊。

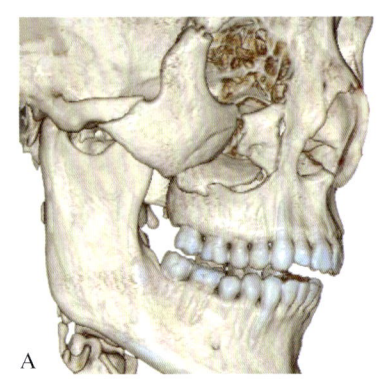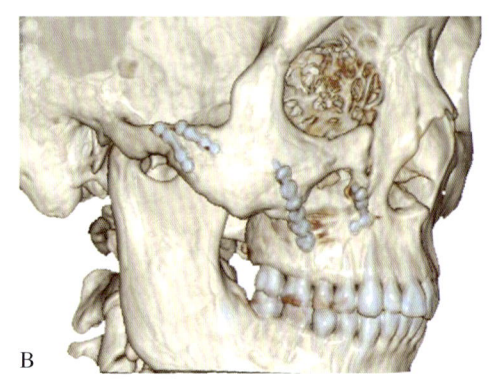

图 10-6　颧骨颧弓骨折
A．左侧颧骨颧弓骨折术前；B．左侧颧骨颧弓骨折术后

2．张口受限 ①来自侧方垂直力量的打击，颧弓可发生典型的"M"或"V"字形骨折，内陷成角的骨折片阻挡喙突的运动，导致张口受限；②咬肌和颞肌筋膜皆附着于颧弓，颧弓骨折的疼痛可反射性引起咬肌和颞肌的痉挛，造成张口受限。

3．复视 ①眶下壁和眶外壁骨折时，眶外壁上的眼球悬韧带随骨折片下降，导致眼球下移，两瞳孔不在同一水平线上，出现复视；②眶底粉碎性骨折，眶内容物进入上颌窦时，导致眼球下移或眼下直肌被夹于骨折处出现复视；③颧骨骨折后，眼部肌肉出血、水肿，导致眼球运动障碍而出现复视。

4．神经症状 ①颧颌缝处骨折，眶下神经可被骨折片压迫或牵拉，使同侧眶下、鼻旁及上唇皮肤出现麻木感；②开放型颧骨骨折也可损伤面神经颧支，出现同侧眼睑闭合功能障碍；③眼眶外壁、下壁或底壁骨折移位致眶腔扩大，眼球内陷压迫视神经，出现视力下降甚至失明。

5．瘀斑和肿胀 当眼眶壁发生闭合性骨折时，同侧的眶周、皮下、结膜下、口内上磨牙颊侧的前庭沟及尖牙窝有瘀斑，伴有不同程度肿胀。

二、治疗原则

颧骨颧弓骨折的治疗原则是恢复功能和外形，对移位不明显，畸形不显著，无张口受限，无复视及上唇麻木等神经受压症状者，可采取保守治疗。

凡有张口困难、功能障碍的患者，无论年龄大小都需要手术治疗。对没有功能障碍，但颧部塌陷严重者也应手术治疗。

1. 颧骨骨折　颧骨宽而厚，由于骨折常向后、内、下移位，复位后容易再移位，因此可以多采用切开、直视复位、内固定的治疗方法（图 10-6B）。如在眉弓、眶下等骨折线附近做小切口复位内固定。近年来，对复杂颧骨骨折选用头皮冠状切口入路，行骨折复位、坚固内固定。该手术切口隐蔽，术后面部无瘢痕，兼顾了美观效果。

2. 颧弓骨折　颧弓细而窄，骨折线为单纯的双线和三线型。多采用切开、盲探复位（从深部向上撬）、不做或很少做内固定治疗。如口内前庭沟切开复位、下颌支前缘切开复位、颞部切开复位或巾钳复位，都属于非稳定性固定。术后要防止骨折区受压、再次塌陷。

第六节　唇 腭 裂

唇裂（cleft lip）及腭裂（cleft palate）是口腔颌面部最为常见的先天性畸形，其形成主要是在胎儿发育过程中特别是胚胎发育的 6～12 周，受到某些因素影响导致胚胎上颌突、内侧鼻突、腭突等胚突的发育和融合受到干扰，从而引起不同部位和不同程度的发育畸形。

案例 10-2

患者，男，6个月，出生后即发现两侧上唇、牙槽突及腭部有裂隙，鼻翼塌陷，影响美观，要求手术治疗。检查：两侧上唇唇红至鼻底完全裂开，前牙槽骨外突（图 10-7A），腭部悬雍垂至牙槽突完全裂开。全身发育正常，营养中等，体重 7.1 Kg，无全身系统性疾病。患者就诊入院后，在全麻下行双侧完全性唇裂整复术（图 10-7B）。

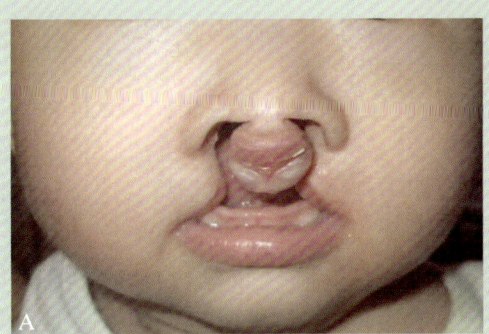
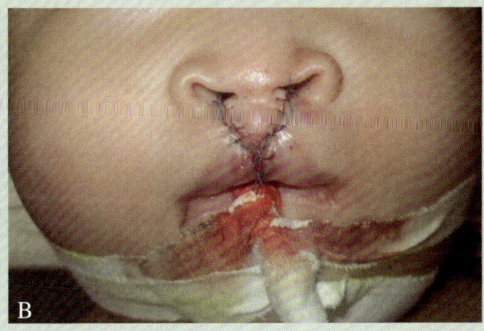

图 10-7　唇裂
A. 唇裂术前；B. 唇裂术后

问题：
1. 该患者的诊断是什么？
2. 该患者本次就诊的治疗方案是什么？
3. 该患者完整的序列治疗方案有哪些？

一、临床表现

1. 临床分度

（1）唇裂按畸形程度可分为 3 度　Ⅰ度唇裂：唇红裂（图 10-8A）；Ⅱ度唇裂：上唇部分裂开，但是鼻底尚完整（图 10-8B）；Ⅲ度唇裂：整个上唇及鼻底全部裂开（图 10-8C，10-8D），按部位有单侧和双侧之分。

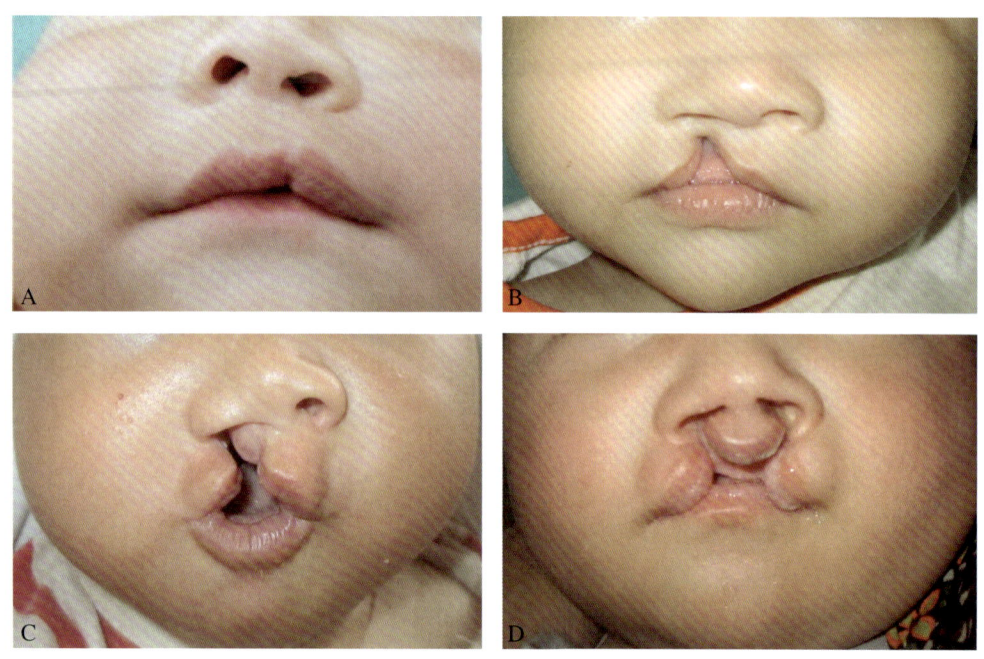

图 10-8　唇裂
A．Ⅰ度唇裂；B．Ⅱ度唇裂；C．单侧Ⅲ度唇裂；D．双侧Ⅲ度唇裂

（2）腭裂按畸形程度可分为 3 度　Ⅰ度腭裂：限于腭垂裂；Ⅱ度腭裂：部分腭裂，裂开未到切牙孔，可分为浅Ⅱ度腭裂（图 10-9A），仅限于软腭；深Ⅱ度腭裂，包括一部分硬腭裂开（图 10-9B）；Ⅲ度腭裂：自腭垂至牙槽突完全裂开（图 10-9C），双侧完全腭裂常与双侧唇裂同时发生，裂隙在前颌骨部分，各向两侧斜裂，直达牙槽突。

2. 吸吮功能障碍　腭裂患者腭部裂开，口鼻腔相通，吸吮功能障碍，从而影响患儿的正常母乳喂养，迫使一些家长改为人工喂养。这不但增加了患儿的喂养难度，也影响其健康生长，饮食上更需要精心呵护。

3. 腭裂语音　是腭裂患者特有的表现。发元音时气流进入鼻腔，产生鼻腔共鸣，在发出的元音中带有过度鼻音；发辅音时，口腔内难以维持所需的气压，影响了辅音的清晰度。因异常语音，影响患者与他人的交流，往往会伴有不同程度的性格改变，严重者可出现身心障碍。

4. 牙列错乱　完全性腭裂患儿常伴有完全性或不完全性唇裂。牙槽突裂隙的宽窄不一，部分患者牙槽突裂隙两侧端口不在同一平面上。唇裂修复后，部分患侧牙槽突向内塌陷，牙弓异常，引起牙齿错位萌出，导致牙列紊乱和错位，在临床上常发现牙槽突裂隙侧的侧切牙可缺失或出现牙体的畸形。

5. 颌骨发育障碍　唇腭裂本身伴有先天性上颌骨发育不足，在双侧唇腭裂患儿更明显，随患儿生长发育，局部畸形常有不同程度的加重。腭裂手术对上颌骨发育也有影响，一些腭裂患者出现上颌骨发育不足，随年龄增长而越来越明显，导致反𬌗或开𬌗，及面中部凹陷畸形。

6. 听力功能的影响　腭裂造成的肌性损害，特别是腭部肌肉附着异常，其活动度降低，

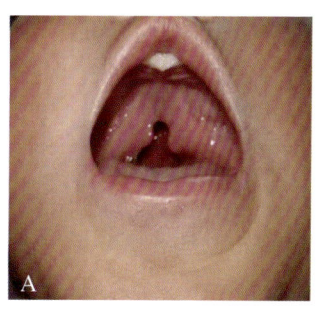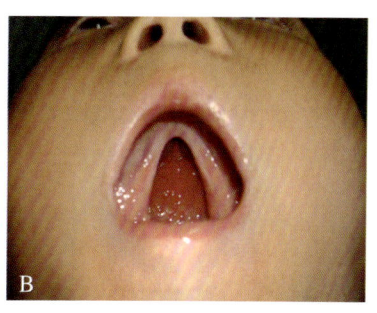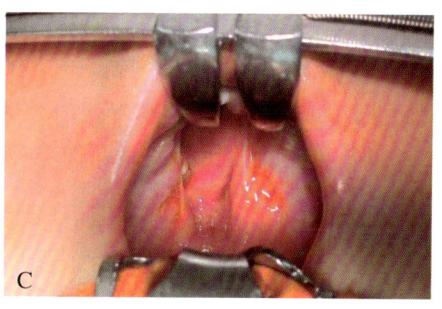

图 10-9 腭裂
A. 浅Ⅱ度腭裂；B. 深Ⅱ度腭裂；C. Ⅲ度腭裂

使咽鼓管开放能力改变，影响中耳气流平衡，易患分泌性中耳炎。同时由于不能有效地形成腭咽闭合，吞咽进食时常有食物反流，易引起咽鼓管及中耳的感染。因此，腭裂患儿中耳炎的发生率较高，常有不同程度的听力障碍。

7. 口鼻腔自洁作用的变化 唇腭裂患儿口、鼻腔直接相通，鼻腔内的分泌物可流入口腔，引起口腔卫生不良；同时在进食时，食物容易反流到鼻腔和鼻咽腔，既不卫生，也容易引起局部感染，严重者可能造成误吸。

基础回顾

唇裂和腭裂的形成

胎儿在胚胎发育的 6～12 周，若受到某种因素的影响而使各胚突的正常发育及融合受到干扰，就可能发生各种不同的畸形。如一侧上颌突未能与内侧鼻突融合，则在上唇一侧产生单侧唇裂；如发生在两侧，则形成双侧唇裂；上颌突与内侧鼻突有一部分或全部未融合，则发生不同程度的唇裂，以及不同程度的牙槽突裂隙。

腭裂的形成与唇裂相似，同样由胚突融合不全或完全不融合所致。如原发腭突未能在一侧或两侧与继发腭突融合，则形成单侧或双侧腭裂；如在前颌部分未能融合，则形成牙槽突裂隙。由于腭突的融合过程由前向后逐渐发生，软腭裂与不完全腭裂都是在硬腭已经完全或部分融合后才发生。

二、治疗原则

唇腭裂的治疗是一个复杂的问题。早期主要限于外科手术治疗，一些规范的手术方法已经形成，并不断改进。随着科学技术的发展，专家们逐渐认识到唇腭裂患者的治疗不是一个简单的手术治疗，它涉及口腔颌面外科、整形外科、口腔正畸科、儿童口腔科、口腔修复科、耳鼻咽喉科、儿科学、语言学、遗传学、心理学等多学科领域。因此，治疗应该是多学科序列治疗。

（一）多学科序列治疗

唇腭裂多学科序列治疗（team approach for managing cleft lip and palate）是在患者从出生到长大成人的每一个生长发育阶段，由多学科医师参与，在适当年龄，按照约定程序对唇腭裂患者进行系统治疗的过程。

序列治疗组是唇腭裂序列治疗的主要实施者，主要工作是针对每位唇腭裂患者的病情，组织序列治疗组成员集体会诊讨论，制订出适合该患者的治疗计划，以及具体的实施时间表，各序列治疗组成员按时担负本专业内容的治疗工作，相互配合协作，直到整个序列治疗程序完成。

1. 第一阶段治疗 是在 2 岁以前完成，即婴幼儿期治疗。其治疗内容包括上颌基骨弓矫形治疗、唇腭裂整复术，以及语音训练等。

2. 第二阶段治疗 随着儿童颌面部生长发育，多数患儿会出现不同程度的错𬌗畸形。唇腭裂术后恒牙错𬌗畸形患病率高达 97%。因此，第二阶段的矫正治疗是非常必要的。在替牙𬌗阶段做扩大上颌牙弓，前方牵引促进上颌骨发育，减少或解除反𬌗。该阶段患者有的需要行牙槽突裂植骨手术，一些患者需要腭裂的赝复治疗、儿童暂时性义齿修复等，在恒牙列阶段做系统的正畸治疗。同时配合做好青少年心理健康辅导工作。

3. 第三阶段治疗 还有一些病例需要成人正畸正颌联合治疗、成年后永久性义齿修复，同时配合做好成年人心理健康辅导工作。

（二）口腔颌面外科整复手术治疗

外科手术是唇腭裂畸形治疗最重要的手段。通过对唇腭裂解剖特点的充分认识和对畸形特点的分析，遵循多学科序列治疗的原则，期望取得满意疗效。

唇裂整复术的年龄以 3～6 个月为宜，体重达到 5～6.5 kg 以上。经过多年的实践与研究，唇裂整复术已经达到比较满意的修复效果，最常用的有旋转推进法、下三角瓣法等。相对唇裂整复术而言，腭裂整复术创伤较大，时间更长，出血量更多。关于手术年龄一直存在争议，国外与国内控制标准不一。由于涉及全身情况、麻醉风险及术后并发症、上颌骨发育等因素，各医疗机构可根据自己的实际情况来选择或决定腭裂手术年龄。8～18 个月可进行早期手术，有的主张在 4 岁左右进行手术，以确保手术安全与质量。常用的腭裂整复方法有腭成形术、咽成形术。

（杨彩铃　王　鹏）

思 考 题

1. 口腔颌面部损伤的特点是什么？
2. 简述口腔颌面部软组织损伤的处理原则。
3. 下颌骨骨折的临床表现有哪些？
4. 简述唇腭裂的临床分度。
5. 患者，女，27 岁，以"摔倒致牙齿咬合关系错乱半小时"为主诉急诊入院。临床检查：颏部、下唇肿胀明显，张口轻度受限，开口型正常，左下 31、32 之间牙龈撕裂，颏部可触及明显台阶感及异常动度。咬合关系紊乱。影像学检查：曲面体层片示 31、32 之间可见骨折线，向左下延伸。请问，该病例还需要做哪些检查明确诊断？如何与患者沟通并确定最佳治疗方案？

第十一章 口腔颌面部肿瘤

第十一章数字资源

口腔颌面部肿瘤为头颈肿瘤的重要组成部分，按照其生物学特性可分为良性肿瘤和恶性肿瘤两大类。口腔颌面部囊肿（cysts）和瘤样病变（tumor-like lesions）具有肿瘤的某些生物学行为和临床表现，故在此章节内介绍。总体而言，口腔颌面部囊肿、瘤样病变和良性肿瘤等良性病变患病率较恶性病变（恶性肿瘤）高。在所有肿瘤类病变中，囊肿约占20%、瘤样病变约占5%、良性肿瘤约占43%、恶性肿瘤约占32%。良性病变主要是牙源性和上皮源性，恶性肿瘤以上皮组织来源为主，其中以鳞状细胞癌多见。其治疗原则是良性病变以手术为主，恶性肿瘤采用以手术为主的综合治疗。临床医师对肿瘤的治疗策略应当秉承科学合理的原则，防止过度治疗与治疗不足。另外，加强预防，及时发现并去除致病因素对防止口腔颌面部肿瘤的发生十分重要。

第一节 概　述

一、概况

肿瘤（tumor）是严重危害人类健康的常见疾病，是人体组织细胞由于内在和外界致病因素长时间的作用，使细胞的遗传物质——脱氧核糖核酸（DNA）产生突变，对细胞的生长和分裂失去控制而发生异常增生和功能失调所造成的一种疾病。

口腔颌面部是人体多种重要器官的集中区，解剖结构复杂，且组织发生来自多层胚叶，因此所发生的肿瘤具有类型繁多、生物学特性各异、易早期侵犯邻近重要器官，诸如眼、颅底、颈部的特点。牙源性肿瘤和唾液腺腺源性肿瘤为口腔颌面部所特有的肿瘤。口腔颌面部肿瘤的命名包括发生部位、组织来源及生物学特性3个方面，如左舌下腺囊肿、右腮腺多形性腺瘤、左下颌骨成釉细胞瘤、左舌鳞状细胞癌、右下颌骨骨肉瘤。根据这种临床命名方法可对该肿瘤树立总体认识。口腔颌面部有些肿瘤虽为良性肿瘤但具有局部浸润性生长和恶变倾向，因此临床上称为交界瘤（border line tumor），如颌骨成釉细胞瘤、唾液腺混合瘤，对于这些肿瘤必须采用正确的手术切除方式。

不同类型的口腔颌面部肿瘤的发病率在不同国家和地区都具有很大区别，我国目前尚缺乏最新确切的口腔颌面部肿瘤发病率的统计数据。世界范围内口腔鳞状细胞癌发病率在全身恶性肿瘤中排在前10位，在我国口腔颌面部肿瘤发病率的排序在全身各部位肿瘤中居第10位以后。口腔颌面部恶性肿瘤占全身恶性肿瘤的8.2%。在全身肿瘤中，良性肿瘤与恶性肿瘤的比例约为1∶1。但在口腔颌面部肿瘤中，良性肿瘤比恶性肿瘤多见。口腔颌面部良性肿瘤以牙源性及上皮性肿瘤多见，好发部位为牙龈、口腔黏膜、颌骨与颜面部；恶性肿瘤以上皮组织来源最多，尤其是鳞状细胞癌最为常见，约占口腔颌面部恶性肿瘤的80%，发病率男性高于女性，男女构成比为2:1，不过近年来女性患病率有增加趋势。口腔鳞状细胞癌好发部位为舌、颊、牙龈、腭等。到目前为止，我国全面统计口腔颌面部恶性肿瘤生存率的报道甚少。20世纪90年代国内有关口腔颌面部鳞癌的研究发现5年生存率约为64%。提高生存率的关键是早期发现、早期诊断、早期治疗。尽管口腔颌面部位于浅表部位，张口直视即可发现，初步诊断应不困难，但遗憾的是，迄今为止临床早期误诊率高。其原因可能是由于缺乏对口腔癌病损的基本认识和重视。因此，有必要培养更多的非口腔专业医务工作者更好地掌握和熟悉口腔颌面部肿瘤方面的知识。

口腔颌面部肿瘤的发病因素与全身肿瘤一样，较为复杂。值得注意的是口腔癌的发病因素与口腔局部刺激因素有关，如残冠、残根与不良修复体对黏膜的长期机械性刺激可能诱发黏膜过角化或癌变。另外，长期咀嚼槟榔或烟草等不良饮食习惯被WHO认定与口腔癌发病有关。

二、临床表现与诊断

早期发现、正确诊断是治疗恶性肿瘤的关键。在临床上，口腔颌面部恶性肿瘤易误诊为牙周炎、创伤性溃疡、上颌窦炎、颌骨骨髓炎、面颈部淋巴结结核等，从而使病情延误，耽误治疗。因此，在诊断肿瘤时，首先要从总体上区别肿瘤和非肿瘤疾病（如炎症、寄生虫感染、畸形或组织增生所引起的肿块），其次，要鉴别肿瘤的生物学性质，即良性还是恶性。口腔颌面部肿瘤的鉴别要点可参照表11-1和图11-1、图11-2。

表11-1　良性肿瘤与恶性肿瘤的鉴别

	良性肿瘤	恶性肿瘤
发病年龄	任何年龄	癌多见于老年，肉瘤多见于青壮年
生长速度	一般慢	一般快
生长方式	膨胀性生长	浸润性生长
与周围组织的关系	有包膜，不侵犯周围组织，界限较清楚，多可移动	侵犯、破坏周围组织，界限不清，活动受限
临床症状	一般无症状，瘤体较大时可有面颈部畸形	常有局部疼痛、麻木、头痛、张口受限、面瘫、出血等功能受损症状
转移	无	常发生转移
对机体的影响	一般对机体无影响，但如生长在口咽部位或发生并发症，也可危及生命	对机体影响严重，常因迅速发展、转移和侵及重要脏器及发生恶病质而死亡
组织学结构	细胞分化良好，细胞形态和结构与正常组织相似	细胞分化差，细胞形态和结构呈异形性，有异常核分裂象

（一）病史采集（inquisition）

重点应询问最初出现症状的时间、诱发因素、确切的部位、生长速度，以及最近是否突然加速生长、疼痛及出现器官功能障碍等表现，这在临床上对区分良性肿瘤与恶性肿瘤，以及确定晚期肿瘤的原发部位大有帮助。不要忽视患者的任何一个主诉，特别是细节，切忌把诊断依

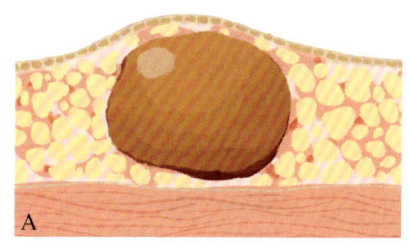 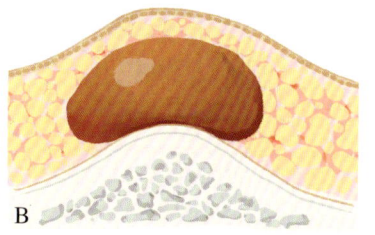 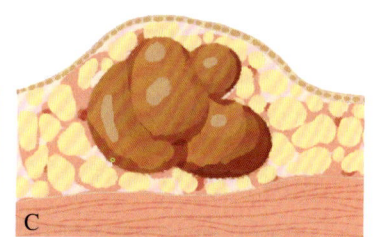

图 11-1 良性肿瘤的一般生长方式
A. 球型；B. 椭圆型；C. 分叶型

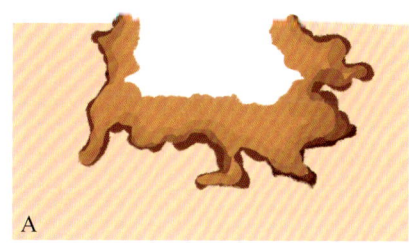 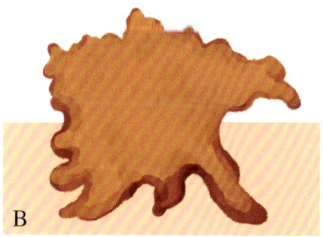 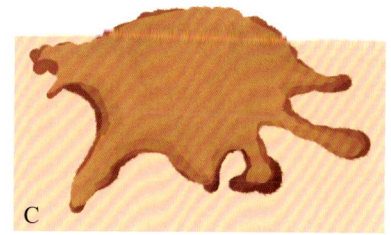

图 11-2 恶性肿瘤的一般生长方式
A. 溃疡型；B. 外生型；C. 浸润型

据全部寄托于其他辅助检查。

（二）临床检查（clinic examination）

望诊和触诊在临床检查中占有重要位置。望诊可以了解肿瘤的形态、生长部位、体积大小，以及有无功能障碍，如面部外形、开口度大小、舌位置、舌形态及动度、眼球活动度；触诊可以了解肿瘤的边界、质地、活动度及与邻近组织的关系。在颊部、口底、舌等深部的肿瘤应进行双手触诊。听诊对血管源性肿瘤或脉管畸形的诊断有一定帮助。如怀疑恶性肿瘤，应对颈部淋巴结做常规触诊检查以判断有无淋巴结转移，同时应对患者全身重要脏器进行检查，以排除肿瘤的远处转移。

（三）影像学检查（imaging examination）

1. X 线检查 主要用以了解骨组织肿瘤的性质，特别是大小、边界、形状等征象，另外可了解软组织肿瘤对骨组织的侵犯程度。例如，中央性颌骨癌患者的颌骨 X 线检查表现为底大口小的中央呈虫蚀状的骨破坏区，牙龈癌则常常表现为底小口大的以牙槽骨为中心向底部破坏征象。

对恶性肿瘤还应常规行胸部 X 线检查以确定肺部有无转移。造影检查如唾液腺造影、颈动脉造影、瘤（窦）腔造影均可协助判断肿瘤的性质和范围，并为治疗提供参考。计算机体层扫描（CT）、磁共振显像（MRI）和数字减影血管造影（DSA）对口腔颌面部深部肿瘤的诊断，以及确定与颌面和颈部重要血管的毗邻关系具有重要作用，特别是 MRI 对深部软组织肿瘤的分辨率十分精确，这也保证了手术范围的精确性。

2. 超声体层检查 通常采用 B 型超声探测仪（B-US）。对口腔颌面部囊性病变和软组织肿瘤能较准确地提示有无肿块存在及其大小、囊性变范围、内容物性状和血流情况等。此外，声像图的周界清晰度和肿瘤内光点分布均匀与否，可作为判断肿块良性或恶性的证据；另外对头颈颌面部淋巴结结构的分辨也具有一定的优势。

3. 放射性核素检查 由于肿瘤细胞与正常细胞在代谢上有区别，核素的分布就不同。若用扫描或计数测定放射性物质的分布情况来进行诊断，则多倾向于应用半衰期短和低能量的核素，如 ^{99m}锝（Tc）、^{131}碘（I）、^{32}磷（P）、^{35}锶（Sr）、^{113}铟（In）、^{67}镓（Ga）。近年来发射型计算机断层扫描（ECT）及正电子发射型断层扫描（PET）对肿瘤有无远处转移，特别是骨病损的显示敏感性高。

（四）穿刺及细胞学检查（aspiration and cytology）

穿刺及细胞学检查适用于肿块扪诊有波动感或深部软而界限欠清的肿块，例如深部脉管畸形穿吸可见全血或淋巴液，对怀疑是动静脉畸形者穿刺，可能造成出血不止的风险，建议慎重；囊肿穿刺可吸出囊液，部分囊肿的囊液涂片检查可发现胆固醇结晶等。

（五）活体组织检查（biopsy）

活体组织检查即"活检"，系从病变部位取一小块组织制成切片，在显微镜下观察细胞的形态和结构，以确定病变性质、肿瘤的类型及分化程度等。这是目前比较准确、可靠的结论性的诊断方法，也是最常用的临床病理诊断手段。但这也不是绝对的，必须结合临床和其他检查方法综合分析，才能更正确地做出诊断。另外，这必须正确掌握活体组织检查方法，因为不恰当的活体组织检查不但会增加患者的痛苦，而且可以促使肿瘤转移，影响疗效。例如，恶性黑色素瘤患者不应做普通活检，可以采用冷冻活检，这样既有助于诊断，又最大限度地减少医源性扩散。

（六）肿瘤标志物（tumor marker）检查

随着生物化学、免疫学，以及分子生物学、细胞工程学及遗传工程学等相应检测技术的发展，恶性肿瘤患者的血液、唾液、尿液或其他体液中可发现一些特殊的化学物质，这类物质通常以抗原、激素、受体、酶、蛋白质及各种癌基因等形式出现。由于这些产物多由肿瘤细胞产生、分泌和释放，故被称为肿瘤标志物。理论上通过对这些有别于非肿瘤患者的体液检查（如蛋白质水平或核酸分子水平），不仅可了解患者全身情况，还可以协助对肿瘤的诊断。在临床发现肿瘤复发前，如果此类肿瘤标志物的含量存在显著性变化，则可为早期发现和诊断提供有价值的信息。此外肿瘤标志物还能用于对疗效及预后的评估。目前口腔颌面部恶性肿瘤标志物的研究尚处于基础研究阶段，使之应用于临床还有相当长的道路要走。

三、治疗

对肿瘤的治疗，首先要树立综合及多学科合作治疗的观点。应根据肿瘤的性质及其临床表现，结合患者的身体情况，具体分析，确定采取相应的治疗原则与方法，制订一个比较合理的治疗计划。

（一）治疗原则

1. 良性肿瘤（benign tumor） 通常以外科治疗为主，如为交界瘤，应切除肿瘤周围部分正常组织，将切除组织做冰冻切片病理检查，如有恶变时，还应扩大切除范围。

2. 恶性肿瘤（malignant tumor） 应根据肿瘤的组织来源、生长部位、分化程度、发展速度、临床分期、患者机体状况等全面研究后再选择适当的治疗方法。其中临床分期对临床治疗的选择及预后估计具有一定的参考价值，最常用的是国际抗癌联盟（UICC）设计的TNM分类法：T代表原发肿瘤大小及浸润深度，N代表区域淋巴结转移情况，M代表远处转移情况。

（二）治疗方法

1. 外科手术（surgical operation） 目前仍是治疗口腔颌面部肿瘤主要和有效的方法，适用于良性肿瘤或用放射线及化疗不能治愈的恶性肿瘤。对可能有淋巴转移的恶性肿瘤特别是口腔鳞癌，还应行颈淋巴清扫术（neck dissection）。口腔颌面部恶性肿瘤手术失败的主要原因为局部复发或远处转移。因此，在手术中应严格遵守"无瘤"操作：保持切除手术在正常组织内进行；避免切破肿瘤，污染手术野；防止挤压瘤体，以免播散；应行整体切除，不宜分块挖除；对肿瘤外露部分应以纱布覆盖、缝包；表面溃疡者，可采用电灼或化学药物处理，避免手术过程中污染种植；缝合前应用大量低渗盐水及化学药物冲洗湿敷；创口缝合时必须更换手套及器械；为了防止肿瘤扩散，还可采用电刀，也可于术中及术后经静脉或区域性动脉注射化学药物。

2. 放射治疗（radiotherapy） 其基本原理是通过放射线照射组织引发一系列的细胞电离，使得病理组织受到破坏，特别是分化差的细胞更容易受到放射线的影响。目前除早期较小的、对放疗较敏感的肿瘤，以及淋巴、造血组织来源的肿瘤等可用放射线治愈外，对多数口腔颌面肿瘤来说放疗均为综合治疗的一部分，可进行术前放疗，也可进行术后放疗。对于部分对放疗敏感性高的肿瘤，术前放疗可缩小肿瘤，抑制肿瘤的快速生长，为手术创造条件，但可能会影响手术层次和创口愈合；术后放疗则多用于手术不能彻底切除和有些易复发的癌瘤，以减少局部复发。有些癌瘤采用腔内照射（internal radiation）疗效较好。放射线可以杀灭肿瘤但同时也可以损伤正常组织及器官。理想的和成功的放射治疗应是：既要达到治愈肿瘤的结果，又要最大限度地减少或消除对正常组织或器官的放射损伤，避免发生严重并发症和因放射损伤而造成的功能障碍，从而保证患者的生活质量。为此，精确放疗的概念近年来越来越受到重视。所谓精确放疗的标准应是：肿瘤区接受的照射剂量最大，正常组织接受的照射剂量最小，以及肿瘤区的定位和照射区最准确和剂量分布最均匀。换言之精确放疗应具有高精度、高剂量、高疗效和低损伤的特点。近年来，放射性粒子植入应用于口腔颌面部恶性肿瘤取得较好疗效。放射治疗前，应拔除口内病灶牙及肿瘤邻近的牙，拆除金属套冠及冠桥，这样既可减少颌骨感染及坏死的可能，又可使肿瘤受到放射线的直接照射。此外，要注意口腔卫生。如放射治疗后发生放射性颌骨坏死或骨髓炎，应进一步处理。

3. 化学治疗（chemotherapy） 简称化疗，对于中、晚期口腔颌面部恶性肿瘤，化疗作为综合治疗的一部分，通常是先用化学药物治疗，使肿瘤缩小后再手术，可增加治愈的机会。此方法称为新辅助化疗或诱导化疗（induction chemotherapy）。在临床应用中，鳞癌首选顺铂、多西他赛、氟尿嘧啶等 TPF 方案；腺癌首选喜树碱、氟尿嘧啶等。通常采用静脉推注或滴注等全身给药的化疗方式，也可采用动脉插管行区域性化疗，以提高局部药物浓度，减轻全身性毒性，提高疗效。

4. 综合序列治疗（combined and sequential therapy） 为了提高肿瘤的治疗效果，对晚期肿瘤目前多倾向于综合治疗或多学科治疗（multi-disciplinary therapy，MDT），即外科手术、放射治疗、化学药物治疗、生物治疗、低温治疗、激光治疗、高温治疗、营养治疗等。目前对口腔颌面部恶性肿瘤强调以手术为主的综合治疗，特别是三联疗法，即手术＋放疗＋化疗。但综合治疗不是硬凑，其目的是为了提高疗效，应根据患者全身情况，针对不同性质的肿瘤和发展的不同阶段，有计划和合理地利用现有的治疗手段，因人而异地制定出一个合理的个体化治疗方案，其特点不但是个体的、综合的，而且治疗方法还应当是排列有序的。

5. 生物治疗（biological therapy） 外科手术、放射治疗及化学治疗在头颈部肿瘤综合治疗中的作用已被公认和肯定，然而肿瘤的治疗并未因此而取得完全的成功。随着近年来基础研究，特别是分子生物学的进展、生物调节制剂的研制成功等成就，促使关于肿瘤生物治疗的大发展。生物治疗的基础是千方百计调动机体自身的抗癌功能，以自身功能调节的方式达到消灭残余癌瘤（亚临床灶），并达到临床治愈的目的。因此，生物疗法展示了良好的治疗前景，有望能常规地作为肿瘤的第四种疗法。从广义来说，生物治疗包括免疫治疗、细胞因子治疗、基因治疗、分子靶向治疗等。

四、预防

1. 消除或减少致癌因素是最好的预防方法 对口腔颌面部肿瘤的预防应消除外来的慢性刺激因素，如及时处理残根、残冠、错位牙及磨平锐利的牙尖，去除不规范修复的局部或全口义齿等不良修复体，以免口腔黏膜经常损伤和受到刺激，从而避免诱发肿瘤，特别是舌、颊及牙龈癌。注意口腔卫生，不吃过烫和刺激性的食物。此外，戒除烟、酒；在户外曝晒或在与有害工业物质接触下工作时，应加强防护措施；避免精神过度紧张和抑郁，保持乐观、平和的心态，对预防肿瘤的发生均具有一定的作用。

2. 及时处理癌前病损 口腔颌面部最常见的癌前病损有白斑、红斑和口腔扁平苔藓。口腔黏膜白斑被认为是最常见的癌前病损之一。文献报道白斑的癌变率，低者不到1%，高者甚至可达60%。另外，口腔扁平苔藓、口腔黏膜下纤维化、盘状红斑狼疮等也被认为是口腔颌面部常见的癌前状态。对于口腔扁平苔藓，尤其是糜烂型及萎缩型扁平苔藓久治不愈者，应充分提高警惕。据文献报道，扁平苔藓的恶变率为 1% ~ 10%。

3. 开展防癌普查或易感人群的监测 早期恶性肿瘤是可以治愈的，但到了晚期治疗效果就很差。早期肿瘤由于症状多不明显或与有关疾病的症状类似而易被忽略。采取防癌普查，早期发现肿瘤，早期诊断、早期治疗，是当前防癌工作的重要方面。肿瘤的发生和发展要经过一定时间，一般需要几年甚至更长的时间。很多肿瘤往往是早期发展较慢，到后期才发展迅速，这说明大多数恶性肿瘤是可能早期发现的。因此，早期发现，及时确诊，及时治疗是提高治愈率的最有效措施。

> ### 知识拓展
>
> #### 计算机辅助技术在口腔颌面外科肿瘤手术中的应用
>
> 计算机辅助技术近年来在医学领域得到了快速的发展和推广。口腔颌面部解剖结构复杂，手术精确度要求较高，利用计算机辅助技术，不仅能为诊断、手术设计和模拟提供依据，而且能指导手术，克服常规手术方法的局限，减小创伤和危险性。目前，计算机辅助技术已部分应用于常规的临床诊治。
>
> 在肿瘤外科领域，通过计算机辅助制造（computer aided manufacturing，CAM）技术对 CT/MRI 图像中不同组织密度窗的选择，利用体素堆积成像原理，建立颅颌面硬组织三维图像模型，利用计算机辅助设计（computer aided design，CAD）软件进行手术模拟，同时驱动计算机数字控制机床（computer numerical control milling，CNCM）生产出不同材料的三维实体模型，应用于临床手术，以达到理想的手术效果。
>
> 未来计算机辅助口腔外科系统应涵盖所有的治疗阶段——术前诊断、手术设计、手术实施及手术效果评价。随着计算机辅助外科技术的提高，手术危险和时间减少，可明显降低手术的风险和不可预知性。

> **思政园地**
>
> **肿瘤——人类健康的杀手**
>
> 通过了解口腔颌面部肿瘤在我国的发病率及治疗情况，我们认识到目前肿瘤还是一个无法治愈的疾病，每年吞噬着无数个人和家庭的生命。医学生们应刻苦学习、勇攀医学高峰，为解除患者疾苦、为攻克肿瘤治疗难关持续奋斗；同时应加强对患者的关怀、理解和尊重，特别是对救死扶伤、医者仁心的认识，培养医学生的人文情怀、医者仁心和"敬佑生命、救死扶伤、甘于奉献、大爱无疆"的职业精神。本章要求师生认真贯彻党中央、国务院关于卫生事业的重要决策部署，进一步落实大卫生、大健康理念和预防为主方针，促进"以治病为中心"向"以人民健康为中心"转变。

第二节 口腔颌面部囊肿

> **案例 11-1**
>
> 患者，男，35岁。因右下角口唇肿物2月余，逐渐长大，前来就诊。检查：唇部右下角有1.8 cm×0.6 cm×0.3 cm大小的肿物，质地软，有弹性。表面呈淡蓝色、半透明，有波动感。诊断：右下唇肿物。治疗：局麻下行肿物切除术。
>
> **问题：**
>
> 该患者最可能的诊断是什么？治疗是否妥当？

口腔颌面部的囊肿比较常见，主要有软组织囊肿（含唾液腺囊肿）、硬组织（颌骨）囊肿两大类型。

一、软组织囊肿

（一）皮脂腺囊肿

皮脂腺囊肿（sebaceous cyst），中医称为粉瘤，主要是由于皮脂腺排泄阻塞，皮脂腺囊状上皮被逐渐增多的内容物膨胀而形成的潴留性囊肿。

1. 临床表现 好发于面颊部和额部，小者如豆，大则可至小柑橘样，囊肿生长缓慢，质地软，呈圆形，周界清楚，囊壁与皮肤组织紧密粘连，肿瘤表面皮肤中央可有一黑点，囊肿内容物为白色豆渣样皮脂腺分泌物。囊肿感染时可伴有疼痛和化脓，长期处置不当可恶变为皮脂腺癌。

2. 治疗 在局麻下完整手术切除。沿颜面部皮纹方向做梭形切口，应切除包括与囊壁粘连的皮肤。伴发感染者应在感染控制后再行手术。

（二）皮样囊肿或表皮样囊肿

皮样囊肿（dermoid cyst）或表皮样囊肿（epidermoid cyst）为胚胎发育时期遗留于组织中的上皮细胞发育而形成的囊肿。表皮样囊肿也可以由于损伤、手术使上皮细胞植入而形成。

1. 临床表现　皮样或表皮样囊肿多见于儿童及青年。皮样囊肿好发于口底、颏下，表皮样囊肿好发于眼睑、额、鼻、眶外侧、耳下等部位。一般生长缓慢，呈圆形。囊肿表面的黏膜或皮肤光滑，囊肿与周围组织、皮肤或黏膜均无粘连，触诊时囊壁坚韧而有弹性，面团样。发生于下颌舌骨肌、颏舌骨肌、颏舌肌以上的囊肿多向口内突出，体积增大时可将舌推向后方，舌体上抬影响发音甚至吞咽和呼吸困难；而发生于下颌舌骨肌、颏舌骨肌、颏舌肌以下的囊肿多向颏部发展（图11-3）。囊肿内容物为白色豆渣样物质，皮样囊肿囊腔内有脱落的上皮细胞、皮脂腺、汗腺及毛发等结构，囊壁较厚，而表皮样囊肿的囊腔内没有皮肤附件。

2. 治疗　手术摘除。对于颜面表皮样囊肿，应沿皮纹在囊肿皮肤上做切口，切开皮肤及皮下组织，显露囊壁，然后将囊肿与周围组织分离，完整摘除，分层缝合。

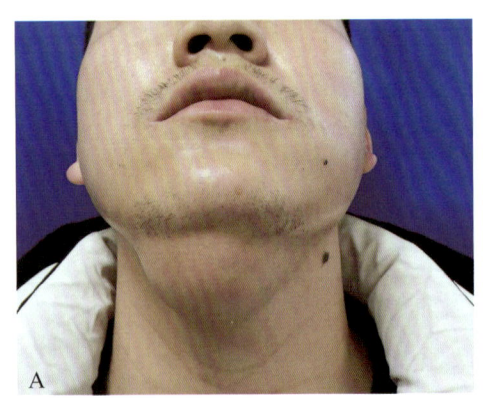 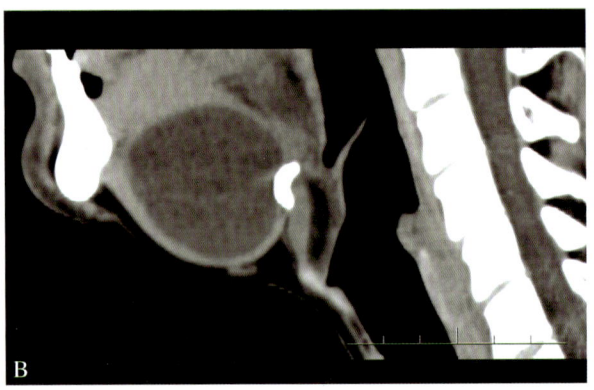

图 11-3　口底皮样囊肿
A. 外观表现；B. 影像学表现

（三）甲状舌管囊肿

胚胎发育至第4周时甲状腺始基形成，以后逐渐下降，与甲状舌管及咽表面的上皮粘连。胚胎至第6周时，甲状舌管自行消失，在起始点处仅留一个浅凹即舌盲孔。当甲状舌管不消失时，则残存上皮分泌物聚积，即形成先天性的甲状舌管囊肿（thyroglossal cyst）。

1. 临床表现　甲状舌管囊肿多见于1～10岁的儿童，也可见于成年人。囊肿可发生于颈正中线，自舌盲孔至胸骨切迹间的任何部位（图11-4），但以舌骨上、下部最常见，多位于颈正中部位，有时微偏一侧。囊肿生长缓慢，呈圆形，临床上多如胡桃大小，质软，周界清楚，与表面皮肤及周围组织无粘连，但可与舌骨体粘连，故可随吞咽及伸舌等动作移动。甲状舌管囊肿通过舌盲孔与口腔相通可继发感染，囊肿感染后可自行破溃或者误以为脓肿而切开引流，经久不愈则形成甲状舌管瘘（thyroglossal fistula），后者长期不愈可癌变。

甲状舌管囊肿可根据其部位和随吞咽移动等体征而做出诊断。有时行穿刺检查可抽出透明、微混浊的黄色稀薄或黏稠性液体。对甲状舌管瘘，还可行碘油造影以明确其瘘管行径。

2. 治疗　应手术切除囊肿或瘘管，而且应彻底，否则容易复发。手术的关键是除囊肿或瘘管外，一般应将舌骨中份一并切除，尽量在靠近舌盲孔处结扎盲管。

（四）鳃裂囊肿

鳃裂囊肿（branchial cleft cyst）多数认为由胚胎鳃裂残余组织所形成。囊壁厚薄不等，含有淋巴样组织，多覆有复层鳞状上皮，少数则被以柱状上皮。囊肿常因壁内淋巴组织炎症产生纤维化而使囊壁变厚（图11-5）。

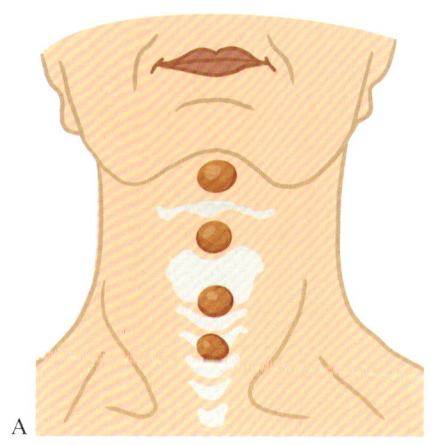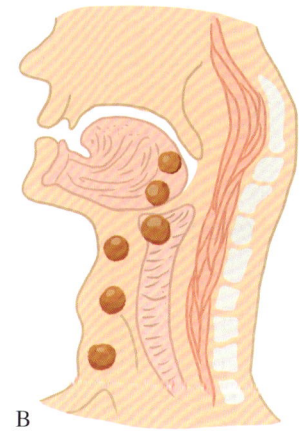

图 11-4 甲状舌管囊肿发生部位示意图
A. 正面观；B. 侧面观

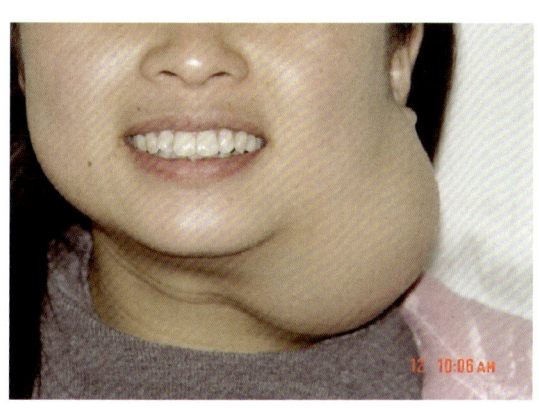

图 11-5 鳃裂囊肿（并发感染）

1. 临床表现 根据其来源不同临床表现不一。多见于青少年，生长缓慢，发生于下颌角部及腮腺区者常为第一鳃裂囊肿来源；发生于相当于肩胛舌骨肌水平以上者为第二鳃裂囊肿来源；发生于颈根区者多为第三、第四鳃裂囊肿来源。临床上以第二鳃裂囊肿最为常见。第二鳃裂囊肿常位于颈上部，大多数在舌骨水平、胸锁乳突肌上 1/3 前缘附近，有时附着于颈动脉鞘的后部，或从颈内、外动脉分叉之间突向咽侧壁。肿物大小不定，生长缓慢，表面光滑，质地软，囊液为棕黄色或乳白色黏稠液体，含或不含胆固醇结晶。患者一般无症状，当有上呼吸道感染时，肿物可骤然变大。鳃裂囊肿穿破后，可长期不愈，形成鳃裂瘘（branchial cleft sinus）；也有出生时，就有瘘口的婴儿。鳃裂囊肿可有波动感，但无搏动，需与颈动脉体瘤鉴别。

2. 治疗 根治的方法是外科手术彻底切除，如遗留有残存组织，可导致复发。做第一鳃裂囊肿手术时要注意保护面神经；做第二鳃裂囊肿手术时要注意保护颈部重要神经血管，如第 X、XI、XII 对脑神经，颈内、外动脉，颈内静脉。

（五）唾液腺囊肿

唾液腺囊肿（salivary gland cyst）好发于下唇和舌下腺。囊肿发生主要有两个原因：一是由于导管远端部分阻塞、扩张形成有上皮衬里的囊肿，称为潴留性囊肿；二是导管或腺体破损，黏液向外渗入组织间隙，形成的囊肿无上皮衬里，称为外渗性囊肿。主要发生在小涎腺和舌下腺，颌下腺、腮腺少见。

1. 临床表现

（1）黏液囊肿（mucous cyst）：好发于下唇及舌尖腹侧。囊肿位于黏膜下，表面仅覆盖一薄层黏膜，故呈半透明、浅蓝色小泡，状似水泡。质地软而有弹性。囊肿很容易被咬伤而破裂，流出蛋清样透明黏稠液体，囊肿消失。破裂处愈合后，又被黏液充满，再次形成囊肿。反复发作的黏液囊肿不再具有囊肿的临床特点，往往表现为质地较韧的白色瘢痕突起，透明度也因此降低。

（2）舌下腺囊肿（ranula）：多见于青少年。囊肿多位于下颌舌骨肌上，表现为单侧舌下口底区肿胀，可将舌体抬高，表面黏膜变薄。扪诊柔软，穿刺可抽出黏稠的略带黄色的液体。由于内容物为唾液，使囊肿表面呈淡蓝色，肿胀外形与蛙腹相似，故又称为蛤蟆肿（图 11-6A）。但也有位于下颌舌骨肌下者，表现为颌下前部肿大，而舌下口底区肿大不明显，称为舌下腺囊肿口外型（图 11-6B）。应与颌下区疾病相鉴别。颌下腺囊肿很少见，颌下区肿胀多为舌下腺囊肿口外型。穿刺检查可帮助诊断。

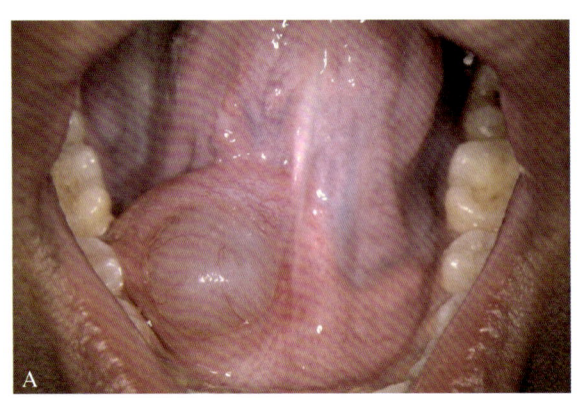 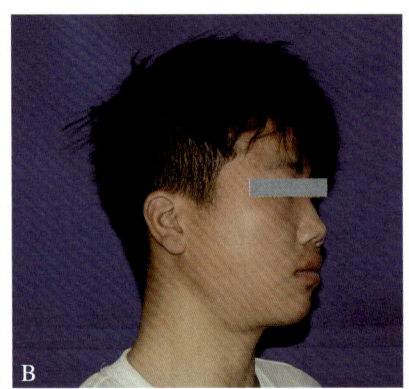

图 11-6　舌下腺囊肿
A．蛤蟆肿；B．舌下腺囊肿口外型

2．治疗

（1）小涎腺黏液囊肿：可在抽净囊液后，向囊腔内注入 2% 碘酊 0.2～0.5 ml，停留 2～3 min，再将碘酊抽出。目的是破坏上皮细胞，使其失去分泌功能而不再形成囊肿。但最常用的治疗方法为手术切除。

（2）舌下腺囊肿：根治的方法是切除舌下腺，残留部分囊壁不易造成复发。对全身情况不能耐受舌下腺切除的患者及婴儿，可简单地行袋形缝合术，待全身情况好转或婴儿长至 4～5 岁后再行舌下腺切除术。

二、颌骨囊肿

（一）牙源性囊肿

牙源性囊肿（odontogenic cyst）发生于颌骨且与成牙组织或牙有关。

1．分类

（1）根尖囊肿（radicular cyst）：是由于根尖肉芽肿、慢性炎症的刺激，引起牙周膜内的上皮残余增生。增生的上皮团中央发生变性与液化，周围组织液不断渗出，逐渐形成囊肿，故也可称为根尖周囊肿（periapical cyst）（图 11-7）。

（2）始基囊肿（primordial cyst）：发生于成釉器发育的早期阶段，牙釉质和牙本质形成之前，在炎症或损伤刺激后，成釉器的星形网状层发生变性，并有液体渗出，蓄积其中而形成囊肿。

(3) 含牙囊肿（dentigerous cyst）：又称为滤泡囊肿（follicular cyst），发生于牙冠或牙根形成之后，在缩余釉上皮与牙冠面之间出现液体渗出而形成含牙囊肿。可来自一个牙胚（含一个牙），也有来自多个牙胚（含多个牙）者（图11-8）。

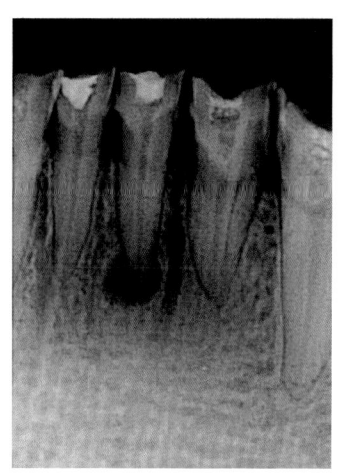
图11-7　根尖囊肿X线表现

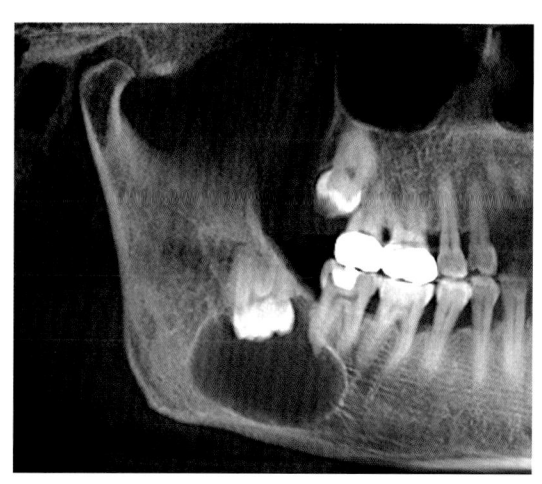
图11-8　下颌骨含牙囊肿

(4) 牙源性角化囊肿（odontogenic keratocyst）：系来源于原始的牙胚或牙板残余。角化囊肿囊壁的上皮及纤维包膜均较薄。在囊壁的结缔纤维包膜内有时含有子囊（或称为卫星囊腔）或上皮岛。手术中子囊容易脱落而残留，形成复发病灶。角化囊肿（常为多发性）同时伴有皮肤基底细胞痣（或基底细胞癌）、分叉肋、眶距增宽、颅骨异常、小脑镰钙化等症状时，称为痣样基底细胞癌综合征（nevoid basal cell carcinoma syndrome）。

2．临床表现　牙源性囊肿生长缓慢，初期无自觉症状。若继续生长，骨质逐渐向周围膨胀，则形成面部畸形。当囊肿发展得更大时，表面骨质变为极薄的骨板，扪诊时可有乒乓球样的感觉，并发出所谓折羊皮纸样脆裂声。最后若此层极薄的骨板也被吸收，则可有波动感。根端囊肿可在口腔内发现深龋、残根或死髓牙。始基、含牙及角化囊肿则可伴先天缺牙或有多余牙。如因拔牙、损伤使囊肿破裂，可以见到囊内有草黄色或草绿色液体流出，如为角化囊肿，则可见似皮脂样物质。囊肿若有继发感染，则出现炎症表现，患者感觉胀痛、发热、全身不适等。

3．诊断　可根据病史及临床表现。X线检查对诊断有很大帮助。囊肿在X线检查上显示为一个清晰圆形或卵圆形的透明阴影，边缘整齐，周围常呈现一条明显白色骨质反应线，但角化囊肿中有时边缘可不整齐。穿刺是一种比较可靠的诊断方法，可抽出草黄色或草绿色囊液，在显微镜下可见到胆固醇晶体，角化囊肿大多可见黄、白色角蛋白样物质混杂其中。

4．治疗　应采用外科手术摘除。如伴有感染须先用抗菌药物控制感染后再做手术治疗。术前应进行X线检查，以明确囊肿的范围与邻近组织的关系。对于大范围颌骨囊肿可采用开窗术。

（二）非牙源性囊肿

非牙源性囊肿（non-odontogenic cyst），也称为面裂囊肿（cyst of facial fissure），是由胚胎发育过程中残存于面突连接处的上皮发展而成。其临床症状与牙源性囊肿相似，即主要表现为颌骨骨质的膨胀。

1．球状上颌囊肿（globulomaxillary cyst）　发生于上颌侧切牙与尖牙之间（胚胎时球状突与上颌突之间），牙常被排挤而移位。X 线片上显示囊肿阴影在牙根之间，而不在根尖部位。

2．鼻腭囊肿（nasopalatine cyst） 位于切牙管内或附近（来自切牙管残余上皮）。X 线片上可见到切牙管扩大的囊肿阴影。

3．正中囊肿（median cyst） 位于切牙孔之后，腭中缝的任何部位（胚胎时在两侧腭突之间）。X 线片上可见缝间有圆形囊肿阴影。正中囊肿也可发生于下颌正中线处（胚胎时在下颌突之间）。

4．鼻唇囊肿（nasolabial cyst） 位于上唇底和鼻前庭内（胚胎时球状突、侧鼻突及上颌突连接处），囊肿在骨质的表面。X 线片上可见骨质无破坏现象。在口腔前庭外侧可扪及囊肿的存在。

非牙源性囊肿确诊后应及时进行手术治疗，手术方法同牙源性囊肿。

案例 11-2

患者，男，19 岁。1 月前出现右侧面部肿胀、疼痛，抗感染治疗未见明显改善。检查：患者面部不对称，右侧面部咬肌区膨隆，边界不清，质地较硬，表面皮肤无颜色及皮温改变。口内见右龈颊沟饱满。曲面体层X 线片结果显示右侧下颌角区有单房囊性阴影，界清，7̅牙根位于囊腔内，无吸收。

问题：
该患者可能的诊断有哪些？应如何治疗？

第三节　良性肿瘤和瘤样病变

一、瘤样病变

（一）色素痣

色素痣（nevi）来源于表皮基底层产生黑色素的色素细胞。有人认为是发育上的畸形，但多数是在后天才出现。色素痣多发于面颈部皮肤，偶见于口腔黏膜。

1．分类

（1）皮内痣（intradermal nevus）：为大痣细胞分化而来，是更成熟的小痣细胞，并进入真皮及其周围结缔组织中。

（2）交界痣（junctional nevus）：痣细胞在表皮和真皮交界处，呈多个巢团状，边界清楚，分布距离均匀，每个巢团的上一半在表皮的底层内，下一半则在真皮浅层内。这些痣细胞为大痣细胞，色素较深。

（3）复合痣（compound nevus）：在痣细胞进入真皮的过程中，常同时有皮内痣和残留的交界痣，为上述两型痣的混合形式。

2．临床表现 交界痣为淡棕色或深棕色斑疹、丘疹或结节，一般较小，表面光滑、无毛，平坦或稍高于皮表，一般不出现自觉症状。突起于皮肤表面的交界痣容易受到洗脸、刮须、摩擦与损伤的刺激，并由此可能发生恶性病变，如局部轻微痒、灼热或疼痛；痣的体积迅速增大；色泽加深；表面出现感染、破溃、出血；或痣周围皮肤出现卫星小点、放射状黑线、黑色素环，以及痣所在部位的引流区淋巴结肿大等。恶性黑色素瘤多来自交界痣。

一般认为，毛痣、雀斑样色素痣均为皮内痣或复合痣。这类痣很少恶变，如有恶变通常来自于交界痣部分。

3. 治疗 面部较大的痣无恶变症状者，可考虑分期部分切除，容貌、功能保存均较好，但不适用于有恶变倾向者；也可采用全部切除，利用邻近皮瓣转移或游离皮肤移植。如怀疑有恶变的痣，应采用外科手术一次性全部切除并送病理检查，手术应在痣的边界以外，于正常皮肤上做切口。比较小的痣切除后，可以潜行剥离皮肤创缘后直接拉拢缝合。

（二）牙龈瘤

牙龈瘤（epulis）来源于牙周膜及颌骨牙槽突的结缔组织。常见于两牙之间牙龈乳头处，位于唇、颊侧者较舌、腭侧者多，最常见的部位是前磨牙区。肿瘤呈半球形或分叶状，可引起牙齿移位，龈下多有结石。多认为是机械刺激及慢性炎性刺激形成的反应性增生，也可为来源于牙源性上皮的真性肿瘤。牙龈瘤可分为肉芽肿型牙龈瘤、纤维型牙龈瘤、血管型牙龈瘤。由于牙龈瘤不属于真性肿瘤，因此WHO的肿瘤分类并未将其包括在内。

1. 临床表现
（1）肉芽肿型牙龈瘤：是由于肉芽组织过度增生引起的炎性牙龈瘤，易出血，色泽鲜红。
（2）纤维型牙龈瘤：是一种真性肿瘤，也可为炎性组织增生而形成，表面光滑，不易出血，色泽与正常牙龈相近。
（3）血管型牙龈瘤：有明显的毛细血管增生和扩张，组织学呈血管瘤样结构，多伴有炎性浸润，颜色较深可呈紫红色，较软有弹性，易出血。妊娠性牙龈瘤多属于此类。

2. 治疗 可在局麻或全麻下手术切除，切除必须彻底，否则极其容易复发。传统方法主张将病变所涉及的牙同时拔除以减少复发。目前主张首次治疗牙龈瘤时可保留无明显骨吸收的牙并适当处理牙槽突；但对复发病变依然建议按照传统方法治疗。

二、良性肿瘤

（一）成釉细胞瘤

成釉细胞瘤（ameloblastoma）是由牙板上皮、成釉器、牙周膜内残余上皮等发展而来的颌骨良性肿瘤，在牙源性肿瘤中较为常见。

1. 临床表现 多发于青壮年，以下颌骨体及下颌角处常见。其生长缓慢，初期无自觉症状，逐渐生长变大时才被发现，病变多向颌骨的颊侧膨大，骨质逐渐变薄后可有羊皮纸样感，随着颌骨的肿胀造成了颜面的不对称（图11-9）。如侵犯牙槽突可造成所累及牙的松动、移位、脱落。肿瘤继续膨胀突出于颌骨表面，可侵入软组织内，影响下颌运动度甚至引起吞咽、咀嚼、呼吸困难。当肿瘤压迫下牙槽神经时，患侧下唇可感觉麻木不适。肿瘤发展过大时还可发生病理性骨折。发生在上颌骨的肿瘤可波及鼻腔，发生阻塞，侵入上颌窦波及眼眶、鼻泪管时可使眼球移位、流泪及复视。若向口腔发展时可使牙齿咬合错乱。成釉细胞瘤可为囊性、实性或混合存在。囊性者穿刺时可有淡黄色囊液，可含胆固醇结晶。

2. 诊断 根据病史、临床表现、X线检查特点，可初步做出诊断。典型成釉细胞瘤的X线检查表现为早期呈蜂房状，以后形成多房性囊肿样阴影，单房比较少。成釉细胞瘤因为多房性及有一定程度的局部浸润性，故周围囊壁边缘常不整齐，呈半月形切迹（图11-10）。在囊

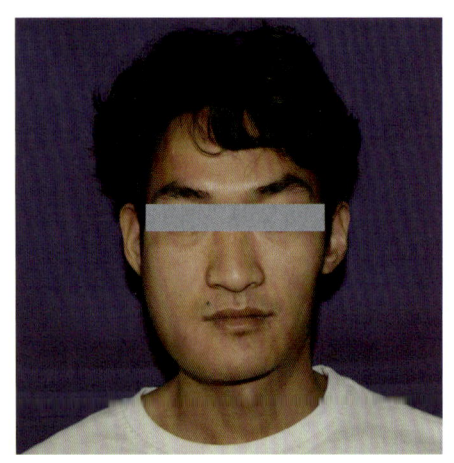
图 11-9　右下颌骨成釉细胞瘤

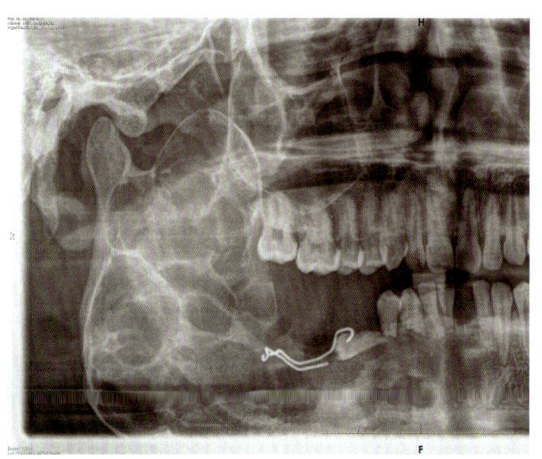
图 11-10　右下颌骨成釉细胞瘤影像

内的牙根尖可有不规则吸收现象。

3. 治疗　主要为外科手术治疗。因成釉细胞瘤有局部浸润周围骨质的特点，需将肿瘤周围的骨质至少在 0.5 cm 处切除，否则，治疗不彻底将导致复发，而多次复发后肿瘤又可能变为恶性。下颌骨部分切除后，可立即采用植骨术或血管化骨瓣修复重建术。

案例 11-3

患者，男，45 岁。右下颌磨牙区肿胀 3 年，逐渐增大，近半个月来肿胀明显。检查：患者面部不对称，右下颌骨肿物，约 6.5 cm×4.5 cm 大小，位于右侧面部，右下颌骨 45 至升支部颊侧膨隆，界限清楚，质硬，表面皮肤色温正常。X 线片示右下颌骨体部、下颌角及升支有一个囊性透光区，多房状，边缘清晰。

问题：
该患者可能的诊断有哪些？应该如何处置？

（二）血管瘤及脉管畸形

血管瘤（脉管瘤）及脉管畸形系来源于血管或淋巴管的肿瘤或畸形。以前分类习惯称为血管瘤或淋巴管瘤，现在认为有的脉管病变并非真性肿瘤，故除真正的血管瘤外目前统称为血管畸形。

1. 血管瘤（hemangioma）　起源于残余的胚胎成血管细胞，发生于口腔颌面部的血管瘤占全身血管瘤的 60%。多见于婴儿出生时或出生后不久（1 月以内），多发于颜面部皮肤及皮下组织，口腔黏膜较少，呈鲜红或紫红色，与皮肤表面平，周界清楚。以手指压迫肿瘤，表面颜色褪去，解除压力后，血液立即充满肿瘤，恢复原有大小及色泽。一般 1 年以内为肿瘤快速增长期，而 1 年以后则进入静止消退期，在 10～12 岁消退期才完成，目前统计的完全消退率为 40%。多数不完全消退的病变可遗留局部色素沉着、瘢痕、纤维脂肪块或皮肤组织萎缩畸形等均需外科手术治疗。

2. 血管畸形（vascular malformation）

（1）静脉畸形（venous malformation）：传统分类称为海绵状血管瘤（cavernous hemangioma），是由衬有内皮细胞的无数血窦组成。好发于颊、颈、眼睑、唇、舌或口底部。血窦大小不一，形状各异，位置深浅不定，如果位置较深，则皮肤或黏膜颜色正常，表浅者则呈现蓝色或紫色

（图11-11）。一般边界不清，扪之柔软，可以被压缩，有时可扪到静脉石。当头在低位时，肿瘤充血膨大，恢复正常位置后，肿块也随之缩小，恢复原状，此称为体位移动试验阳性。有时静脉畸形与微静脉畸形（毛细管型血管瘤）可同时存在，彼此掺杂而成混合型静脉畸形。静脉畸形病损体积不大时多无自觉症状，病损体积增大后可致颜面、唇、舌等明显畸形及功能障碍，并可继发感染和出血。另外，皮肤大面积微静脉畸形病损者称为葡萄酒斑状微静脉畸形；另一类型为突出皮肤，高低不平，似杨梅状，称为杨梅样微静脉畸形。

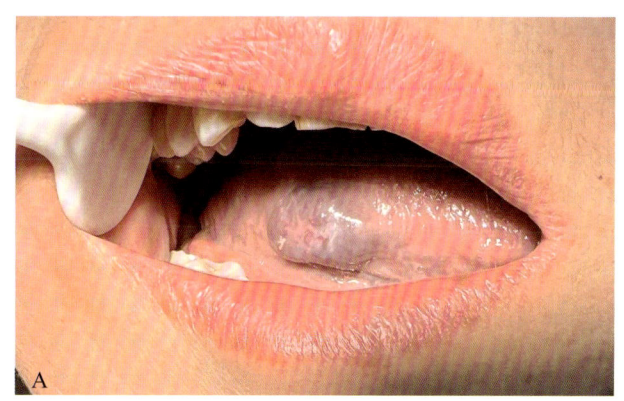 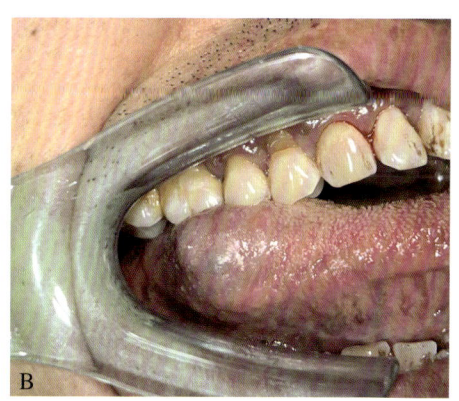

图11-11　静脉畸形
A．右侧舌缘静脉畸形（部分表面黏膜过角化）；B．右侧舌缘静脉畸形

（2）动静脉畸形（arteriovenous malformation，AVM）：传统分类称为蔓状血管瘤（cirsoid hemangioma），又称为葡萄状血管瘤，是一种迂回弯曲、极不规则而有搏动性的脉管畸形，主要由血管壁显著扩张的动脉和静脉直接吻合而形成。动静脉畸形多见于成年人，幼儿少见。动静脉畸形常发生于颞浅动脉所在的颞部或头皮下组织中。肿瘤高起呈念珠状，表面温度比正常皮肤高。患者可自己感觉到搏动，扪诊有震颤感，听诊有吹风样杂音。若将供血的动脉全部压闭，则肿瘤的搏动和杂音消失。动静脉畸形可侵蚀基底的骨质，也可突入皮肤，使其变薄，甚至坏死出血。动静脉畸形也可与微静脉畸形或静脉畸形同时并存。

（3）淋巴管畸形（lymphatic malformation）：淋巴管畸形（传统分类为淋巴管瘤）系淋巴管异常发育所致，常见于儿童和青年，好发于舌、唇及颈部。根据临床特征和组织结构分为微囊型淋巴管畸形和大囊型淋巴管畸形两类。微囊型淋巴管畸形以前称为毛细管型淋巴管瘤，淋巴管内充满淋巴液，在皮肤或黏膜上呈现孤立的或多发性散在的小圆形囊性结节状或点状病损，无色、柔软，一般无压缩性，肿瘤边界不清楚。口腔黏膜的微囊型淋巴管畸形有时与微静脉畸形同时存在，出现黄、红色小疱状突起，以前临床上习惯称为淋巴血管瘤。海绵型淋巴管畸形发生在唇、颌下及颊部，可使患处显著肥大畸形；发生于舌部者常合并毛细管型，并呈巨舌症（图11-12），可引起颌骨畸形，致牙齿咬合关系紊乱、牙移位等。大囊型淋巴管畸形以前称为囊肿型或称为囊性水瘤（cystic hydroma），主要发生于颈部锁骨之上，也可发生于颌下区及上颈部。一般为多房性囊腔，彼此

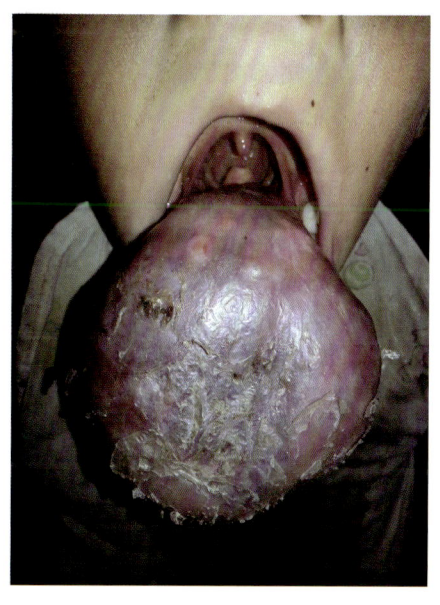

图11-12　舌混合型脉管畸形（巨舌症）

间隔，内有透明、淡黄色水样液体。肿瘤大小不一，表面皮肤色泽正常，呈充盈状态，扪诊柔软，有波动感。囊肿型与深层静脉畸形不同的是体位移动试验呈阴性。

(4) 混合型脉管畸形：存在一种以上的脉管畸形称为混合型脉管畸形。

3．诊断 表浅的血管瘤或脉管畸形诊断并不困难。位置较深的脉管畸形应做体位移动试验和穿刺来确定。对动静脉畸形、深层组织内静脉畸形、大囊型淋巴管畸形等，可以采用动脉造影及瘤腔造影，或彩色B超，或磁共振血管成像来协助诊断并作为制定治疗方案的参考依据。

4．治疗 血管瘤及脉管畸形的治疗应根据肿瘤类型、位置及患者的年龄等因素来决定。目前的治疗方法有外科切除、放射治疗、低温治疗、激光治疗、硬化剂注射、化疗药物等，一般采用综合疗法。近年来，随着介入放射学（interventional radiology）的发展，经导管动脉栓塞技术（transcather arterial embolization，TCAE）可以控制和减少术中出血。各种淋巴管畸形的治疗基本相同，但主要是采用外科手术切除、硬化剂注射或激光治疗，对范围较大的病损可分期切除。

(三) 神经纤维瘤

神经纤维瘤（neurofibroma）是由神经鞘细胞及成纤维细胞两种主要成分组成的良性肿瘤。神经纤维瘤分单发性与多发性两种，多发性神经纤维瘤又称为神经纤维瘤病（neurofibromatosis）。

1．临床表现 神经纤维瘤多见于青年人，生长缓慢，口腔内较少见。颜面部神经纤维瘤的临床表现主要是表面皮肤呈大小不一的棕色斑，或呈灰黑色小点状或片状病损。扪诊时，皮肤内有多发性瘤结节，质较硬。多发性瘤结节可沿皮下神经分布，呈念珠状，也可呈丛状，如来自感觉神经，可有明显触痛。沿着神经分布的区域内，有时结缔组织呈异位增生，皮肤松弛或折叠下垂，遮盖眼部，发生功能障碍，面部畸形。肿瘤质地柔软，虽瘤内血运丰富，但一般不能压缩。邻近的骨被侵犯时，可引起畸形。头面部多发性神经纤维瘤还可伴先天性枕骨缺损。神经纤维瘤病有遗传倾向，为常染色体显性遗传。因此对患者的家庭，特别是直系家属最好进行全身性检查，才能确定是否有家族史。

2．治疗 手术切除。对小而局限性的神经纤维瘤可以一次完全切除，但对巨大的肿瘤只能做部分切除，以纠正畸形及改善功能障碍。

(四) 骨化性纤维瘤

骨化性纤维瘤（ossifying fibroma）为颌面骨比较常见的良性肿瘤。

1．临床表现 骨化性纤维瘤多发生于青年人，常为单发性，可发生于上、下颌骨，但以下颌骨较为多见。女性多于男性。此瘤生长缓慢，早期无自觉症状，不易被发现，肿瘤逐渐增大后可造成颌骨膨胀肿大，引起面部畸形及牙移位。上颌骨骨化性纤维瘤，常波及颧骨，并可能波及上颌窦及腭部，使眼眶畸形，眼球突出或移位，甚至产生复视。下颌骨骨化性纤维瘤除引起面部畸形外，还可导致咬合紊乱，有时可继发感染，伴发骨髓炎。

2．诊断 X线检查表现为颌骨局限性膨胀，病变向四周发展，界限清楚，呈圆形或卵圆形，密度减低，病变内可见不等量的、不规则的钙化阴影。

3．治疗 由于骨化性纤维瘤属真性肿瘤，故原则上应行手术切除。

(五) 多形性腺瘤

多形性腺瘤（pleomorphic adenoma）由肿瘤性上皮组织和黏液样或软骨样组织组成，因此又名混合瘤（mixed tumor），是唾液腺肿瘤中最常见者，其生物学特性不同于一般良性肿瘤。包膜常不完整，在包膜中有瘤细胞，甚至包膜以外的腺体组织中也可有瘤细胞，如采用剜除术或手术中肿瘤破裂，极易造成种植性复发。部分病例可发生恶变，因此该瘤属于"交界瘤"。

1. 临床表现 在大唾液腺肿瘤中多形性腺瘤最常见于腮腺（图 11-13），其次为颌下腺，舌下腺极少见，发生于小涎腺者以腭部最常见。一般为单侧发病，偶见双侧腮腺同时或先后发病者。任何年龄均可发生，但以 30～50 岁为多见，女性多于男性。肿瘤生长缓慢，有的肿瘤生长长达 50 余年，除表现为面部畸形外，一般不会引起功能障碍。肿瘤界限清楚，质地中等，扪诊呈结节状，一般可活动，小者仅数毫米，大者达 200 mm 或以上。但发生在腭部及腮腺深叶的肿瘤可固定不动。如果肿瘤缓慢生长多年突然出现生长加速，并伴有疼痛、面神经麻痹等症状时，应考虑恶变的可能。

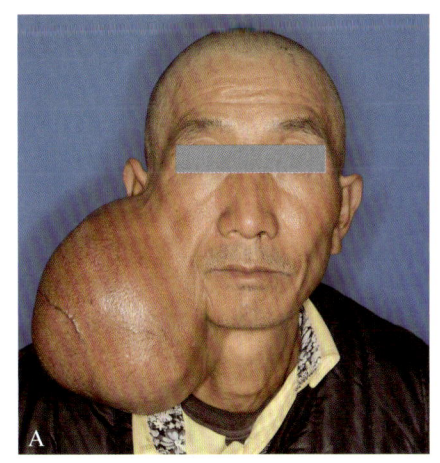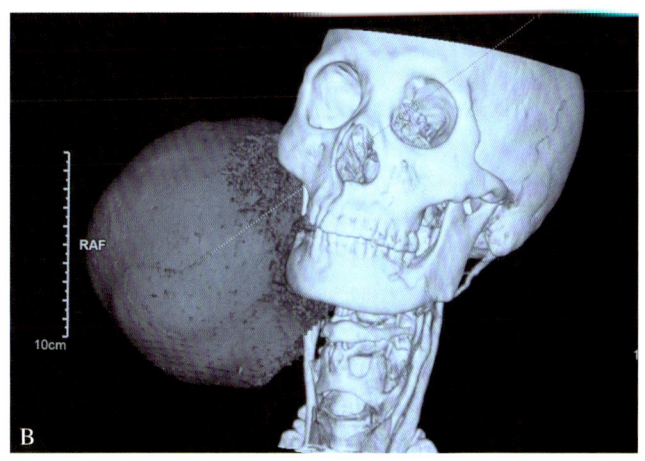

图 11-13 腮腺多形性腺瘤
A．巨大多形性腺瘤表面观；B．影像学三维重建

2. 诊断 根据病史及临床表现，结合 B 超、CT、MRI 等影像学表现可做出临床诊断。由于针吸活检容易造成肿瘤种植及组织感染，所以不主张术前进行此类形式的活体检查，因此准确的诊断需要手术后的常规病理切片检查结果。

3. 治疗 手术切除。腮腺浅叶的肿瘤不能做单纯肿瘤摘除即剜除术，而应将肿瘤包膜外正常的部分腮腺腺体一并切除；腮腺深叶的肿瘤应将肿瘤及腮腺全部切除。腮腺多形性腺瘤手术应保留面神经，颌下腺多形性腺瘤应包括颌下腺腺体一并切除。

（六）沃辛瘤

沃辛瘤（Warthin tumor）又名腺淋巴瘤（adenolymphoma），多见于腮腺，其组织发生与淋巴结有关。在胚胎发育时期，腮腺和腮腺内的淋巴组织同时发育，腺体组织可以迷走到淋巴组织中，淋巴结形成包膜后即将腺体组织包裹于其中，这种迷走的腺体组织发生肿瘤样变即为沃辛瘤。

1. 临床表现 多见于男性，男女发病比例约为 6∶1，好发于 40～70 岁的中老年。患者常有吸烟史，其发病可能与吸烟有关。可有肿块时大时小的消长史。绝大多数肿瘤位于腮腺后下极（图 11-14）。扪诊肿瘤呈圆形或卵圆形，表面光滑，质地软，有时有囊性感。肿瘤常呈多发性，约 12% 的患者为双侧腮腺肿瘤，也可以在一侧腮腺出现多个肿瘤。有些患者术后又出现肿瘤，不是复发而是多发。术中可见肿瘤呈紫褐色，剖面可见囊腔形成，内含干酪样或黏稠液体。

2. 诊断 根据患者病史及临床表现，大多可做出诊断。^{99m}Tc 核素显像呈"热"结节，具有特征性，有助于诊断。

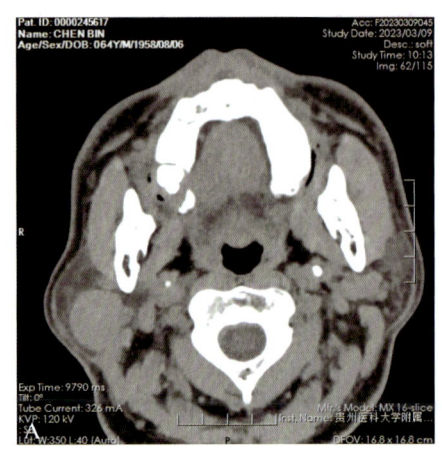 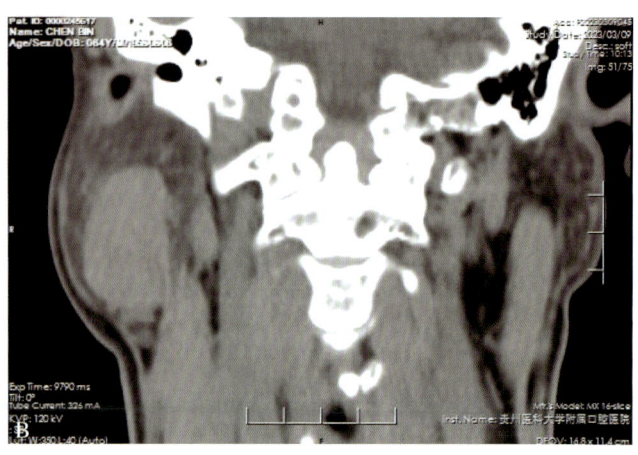

图 11-14　沃辛瘤
A．CT 轴位观；B．CT 冠状位观

3. 治疗　手术切除。由于肿瘤常位于腮腺后下极，可考虑做连同肿瘤及周围 0.5 cm 以上正常腮腺切除的区域性切除术。这种方式不同于剜除术，不会造成复发，可保留腮腺导管及大部分腮腺功能。术中应切除腮腺后下极及其周围淋巴结，以免出现新的肿瘤。

案例 11-4

患者，女，53 岁。右耳前包块 5 年，起初约黄豆大小，生长缓慢，无明显自觉症状，现因长至核桃大小来就诊。检查：右耳前扪及 3.5 cm×2.5 cm 的包块，界限清楚，质韧，可活动，无波动感，轻微触压痛，未扪及肿大淋巴结，表面皮肤色温正常。

问题：
1. 该患者最可能的诊断是什么？需与哪些疾病进行鉴别？
2. 该患者应该如何处置？

第四节　恶性肿瘤

案例 11-5

患者，男，56 岁。右舌侧缘溃疡伴疼痛 2 月余，病变逐渐增大，疼痛加重。检查见患者面部基本对称，开口度约 3 指，右舌侧缘中部 1/3 处黏膜溃疡，约 2.0 cm×1.5 cm 大小，形状不规则，界限不清，基质浸润明显，触痛明显。口腔卫生差，全口中度牙结石。右颌下扪及一个约 1.0 cm×1.0 cm 大小的淋巴结，质硬，活动差，触痛明显。

问题：
1. 该患者最可能的诊断是什么？
2. 该患者应该如何处置？

一、口腔癌

（一）舌癌

舌癌（carcinoma of tongue）是最常见的口腔癌，发病率在口腔癌中居首位。85%以上的舌癌发生在舌体，且多数发生在舌中 1/3 侧缘部。舌癌大多数为鳞状细胞癌。腺癌比较少见，多位于舌根部。

1. 临床表现 舌癌早期可表现为溃疡、外生、浸润 3 种类型，早期症状多数不明显。初期表现为黏膜小硬结，仅感轻度不适，逐渐形成明显肿块或溃疡（图 11-15），合并感染时产生剧烈疼痛，向同侧面部和耳颞部有放射感。晚期舌癌向口底侵犯时（癌肿侵犯舌内肌、舌外肌），出现舌运动受限、舌固定、进食困难及言语不清等。触诊基底部较硬且疼痛剧烈。舌癌的淋巴结转移率较高，通常为 40% 左右。转移部位以颈深上淋巴结群最多。此外，舌癌可远处转移，一般转移至肺部。

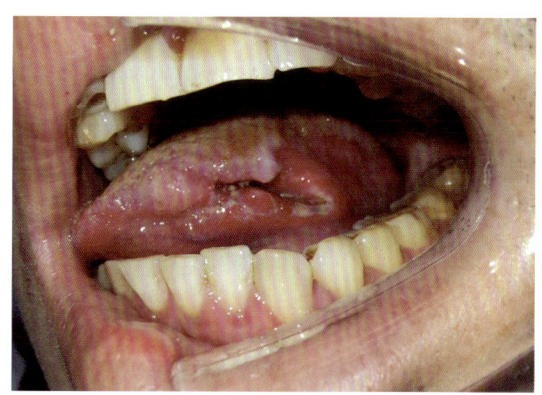

图 11-15 舌癌（溃疡型）

2. 诊断 舌癌的诊断一般比较容易，但对早期舌癌，特别是浸润型舌癌要提高警惕。触诊对舌癌的诊断比视诊更重要。为了明确诊断，应进行活检。对舌根部的癌肿，除了触诊以外，还可借助 CT、MRI、纤维喉镜甚至纤维胃镜来帮助诊断（图 11-16）。

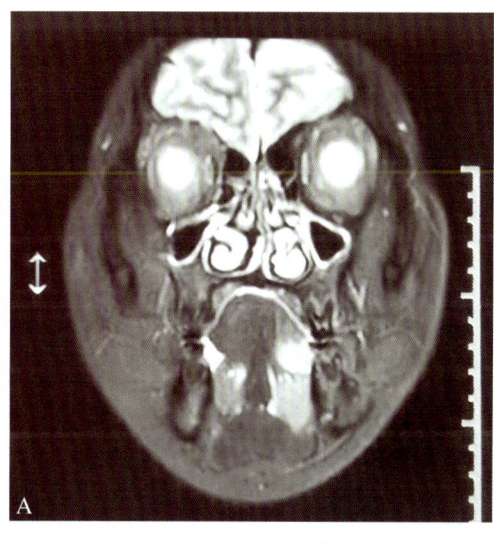 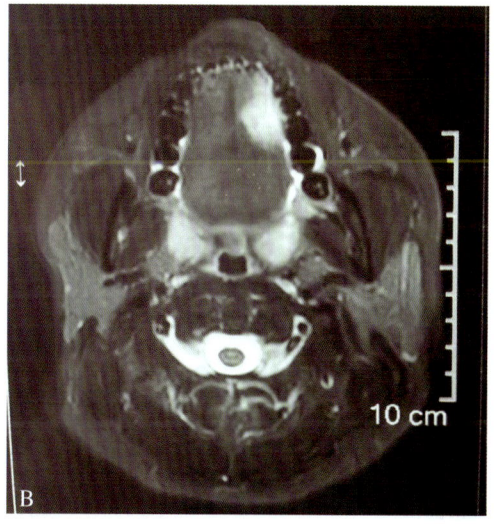

图 11-16 舌癌（浸润型）MRI 影像
A. MRI 冠状位观；B. MRI 轴位观

3. 治疗 舌癌的治疗应采取以手术治疗为主的综合疗法。早期高分化舌癌可考虑放疗、单纯手术切除或冷冻治疗。晚期舌癌应根据不同条件采用综合治疗，放疗加手术，或三联（化疗、手术、放疗），或四联（化疗、手术、放疗加中医中药或免疫治疗）疗法。由于舌癌的颈淋巴结转移率较高，除早期的无区域性淋巴结转移病例外，一般主张进行选择性、功能性颈淋巴清扫术。对疑有对侧颈淋巴结转移的病例，应行双侧颈淋巴结清扫。对波及口底及下颌骨的病例应进行舌、颌、颈联合根治术，同期进行组织修复。舌体切除不超过 1/3 时可以直接拉拢缝合，超过 1/2 时应用带蒂肌皮瓣、游离肌皮瓣同期行舌再造术，恢复功能。化疗可以作为手术前后的辅助治疗和对有远处转移患者的治疗。放射治疗用作对晚期舌癌患者术前、术后的辅助治疗。

4. 预后 据我国的资料，以手术为主的治疗，3～5 年生存率一般在 60% 以上，而 T1 病例可达 90% 以上。

（二）牙龈癌

牙龈癌（carcinoma of gingiva）的发病率在口腔癌中仅次于舌癌而居第二位，但近年来其发病率有逐年下降趋势。下牙龈比上牙龈多发，男性比女性多发。

1. 临床表现 牙龈癌是以牙龈出血、牙齿松动为特征的癌，牙龈癌早期即可侵犯牙槽骨，引起牙槽骨吸收、牙齿松动而表现为牙周病。如果牙周病治疗效果不好，或拔牙创口不愈，或有肉芽组织从创口长出，则应做活检以确定诊断。下颌牙龈癌侵及下颌神经可导致下唇麻木，下颌牙龈癌还可侵及颊部和口底，若侵及磨牙后区可产生张口受限（图 11-17）。上颌牙龈癌可侵犯上颌窦和腭部。X 线检查可出现恶性肿瘤的破坏特征——虫蚀状不规则吸收。牙龈癌的转移以局部淋巴结转移为主，远处转移较少见。

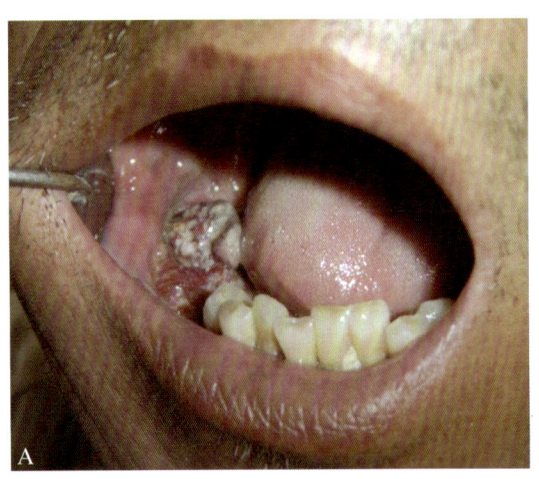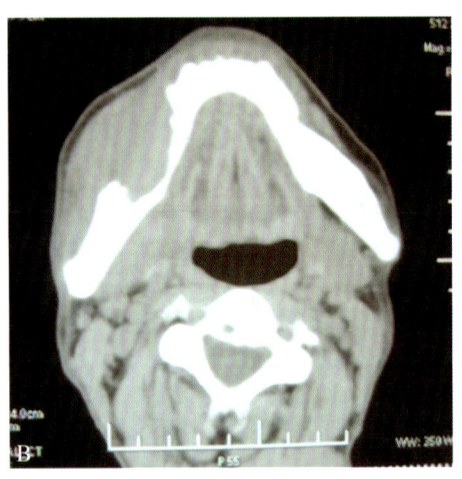

图 11-17 下颌牙龈癌
A. 口内磨牙区病变；B. CT 显示下颌骨破坏情况

2. 诊断 根据病史、临床症状，可初步诊断。活检可确诊。

3. 治疗 牙龈癌的治疗以手术治疗为主。手术切除的范围应以癌波及的范围为根据，即使是早期的牙龈癌，原则上均应行牙槽突切除，而不仅仅是牙龈切除术。早期的下颌牙龈癌可行原发灶及距肿物边缘 1.0 cm 的下颌骨方块切除。如果下颌骨侵犯较重，可行部分或单侧下颌骨切除，有条件者可行即刻植骨修复。上颌牙龈癌应行上颌骨次全切除术，波及上颌窦时可行单侧上颌骨全切。由于下颌牙龈癌颈淋巴结转移率较高，应同期进行选择性颈淋巴结清扫。

4. 预后 牙龈癌的 5 年生存率较高。

（三）颊癌

原发于颊黏膜的癌（carcinoma of buccal mucosa）称为颊癌。颊癌在口腔癌中占 20.85%，主要表现为疣状型、溃疡型及深部浸润型。以磨牙区附近的颊黏膜发病常见，可能为磨牙长期刺激颊黏膜反复损伤而致。颊癌以分化中等的鳞状细胞癌为主，但颊黏膜下腺体丰富，因此颊黏膜中的腺源性上皮癌所占比例比舌癌高。

1. 临床表现 颊癌的发生以磨牙区附近最为常见，早期以白斑或溃疡为主要表现。颊黏膜白斑癌变率为 3%～5%，多与烟酒等局部刺激关系密切。颊癌生长快，向深部可侵犯颊肌和皮肤，晚期可发生破溃。癌向后生长会侵及翼下颌韧带，产生不同程度的张口受限和张口时疼痛，直至牙关紧闭。牙周组织受累后，可出现牙痛或牙松动。颊癌的转移以颌下及颈部淋巴结为主，腮腺淋巴结也有转移，但远处转移者很少。

2. 诊断 颊癌的诊断主要根据病史、临床表现及活检可确诊。

3. 治疗 由于颊癌呈浸润性生长，局部复发率高，主张采用以手术为主的综合治疗。

（1）术前或术后放射治疗：一般采用在 4 周内的照射剂量为 40～50 Gy。如术前放疗，放疗后通常需休息 4～6 周，如无特殊情况即可进行肿瘤的手术切除。

（2）术前化疗：又称为诱导化疗，术前可单一用药，也可联合用药。给药途径可采用静脉注射全身用药，也可经颈外动脉分支灌注区域浓集性给药。

（3）手术治疗 颊癌手术治疗的原则与要点如下。

1）足够的深度：即使是早期病例，也必须使切除深度达黏膜下脂肪、筋膜层。

2）足够的边界：应在肿瘤可判断的临床边界以外 0.5 cm 的正常组织处切除。术后洞穿性缺损可行带蒂皮瓣、游离皮瓣转移整复。

3）颈淋巴清结扫术：凡临床出现颈淋巴结（含颌下）肿大，或原发灶在 T3 以上，或颊癌生长快，位于颊部后份者，应常规做同侧颈淋巴结清扫术。

4. 预后 因病例组合不同，文献报道的颊癌 5 年生存率差别较大。随访结果，其 3、5、10 年生存率分别为 66.73%、62.2%、51.5%。

（四）腭癌

腭癌（carcinoma of the palate）不多见，在口腔癌中占 10.2%。按国际抗癌联盟（UICC）的分类标准多指原发于硬腭的鳞癌，原发于软腭者归类于口咽癌。

1. 临床表现 腭癌常先起自一侧，并迅速向牙龈侧及对侧蔓延。腭癌多呈外生型，边缘外翻，表面可被以渗出和血痂，触之易出血，有时也呈溃疡型（图 11-18）。腭癌周围的黏膜有时可见烟草性口炎或白斑。由于腭黏骨膜与腭骨紧贴，故易早期侵犯骨质，引起腭穿孔。腭癌的淋巴结转移主要侵及颌下淋巴结及颈深上淋巴结。

2. 诊断 腭癌的诊断主要根据病史、临床表现及活检可确诊。

3. 治疗

（1）原发灶的处理：腭癌的治疗以手术为主。腭癌手术，一般应行连同腭骨在内的病灶切除术，对较大的病损应行上颌骨次全切除术。上颌窦已受侵时，应做上颌骨全切除术。

（2）转移灶的处理：腭癌的颈淋巴结转移率在 40% 左右。晚期病例常发生双侧颈部淋巴结转移，可考虑行双侧选择性颈淋巴结清扫术，术式可采用一侧功能性或双侧功能性颈淋巴结清扫术。

4. 预后 腭鳞癌的预后较腭涎腺癌为差，统计表明，5 年生存率为 66%。晚期及有淋巴结转移者预后较差，5 年生存率仅约为 25%。

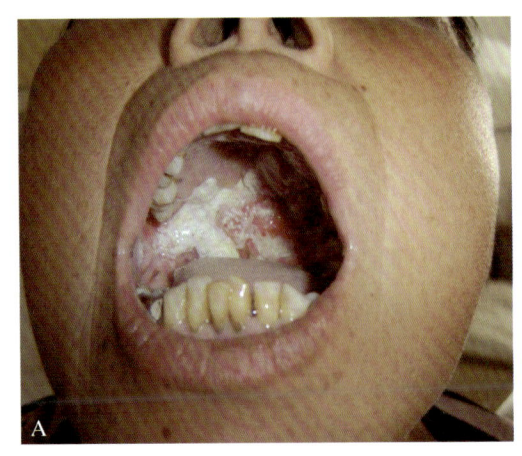
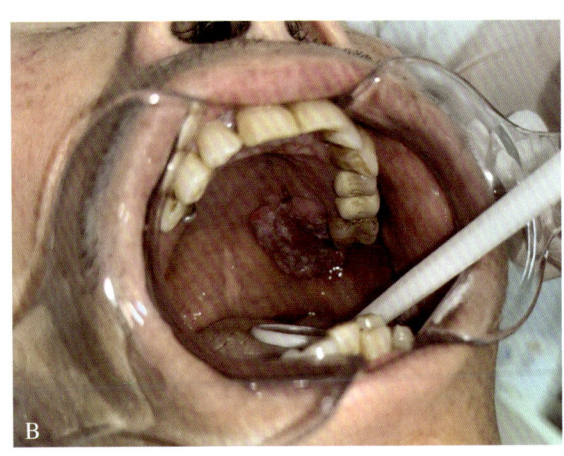

图 11-18 腭癌
A. 软、硬腭同时受累；B. 左侧硬腭癌

（五）口底癌

口底癌（carcinoma of the floor of mouth）指发生于口底黏膜的癌，多为中度分化的鳞状细胞癌。口底癌在西方国家发病率较高，仅次于舌癌，占口腔癌的第二位。但口底癌在我国少见，占口腔癌的第六位。

1. 临床表现 口底癌以发生在舌系带两侧的前口底为常见。早期的口底癌多表现为舌系带一侧或两侧的溃疡或菜花样增生（图 11-19），略有不适，活动时可有明显的疼痛。癌向深部浸润时会产生明显的自发痛，疼痛导致涎液增多。侵及深部肌肉组织时会产生舌体运动受限，吞咽困难和语言障碍。口底癌可侵犯邻近组织，包括舌、牙龈、下颌骨、舌下腺、颌下腺。口底癌转移率较高，且转移时间早，一般转移至颏下、颌下和颈深上淋巴结（图 11-20）。

2. 诊断 和舌癌一样，口底癌的触诊，特别是双合诊十分重要，可通过触诊了解肿瘤的性质和实际浸润部位。若需明确有无骨质破坏，可摄 X 线片以协助诊断。

3. 治疗

（1）原发灶的处理：鉴于口底癌易早期侵及下颌舌侧牙龈及骨板，故在切除口底原发灶时常需一起行下颌骨牙槽突切除术或下颌骨方块状切除术。

（2）转移灶的处理：口底癌的颈淋巴结转移率与舌癌相似，在 40% 左右，国外报道可高达 70%。一般应考虑选择性颈淋巴结清扫术。

（3）组织缺损的修复：组织的缺损要采用相应的组织瓣来修复。

4. 预后 早期口底癌的预后较好，晚期较差。随访资料表明，10 年生存率为 50%，5 年

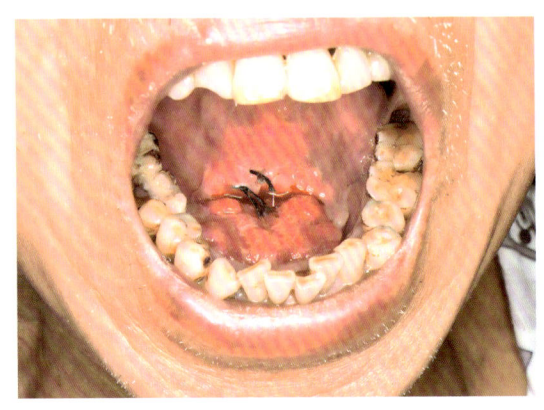

图 11-19 口底癌

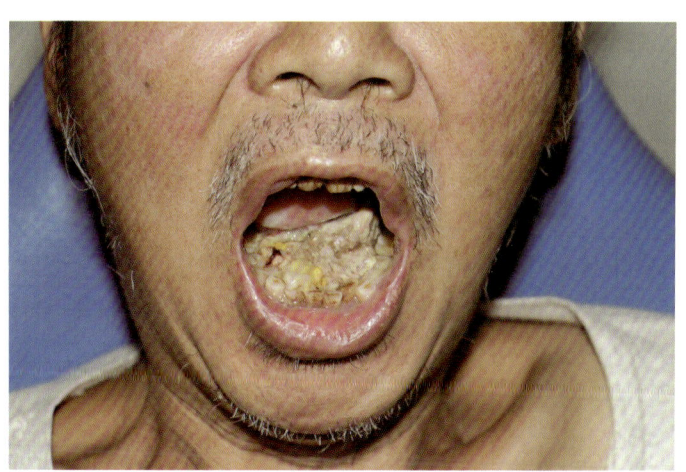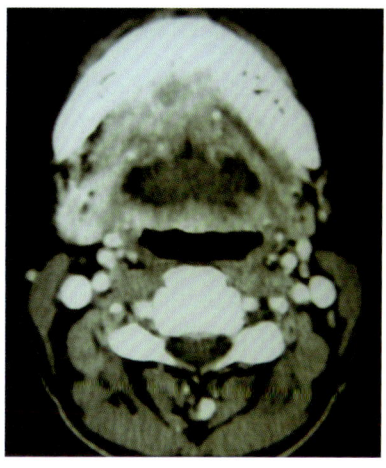

图 11-20　口底癌伴颈部淋巴结转移增强 CT 影像

生存率为 61% 左右。

(六) 唇癌

唇癌 (carcinoma of lip) 指唇红黏膜发生的癌，主要为鳞状细胞癌。唇内侧黏膜应属颊黏膜癌，发生于唇部皮肤者，应归于皮肤癌。

1. 临床表现　多发生于下唇，常见于下唇中外 1/3 处的唇红缘部黏膜（图 11-21）。早期表现为疱疹状、结痂的肿块，或黏膜增厚，随后出现菜花样肿块或火山口状溃疡，以后向周围皮肤或黏膜及肌肉浸润，晚期可波及口腔前庭及颌骨。唇癌生长较慢，一般无自觉症状，肿物长大时，影响进食。下唇癌常向颏下及颌下淋巴结转移，上唇癌则向耳前、颌下及颈深淋巴结转移。

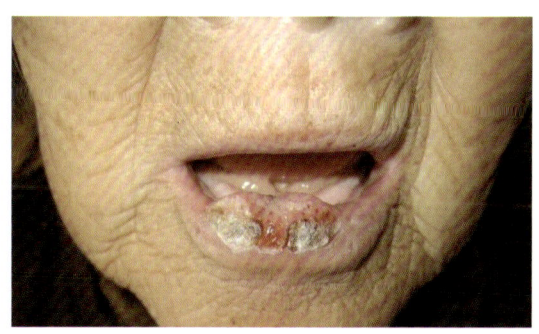

图 11-21　唇癌

2. 诊断　依据病史及临床表现不难做出诊断，有必要做活组织检查以明确肿瘤性质。

3. 治疗　早期病例无论采用外科手术、放射、激光还是低温治疗，均有良好的疗效。但对晚期病例及有淋巴结转移者则应用以外科手术治疗为主的综合治疗。

4. 预后　唇癌预后较好，3、5、10 年生存率分别达 90%、85.7%、76.6%。

二、唾液腺恶性肿瘤

唾液腺恶性肿瘤约占唾液腺肿瘤的 25%，其中黏液表皮样癌和腺样囊性癌最常见。

(一)黏液表皮样癌

黏液表皮样癌(mucoepidermoid carcinoma)是唾液腺恶性肿瘤中最常见者。根据黏液细胞的比例、细胞的分化、有丝分裂象的多少,以及肿瘤的生长方式,分为高分化黏液表皮样癌和低分化黏液表皮样癌两类。分化程度不同,肿瘤的生物学行为及预后大不一样,临床上以高分化的黏液表皮样癌最常见。

1. 临床表现 女性多于男性,高发年龄为31~50岁。发生于腮腺者居多,其次是腭部和颌下腺,也可发生于其他小唾液腺,特别是磨牙后腺。高分化者常呈无痛性肿块,生长缓慢类似多形性腺瘤的表现。肿瘤体积大小不等,边界可清或不清,质地中等偏硬,表面可呈结节状。腮腺肿瘤侵犯面神经时,可出现面瘫症状。术后可以复发,但颈淋巴结转移率低,血行性转移更为少见。与高分化者相反,低分化黏液表皮样癌生长较快,可有疼痛,边界不清,与周围组织粘连。腮腺肿瘤常累及面神经,颈淋巴结转移率高,且可出现血行性转移。术后易于复发(图11-22)。因此,高分化黏液表皮样癌属低度恶性肿瘤,而低分化黏液表皮样癌属高度恶性肿瘤。

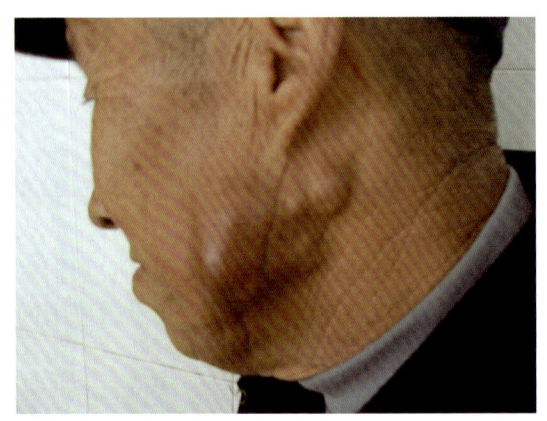

图 11-22 腮腺黏液表皮样癌

2. 治疗 治疗方式以手术为主。病理诊断和分级是指导手术的重要指标。高分化者应尽量保留面神经,除非神经穿入肿瘤或与肿瘤紧密粘连。分离后的神经可加用术中液氮冷冻及术后放疗以杀灭可能残留的肿瘤细胞。高分化者如手术切除彻底,术后可不加放疗,而低分化者宜加用术后放疗。手术方式上高分化者不必做选择性颈淋巴结清扫术,低分化者则应考虑行选择性颈淋巴结清扫术。

(二)腺样囊性癌

腺样囊性癌(adenoid cystic carcinoma)曾称圆柱瘤(cylindroma),也是唾液腺常见的恶性肿瘤之一,根据其组织学形态,可以分为腺样/管状型及实性型,前者分化较好,后者分化较差。国内统计资料显示此瘤在唾液腺上皮性肿瘤中约占1%,在涎腺恶性肿瘤中占27%。

1. 临床表现 腺样囊性癌最常见于腭部小唾液腺及腮腺(图11-23),其次为下颌下腺。舌下腺如果发生肿瘤则多为腺样囊性癌。腺样囊性癌具有以下临床特点:①肿瘤易沿神经扩散,常出现神经系统症状,如局部疼痛、面瘫、舌麻木或舌下神经麻痹。腭部肿瘤可沿腭大神经扩散到颅底,出现剧烈疼痛,以及脑神经受累症状。②肿瘤浸润性极强,与周围组织无界限。③肿瘤细胞可沿着骨髓腔浸润,脱钙不明显时,X线片上常无明显的骨质破坏,因此不能依据有无骨质破坏来判断有无肿瘤侵犯。④肿瘤易侵入血管,血行性转移率高达40%,转移部位以肺最多见。因此,患者在术后的随访过程中要定期进行胸部X线检查。⑤一般颈

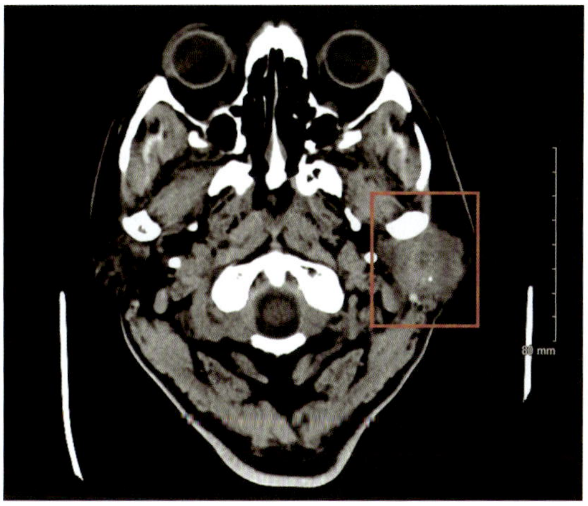

图 11-23　腮腺腺样囊性癌

淋巴结转移率低,但舌根部的腺样囊性癌颈淋巴结转移率较高,可考虑同期进行选择性颈淋巴结清扫术。

2. 治疗　腺样囊性癌的治疗以手术治疗为主。腺样囊性癌不易手术切净,因此除手术设计时需要常规扩大手术周界外,术中宜行冰冻切片检查,以确定周围组织是否正常。术后常需配合放疗,以杀灭可能残留的肿瘤细胞。术后可选用化疗,以预防血行转移。不过腺样囊性癌除实性型以外,一般生长比较缓慢,肺部出现转移灶后进展也不像其他恶性肿瘤发展那么快,患者可长期带瘤生存。因此即使患者出现肺部转移灶,如果原发灶可以根治,也还可以考虑转移灶的手术治疗和化疗。

三、颌面部肉瘤

来源于间叶组织(包括纤维结缔组织、骨、软骨、脂肪组织等)的恶性肿瘤统称为肉瘤(sarcoma),命名时在来源组织名称之后加"肉瘤",例如纤维肉瘤、骨肉瘤。如果一个肿瘤中癌的结构和肉瘤的结构同时并存,则此肿瘤称为癌肉瘤(carcinosarcoma)。肉瘤和癌在临床表现和病理学特征上存在很大的区别(表 11-2)。

表 11-2　肉瘤与癌的区别

	肉瘤	癌
组织来源	间叶组织	上皮组织
发病率	较少见,大多见于青少年	较常见,多见于成年人
大体特点	质软、湿润、色灰红切面呈鱼肉状	质较硬、色灰白、较干燥
组织学特点	肉瘤细胞多弥漫分布,实质与间质分界不清,间质内血管丰富	癌细胞多形成癌巢,实质与间质分界清楚
转移途径	多经血行转移	多经淋巴道转移

(一)纤维肉瘤

纤维肉瘤(fibrosarcoma)系来源于口腔颌面部成纤维细胞的恶性肿瘤。

1. 临床表现 以青壮年多见，肿瘤呈球形或分叶状。肿瘤发生于口内者，生长较快，多见于牙龈、颌骨；发生于皮肤者可呈结节状。晚期导致颌面部畸形和功能障碍，还可经血行转移至肺部（图 11-24）。

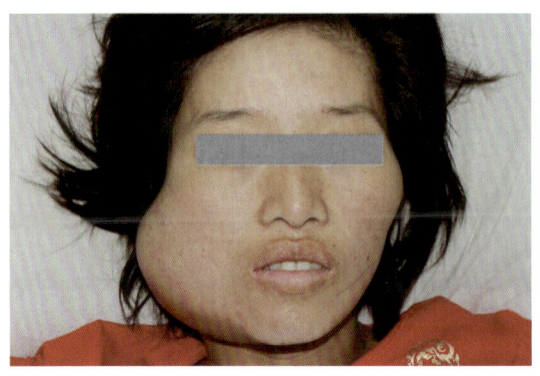

图 11-24 纤维肉瘤

2. 诊断 主要依据活体组织检查，以明确诊断。

3. 治疗 以手术治疗为主，应采用局部彻底广泛切除。如有淋巴结转移，也应行颈淋巴结清扫术。手术前后采用化学治疗。

4. 预后 通常纤维肉瘤患者的预后较癌为差。

（二）骨肉瘤

骨肉瘤（osteosarcoma）由肿瘤性成骨细胞、骨样组织所组成，为起源于成骨组织的恶性肿瘤。

1. 临床表现 临床上常发生于青少年，下颌骨较上颌骨多见，并有损伤史。早期症状是患部发生间歇性麻木和疼痛，进而转变为持续性剧烈疼痛，伴有放射性疼痛。肿瘤迅速生长，破坏牙槽突及颌骨，发生牙齿松动、移位，面部畸形，可发生病理性骨折。在 X 线检查上显示为不规则破坏，由内向外，为溶骨型；骨皮质破坏，代以增生的骨质，呈日光放射状排列，为成骨型（图 11-25）；临床上也可见兼有上述两型表现者，为混合型（图 11-26）。晚期患者血清钙、碱性磷酸酶可升高，肿瘤一般沿血行转移到肺。

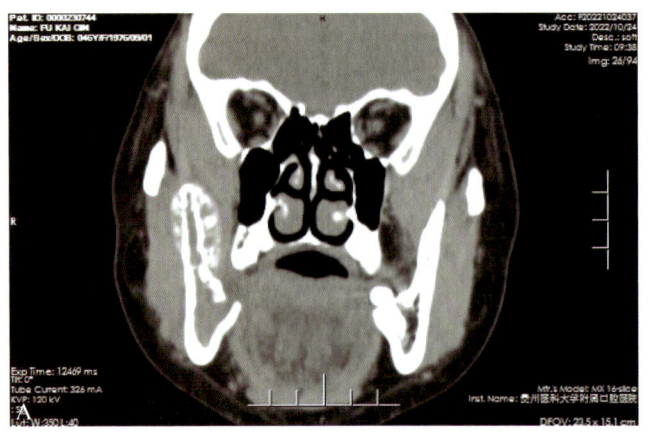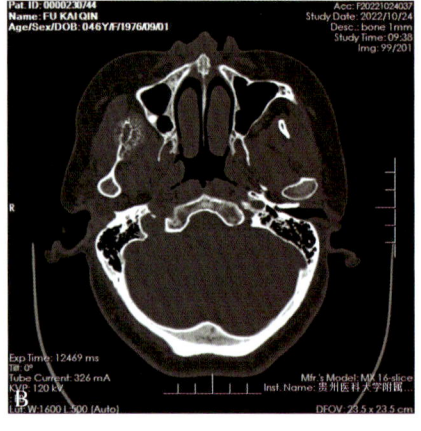

图 11-25 下颌骨骨肉瘤（成骨型）CT 影像
A. 冠状位（下颌升支成骨样改变）；B. 轴位（喙突骨质呈日光放射样改变）

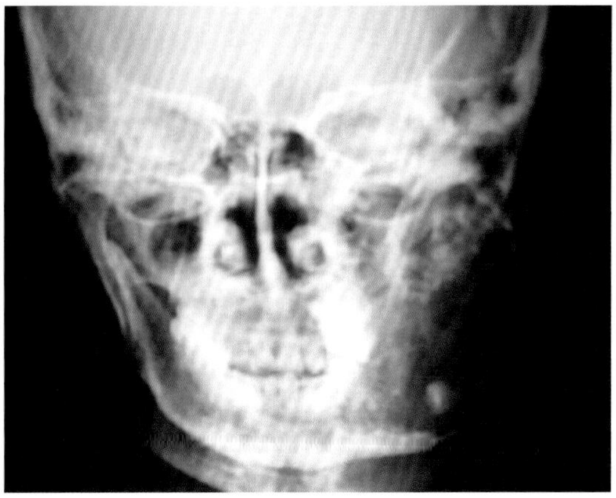

图 11-26　下颌骨骨肉瘤（混合型）X 线影像

2. 诊断　除根据临床表现外，主要靠 X 线检查、CT 做出初步诊断，最后还要依靠病理检查才能确诊。

3. 治疗　以手术为主的综合治疗。手术须行大块根治性切除，特别要强调器官切除的概念，以避免因管道或腔隙传播而导致局部复发。

4. 预后　据文献报道，骨肉瘤的 5 年生存率为 30%～50%。

四、恶性淋巴瘤

恶性淋巴瘤（malignant lymphoma）系原发于淋巴网状系统的恶性肿瘤，病理上分为霍奇金淋巴瘤（Hodgkin lymphoma，HL）与非霍奇金淋巴瘤（non-Hodgkin lymphoma，NHL），其发病率 NHL 与 HL 的比例约为 5∶1。

1. 临床表现　可发生于任何年龄，但以青壮年为主。起源于淋巴结内者称为结内型恶性淋巴瘤，以颈部淋巴结最好发生；起源于淋巴结外者称为结外型恶性淋巴瘤，可发生于牙龈、腭、颊、口咽、颌骨等部位。结内型恶性淋巴瘤早期表现为颈部、腋下、腹股沟等处的淋巴结肿大，质地坚实而具有弹性，无压痛，大小不等，可移动，以后互相融合成块，失去动度。结外型恶性淋巴瘤临床表现多样，有炎症、坏死、肿块等各型。晚期多为全身性，如发热、肝脾大、全身消瘦、贫血。

2. 诊断　疑为恶性淋巴瘤时，及时病检非常重要。对结内型可以采用细胞学穿刺病检，或摘除整个淋巴结做病检。对结外型则可钳取或切取活检。采用免疫组化染色可以提高诊断的正确率。由于恶性淋巴瘤是全身性疾病，除了口腔颌面颈部病损外，要排除纵隔、胸部、肝、脾、腹膜后等部位淋巴结受累，为此除常规 X 线检查外，CT、MRI 都是必须采用的检查手段。

3. 治疗　恶性淋巴瘤对放射治疗及化学药物治疗都比较敏感，因此应行以放射治疗或化疗为主的综合治疗。对经过放疗后不消退的结外型恶性淋巴瘤，特别是已侵犯骨组织者，也可考虑行局部扩大根治性切除术，术后再考虑进行化学治疗。

4. 预后　恶性淋巴瘤中 HL 的预后较 NHL 好，但总体来说预后不够理想。

（马　洪）

思 考 题

1. 试述良性肿瘤与恶性肿瘤的临床表现与鉴别诊断。
2. 试述甲状舌管囊肿的临床表现及治疗原则。
3. 简述成釉细胞瘤的临床表现及影像学特点。
4. 试述舌癌的临床表现及诊断要点。

第十二章 颌面部神经性疾病

口腔颌面部感觉和运动功能主要由三叉神经和面神经支配。本章将重点介绍三叉神经痛（trigeminal neuralgia）和面神经麻痹（facial paralysis）的病因、发病机制、临床诊断和治疗原则，为临床诊治提供理论基础。

第十二章数字资源

第一节 三叉神经痛

案例 12-1

患者，女，70岁，近3个月来晨起刷牙后左侧面部针刺痛明显，短暂疼痛后好转，曾误以为牙齿问题，前往医院拔除，但疼痛未见缓解。近日来疼痛发作次数逐渐频繁，影响吃饭和日常生活。

问题：
该患者是哪一支脑神经出了问题？

三叉神经痛（trigeminal neuralgia）又称为"痛性痉挛"，一般是指在三叉神经分布区域内出现的阵发性、刺激性、电击样剧烈疼痛，疼痛持续数秒至数分钟，呈周期性发作，并且在发作间歇期无症状。好发于中老年，女性多见，多数为单侧。

一、病因与发病机制

三叉神经痛的病因和发病机制尚不完全明确。临床上常将三叉神经痛分为原发性三叉神经痛和继发性三叉神经痛，前者常无神经系统体征，神经分布区域感觉和运动功能均正常，且无相关的器质性病变；后者是指机体受其他病变期侵犯引起三叉神经分布区域的疼痛，同时可能伴有感觉功能减退等神经系统体征。

（一）原发性三叉神经痛

1. 中枢病因学说 三叉神经痛可能是属于感觉性癫痫发作的一种特殊类型，疼痛发作时，中脑有局灶癫痫样放电。

2. 周围病因学说

（1）血管神经压迫学说指微血管压迫神经感觉根，造成神经发生脱髓鞘病变，从而使轻微的触觉刺激引发强烈的阵痛反应。

(2) 解剖结构异常，如三叉神经压迹中有尖锐的小骨刺，颞骨岩部肥厚，局部硬脑膜增厚等可造成神经根和半月神经节的局部压迫。

(3) 颈内动脉的前端骨质缺陷，使动脉和半月神经节很近，其长期搏动挤压半月神经节感觉根，造成了脱髓鞘病变。

（二）继发性三叉神经痛

继发性三叉神经痛可能是颅中窝或颅后窝的颅内病变，如多发性硬化、原发性转移性肿瘤。病灶感染如额窦炎、筛窦炎、上颌窦炎和中耳炎皆可引起继发性三叉神经疼。另外，传染病如小脑桥囊虫病、布氏菌病、痢疾、梅毒、麻风病患者出现的脑桥脓肿也会表现为三叉神经痛。

（三）信号传导和疼痛调节系统

三叉神经传递疼痛信号的过程（图12-1），主要由头面部组织器官产生的疼痛信号传递至三叉神经，然后沿着三叉神经的神经纤维传递至脊髓的背角，并沿着背角上升并进入脊髓传导到大脑皮质，在此疼痛信号会被加工产生疼痛感觉和反应。三叉神经疼痛信号调节系统，主要通过大脑皮质和下丘脑分泌内啡肽、精氨酸-天冬氨酸和其他神经化学物质，调节疼痛感受和三叉神经的信号传递。另外，下丘脑-垂体-肾上腺轴和下丘脑-垂体-性腺轴等神经内分泌途径，也可以产生间接的疼痛调节作用。

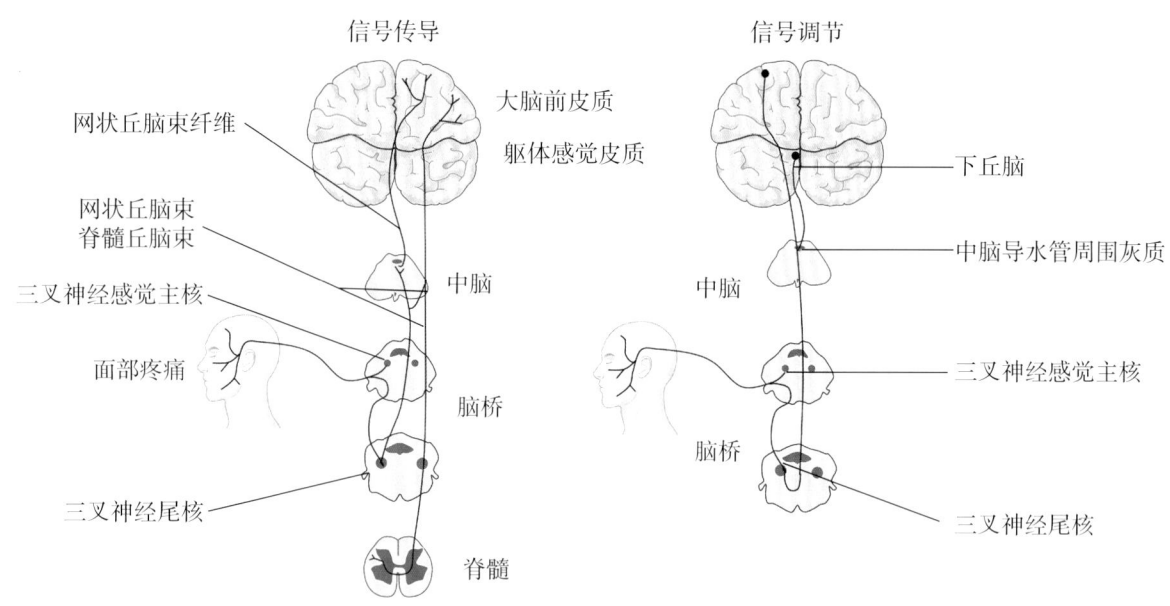

图 12-1　三叉神经信号传导通路和疼痛调节系统

二、临床表现、诊断与鉴别诊断

（一）临床表现

三叉神经痛主要表现为在三叉神经分支的区域内骤然发生电击样剧烈疼痛。疼痛可为自发，也可为触发点受到刺激所致。触发点（trigger point）是指三叉神经分布的区域内某一块皮肤或黏膜特别敏感，稍加轻度刺激即可引起疼痛剧烈发作。疼痛可从触发点开始，并迅速扩散至整个神经分支区域。

1．疼痛性质 主要为电击、针刺、刀割、撕裂样剧烈疼痛。疼痛发作时，患者为减轻疼痛会做出各种特殊动作，如用手用力搓某处或一连串咀嚼运动。发作时也常伴有表情肌痉挛性抽搐，口角被牵向患侧；有时可见痛区潮红、结膜充血、流泪、出汗、流涎、鼻腔黏液增多的现象，称为痛性抽搐。患者面部可因长期用力搓揉造成皮肤粗糙、增厚、色素沉着等。

2．疼痛发作时间 多在白天，每次持续数秒，数十秒或几分钟后停止。两次疼痛发作间歇一般无任何症状，称为间歇期，仅有少数患者在间歇期存在轻微的钝痛。疾病发病早期持续时间短，间歇期长，但随着疾病的发展，发作将愈加频繁，间歇期也缩短。

3．疼痛表现 病程呈现周期性发作，可持续数周至数月，随后进入一段时间的缓解期。缓解期为数天至数年，在此期间疼痛症状缓解甚至完全消失。

4．体格检查 原发性三叉神经痛患者经神经系统检查无阳性体征，而继发性三叉神经痛可伴有神经系统阳性体征，如皮肤感觉、温觉减退，角膜反射减退。

（二）诊断

三叉神经痛要根据病史、发作部位、疼痛性质、发作表现、影像学检查和神经系统有无阳性体征等进行诊断。

1．原发性三叉神经痛 一般为针刺、电击、刀割样疼痛，持续数秒至数分钟。触发点常处于一侧面部三叉神经分支的一支或几支的范围内，常可辅助确定疼痛累及的神经分支。三叉神经各感觉分支的支配区域如下（图12-2）。各分支常见触发点部位：第一支，眶上孔及其周围；第二支，眶下孔、切牙孔、腭大孔、上颌结节；第三支，颏孔等颌面部结构。此外，应根据触发点痛阈的高低不同，检查时刺激强度由轻至重做出适当改变。在初步确定疼痛分支后，用1%～2%利多卡因进行阻滞麻醉以实施诊断性封闭。

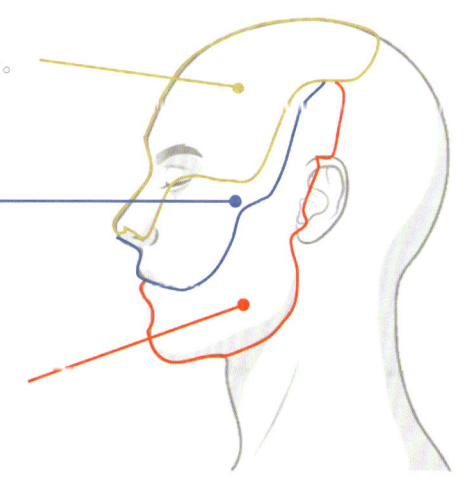

图12-2 三叉神经各感觉分支的支配区域

2．继发性三叉神经痛 疼痛一般不典型，并具有持续性，通常发病年龄较小，病程短。检查时，三叉神经的分布区域会出现神经系统阳性反应，如角膜反射减低或丧失，还可伴有痛觉、温觉和触觉障碍，以及咀嚼肌力减弱和肌萎缩。尤其是针对45岁以上的三叉神经痛患者，需行CT、MRI、特殊造影等检查排除颅脑占位性病变。

（三）鉴别诊断

1. 神经源性疼痛

（1）舌咽神经痛：是指舌咽神经分布区域内的阵发性剧痛。疼痛性质与三叉神经痛相似，但疼痛部位一般处于咽后壁、舌根、软腭、扁桃体及外耳等处。常常因为吞咽和说话引发疼痛，也可在睡眠时发作。将1%～2%丁卡因喷于咽部、扁桃体或舌根，疼痛消失即可确诊。

（2）蝶腭神经痛：临床表现为单侧面中部阵发性疼痛，常在夜晚发生，疼痛位于一侧眼眶及其上、下区域而不超越中线。疼痛性质为刀割、灼烧样剧痛，每日可发作数十次。发作时有霍纳综合征（Horner syndrome），结膜鼻腔黏膜充血、流泪、流涕等自主神经系统症状。用丁卡因涂布患侧中鼻甲后部黏膜或腭大孔进行蝶腭神经封闭，可消除或缓解疼痛。

（3）中间神经痛：又称为膝状神经节痛或面神经痛，可能由疱疹病毒感染或颅底骨折导致。是位于一侧耳部、乳突部、外耳道鼓膜深处的阵发性刺痛，持续时间较长，常伴有舌前2/3区域味觉减退、眩晕、听力减退等症状。

（4）耳颞神经痛：由耳颞神经或耳神经节受损导致，表现为位于一侧耳颞部的阵发性疼痛。发作时耳颞神经分布区域皮肤潮红、出汗、唾液分泌增加，颞浅动脉搏动增强等。

2. 牙痛和其他牙源性疾病 三叉神经痛可与牙髓炎和髓石引发的牙痛混淆。但牙髓炎有病灶牙存在，髓石可通过X线片检查发现，无触发点及周期性发作等特点。尤其应避免将三叉神经疼误诊是牙痛，并进行拔牙、根管治疗等口腔门诊治疗。其他牙源性感染如牙周炎、颌骨骨髓炎、拔牙术后创口感染都可引发颌面部的疼痛，但多为持续性钝痛，有明显病灶可查。在鉴别三叉神经痛和牙源性疼痛时不仅需要严谨缜密的临床诊断思维，还需要详细询问病史，并给患者耐心解释诊断结果和治疗方案，避免潜在的医疗纠纷，也体现出对患者的人文关怀。

3. 非典型性面痛 病因不明，为性质、部位、范围均无规律的颌面部疼痛，其疼痛范围并不局限于某一感觉神经支配区内，无触发点，常伴有自主神经系统症状。

4. 颅脑病变 颅内占位性病变导致的头痛早期可为间断性或晨起最重，但随着疾病的发展表现为进行性加重，可出现颅内压增高、偏瘫、抽搐、失语等体征。

5. 颞下颌关节紊乱疾病 常表现为张口或者咀嚼时周围肌群出现疼痛，常伴有关节弹响、张口受限、开口偏斜和头颈肩疼痛等症状。疼痛部位多位于关节和咀嚼肌群区域，一般在咀嚼或者大张口等下颌运动时诱发。

三、治疗

（一）药物治疗

1. 卡马西平（carbamazepine） 为抗癫痫药物，是目前治疗三叉神经痛的首选药物。用药方法是从小剂量开始，并逐渐增加。开始从100 mg，每日两次，如不能止痛，则每日增加100 mg，直到疼痛得到控制为止，最大剂量不能超过1200 mg。如出现眩晕、嗜睡、白细胞减少等不良反应，应立刻停药。

2. 奥卡西平（oxcarbazepine） 和卡马西平临床疗效类似，但易于耐受。开始每日300 mg分两次服用，以后逐渐增加到600～2400 mg。不良反应也与卡马西平相似。

（二）针刺疗法

三叉神经痛属于中医"面痛""眉棱骨痛""齿痛"范畴。针刺疗法可缓急止痛、活血通络以有助于恢复神经的正常功能。中医是中国古代科学的瑰宝，针对三叉神经痛中医针灸疗法在临床应用中也取得不错的疗效，因其简便安全、疗程短、见效快等优点备受患者青睐。未来，在中医药宝库中仍有很多值得挖掘的先进理念和疗法，可以用于临床疾病诊疗。

（三）理疗或激光

疼痛部位可直接理疗或激光治疗，也可用维生素 B_1（或 B_{12}）和利多卡因经离子导入法，将药物注射到疼痛部位缓解疼痛。

（四）注射治疗

注射治疗是治疗三叉神经痛的常用方法。注射部位主要包括三叉神经半月节、圆孔、卵圆孔、眶上孔、眶下孔等。

1. 封闭疗法 使用 1%～2% 利多卡因进行阻滞麻醉，也可加入维生素 B_{12} 做神经干封闭。

2. 甘油 用 100% 纯甘油在三叉神经周围支进行注射，注射至与触发点有关联的神经的近心端处，相对较安全。

3. 无水乙醇或 95% 乙醇 将无水乙醇或 95% 乙醇准确注射于罹患部位的周围神经干或三叉神经半月神经节，从而使局部神经纤维变性，阻断神经传导达到止痛效果。

（五）射频温控热凝术（percutaneous radiofrequency thermocoagulation）

射频温控热凝术原理是通过在组织内产热造成一定范围内的蛋白质凝固破坏，从而利用不同神经纤维对温度耐受的差异性，破坏传导痛觉的神经纤维而保留抗热性较强的传导触觉的神经纤维。在操作时先加热至 60°C，维持 1 min，再酌情加热至 65°C、70°C、75°C 和 80°C。每次加热时间 1～2 min，到 80°C 维持 2 min，并不断刺激患支分布区域的皮肤痛觉和触觉，直至痛觉消失为止。此方法操作复杂，设备要求高，并且并发症和不良反应较多，患者可出现术中疼痛，术后恶心和呕吐，甚至出现颅内出血，脑神经损伤，颅内感染等。

（六）三叉神经根微血管减压术（microvascular decompression，MVD）

近年来，微血管减压术（microvascular decompression，MVD）已较为广泛地应用于三叉神经痛的治疗，通过典型临床表现和 MRI 明确三叉神经与邻近血管位置关系是 MVD 手术指征。MVD 属于非神经破坏性手术，通过在三叉神经和血管之间置入聚四氟乙烯材料的小垫，缓解神经压迫引发的三叉神经痛，疗效达 80% 以上（图 12-3）。但可能伴随听力减退、面部感觉丧失、感觉迟钝、麻木性疼痛、脑损伤等并发症。

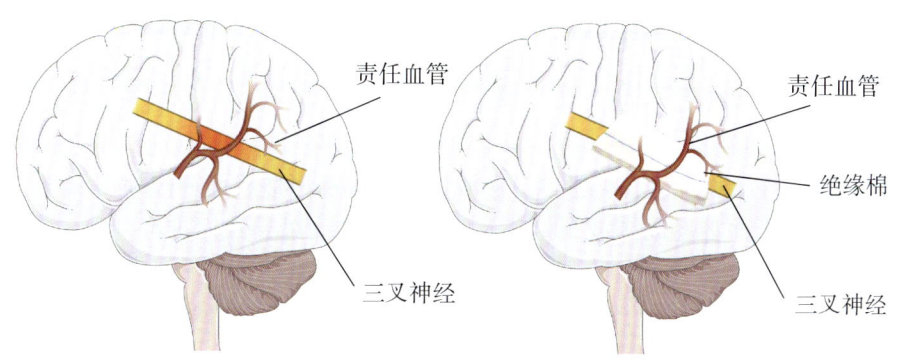

图 12-3 三叉神经根微血管减压术

（七）三叉神经周围支切断撕脱术

此为传统的治疗方法，多行下牙槽神经、眶下神经撕脱术等。但复发率高，目前临床已较少使用。

> **思政园地**
>
> **三叉神经痛治疗的发展**
>
> 三叉神经痛治疗历经长久的发展，经过不断的实践摸索，在治疗效果和预后转归上都取得了长足的进步。早在18世纪，由于对人体解剖的认识不断加深，临床医生通过切断三叉神经的外周分支来缓解疼痛。1891年Victor Horsley医生第一次行半月神经节后根切除术，使三叉神经痛的治疗向前迈进了一步。1962年，药理学发展和药物研发使卡马西平开始用于治疗三叉神经痛，现卡马西平已被公认为治疗三叉神经痛的首选药物。20世纪70年代开始出现射频温控热凝术，可辅助治疗口服药物无效的患者。近年来，在MRI技术辅助下外科医生们开展了三叉神经微血管减压术，它是实现对三叉神经痛更加有效的治疗。纵观三叉神经痛治疗方法的发展历程，不难发现，临床医学发展很大程度上依赖于多学科的交叉融合，与科技创新和前沿学科交叉融合息息相关。这就需要临床医生不能局限于已经掌握的临床专业认知和治疗手段，通过与其他专业进行交流学习，集百家之所长，为医疗技术带来革新和进步，造福患者和社会。

第二节 面神经麻痹

面神经麻痹（facial paralysis）是指面神经受损导致部分或完全丧失功能，主要表现为面部表情肌运动功能障碍，又称为面瘫。

一、病因与发病机制

由于面神经路径长且复杂，能造成面神经麻痹的因素很多，病因常有特发性、感染、外伤、肿瘤、遗传、代谢等因素。

1. **特发性** 特发性面神经麻痹又称为贝尔麻痹（Bell palsy），主要认为是病毒感染（如潜伏的Ⅰ型单纯疱疹病毒和带状疱疹病毒的重新激活）使面神经发生炎症所致。

2. **感染** 面神经麻痹也可由真菌、细菌、病毒感染导致，如化脓性乳突炎、外耳道炎、腮腺炎，也可累及面神经。

3. **外伤** 机械性、物理性、化学性、医源性损伤等都可造成面神经损伤麻痹。

4. **肿瘤** 起源于面神经周围或直接累及面神经的肿瘤可导致面神经麻痹，常见的是腮腺恶性肿瘤，如腺样囊性癌。

5. **颅内血管因素** 小脑桥三角的动脉环可突然改变位置，使内听道和脑干之间的面-听神经束受压导致面神经麻痹。此外，高血压和脑卒中也可导致面瘫。

二、临床表现、诊断与鉴别诊断

（一）临床表现

1. 中枢性（核上性）面神经麻痹 病损位于面神经核以上至大脑皮质之间，当一侧皮质脑干束受损时，称为中枢性或核上性面神经麻痹。其临床表现为病变对侧眼睑以下的颜面表情肌瘫痪，但不影响闭眼、抬眉；常伴有同侧肢体偏瘫；无味觉异常和唾液分泌障碍（图12-4）。

2. 周围性（核性或核下性）面神经麻痹 面神经运动纤维发生疾病造成的面瘫称为周围性面神经麻痹，临床上以贝尔麻痹多见。贝尔麻痹有部分或完全性面瘫，典型症状为前额纹消失，不能蹙眉，患侧口角下垂，健侧口角向上歪斜；不能紧闭口，鼓腮，吹气功能障碍；可伴有听觉改变，舌前2/3味觉减退，唾液分泌障碍（图12-4）。上、下眼睑不能闭合，结膜外露，用力闭眼时眼球转向外上方称为贝尔征（Bell sign）。

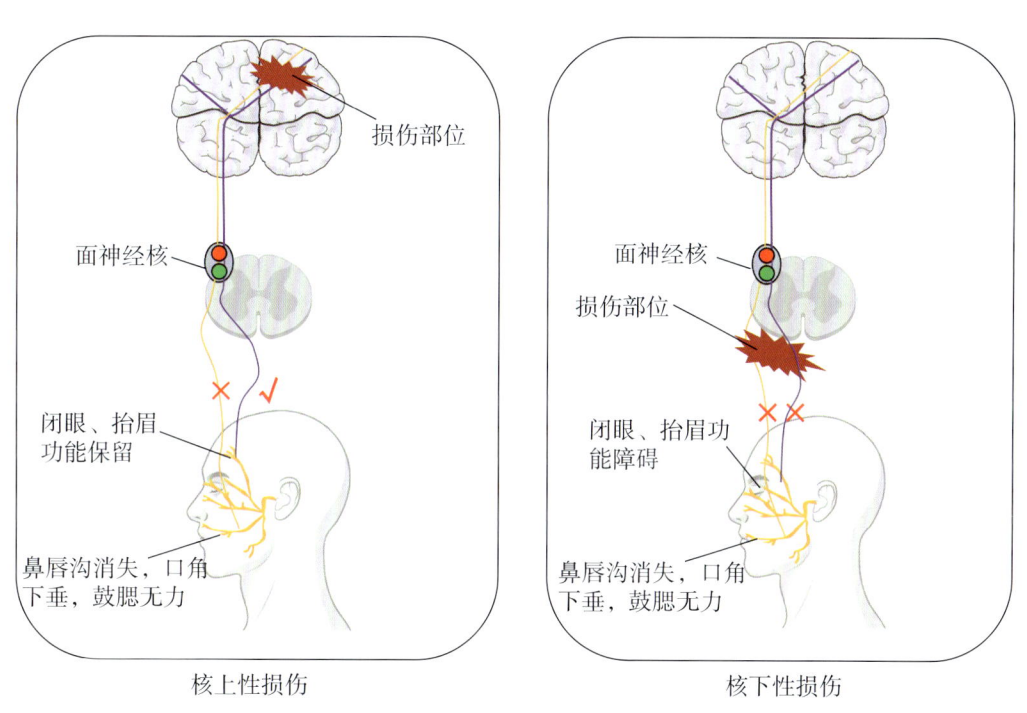

图12-4　面神经核上性损伤及核下性损伤的面部表情肌区别

（二）诊断

面神经麻痹诊断主要依据病史、临床表现及面神经功能检查。贝尔麻痹起病急、周围性面瘫的症状典型，还可根据味觉、听觉及泪液的检查结果明确损害的部位。

1. **茎乳孔以外**　面瘫。
2. **鼓索与镫骨肌神经之间**　面瘫＋味觉丧失＋唾液腺分泌障碍。
3. **镫骨肌与膝状神经节之间**　面瘫＋味觉丧失＋唾液分泌障碍＋听觉改变。
4. **膝状神经节**　面瘫＋味觉丧失＋唾液腺、泪腺分泌障碍＋听觉改变。
5. **脑桥与膝状神经节之间**　除面瘫外，感觉和分泌功能障碍一般较轻；如损害影响听神经时，尚可发生耳鸣眩晕。
6. **核性损害**　面瘫＋轻度感觉与分泌障碍，若影响神经核，则可能出现对侧偏瘫。

(三)鉴别诊断

贝尔面瘫应注意与核上性面神经麻痹、核性面神经麻痹、腮腺病变进行鉴别诊断。创伤性面瘫根据临床表现和病史易于判断。但在创伤性面瘫的诊断过程中判断面神经损伤程度和预后更重要。外伤、感染、肿瘤及其他病变导致的面瘫还需做CT、MRI等影像学和实验室检查进行鉴别诊断。

三、治疗

面神经麻痹治疗主要包括保守治疗和手术治疗。根据病因采用合适的治疗方法。

1. 保守治疗 主要包括药物治疗、理疗、中医中药针灸疗法。贝尔麻痹发病1周内视为急性期。此阶段应控制组织水肿，改善局部血液循环，减少神经受压。可采用地塞米松静脉滴注或口服泼尼松龙。此外，需服用抗病毒药物如阿昔洛韦、利巴韦林；给予营养神经药物维生素B_1、B_{12}；可做理疗、红外照射、激光疗法，但不宜使用强烈针刺。病程中应保护眼睛，防止角膜损害，可使用眼膏。外伤性面瘫时如电生理检查未发现面神经变性可保守治疗。此外，在非急性期中（发病1周以后），针灸作为一种传统中医疗法，在临床面瘫治疗中已经得到广泛的应用，其机制可能主要是通过针刺：①增强神经系统的适应性和抗病能力，加速神经再生和修复；②促进局部血液循环，增加氧气和营养物质的供应；③提高机体的免疫力，促进免疫细胞的增生和活性，有利于抗炎和愈合。

急性期过后是恢复期，治疗主要是促进神经和肌肉功能恢复。除了给予神经营养药物外，还可进行电刺激和理疗。多数病例在1～3个月后可完全恢复，但1～2年后仍有自行恢复的可能。2年后仍不能恢复者按陈旧性面瘫处理。

2. 手术治疗 在神经束膜断裂和神经断离的情况下，通过肌电仪测验无反应或不出现电位变化时可进行手术治疗。手术治疗包括面神经减压术、面神经吻合术、神经游离移植术、面神经横跨移植等。另外，对于陈旧性面瘫所造成的闭眼不全、颜面不对称等畸形，可通过筋膜悬吊、肌瓣转移悬吊等手段纠正改善。

3. 预后 主要取决于病损严重程度，80%贝尔麻痹可在2～3个月恢复。轻症病例可在2～3周恢复，1～2个月痊愈。恢复不完全者可出现瘫痪肌群的挛缩，即出现面肌痉挛，表现为鼻唇沟加深，睑裂缩小，口角反向患侧牵引，使健侧出现假性痉挛的现象。针对面神经麻痹的治疗需要具备全局思维，避免误诊和药物使用不当等问题。

第三节 颌面部其他常见神经疾病

一、舌咽神经痛

舌咽神经痛（glossopharyngeal neuralgia）是指发生在舌咽神经分布区域的阵发性剧烈疼痛。其疼痛性质与三叉神痛相似，但患病率低。

1. 病因 原发性舌咽神经痛的病因尚未完全明确，可能是由于舌咽神经和迷走神经发生了脱髓鞘病变导致。继发性舌咽神经痛病因包括小脑桥三角的血管异常、肿瘤压迫、蛛网膜炎、椎动脉病等。

2. 临床表现　本病好发于中年男性，疼痛部位局限于扁桃体、咽部、舌根、颈深部、耳道、下颌后区等部位。疼痛呈间歇性，昼夜均可发作，通常早晨或上午较为频繁。疼痛性质与三叉神经痛相似，但可在睡眠时发作。舌咽神经痛也存在触发点，多位于扁桃体、外耳道、舌根等部位。发作时除了心律不齐外，还可出现心脏停搏、心律不齐、喉部痉挛等症状。根据舌咽神经痛的临床特点、疼痛部位、性质等不难判断。此病应与三叉神经痛、茎突过长、鼻咽癌等疾病进行鉴别诊断。

3. 治疗　舌咽神经痛的治疗包括药物治疗、封闭治疗、射频温控热凝术及手术治疗。继发性舌咽神经痛应查明病因后进行针对性治疗。

二、面肌痉挛

面肌痉挛（facial spasm）又称为面肌抽搐，为阵发性、不规则的半侧面部肌群不自主的抽搐或痉挛。

（一）病因

原发性面肌痉挛病因不明，可能是由于面神经传导通路上存在病理性的刺激引发，如小脑桥的动脉压迫面神经根，也可能与面神经根处纤维损伤性病变有关。少数属于面神经麻痹后遗症。

（二）临床表现

原发性面肌痉挛多发生于中年以后，女性多于男性。疾病早期，抽搐多从眼轮匝肌开始，呈间歇性，后续逐渐扩散到其他面部表情肌，以口角肌的抽搐最为明显。在精神紧张或疲倦时加重，睡眠时可停止发作。神经系统检查无阳性体征。该疾病进展缓慢，一般不会自愈。

（三）诊断和鉴别诊断

根据本病临床特点，不伴有其他神经系统的阳性体征，通过在肌电图上显示为肌纤维震颤和肌束震颤波可明确诊断。面肌痉挛需与以下疾病进行鉴别。

1. 继发性面肌痉挛　一般伴有脑神经损害症状。

2. 眼睑痉挛　是由眼轮匝肌痉挛导致，发生于双侧，仅发生于眼轮匝肌，而面下部肌正常。

3. 三叉神经痛　有些病例发作时可伴有面肌痉挛，而面肌痉挛一般不伴有疼痛。

（四）治疗

1. 药物治疗　可使用镇静安眠药（氯硝西泮等）、肌肉松弛剂（乙哌立松等）或抗癫痫药物（卡马西平等）。

2. 注射治疗　①A型肉毒毒素注射；②封闭疗法，在面神经颅外主干及分支周围，选择性使用维生素B_1、B_{12}加利多卡因、50%乙醇、5%甘油封闭。

3. 手术治疗　包括面神经干分束术和微血管减压术。

（程　杰　徐荣耀）

思 考 题

1. 三叉神经痛主要临床表现是什么?
2. 如何对中枢性面神经麻痹和周围性面神经麻痹进行鉴别诊断?

第十三章

颞下颌关节疾病

第一节 颞下颌关节紊乱病

第十三章数字资源

案例 13-1

患者，女性，25岁，喜食牛肉干、小胡桃，因吃甘蔗关节卡主，导致张口受限和疼痛，经热敷和服用止痛药有所缓解，但症状反复2个月余。之前曾有张口弹响，目前弹响消失，咬合异常，连带头颈疼痛。

问题：
1. 患者可能的诊断是什么？
2. 需要做什么辅助检查来明确诊断？
3. 关节疾病的治疗方法有哪些？

颞下颌关节位于面部侧方，与颅底和外耳道毗邻，由颞骨关节窝、下颌骨髁突、关节盘、关节囊、关节韧带和周围的肌肉组成，行使张闭口、语言、咀嚼、吞咽等功能。其结构精细、左右联动，是颌面部唯一可动关节。

基础回顾

关节是骨与骨之间的连接，分为不动关节与可动关节。骨骼间允许轻微运动或基本不运动的关节是不动关节，包括①纤维关节如颅骨的骨缝、胫腓关节；②软骨关节如耻骨联合、脊椎的椎间关节。可动关节又称为滑膜关节，具有滑膜，可分泌滑液，可进行较大范围的活动。颞下颌关节是滑膜关节，由关节囊包裹。关节盘在关节囊内将关节窝和髁突分为互不相通的两个腔，其中关节上腔宽大，下腔狭窄。滑膜位于关节囊内表面，分泌滑液润滑关节，减少摩擦，并营养关节软骨。与膝关节的透明软骨不同，颞下颌关节的软骨是纤维软骨，虽然不负重但是承担咀嚼力，且左右联动。颞下颌关节周围的韧带有颞下颌韧带、蝶下颌韧带、翼下颌韧带、茎突下颌韧带及下颌锤韧带，作用是悬吊和稳定髁突的位置。运动下颌骨的肌肉有升颌肌群，包括咬肌、颞肌、翼内肌；降颌肌群包括舌骨上肌群中的二腹肌前腹、下颌舌骨肌和颏舌骨肌。翼外肌附着在髁突的翼肌窝，并参与关节盘前附着的组成，作用是下颌前伸和侧方运动。颞下颌关节的血液供应主要是颞浅动脉和颌内动脉的分支，神经支配主要是三叉神经下颌支的分支，包括耳颞神经、咬肌神经、颞深神经和翼外肌神经的关节分支。

颞下颌关节紊乱病（temporomandibular disorders，TMD）临床常见，好发于女性，各年龄段都可发生，以青壮年多见。TMD 是多因素导致的关节及周围咀嚼肌群出现功能、结构与器质性改变的一组疾病的总称。

一、颞下颌关节紊乱病的病因及分类

颞下颌关节紊乱病的病因有长期慢性微小创伤、精神心理因素、𬌗因素、免疫因素、关节负荷过重、解剖因素、外伤，大张口包括大笑、唱歌、长时间口腔科治疗操作或全麻插管等多因素共同引起。主要分为咀嚼肌紊乱、关节结构紊乱、炎性疾病和退行性关节病。2014 年国际牙科研究协会发布了基于症状问卷和临床检查的 TMD 双轴诊断分类（diagnostic criteria for the most common TMD，DC/TMD），即 DC/TMD 分类及诊断标准，从躯体症状和患者的疼痛及精神心理两方面进行评价。

二、颞下颌关节紊乱病的临床及影像学诊断

颞下颌关节紊乱病的病期一般较长，并可反复发作，有的患者可以自愈或经过治疗后痊愈，有的则可逐步加重，影响正常的关节功能。

1. 临床表现

（1）疼痛：关节区及周围的咀嚼肌疼痛，可伴有头痛、颈肩痛等。

（2）弹响和杂音：张闭口和咀嚼时可出现关节弹响或杂音，包括摩擦音、破碎音等。

（3）下颌运动异常：包括开口度异常（过大或过小）、开口型异常（偏斜或歪曲），以及开闭口运动中出现一过性间歇性锁结，即髁突要绕过关节盘的障碍后才能完成大开口运动，称为关节绞锁。

（4）耳症：包括耳闷、听力下降、耳鸣等，可能与关节盘 - 锤骨韧带（又称为下颌锤韧带）在下颌前伸和关节盘移动时紧张有关。

注意疼痛和开口受限要与其他关节外疾病进行鉴别，如神经性疼痛（三叉神经痛、舌咽神经痛等）、颌面部感染、智齿冠周炎、髁突骨折、颧骨骨折、冠突过长或关节外肿瘤，如颞下窝肿瘤、翼腭窝肿瘤、鼻咽癌都可以引起疼痛和张口受限。此外，耳源性疼痛（如外耳道疖、外耳道炎及某些外耳道占位性病变）也容易和关节痛混淆；颈椎病除可引起颈、肩、背、耳后区及面侧部疼痛外，也可牵涉到关节区引起不适；茎突过长除了可引起吞咽时咽部疼痛和感觉异常外，常可在开口、咀嚼时引起关节区疼痛，以及关节后区、耳后区和颈部的牵涉痛。

2. 影像学诊断 包括曲面体层片、CBCT、关节造影和磁共振成像（图 13-1）。与曲面体层片相比，CBCT 可以清晰显示髁突及关节窝的骨质情况和关节间隙。关节造影包括上腔、下腔或双腔，可以间接显示关节盘的位置，尤其可以判断有无关节盘穿孔，但为有创操作。磁共振成像（magnetic resonance imaging，MRI）可以同时显示关节软、硬组织的状态，包括关节盘的形态、移位情况、关节腔是否有积液和游离体，以及髁突和关节窝的骨皮质和骨髓情况，是诊断颞下颌关节疾病的金标准（图 13-1D）。

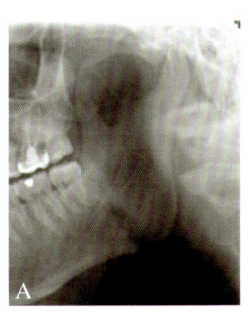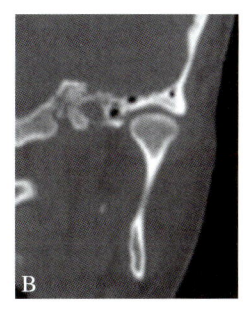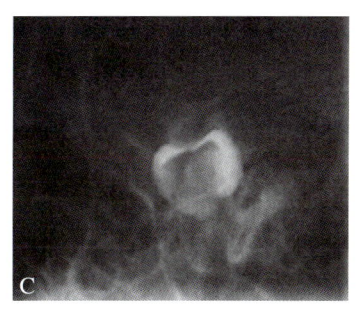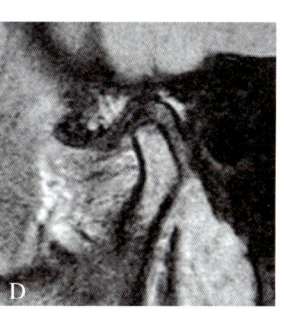

图 13-1 颞下颌关节的影像学检查
A. 曲面体层片；B. CBCT；C. 关节造影；D. MRI

三、颞下颌关节紊乱病的治疗

在治疗过程中应首先采用可逆性的保守治疗方法，如服用药物包括非甾体抗炎药、肌松药、软骨保护剂，理疗、局部封闭和关节腔灌洗治疗，以及使用𬌗垫等，如效果不佳可采用不可逆的治疗方法，如咬合重建、调𬌗，以及手术治疗，包括关节盘复位术、关节重建术等。

人体颞下颌关节、颌骨和咬合关系处于一种平衡状态，当髁突吸收或退变导致髁突高度改变，特别是处于生长发育高峰期的青少年时，容易继发牙颌面畸形，需要联合正畸、正颌进行关节 - 颌骨 - 咬合的联合诊疗。

四、各型颞下颌关节紊乱病的诊治要点

1. 咀嚼肌紊乱疾病（masticatory muscle disorders） 主要包括咀嚼肌肌痛、翼外肌功能亢进及咀嚼肌痉挛等，为关节外疾病，关节结构本身正常，可表现为一过性功能紊乱，经适当治疗可以痊愈。

（1）肌痛：临床表现为一处或多处咀嚼肌出现局部持续性疼痛，可分为局限性肌痛（例如颞肌、咬肌、翼外肌）、肌筋膜痛（肌痛部位局限在受累肌肉内）和牵涉性肌筋膜痛（肌痛部位扩散至肌肉以外，可放射至颞部、前额、眼部、下颌角、颈外侧或枕部）。治疗包括局部热敷、理疗、口服非甾体抗炎药、使用𬌗垫等，还可以用2%利多卡因对压痛点进行封闭治疗。

（2）翼外肌功能亢进（hyperfunction of lateral pterygoid muscle）：临床表现为患者大张口时，翼外肌持续收缩导致髁突活动过度，呈半脱位状态，可在面侧方看到凸起的髁突。治疗可用0.5%或1%的利多卡因5 ml做翼外肌封闭，每日或每2～3日1次，5次为1个疗程，根据改善情况进行调整，要注意避免应用过度导致翼外肌痉挛和持续性开口困难。

（3）咀嚼肌痉挛（masticatory muscles spasm）：对患者的生活质量影响较大，临床表现为疼痛和张口受限，如多块肌肉同时发生，则表现为半侧咀嚼肌群痉挛，患者出现不自主的肌肉抽搐伴有头痛，严重者还可以出现咬合紊乱。治疗可以采用理疗、针灸、按摩、湿热敷、𬌗垫，辅以镇静剂、肌松药等，也可以用2%利多卡因2～3 ml或肉毒毒素行翼外肌封闭，如封闭后疼痛减轻，开口度增大则可每日治疗1次或隔日治疗1次，5次为1个疗程。如封闭治疗后疼痛无明显改善，则不应继续封闭治疗，否则可能使痉挛加重。

2. 结构紊乱疾病 又称为关节内紊乱（internal derangement，ID），主要是指颞下颌关节盘与髁突的位置关系发生改变，即关节盘移位，包括前移位、后移位、外侧或内侧移位，以及旋转移位等。其中关节盘前移位最多见，根据张口时关节盘是否能够恢复其与髁突的正常结构

关系，分为可复性关节盘前移位和不可复性关节盘前移位。X线和CT可见关节间隙变化，但无骨质破坏，关节造影和磁共振成像可以显示关节盘的位置变化。病变发展可出现髁突和关节盘的退行性变。

（1）可复性盘前移位（anterior disc displacement with reduction，ADDwR）：为关节盘后带前移至髁突横嵴之前，但在张口时关节盘可以恢复到髁突上方的正常位置。临床表现主要为关节弹响，可以发生在开口初、闭口末。一般无疼痛和张口受限，但当关节盘移位时间长而变形时，可出现关节绞锁，即张口先向健侧偏斜再回到正中才能张开，可伴有疼痛和开口度、开口型的异常。关节造影和MRI可以证实关节盘前移位（图13-2）。治疗主要采用前伸再定位𬌗垫来消除弹响，让患者下颌前伸张口至弹响消失位，从而使髁突前移而恢复正常的盘髁位置关系。如出现疼痛、绞锁可以给予止痛药、理疗或关节上腔扩张来增加髁突的活动度。

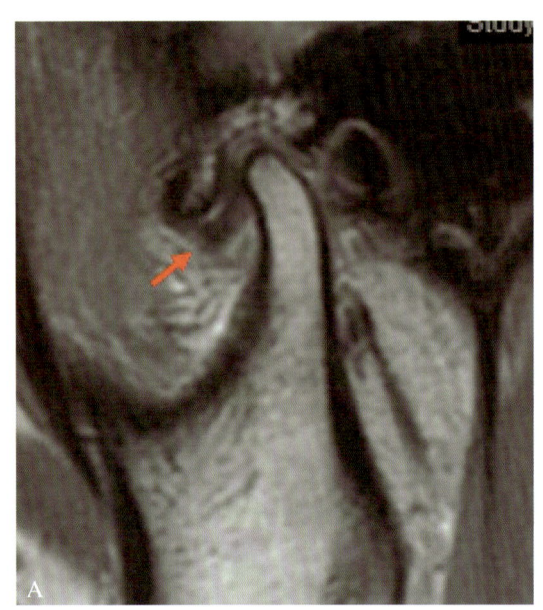 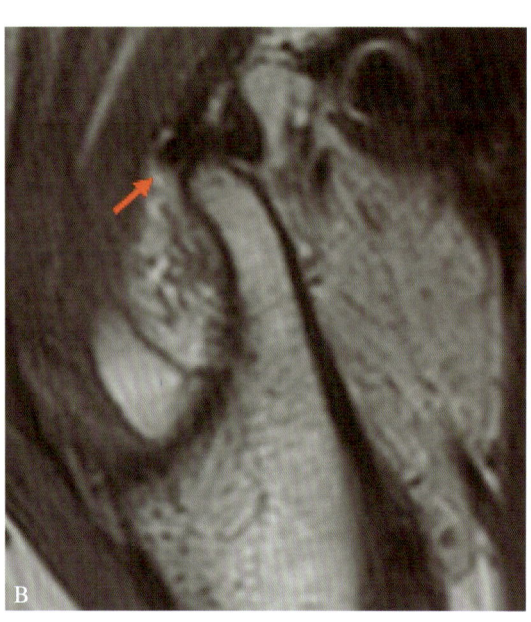

图 13-2　MRI 显示可复性盘前移位（红色箭头）
A. 闭口位关节盘前移；B. 开口位关节盘恢复到髁突上方

（2）不可复性盘前移位（anterior disc displacement without reduction，ADDwoR）：为关节盘后带前移至髁突横嵴之前且在张口时仍然前移，不能恢复到髁突上方的正常位置。病变早期（1～2个月）临床表现为疼痛和张口受限，随着时间的延长进入中晚期，疼痛和张口受限可能缓解，也可能反复或持续存在，出现进一步的关节盘和髁突软骨、骨的退变。关节造影和MRI可以证实关节盘不可复性前移位（图13-3）。治疗原则是首先进行保守治疗，包括给止痛药、肌松药、理疗、𬌗垫、关节腔灌洗、维生素 B_{12}、透明质酸钠等，以缓解疼痛，促进张口。早期可以进行手法复位关节盘，恢复为可复状态；中晚期当上述保守治疗无效或效果不佳时，如关节盘长度、形态及髁突的骨质状态良好，可以采用手术复位关节盘，包括关节镜下盘复位缝合术，以及开放性关节盘复位锚固或缝合术。

3. 炎性疾病（inflammatory disorders）　是指滑膜或关节囊出现非细菌性炎症反应，可分为原发性滑膜炎和继发性滑膜炎两种。原发性滑膜炎以自身免疫病如类风湿关节炎、银屑病、红斑狼疮引起，继发性滑膜炎由创伤、关节盘移位、骨关节病所致。临床表现为关节腔肿胀、疼痛等。X线或CT可见关节间隙增宽，可伴有骨质破坏，MRI可见积液，可伴有关节盘移位和髁突骨质退变。关节镜下可见关节内血管增多，滑膜增生，关节腔内出现粘连。治疗包括使用非甾体抗炎药，如美洛昔康，进行关节腔灌洗、封闭，以及理疗、𬌗垫等。对伴有关

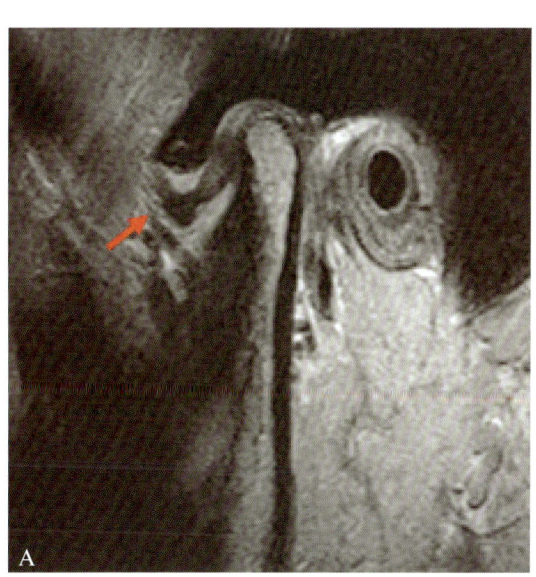 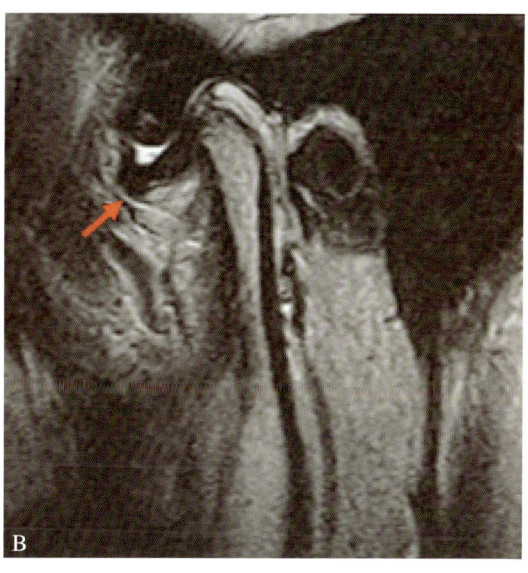

图 13-3　MRI 显示不可复性盘前移位（红色箭头）
A. 闭口位关节盘前移；B. 开口位关节盘仍然前移

节盘移位或骨关节病的患者如保守治疗无效或效果不佳者可手术治疗。

4. 退行性关节病（degenerative joint disease）　包括骨关节病（osteoarthrosis）和骨关节炎（osteoarthritis），后者伴有疼痛。骨关节病有原发性和继发性两种类型，是关节的器质性病变，后者多由关节盘前移位发展导致。临床表现为疼痛、关节区杂音（摩擦音、破碎音）和张口受限。X线或CT检查可见关节间隙狭窄、关节窝磨平、髁突骨质吸收、硬化、囊性变、骨赘等表现；关节造影或磁共振成像可见关节盘前移位、关节盘穿孔、破裂等（图 13-4）。骨质破坏严重者，可出现下颌后缩、偏斜、开𬌗等牙颌面畸形。治疗包括保守治疗，使用药物如非甾体抗炎药、肌松药、抗焦虑药，进行理疗如热敷、按摩，以及开口训练，可减轻肌肉与关节疼痛。此外还可以采用关节内透明质酸钠注射及𬌗垫治疗等。保守治疗无效或效果不佳时可行手术治疗，根据病变严重程度选择关节盘复位手术或关节置换术等。

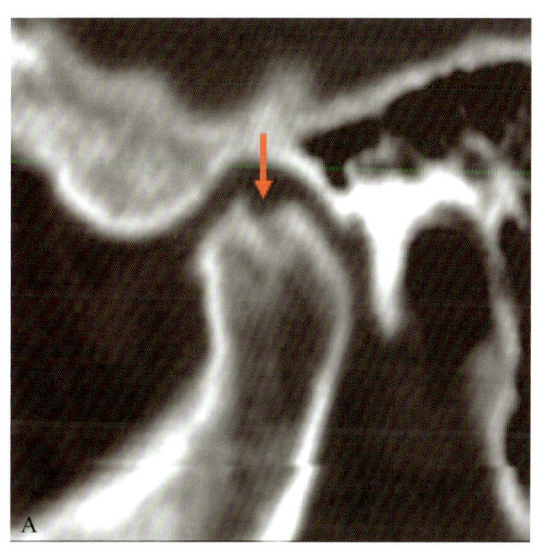 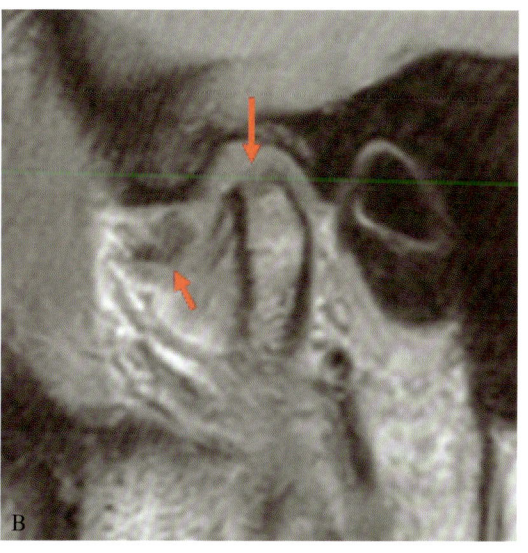

图 13-4　颞下颌关节骨关节病
A. CT 显示髁突凹陷吸收（红色箭头）；B. MRI 显示关节盘前移变形、髁突骨质吸收（红色箭头）

> **思政园地**
>
> 颞下颌关节紊乱病是口腔科常见疾患之一。其影像学诊断经历了由单纯的X线平片到关节造影，以及MRI的发展，在此过程中前辈进行了大量的研究和探索工作。邹兆菊教授于1963年在我国最早开展颞下颌关节的造影研究，她在长达数年的近百例造影中，结合临床诊断、手术所见，以及术后标本的病理学检查，反复对照，从而做出正确的影像学诊断，并于1973年和张震康教授在《中华医学杂志》发表文章，图文并茂地介绍了颞下颌关节造影技术及其对颞下颌关节紊乱病的诊断，是我国最早关于该项技术的创造性研究和全面综合的论述。邹兆菊教授对科研的探索精神，推动了我国口腔颌面放射学科的发展。

> **知识拓展**
>
> 颞下颌关节结构紊乱的 Wilkes 分期
>
> 为进一步反映颞下颌关节盘移位后的形态、有无穿孔和骨改变情况，1989年Wilkes按照临床和影像学表现及手术中所见，将颞下颌关节结构紊乱分为早期、早中期、中期、中晚期和晚期，经进一步改进的影像学表现如下，是目前临床诊断和治疗的重要依据。
>
> Ⅰ期：关节盘轻度前移，形态正常。
> Ⅱ期：关节盘可复性前移，骨轮廓正常。
> Ⅲ期：关节盘不可复性前移，骨轮廓正常。
> Ⅳ期：关节盘不可复性前移，骨结构异常。
> Ⅴ期：关节盘不可复性前移，关节盘变形伴穿孔，骨退行性改变。

第二节　颞下颌关节脱位

髁突脱出关节窝以外，超越了关节运动的正常限度，不能自行恢复到原位者，称为颞下颌关节脱位（temporomandibular joint dislocation）。由于颞下颌关节的关节囊和周围韧带较松弛、关节窝浅，髁突在大张口运动时会滑出关节窝等特点，颞下颌关节脱位的发生率高于全身其他关节。

一、分类

按照脱位的性质可以分为急性前脱位、复发性脱位和陈旧性脱位；按照脱出的部位和方向可以分为单侧或双侧脱位、前方脱位、上方脱位等。其中上方脱位多由外伤引起，可进入颅内导致颅脑损伤。

二、诊断和治疗

1. 急性前脱位 临床最常见，可以由打哈欠、大笑、唱歌、长时间张口口腔治疗，或全麻插管、喉镜、胃镜检查等引起。脱位后患者出现不能闭口，前牙开𬌗，语音不清，流口水、咬合疼痛等。临床检查关节窝空虚，咬合紊乱。X 线或 CT 检查髁突位于关节结节前上方（图 13-5A）。

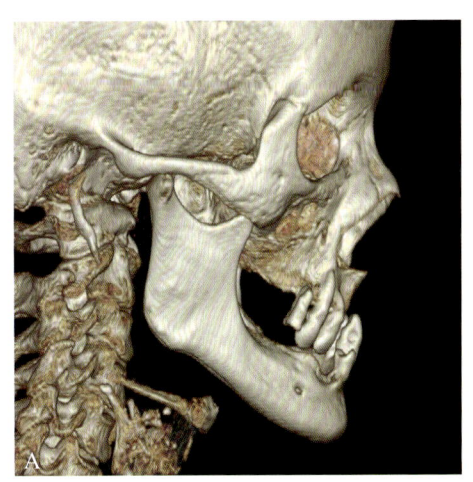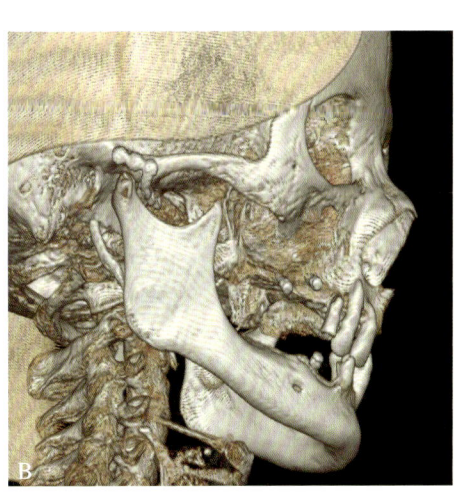

图 13-5 CT 显示颞下颌关节脱位及复位后关节结节增高
A. 右侧颞下颌关节脱位，前牙反𬌗；B. 髁突复位后钛板关节结节增高

治疗主要采用手法复位，嘱患者放松精神、取端坐位，头紧靠在椅背或墙上，下颌平面低于术者的肘关节，术者双手拇指缠以纱布，放置在患者两侧的下颌第二磨牙𬌗面上，其余手指托住下颌骨下缘，下压下颌骨并抬高颏部，使髁突向下达关节结节下方，然后向后推以使髁突回到关节窝内。注意髁突复位后患者的升颌肌群收缩，上、下牙闭合，易咬伤术者的手指，故复位后拇指应立即滑向口腔前庭。复位后用颅颌弹力绷带或吊颌帽固定下颌 2~3 周，以限制下颌运动，减小开口度，不宜超过 15 mm。

如手法复位困难，可采用局部浸润麻醉或鼻腔插管全身麻醉，配合肌松药使用，必要时切开复位，并进行关节结节增高。

2. 复发性脱位 急性前脱位后如果不加以注意或治疗不当，可出现反复下颌脱位，称为复发性脱位或习惯性脱位。由于反复脱位导致关节囊、关节韧带及关节盘附着明显松弛，髁突与关节结节变平，关节窝变浅。复发性脱位多见于老年人和脑梗死后的重症患者，有的患者可以自行手法复位。

复发性脱位可采用关节囊内的硬化剂治疗，或在关节镜下行关节囊壁及关节盘后附着的硬化剂注射治疗。以上治疗效果不佳者可行手术治疗，如关节囊及韧带加固术、关节结节切除术及关节结节增高术。

3. 陈旧性脱位 如急性前脱位或复发性脱位在数周后仍未进行复位，长时间处于关节脱位状态，则为陈旧性脱位。无牙颌患者、婴幼儿、下颌骨部分切除放疗后，以及心脑血管重症患者易发生。患者的颞下颌关节和咀嚼肌无明显疼痛，下颌可以有一定的活动度进行开闭口运动，但是由于关节内纤维组织增生，因此髁突的复位更加困难。

陈旧性脱位主要以开放性手术复位，配合关节结节切除术或关节结节增高术，如复位困难者可以行髁突高位切除术。

第三节 颞下颌关节强直

颞下颌关节强直（TMJ ankylosis）是指由炎症、创伤或外科手术等导致的关节运动功能丧失，主要表现为开口困难或完全不能开口。根据病变的部位分为关节内强直、关节外强直和混合性强直。关节内强直是指关节内发生病变造成关节内的纤维性或骨性粘连，又称为真性关节强直（true ankylosis，图13-6）。关节外强直是关节之外的肌肉、黏膜或皮肤出现纤维或骨性粘连，从而限制了关节的运动，又称为假性关节强直（pseudo-ankylosis）或颌间挛缩（intermaxillary contracture）。混合性强直是指关节内强直和关节外强直同时发生。

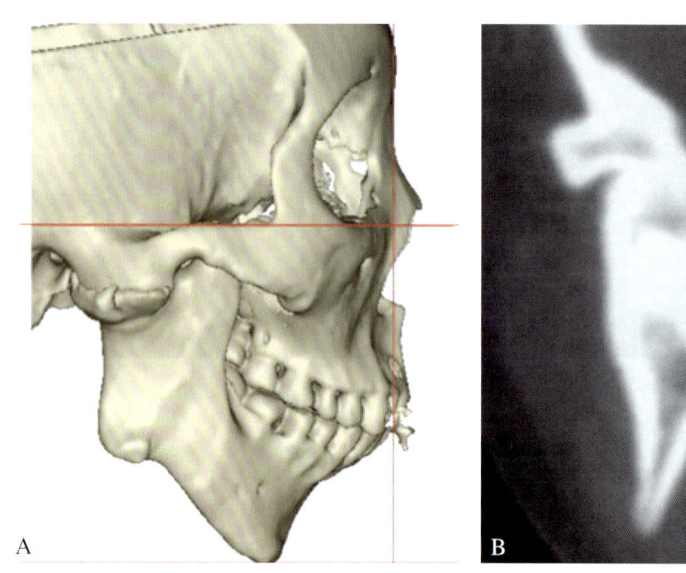
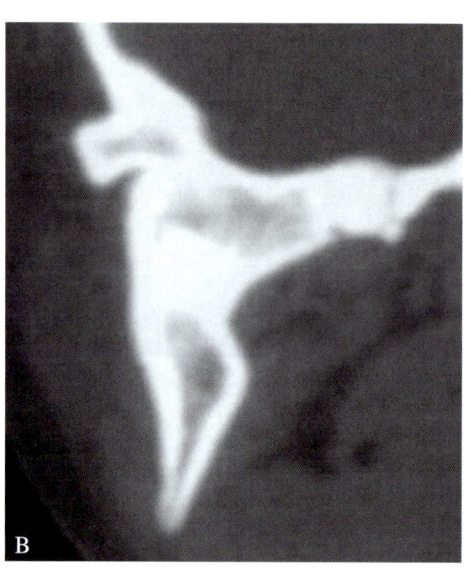

图13-6　CT显示右侧颞下颌关节强直，下颌后缩
A. 三维CT；B. 冠状CT显示关节结构消失，被骨球取代

一、关节内强直

1. 病因　包括外伤、感染、自身免疫病，以及医源性损伤等。目前80%以上的关节强直由外伤引起，例如出生时产钳或产道损伤、髁突骨折特别是囊内骨折、下颌支残端与关节窝接触损伤或外上脱位出关节窝，以及急性创伤性关节盘前移位伴关节窝和髁突软骨的损伤等，都易引起关节强直。感染引起的关节强直随着抗生素的广泛使用而越来越少见，包括原发性感染如结核、淋病、梅毒、猩红热、伤寒热、放线菌；血源性感染如败血症、脓毒血症引起的血源性化脓性关节炎，破坏关节结构而引发关节强直；邻近组织来源的继发性感染，如中耳炎、乳头炎、颌骨骨髓炎、腮腺炎，病原菌多为溶血性链球菌，脓液可直接扩散到关节；以及自身免疫病如类风湿关节炎、银屑病关节炎；此外，医源性损伤例如关节区的手术治疗不当也会导致关节强直。

2. 临床表现　关节强直可发生在任何年龄，以儿童和青少年多发。主要表现为进行性开口受限，如在生长期发生，会影响颌骨的发育，导致下颌后缩，严重者形成鸟嘴畸形，或偏颌畸形及咬合紊乱。关节强直继发小颌畸形会伴发阻塞性睡眠呼吸暂停（obstructive sleep apnea，OSA），表现为睡眠打鼾、憋气、白天嗜睡、疲乏、记忆力减退和性格改变等，严重者可引起猝死。

3. 诊断和治疗 关节强直的病程较长，有外伤、感染及手术治疗史。临床检查开口受限，髁突的活动度减弱或消失。部分患者有颌面畸形和咬合紊乱。X线特别是CT检查可以明确诊断。纤维性强直表现为关节结构消失，骨性强直可见关节区骨球。CT冠状重建可以看到骨球内侧是否存在髁突残余及大小（图13-7A），而MRI检查可以明确是否存在关节盘。

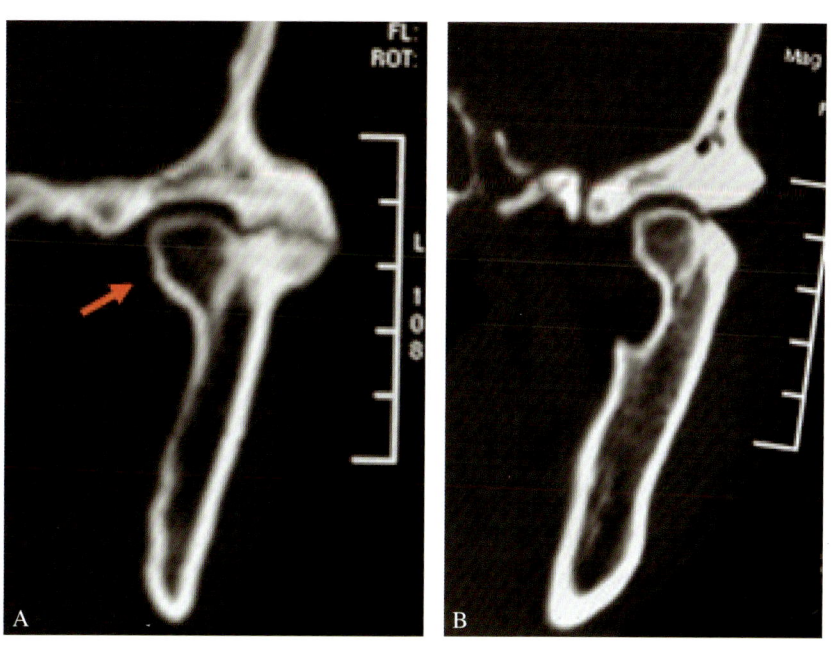

图 13-7 存在髁突结构的关节强直
A．CT冠状重建显示强直骨球内侧存在髁突残余结构（红色箭头）；B．外侧间隙成形术切除外侧骨球，保留内侧髁突

关节强直的治疗主要采用手术。耳前切口显露关节，纤维性强直可以进行粘连剥离或髁突高位切除，脂肪充填关节间隙；骨性强直根据骨球内侧是否存在髁突结构及大小，选择外侧间隙成形术（lateral gap arthroplasty）或关节重建术（joint reconstruction）。外侧间隙成形术只切除外侧骨球，保留内侧的髁突和关节盘（图13-7B）；关节重建可采用自体骨如肋骨肋软骨、冠突、胸锁关节，或人工关节（图13-8）。为防止强直复发，需要截骨间隙至少在10 mm以上，并以脂肪充填以消除无效腔。根据术中张口情况切除同侧及对侧冠突，使张口度达35 mm以上。对于儿童患者特别是伴有OSA者，应尽早手术恢复患者的张口和咀嚼功能，从而刺激下颌骨的发育。但是由于儿童成骨旺盛，手术后容易复发。对于关节强直继发颌骨畸形的患者可以同期或分期进行正颌手术、牵张成骨术、颏前徙术等，配合正畸治疗改善面型和阻塞性睡眠呼吸暂停症状。术后应积极进行开口训练，防止强直复发。

二、关节外强直

1. 病因 主要由外伤和感染所致。外伤包括面颊部大范围的撕脱伤、火器伤、开放性骨折，如上颌结节与下颌支的骨折或火器伤等造成颌间瘢痕挛缩。感染包括上颌智齿冠周炎或残根残冠引起的颊黏膜炎症、口内大面积溃疡，严重的放线菌病累及面部和颌骨，银屑病、牛皮癣等皮肤病伴发面部皮肤瘢痕条索；坏疽性口炎少见，包括由麻疹、猩红热等传染病并发的坏疽性口炎，造成颌间软组织瘢痕挛缩。上、下颌骨骨髓炎出现进行性骨化，继发颌间挛缩，导致下颌运动受限；头颈部肿瘤因接受大剂量放射线照射，造成上、下颌之间软组织广泛纤维

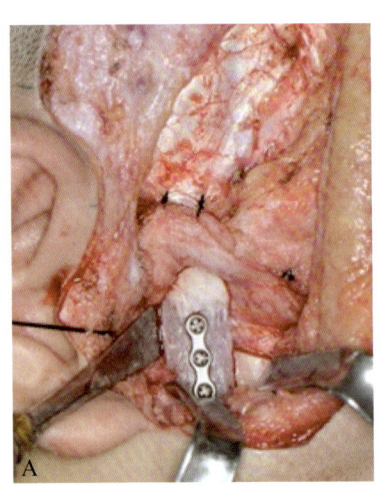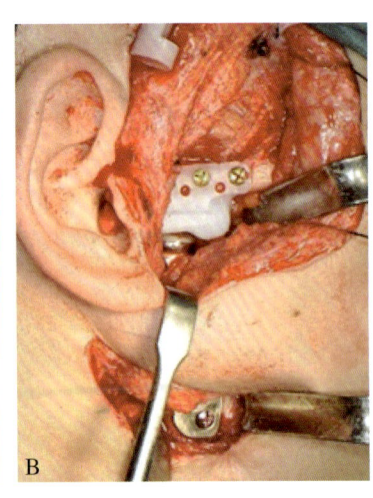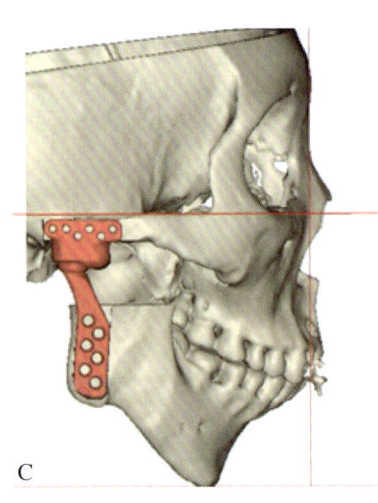

图 13-8　颞下颌关节重建术
A. 肋骨肋软骨移植；B～C. 人工颞下颌关节重建

化，也可导致颌间瘢痕挛缩。骨化性肌炎引起肌肉钙化，烧伤、烫伤及化学灼伤导致面颊部组织大面积瘢痕形成。口腔黏膜由于进食槟榔等，导致纤维变性，面颊部手术、口内手术及植皮方法不当可导致颌间瘢痕形成，从而影响下颌运动。

2. 临床表现　关节外强直主要表现为不同程度的张口困难或完全不能张口。皮肤或口内黏膜有明显的瘢痕、硬化和纤维性条索。因关节结构本身未受累，所以髁突有一定的活动度。如在生长期发生，可伴有颌骨畸形和咬合紊乱。

3. 诊断和治疗　有面颊部外伤、开放性骨折、感染、物理与化学性损伤、放射治疗和手术史。临床检查可见张口受限，皮肤、口腔黏膜有瘢痕、硬化条索等。影像学检查特别是 MRI 检查关节结构正常，全景片、CT 可发现牙齿、上下颌骨和颌面部软组织的结构异常，例如上、下颌间隙变窄，有密度增高或骨性融合，冠突与上颌结节及颧骨呈骨性融合，或上颌结节与下颌升支部位呈骨性融合。

以手术治疗为主，拔除引起黏膜炎症的阻生齿、残根残冠；手术切除上、下颌间，冠突与上颌结节、颧骨之间，以及关节囊外的纤维瘢痕条索和骨性粘连，用颊脂垫或游离脂肪充填无效腔，用植皮或用皮瓣修复黏膜和皮肤缺损。术中使用开口器，使开口度达到最大程度。手术后坚持开口训练。

第四节　颞下颌关节肿瘤、创伤、感染和发育畸形

一、颞下颌关节肿瘤

颞下颌关节肿瘤临床少见，除来源于关节本身的肿瘤以外，邻近组织肿瘤或肿瘤远处转移也可以侵犯关节。颞下颌关节肿瘤根据组织来源可以分为成骨性肿瘤、成软骨性肿瘤、巨细胞病变、滑膜肿瘤和血管、神经等其他类型的肿瘤。良性肿瘤包括骨瘤、骨软骨瘤、软骨瘤、成软骨细胞瘤、软骨黏液样纤维瘤、血管瘤等；恶性肿瘤包括软骨肉瘤、骨肉瘤、滑膜肉瘤、纤维肉瘤、多发性浆细胞骨髓瘤，以及肺癌、肾癌和血液系统恶性肿瘤转移至颞下颌关节的转移瘤。临床以滑膜软骨瘤和骨软骨瘤最常见（图13-9，图13-10），其次是腱鞘巨细胞瘤，后者常侵犯颅底和耳，需要与神经外科和耳鼻喉科联合治疗。颞下颌关节肿瘤的临床表现为耳前区

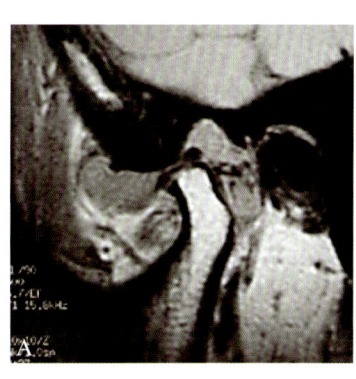
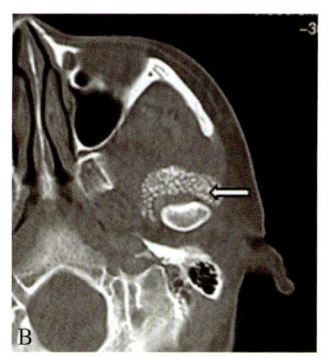
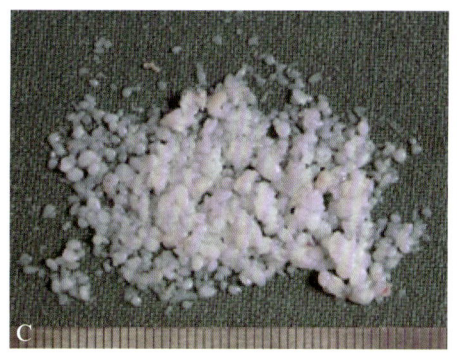

图 13-9 颞下颌关节滑膜软骨瘤
A. MRI 显示关节上腔膨大占位；B. CT 显示颗粒状钙化影；C. 手术取出的游离体

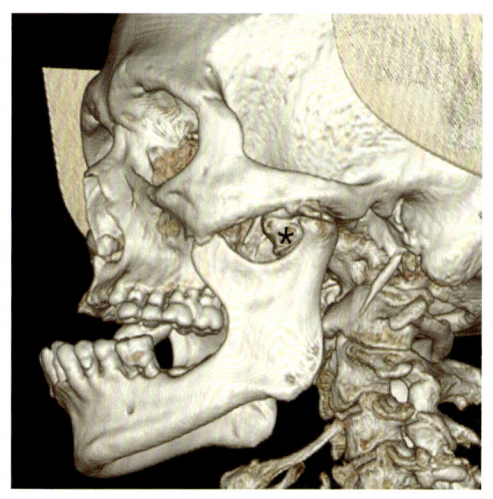

图 13-10 CT 显示左侧髁突骨软骨瘤，咬合紊乱

肿胀、疼痛、张口受限和咬合紊乱。治疗主要采用手术切除，视病变累及范围进行关节、颅底重建。

二、颞下颌关节创伤

颞下颌关节创伤包括关节囊和关节盘等软组织损伤和关节结节、关节窝及髁突骨折。

1. 关节囊和关节盘损伤　由严重损伤包括颌面部外伤、医源性损伤，以及慢性微小创伤等引起，是关节盘移位和骨关节病的常见致病因素。严重的损伤还可以造成关节囊内粘连和关节强直。临床表现为张口受限、关节腔肿胀、疼痛等。MRI 可见关节盘移位、断裂、关节腔积液等，可伴有髁突骨折。治疗包括服用镇痛药、物理治疗等保守治疗。如关节内形成粘连或纤维性强直，应进行手术治疗。

2. 关节结节、关节窝骨折　关节结节骨折为颧弓根部骨折，多伴发于颧骨骨折，向上移位对关节的运动影响较小，向前下移位对关节运动的影响较大，骨折块会阻断髁突的运动，应考虑复位固定。关节窝骨折较少见，通常是在大开口时下颌颏部直接受力，导致髁突撞击菲薄的关节窝造成其破裂。临床表现为开𬌗和张口受限，需要与神经外科联合治疗颅脑损伤。

3. 髁突骨折　临床常见，占下颌骨骨折的 27%～50%，颌面部骨折的 11%～16%。根据骨折部位可以分为囊内骨折、髁突骨折和髁突下骨折。关节囊内和儿童髁突骨折容易引起关节强直，多采用保守治疗，包括咬合板及颌间牵引等。移位较大的髁突及髁突下骨折多采用手术复位固定，可以恢复关节的解剖结构和咬合关系，更有利于关节功能的恢复。

三、颞下颌关节感染

颞下颌关节感染可分为化脓性颞下颌关节炎和非化脓性颞下颌关节炎两种，其中以细菌感染引起的化脓性颞下颌关节炎较多见，结核、梅毒、放线菌、淋病、真菌性感染较少见。感染的来源包括血源性感染、损伤性感染、邻近组织扩散、特异性感染。随着抗生素的广泛使用，牙源性和耳源性感染导致的颞下颌关节感染的发生率明显降低。

关节感染分为急性关节感染和慢性关节感染。临床表现为关节区的红、肿、热、痛及功能障碍，如疼痛、张口受限。急性期在关节腔穿刺有脓性或其他分泌物，关节X线片可见患侧关节间隙明显增大，髁突移位，MRI可见关节上、下腔的积液（图13-11）。慢性期由于关节软骨及关节盘的丧失，可出现关节间隙变窄，MRI可见关节骨质破坏，严重的可发展为关节强直。

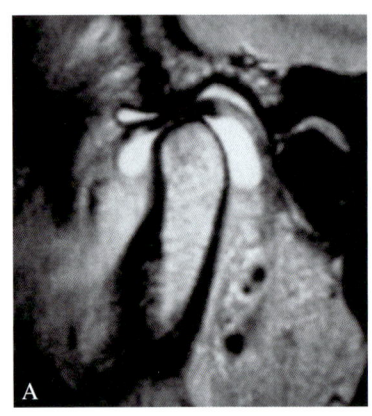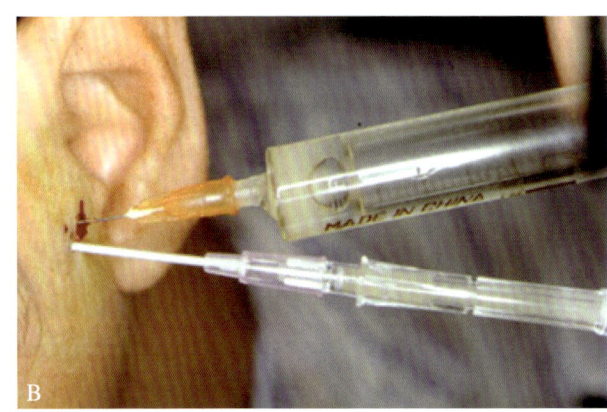

图13-11 化脓性颞下颌关节炎
A．MRI显示关节上、下腔积液；B．关节腔穿刺有脓液

关节感染的急性期应用抗生素及止痛药。对有全身症状患者应用支持疗法改善全身症状。有脓性分泌物的患者应行关节腔穿刺，抽吸脓液，然后用抗生素冲洗关节腔。如肿胀明显有波动感，应进行切开引流。另外可进行脓液及血液细菌培养及药物敏感试验，应用敏感的抗生素治疗，在使用抗生素的同时可采用局部理疗。感染控制后应加强下颌功能训练，避免关节强直的发生。慢性感染如造成关节软骨和骨破坏，甚至关节强直的需要进行手术治疗，包括切除肿胀的滑膜和关节囊，进行关节腔内粘连松解，甚至髁突高位切除、关节置换等。

四、颞下颌关节先天性或发育性畸形

颞下颌关节畸形可由胚胎发育异常或外伤、感染、手术等因素导致，包括先天性畸形和发育性畸形，表现为髁突部分或全部发育不全、髁突缺失，或发育过度导致的髁突增生或良性肥大。颌面部发育综合征如第一、二鳃弓综合征、戈尔登哈尔综合征（Goldenhar syndrome）、特雷彻·柯林斯综合征（Treacher Collins syndrome）、皮埃尔·罗班综合征（Pierre Robin syndrome）等列征都影响髁突的发育，导致半侧颜面发育不全、面部短小等颌骨畸形和咬合紊

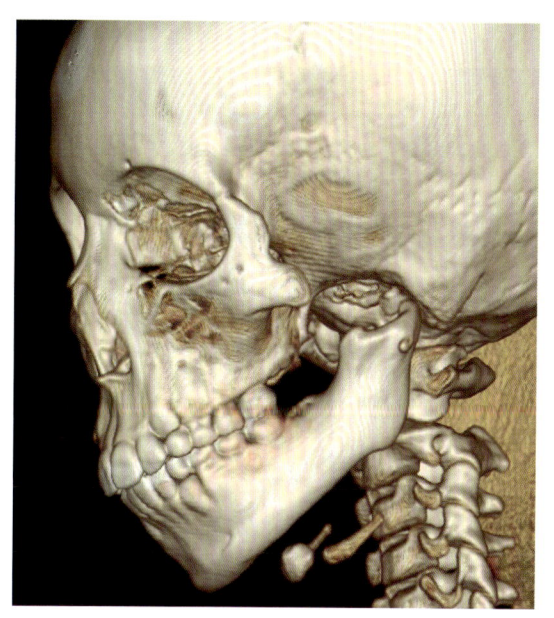

图 13-12 第一鳃弓综合征
左颧弓缺失、髁突发育畸形

乱（图 13-12）。髁突增生又称为髁突肥大，是髁突和髁颈部缓慢长大，导致面部不对称和咬合紊乱，以一侧髁突病变多见。在青春期前很少发病，多见于青春期后，导致下颌偏斜前突、咬合平面倾斜、一侧反𬌗等。

颞下颌关节畸形的治疗主要为手术治疗，包括牵引成骨和关节重建等，对继发的颌骨畸形需结合正颌外科手术和正畸治疗。

（何冬梅）

思 考 题

1. 颞下颌关节紊乱病分为几个类型？
2. 颞下颌关节紊乱病的治疗方法有哪些？
3. 急性关节前脱位的手法复位方法是什么？
4. 关节强直的病因和分类有哪些？
5. 颞下颌关节的常见肿瘤有哪些？
6. 颞下颌关节损伤和感染的类型有哪些？

第十四章

牙体缺损、牙列缺损或缺失的常规修复

第十四章数字资源

牙体缺损是指牙体硬组织不同程度的外形和结构的破坏和异常；牙列缺损是指上、下颌牙列内部分牙的缺失；牙列缺失是指上、下颌全部牙的缺失。牙体缺损、牙列缺损或缺失除了会引起咀嚼、吞咽、发音等功能障碍外，还可能影响美观或继发颞下颌关节紊乱等病症，从而影响患者的身心健康。牙体缺损、牙列缺损或缺失的修复就是采用人工材料制成各种修复体，以修复各类缺损，恢复口颌系统的正常形态和生理功能，其内容包括固定义齿修复、可摘局部义齿修复和全口义齿修复等。

第一节 牙体缺损修复

牙体缺损（tooth defect）是口腔常见病和多发病。牙体缺损是指由于各种原因引起的牙体硬组织不同程度的外形和结构的破坏和异常，表现为牙体形态、咬合和邻接关系的异常。牙体缺损常常对牙髓、牙周组织、咀嚼、发音、面容甚至全身健康等产生不良影响。

牙体缺损可以采用口内直接充填的方法治疗，但如果牙体缺损严重，剩余牙体组织薄弱，或者为了满足更高的美学要求，单纯用充填治疗不能获得满意的效果，就应采用修复治疗的方法。

牙体缺损的修复是用人工制作的修复体恢复缺损牙的形态、美观和功能。用于牙体缺损修复治疗的修复体包括嵌体、贴面、部分冠、全冠和桩核冠等。

一、概述

（一）牙体缺损的病因

牙体缺损最常见的原因是龋病，其次是牙外伤、磨损、楔状缺损、酸蚀症和发育畸形等。

1. **龋病** 是在以细菌为主的多因素作用下，牙体硬组织中无机物脱矿和有机物分解，牙齿硬组织出现变色、软化和龋洞形成。

2. **牙外伤** 由于牙齿受到意外撞击或咬硬物引起牙折，前牙牙外伤的发病率较高。

3. **磨损** 是指过度的机械摩擦导致的牙体硬组织缺损，多表现在牙冠咬合面，常由不良咀嚼习惯或夜磨牙等引起。

4. **楔状缺损** 常表现为尖牙、前磨牙唇颊面的牙颈部楔形缺损。病因有磨损、酸蚀、应力等因素，常伴有牙本质过敏、牙龈退缩，严重者可出现牙髓暴露甚至牙折。

5. **酸蚀症** 牙齿长期受酸作用而脱矿，造成牙体硬组织逐渐丧失，多见于经常接触酸的工作人员、长期大量饮用碳酸饮料者、消化液反流患者。

6. 发育畸形 牙发育和形成过程中出现的结构和形态异常，包括釉质发育不全、牙本质发育不全、四环素牙、氟斑牙等。

（二）牙体缺损的影响

1. 牙本质敏感 牙体表浅缺损可能无明显症状；如果累及浅层牙本质，可出现冷热刺激痛等牙本质敏感症状。

2. 牙髓症状 牙体缺损累及深层牙本质甚至牙髓，可出现牙髓刺激症状，甚至出现牙髓炎症、坏死及根尖周病变。

3. 牙周症状 邻面牙体缺损会破坏正常邻接关系，造成食物嵌塞，引起局部牙周组织炎症，并可能发生邻牙倾斜移位，影响正常的咬合关系，形成创伤𬌗。

4. 咬合症状 大范围及严重的牙体咬合面缺损不但影响咀嚼效率，还会形成偏侧咀嚼习惯，严重者会影响垂直距离及出现口颌系统的功能紊乱。

5. 其他不良影响 牙体缺损可影响患者的美观、发音、面容和心理状态等。继发牙周、根尖感染的残冠、残根常成为病灶而影响全身健康。

（三）牙体缺损的修复体种类

根据修复体修复牙体的范围、修复体的制造工艺、修复体所用的材料类型、修复体的结构特点等，可将牙体缺损修复分为下列类型。

1. 嵌体（inlay） 嵌入牙冠内的修复体。如果同时覆盖部分或全部牙尖，则称为高嵌体（onlay）（图14-1A～B）。

2. 部分冠（partial crown） 覆盖部分牙冠表面的修复体。

3. 贴面（veneer） 主要覆盖牙冠唇颊面的修复体，采用全瓷或树脂材料制作，主要依靠粘接固位。

4. 全冠（complete crown） 覆盖全部牙冠表面的修复体（图14-1C）。

（1）金属全冠（metal complete crown）：以金属材料制作的全冠修复体。铸造金属全冠（cast complete crown）是以铸造工艺过程制作的金属全冠修复体。

（2）非金属全冠（non-metal complete crown）：以树脂、瓷等修复材料制作的全冠修复体。

1) 树脂全冠（resin crown）：以树脂材料制作的全冠修复体。

2) 全瓷冠（all-ceramic crown）：以各种全瓷材料制作的全冠修复体。

（3）复合全冠（compound complete crown）：以金属与瓷或金属与树脂材料制成的具有复合结构的全冠修复体。

1) 烤瓷熔附金属全冠（porcelain-fused-to-metal crown，PFMC）：又称为金属烤瓷全冠，简称烤瓷冠，是在高温条件下在金属基底上制作的金瓷复合结构的全冠。

2) 金属树脂复合全冠（metal-resin crown）：在金属基底上覆盖树脂牙面的复合全冠。

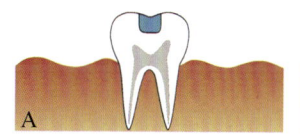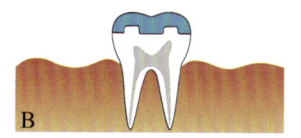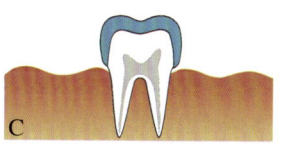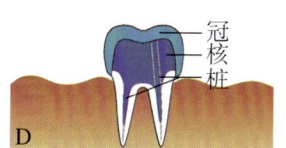

图14-1 牙体缺损常见修复体示意图

A．嵌体示意图；B．高嵌体示意图；C．全冠示意图；D．桩核冠示意图

5. 桩核冠（post-and-core crown） 是在残冠或残根上利用插入根管内的桩固位，形成金属或树脂桩核，然后再制作全冠的修复体（图 14-1D）。

二、牙体缺损的修复原则

牙体缺损的修复就是使用人工修复体恢复缺损患牙的正常生理形态、功能和外观。修复体首先是一个应用于人体口腔内的机械结构，应满足力学的原则。其次修复体应能够保护所修复的患牙及其周围的口腔组织，满足生物学的原则。最后，随着人们对美的要求提高，很多患者就医的主要要求就是提升牙齿的美观度，因此牙体缺损的修复还需要满足美学原则。

为此，在进行牙体缺损的修复设计时要遵循生物学原则、力学原则和美学原则。这3个原则贯穿于牙体缺损修复治疗的每个过程。

1. 生物学原则 是指修复体要满足对所修复牙及周围口腔组织的生理保健要求。在进行牙体预备时需去尽腐质等病变组织，防止病变发展；消除修复体的就位障碍，形成良好的就位道，使修复体可以顺利地戴在牙体预备体上；同时开辟修复体所需要的空间，使修复体有一定的厚度，满足强度和美学的要求。与此同时需要最大限度地保护牙髓组织的健康。在制作牙体预备体时喷水降温，牙体预备体尽量一次完成。牙体预备体完成后戴用临时冠，以隔离外界对牙髓的刺激。修复体的边缘应与牙体预备体的终止线紧密贴合无间隙，且形态协调一致，以尽可能减少修复体对牙周组织的刺激。同时修复体应恰当地恢复邻面接触区和轴面形态，避免食物嵌塞，利于食物对牙龈产生适当的按摩作用，有利于牙龈的健康。

2. 力学原则 要求修复体和所修复的患牙要建立良好的固位和抗力。固位是指修复体能长期地固定在牙体组织上行使各种口腔生理功能，而不发生脱位。抗力是指修复体在行使功能时能抵抗咬合力不至于发生破裂，同时所修复的牙也不能发生折裂、破坏。

3. 美学原则 随着人们对美的要求提高，修复体不仅要求满足咀嚼功能的需要，还应达到美学的要求，了解患者对修复美学的期望值十分重要，尤其前牙修复体对美观的要求更高，应注意修复体颜色、形态、透明度、牙龈边缘色泽等影响美观的重要因素。

三、牙体缺损修复治疗的适应证、临床程序

（一）牙体缺损修复治疗的适应证

牙体缺损程度较轻者可采用充填的方法进行治疗。充填法操作简单，可在口内直接完成。但在下列情况下应采取全冠修复等方法进行治疗：

1. 牙体缺损过大，牙冠剩余牙体组织薄弱，充填材料不能为患牙提供足够的保护，或者由于充填材料自身性能所限，难以承受咀嚼力而易发生变形和断裂者。
2. 牙体缺损过大，充填材料无法获得足够的固位力而易脱落者。
3. 需要加高或恢复咬合者。
4. 患者𬌗力过大，有夜磨牙症习惯等导致牙冠重度磨耗、牙冠过短者。
5. 氟牙症、四环素牙等牙体变色，需改善牙齿外观且美学要求高者。
6. 牙体缺损的患牙需用作固定义齿或可摘局部义齿的基牙者。

（二）牙体缺损修复治疗临床程序

牙体缺损的修复首先是根据患者的牙体缺损病因、缺损大小、缺损牙的位置、咬合关系，以及患者的要求等制订周密的修复治疗计划，选择修复体的类型，进行修复前的各种准备工作，包括患者的口腔卫生宣教、牙髓病、根尖周病的完善治疗、牙周治疗，以及修复前的正畸治疗等。一切准备完成，才可以进入修复治疗程序，包括牙体预备、印模和模型的制取、修复体的技工制作，修复体的临床试戴，最后使用牙科水门汀粘接在口腔内。

随着口腔材料和加工技术的进步，尤其是计算机辅助设计与计算机辅助制作技术（computer aided design & computer aided manufacture，CAD/CAM），以及数字化印模技术等新兴技术在临床上的应用，固定义齿从设计、取模到加工制作都增添了很多新的内容。个性化、美观、高效、简便的设计制作流程将成为主流。

以 CAD-CAM 制作的全冠为例简述修复治疗的临床程序（图 14-2）：

1. 修复前的口腔检查 该病例患牙 11 因龋坏导致牙髓坏死后牙体变色，已行完善根管及牙周治疗，未发现咬合及关节问题（图 14-2A～B）。

2. 修复体选择与修复设计 该病例患牙牙周及咬合状况良好，缺损程度中等。剩余牙体抗力较好，满足冠修复条件。

3. 基牙预备 按照全冠的牙体预备要求进行标准牙体预备，修复体的边缘设计应注意保护牙周组织的健康（图 14-2C）。

4. 制取印模及信息采集 传统固定修复对印模的要求较高，取印模时宜选用硅橡胶印模材料，随后制取咬合记录并上𬌗架。CAD/CAM 制作工艺则需利用专用设备采集牙体预备的三维形态信息，通过计算机处理形成数字化印模及数字化工作模型。同时还需对预备体及邻牙等进行比色以获取相关的颜色信息（图 14-2D～F）。

5. 修复体的制作 传统修复是在技工室用间接法制作蜡型，经包埋、铸造、打磨成形后在模型上试戴。CAD/CAM 工艺是将加工件信息参数输入数控加工设备，把修复体胚料（可切削陶瓷或合金等）加工成所需要的形状，再经过染色、上釉后即完成修复体的制作（图 14-2G）。

6. 试戴及粘固 所有牙体缺损的修复体在技工室完成后，还需要由医生在患者口内试戴，调改合适后才能粘接。将调改的修复体抛光后，先清洁修复体组织面与基牙；粘接时需隔离唾液，将粘接水门汀放在修复体组织面上，迅速将修复体在基牙上就位；待水门汀初步固化后去除修复体边缘溢出的多余粘接材料；完全固化后再次检查修复体边缘密合性及咬合，确认无误后完成粘接。全瓷修复体最好使用树脂水门汀粘固，金属、烤瓷类修复体也可以选择玻璃离子类水门汀粘固（图 14-2H）。

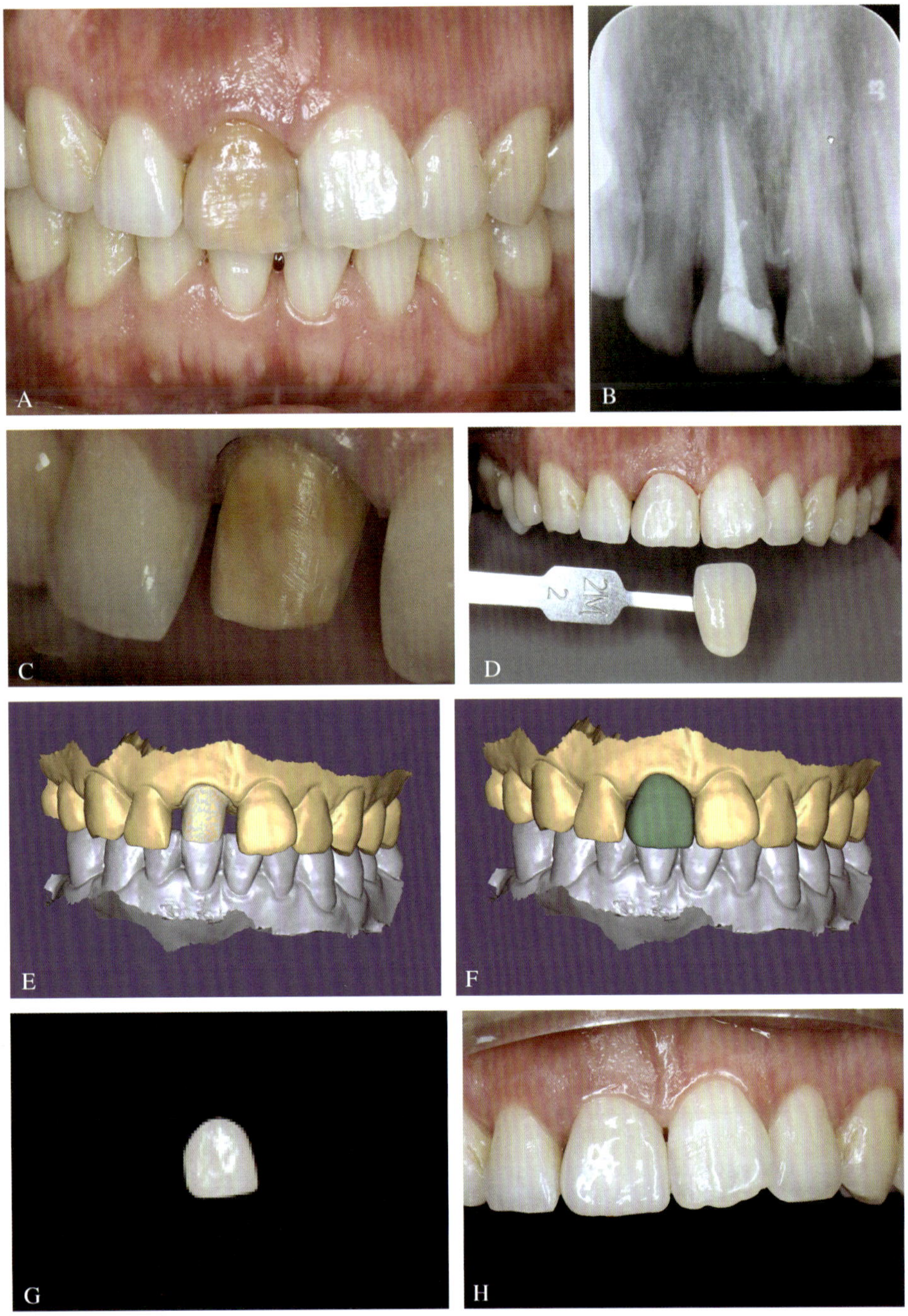

图 14-2　CAD/CAM 全瓷冠的修复过程（由广州医科大学吴哲供图）

A．修复前唇面观；B．根管治疗后根尖片；C．预备体放大镜下观；D．比色照片；E．数字化模型；F．CAD 设计冠修复体；G．修复体唇面观；H．修复后唇面观

第二节　牙列缺损的固定局部义齿修复

牙列缺损（dentition defect）是指上颌或下颌牙列中存在部分天然牙缺失。牙列缺损或缺失是口腔常见病，常见的病因是龋病、牙周病，其次是外伤、肿瘤和先天畸形等。对牙列缺损和牙列缺失患者来说，及时采用适宜而有效的修复治疗方法恢复受损的外貌和生理功能，维护口颌系统平衡及心理健康，具有非常重要的意义。

案例 14-1

患者，33岁，左上第二前磨牙缺失曾行种植修复，后种植体脱落，要求重新修复。检查：25缺失，缺牙区牙槽嵴凹陷，软组织瘢痕明显，24远中邻𬌗面见树脂充填物，边缘着色，24/26 叩痛（-），松动（-）。口腔卫生状况一般，CBCT示24根管恰填，25缺牙区骨缺损，24、26牙周未见明显骨吸收。患者就诊后为其设计并分次完成了固定局部义齿修复（图14-3）。

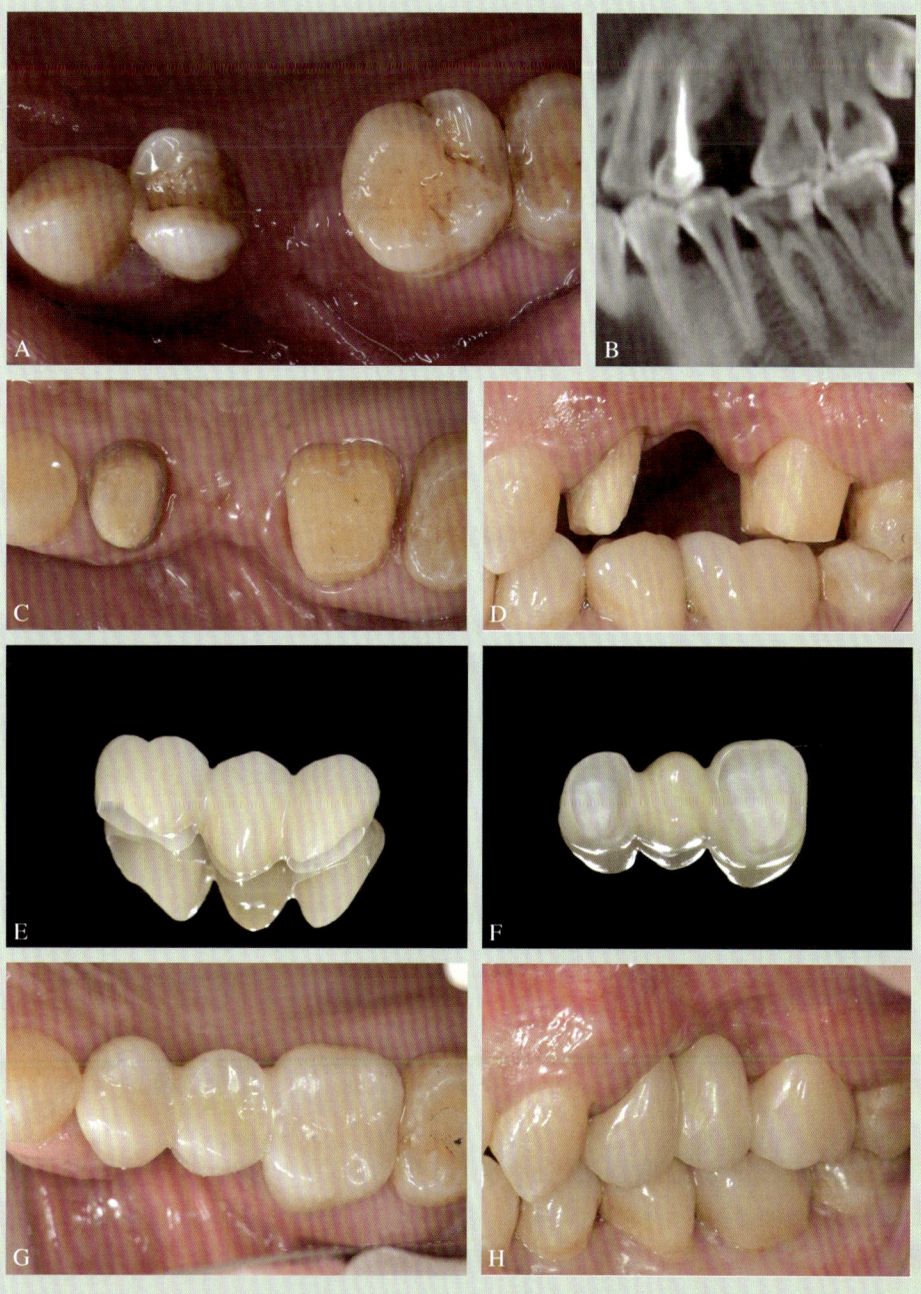

图14-3　固定桥修复过程（由广州医科大学王涛供图）
A. 修复前𬌗面观；B. CBCT；C. 牙体预备体𬌗面观；D. 牙体预备体颊侧观；E. 修复体颊侧观；F. 修复体组织面观；G. 修复后𬌗面观；H. 修复后颊侧观

> **问题：**
> 1. 若患者拒绝再次种植修复，可以选择的义齿修复类型有哪些？
> 2. 修复前需要的准备有哪些？
> 3. 再次修复应注意什么？

一、固定局部义齿的结构

固定局部义齿（fixed partial denture）是依托缺失牙间隙两端或一端的天然牙或牙根，将制作的义齿借助粘接剂粘接固定，以恢复牙列形态和功能的一种修复体。其结构由固位体、桥体及连接体组成，简称固定桥（fixed bridge），是修复少数牙缺失或数个牙间隔缺失常用的修复设计。

1. 固位体 是固定桥在基牙上固定的全冠、桩冠、部分冠、嵌体、翼板等，它将固定桥与基牙相连接形成一个整体，并且获得固位。固定桥所承担的咀嚼力通过固位体传导至基牙及牙周支持组织，固位体应具有足够的强度和良好的固位力。

2. 桥体 是固定义齿恢复缺失牙形态和功能的部分，应具有足够的强度，且利于长期卫生控制。

3. 连接体 是固定桥桥体和固位体之间的连接部分，按连接方式的不同，可分为固定连接体和活动连接体。

二、固定局部义齿的类型

固定局部义齿的类型和分类方法较多，随着口腔种植、计算机辅助加工制作技术的出现和普及，一些新型的固定桥开始出现。

1. 根据固定义齿结构的不同，固定桥可分为双端固定桥（rigid fixed bridge）、单端固定桥（cantilever fixed bridge）、半固定桥（semi-rigid bridge）、复合固定桥（compound fixed bridge）。后3种方式的固定桥在临床上应用较少。

2. 根据桥体龈端与牙槽嵴的位置关系，固定桥可分为桥体接触式固定桥和桥体悬空式固定桥。

3. 根据桥体使用材料的不同，固定桥可分为金属固定桥、金属烤瓷固定桥、金属树脂固定桥、全瓷固定桥等。

4. 根据制作工艺的不同，固定桥可分为整体铸造固定桥、分段焊接固定桥、粉浆涂塑烧结固定桥、CAD/CAM 固定桥等。

5. 随着科学技术的发展，出现了一些特殊结构的固定桥，包括种植体固定桥（implant-supported fixed bridge）、固定 - 可摘联合桥（fixed-removable combined bridge）和粘接固定桥（resin-bonded fixed bridge）等。

三、牙列缺损的固定义齿修复原则

1. 正确恢复缺失牙的形态和功能 义齿修复应能完整恢复缺失牙及基牙的解剖形态，恢复邻接关系和维护牙列完整，重建正常的颌位关系，尽可能恢复咬合功能。

2. 尽量保存健康牙体组织 义齿修复一般需要做牙体预备，牙体预备应既符合修复体所需要的生物力学和材料学要求，又做到尽量少磨除基牙的牙体组织，尽量多保存健康牙体组织。

3. 保证机体和组织健康 义齿修复时，修复体类型、修复材料的选择、义齿的设计及殆力分布，应根据牙体、牙周、颌位关系和患者的基本条件来决定；义齿设计应符合生物学原则，尽量保存基牙的牙髓活力，正确设计修复体边缘的位置，处理好修复体与软组织的关系，修复材料应具有良好的生物相容性和化学稳定性，义齿戴入后应对组织产生功能性刺激而不是病理性损害。

4. 良好的固位力与稳定性 修复体及基牙应有合理的抗力性和固位性，义齿应能长时间承受殆力而不发生破裂、脱位，基牙也不发生折断，且舒适美观、坚固耐用。

5. 提升美观度，帮助发音 义齿修复应恢复牙齿与口唇的正确承托关系，复原牙齿长度与宽度的比例，并通过合理选择人工牙颜色，调整牙齿排列的角度、倾斜度、扭转度等，达到提升面部美观度和帮助发音的要求。

四、牙列缺损的固定义齿修复设计

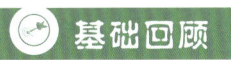

牙周膜与牙齿支持力

牙骨质与牙槽骨之间存在的厚度为 0.15～0.38 mm 的牙周膜间隙，内含牙周韧带，纤维结缔组织如胶原、弹力纤维、血管、神经及细胞，其中牙周韧带占据了53%～74%。牙周韧带的主纤维束，根据其排列方向可分为牙槽嵴组、水平组、斜行组、根尖组及根间组，这些纤维一起将牙齿固定在牙槽骨内，保持牙齿直立，抵抗侧向及旋转作用力，同时保持了牙齿的一定动度。根间组纤维束仅存在于多根牙。不同牙牙根的长度、表面积及弯曲度不同，因此不同的牙齿支持力及生理动度均不相同。

1. 缺牙的数目和部位 固定桥主要适合少数牙缺失的修复，或者少数牙的间隔缺失，常常是1～2颗牙缺失，由2个或多个基牙支持。少数间隔牙缺失可增加中间基牙，多数间隔牙缺失的固定修复应慎重。对颌为天然牙或固定桥的后牙游离缺失，设计单端固定桥时要慎重。

2. 基牙的条件 基牙的健康状况是能否进行固定桥修复的关键因素。理想基牙应具备良好的牙冠高度、正常的形态和健康的牙体组织；对于畸形或有缺损的基牙应通过治疗达到固位及抗力要求；基牙牙根应粗壮稳固，理想的冠根比为 2∶3，通常情况下能接受的冠根比值最大为 1∶1。

3. 咬合关系及缺牙区牙槽嵴 缺牙区咬合关系基本正常，应具备一定的殆龈高度；对颌牙伸长时可通过正畸压低，避免过度调磨；在拔牙或手术后3个月以上，牙槽嵴的吸收趋于稳定后，再制作固定桥。

4. 余留牙情况 在修复前进行规范的牙体牙髓和牙周治疗；培养良好的口腔卫生习惯，

确保患者修复后能保持良好的口腔卫生。牙周病、牙体牙髓病和需拔除的患牙应在固定修复设计之前处理完成；口腔内应无不良修复体；余留牙应无伸长、松动、下沉及过度倾斜。

目前固定局部义齿无绝对禁忌证，但如过分放宽适应证会给患者带来损害。在临床实践中，患者的个体差异较大，口内条件各不相同，对非最佳适应证患者，需要通过调𬌗、局部义齿设计等相应方法，避免远期并发症的发生。固定修复的临床注意事项包括以下几项。

(1) 患者年龄小，临床牙冠短，髓腔较大，髓角高，根尖部未完全形成时，需要特别注意牙髓保护。

(2) 当基牙及缺牙间隙的𬌗龈高度过低时，不宜设计固定桥。

(3) 当重度深覆𬌗的患者前做伸运动时，下颌前牙容易撞击上前牙造成创伤，不应行前牙固定桥修复。

(4) 缺牙区毗邻牙倾斜移位，对颌牙伸长形成牙间锁结，需调整咬合关系后再行修复。

(5) 缺牙较多、末端游离缺牙、患者不接受牙体预备等情况，应考虑种植修复或可摘义齿修复。

五、牙列缺损的固定义齿修复的临床程序

1. 修复前准备 术前对患者全口牙进行检查。对不良口腔卫生习惯进行干预及时纠正，对基牙及余留牙的牙髓病、根尖周病及牙周病进行完善的治疗，通过正畸或调𬌗去除咬合干扰，评估基牙状况及缺牙区牙槽嵴状况，设计合理的修复方案，和患者做好沟通，签署知情同意书。

2. 牙体预备 基牙的牙体预备原则和要求与全冠、部分冠及嵌体等的牙体预备基本相同，不同的固位体设计进行相应类型的牙体预备。为使固定桥顺利就位，两个基牙就位道方向须一致以形成共同就位道；固定桥固位体的固位力要求比单冠修复体高，尤其是基牙牙冠较短时，基牙轴面预备时更应该避免加大基牙的轴面聚合度，从而导致固位力的下降。

3. 印模制取 固定桥修复对印模的要求较高，取印模时印模材料宜选用流动性好、富有弹性且变形小的材料，如硅橡胶印模材料。CAD/CAM制作工艺则利用口内扫描设备采集牙体预备体的三维形态信息，通过计算机处理形成数字化印模及数字化工作模型。

4. 记录及确定颌位关系 数字化印模技术通常会记录患者的咬合关系，但某些咬合不佳的特殊情况，需要使用咬合硅橡胶或咬蜡等方式记录并确定颌位关系，为上𬌗架及修复体的制作提供方便，并恢复良好的咬合功能。

5. 牙体预备后的基牙保护及暂时修复体 制作暂时修复体的目的包括保护基牙免受口腔功能运动中的各种刺激，防止牙本质敏感，同时避免磨切面的污染；暂时固定桥能够维护前牙的美观，避免暂时缺牙的尴尬；暂时固定桥还可维持基牙预备体的位置，保证牙弓的稳定性，恢复咀嚼功能及预判最终修复效果等作用。

6. 试戴与粘固 桥体组织面与黏膜的接触情况应进行仔细检查，既不能有缝隙，也不能压迫牙龈黏膜。牙龈受压可表现为黏膜明显发白，此时需要进行适当调改。制作精良的修复体一般不会有大的修改。试戴中如有调磨，试戴合适后需要做上釉或抛光处理。试戴中还应观察修复体的色泽，可根据需要进行特殊染色，以达到理想的美观效果。粘固时需要注意，活髓基牙应选择对牙髓刺激小的口腔水门汀。

第三节 牙列缺损的可摘局部义齿修复

一、概述

可摘局部义齿（removable partial dentures，RPD）是牙列缺损修复方法之一，指利用口内余留的天然牙、黏膜、牙槽骨作支持，借助义齿的固位体及基托等部件装置取得固位和稳定，用以修复缺损的牙列及相邻的软、硬组织，患者可自行摘戴的一种修复体。可摘局部义齿一般由人工牙、基托、固位体、支托和连接体等部分组成，现阶段可摘局部义齿仍然是我国牙列缺损患者常用的修复方法。

二、可摘局部义齿的适应证和优缺点

1. 可摘局部义齿的适应证
（1）适用范围广泛，从单个牙缺失到上颌或下颌仅余留 1 颗牙的大范围缺损均可采用可摘局部义齿修复，尤其是游离端缺牙者。
（2）缺牙伴有牙槽骨、颌骨或软组织缺损，或唇、腭裂未行外科手术，需要以基托封闭腭部裂隙的患者。
（3）需制作过渡性义齿者或缺牙需维持缺牙间隙者。
（4）牙周病需活动夹板固定松动牙者。
（5）因𬌗面重度磨耗或牙缺失造成垂直距离过低，需升高颌间距离以恢复面部垂直距离者。
（6）全身健康条件差，不适合做固定义齿修复的年老体弱患者。

2. 可摘局部义齿的优缺点 可摘局部义齿适应证广泛，磨除牙体组织少，修复方法及工艺相对简单，患者能自行摘戴清洗，便于义齿的清洁维护和保持良好的口腔卫生，同时义齿的修理简单，费用相对较低。

但是，可摘局部义齿包含较多部件，体积较大，初戴的患者常有异物感，部分患者适应较为困难，同时稳定性和咀嚼效率均不如固定义齿，若义齿设计不合理或制作质量差可能引起患者黏膜和余留牙损伤，以及加速牙槽嵴吸收和继发颞下颌关节病等不良后果。

三、牙列缺损和可摘局部义齿的分类

牙齿缺失的组合达数万种，为了便于医生研究和讨论，有必要对其进行分类。许多学者从不同的角度对牙列缺损提出了分类，其中应用最广泛的是 Kennedy 在 1925 年根据牙列缺损在牙弓上的位置，主要是末端游离缺损与否，提出了 Kennedy 分类法，将牙列缺损分为 4 类（图 14-4）：

Kennedy 第一类：牙弓双侧后部牙缺失，远中无天然牙存在，即牙弓双侧游离缺失。
Kennedy 第二类：牙弓一侧后部牙缺失，远中无天然牙存在，即牙弓单侧游离缺失。
Kennedy 第三类：牙弓一侧牙缺失，且缺隙两端均有天然牙存在，即牙弓单侧非游离缺失。
Kennedy 第四类：牙弓前部牙齿连续缺失并越过中线，天然牙在缺隙的远中，即越过中线

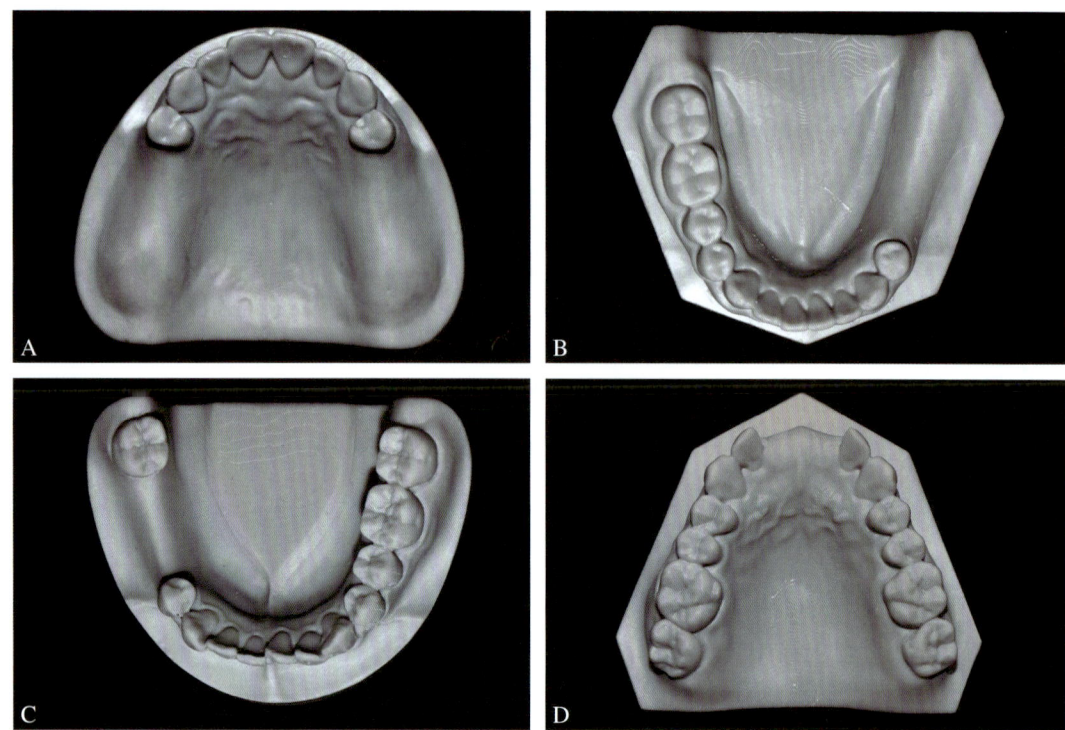

图 14-4　Kennedy 分类法

A．Kennedy 第一类；B．Kennedy 第二类；C．Kennedy 第三类；D．Kennedy 第四类

的前部连续缺牙。

Kennedy 分类法根据缺隙所在的部位，结合可摘局部义齿鞍基与基牙之间的关系，将牙列缺损分为 4 类，方法简单，容易掌握，是目前国、内外应用最普遍的一种分类方法。

四、可摘局部义齿的组成及其作用

可摘局部义齿按其材料结构和制作方法可以分为两种，即由钢丝卡环、基托和人工牙组成的胶连式可摘义齿和由金属支架、基托、人工牙构成的支架式可摘义齿（图 14-5）；按义齿支持方式不同，又可分成牙支持式、黏膜支持式和混合支持式可摘局部义齿。

1. 人工牙（artificial tooth）　是义齿结构上用以代替缺失的天然牙的部分，按制作材料分为树脂牙、瓷牙和金属牙；人工牙应能够恢复自然牙列的完整性；建立正常咬合、排列和邻

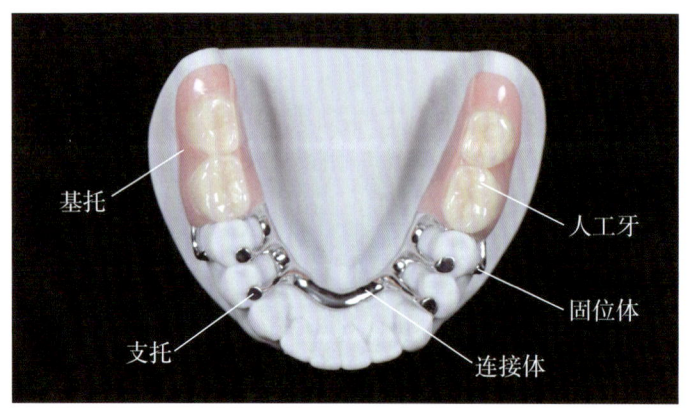

图 14-5　可摘局部义齿的结构

接关系以恢复咀嚼功能；辅助发音；防止余留牙伸长、倾斜、移位及殆关系发生紊乱。人工牙选择要考虑大小、形态、颜色，与邻牙、同名牙协调性等美观因素，还要与患者的年龄、性别、肤色、面型相适应。

2．**基托（base plate）** 又称为基板，是可摘局部义齿的主要组成部分。它覆盖在缺牙区牙槽嵴顶及唇颊舌侧和硬腭区上，其作用是供人工牙排列附着、传导和分散殆力到其下的支持组织，将义齿各部分连成一整体，且可以增强义齿的固位及稳定性，同时具有防止义齿翘动的间接固位作用。常见的基托依材料不同分为金属基托、树脂基托、金属网加强树脂基托。

3．**支托（rest）** 是放置于天然牙上，用以支持义齿、防止义齿龈向移位及传递殆力的装置，一般由金属制作。支托应放置于基牙预先制备好的支托凹（rest seat）内，按放置位置的不同可分为殆支托、切支托、舌支托或占隆突支托等，其中殆支托为最常用的一种。

4．**固位体（retainer）** 是可摘局部义齿放置在基牙和牙弓上起固定作用的装置，是可摘局部义齿的重要组成部分之一，主要功能是固位、支持和稳定义齿，按其作用不同分为直接固位体和间接固位体。直接固位体种类较多，最常使用的是金属卡环，其主要作用是防止义齿向殆方脱位，也起一定支撑和稳定作用。卡环的结构和形态变化较多，但其基本结构一般由卡环臂、卡环体、支托组成，分别起固位、稳定和支持作用。间接固位体是用以辅助直接固位体固位的部件，常见的有指端支托、连续卡环、邻间钩等，主要起防止义齿翘起、摆动、旋转、下沉的作用，一般放在缺失牙对侧的余留牙上。

5．**连接体（connector）** 是将义齿各部分连接在一起的部件，同时还有传递和分散殆力的作用，有大连接体（major connector）和小连接体（minor connector）之分。大连接体依所在位置而命名，如腭杆、舌杆及唇、颊杆和腭板。小连接体的作用是把义齿上的各部件，如卡环、支托、间接固位体，与大连接体、基托相连接，应有足够的强度和刚度，小连接体位置需离开牙龈，不能进入倒凹区。

五、可摘局部义齿的修复治疗程序

可摘局部义齿较多采用铸造法制作，其制作步骤比较复杂，以下以铸造支架式可摘局部义齿为例简述其修复治疗流程。

1．**口腔检查** 在修复前要了解缺牙的部位和数目，缺牙间隙的大小和高度，以及缺牙区软、硬组织情况，并对余留牙的情况进行详细检查，同时要注意颌位关系情况，必要时先取诊断性研究模型帮助医师更好地了解患者的口腔情况，并制定出义齿的初步设计方案。

2．**牙体预备** 按照前期检查结果和设计方案，确定固位体设计并预备支托凹及隙卡沟。

3．**制取印模，灌注石膏模型** 选择形态和大小合适的托盘，根据不同的义齿设计要求选取不同的印模材料，按照正确的取模方法准确制取覆盖整个缺牙区及其相邻组织的印模，灌制精确反映患者口腔和牙弓状态的工作模型。

4．**确定和转移颌位关系** 根据患者缺牙的数目和位置不同，采用不同的颌位关系记录方法，在模型上确定上、下颌牙的关系，并将模型固定在殆架上，完成颌位关系的记录和转移。

5．**铸造支架的制作** 此部分一般由技工室或加工厂完成，临床完成的模型在技工室经过模型观测后确定共同就位道，对模型进行必要处理后翻制耐火材料模型，在耐火材料模型上按照设计制作义齿支架蜡型，经过一系列铸造工艺后完成义齿支架。

6．**完成可摘局部义齿** 将完成的支架在模型上就位，排牙后完成基托蜡型，然后进行装盒、去蜡、填塞塑料、热处理后开盒、打磨、修整并抛光，完成可摘局部义齿。

7．**义齿试戴与调整** 义齿在患者口内初始戴入时，应轻轻施压就位，避免用力挤压造成疼痛和损伤,戴入后先仔细检查支托密合度、观察固位体和连接体密合度,确认完全就位后检查基托边缘长度和颌位关系,以及义齿的咬合关系。义齿初戴常需进行调𬌗以发挥良好的咀嚼功能。试戴调整后,医生还应指导患者能够顺利摘戴义齿,并对义齿的维护保养进行指导。

(李 江)

第四节 牙列缺失的全口义齿修复

无牙颌（edentulous jaw）是指因各种原因导致的上颌或（和）下颌牙列全部缺失后的颌骨。牙列缺失是发生在口腔的一种常见病、多发病,多见于老年人。对无牙颌患者的传统修复治疗方法是全口义齿修复,全口义齿（complete denture,full denture）是采用人工材料替代缺失的上颌或下颌完整牙列及相关组织的可摘义齿修复体。

案例 14-2

患者,75岁,10余年来全口牙齿因松动陆续脱落或拔除,从未进行过义齿修复,目前用牙床吃饭,明显影响进食,要求修复。检查：全口牙齿缺失,上颌牙槽嵴丰满,下颌牙槽嵴吸收较明显,舌体大小基本正常,上下颌前部、后部剩余牙槽嵴均呈轻度反𬌗关系,口底唾液池浅。全身情况：高血压,控制在130/80 mmHg；糖尿病,空腹血糖控制在7.5 mmol/L；冠心病,冠脉支架植入术后3年。患者就诊后,为患者设计并分次完成了全口义齿修复（图14-6）。

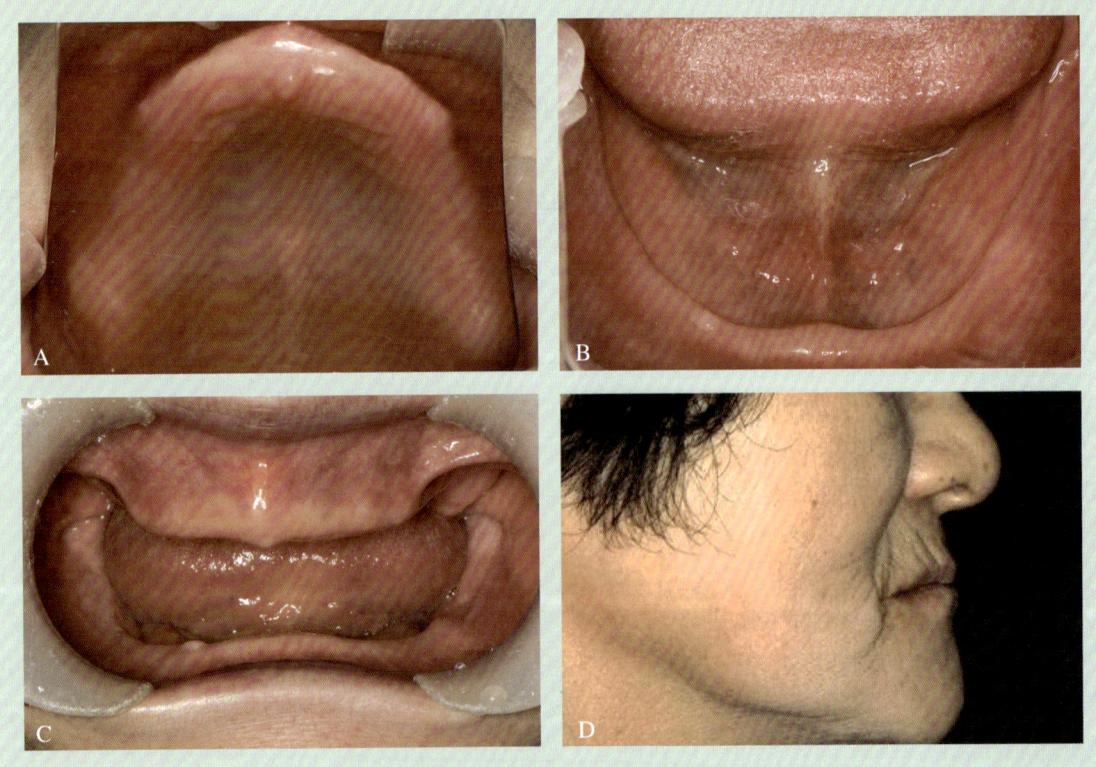

图14-6 无牙颌患者口内及面部情况
A. 上颌无牙颌口内像；B. 下颌无牙颌口内像；C. 无牙颌口内正面观；D. 无牙颌患者面下1/3垂直距离降低

问题：
1. 该患者的诊断是什么？
2. 该患者应选择什么样的修复方案？

一、牙列缺失后的组织改变

1. 骨组织的改变 无牙颌骨吸收（edentulous bone loss）主要表现为剩余牙槽嵴吸收（residual ridge resorption）。牙列缺失后，牙槽嵴失去了咬合力的生理性刺激，牙周膜的骨形成能力及神经感觉能力丧失，牙槽骨代谢能力下降，颌骨出现骨重建，表现为一定程度的骨吸收。牙槽骨吸收是一个进行性和不可逆的过程。由于牙齿缺失的原因不同，不同患者的牙槽嵴或同一患者牙槽嵴的不同部位可呈现不同的形态。另外，牙槽嵴吸收与全身健康和骨代谢有关，全身健康情况差、营养不良、骨质疏松者的牙槽嵴吸收速度快。绝经后的老年女性和患有糖尿病等全身疾病者，常有全身骨质疏松，牙槽嵴吸收速度较快。

2. 软组织的改变 无牙颌口腔软组织将出现退行性变和增龄性改变，肌张力和弹性降低，唇颊部组织失去支持而向内凹陷，丰满度差，面部皱纹增多，鼻唇沟加深，口角下陷，面下1/3距离变短；舌代偿性变大；唇颊组织变薄、疏松、内陷；口腔黏膜变薄，因黏膜下层疏松而失去弹性，味觉功能减退，唾液分泌减少，口腔干涩，敏感性增强，易感疼痛。由于牙槽嵴的不断吸收，附着在颌骨周围的唇颊面系带与牙槽嵴顶的距离变短；唇颊沟及舌沟变浅。

3. 颞下颌关节的改变 由于失去牙列支撑，患者行使功能时，面下1/3垂直距离变短，造成颌骨的偏移和形成下颌前伸的不良习惯，导致颞下颌关节功能紊乱。髁突在关节窝内的位置出现改变，如关节无法适应，久而久之就会出现关节结构紊乱及慢性炎症，严重者可出现骨质吸收、破坏等关节器质性病变。

二、无牙颌的功能分区

根据无牙颌的组织结构和全口义齿的关系，将无牙颌分为4个区（图14-7）：主承托区、副承托区、边缘封闭区和缓冲区。

1. 主承托区（primary stress-bearing area） 主要包括上、下颌牙槽嵴顶区域，黏膜及黏

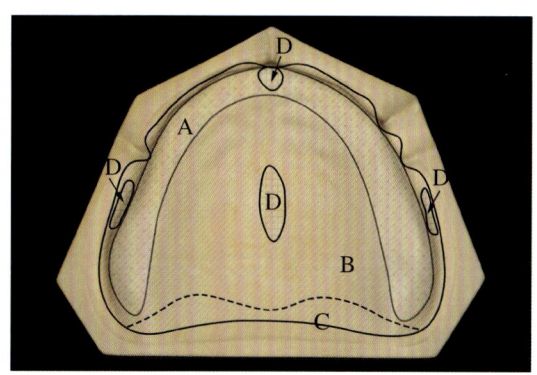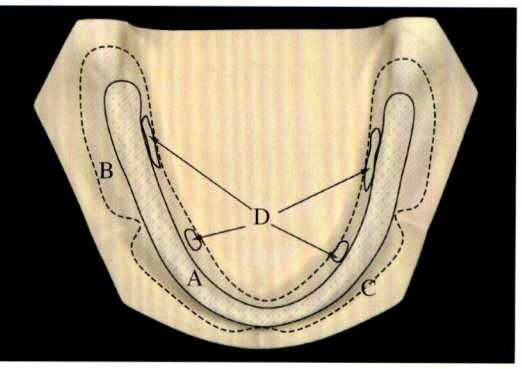

图14-7 无牙颌的功能分区
A. 主承托区；B. 副承托区；C. 边缘封闭区；D. 缓冲区

膜下层组织致密，可以承担较大的咀嚼压力。

2. 副承托区（secondary stress-bearing area） 主要包括上、下颌牙槽嵴顶的唇颊和舌腭侧区域，黏膜下层组织较疏松，支持力较差，不能承载较大的咀嚼压力，可抵抗义齿受到的水平向作用力，有利于义齿的稳定。

3. 边缘封闭区（border seal area） 为义齿边缘接触的软组织部分，黏膜疏松，不能承受咀嚼压力，但这些组织与义齿边缘紧密贴合，产生良好的边缘封闭作用从而保证义齿固位。

4. 缓冲区（relief area） 为无牙颌的骨性隆突部位，如上颌隆突、颧突、下颌隆突、下颌舌骨嵴，由于覆盖黏膜薄，不能承受咀嚼压力，义齿基托的相应部分需要磨除少许以做缓冲处理。

三、全口义齿的基本结构

全口义齿由基托和人工牙两部分组成（图14-8）。人工牙主要用于恢复天然牙列的外观、咬合和辅助发音的功能，通过以正确的突度和高度排列人工牙，恢复面部外形和面下1/3高度。基托的作用是连接人工牙，恢复缺损的软、硬组织，并使义齿分别固位于上、下无牙颌上。义齿基托应和黏膜紧密贴合，边缘适当地伸展至边缘封闭区，产生良好的边缘封闭，义齿基托伸展不足或过度伸展都会影响边缘封闭效果。

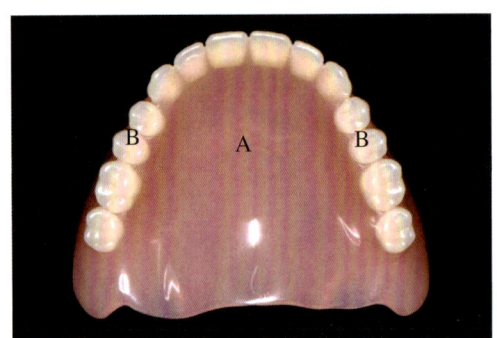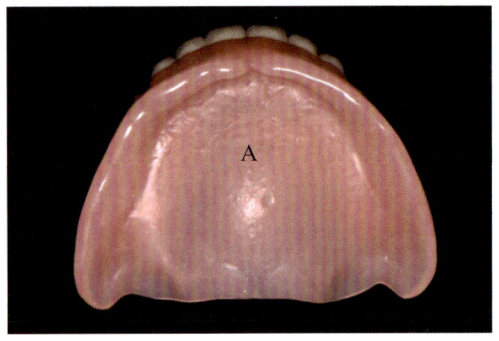

图 14-8　全口义齿的结构
A. 基托；B. 人工牙

四、影响全口义齿固位和稳定的因素

全口义齿要获得良好的修复效果，必须要有良好的固位力与稳定性。义齿基托和黏膜紧密贴合，两者间薄层唾液产生吸附力及表面张力；基托与黏膜之间的薄层唾液将空气排出形成负压，利用大气压力的作用获得固位，同时基托边缘充分伸展到边缘封闭区，良好的边缘封闭是利用大气压力固位的前提条件。因此，吸附力、表面张力、大气压力是全口义齿固位力的主要来源。

1. 影响全口义齿固位的因素 包括颌骨的解剖形态、黏膜的性质、唾液的质和量、基托的边缘伸展。颌骨越宽大，剩余牙槽嵴越丰满，则义齿基托面积越大，固位作用越好；黏膜过薄或过于松软都会导致固位力下降；唾液有一定黏稠度，分泌量适中，有利于全口义齿固位；义齿基托适宜的伸展可与黏膜组织充分接触而获得良好的固位力。

2. 影响全口义齿稳定的因素 包括颌骨的解剖形态、黏膜的厚度、上下颌弓的位置关系、人工牙排列与咬合关系、舌体大小及患者对全口义齿的适应能力等。颌骨宽大、黏膜厚韧、上下颌弓的位置关系正常，会增加抵抗侧向力的能力，因此稳定性较好；人工牙位置排列符合生物力学要求，颌位关系恢复正确及咬合关系建立良好可以促进义齿稳定。此外，患者舌体较大或对全口义齿的适应能力较差等因素会影响义齿的稳定。

五、全口义齿的制作方法和步骤

全口义齿应根据患者的解剖生理学特点，采用适当的材料，按照特定的方法和流程制作完成。制作步骤简介如下。

1. 与患者交流 了解患者的主观要求，包括对义齿的疗效预期，对义齿修复过程、效果的理解程度；既往口腔治疗情况、缺牙原因、缺牙时间的长短、缺牙修复史等情况。患者年龄越大，牙槽骨萎缩越多，调节能力越差，越不易适应戴用全口义齿；患者性格和精神心理情况同样影响全口义齿的疗效，研究结果表明，积极乐观和富有耐心的人对全口义齿能主动适应，并且易于满意。

2. 修复前的检查和处理 包括对颌面部、牙槽嵴、颌弓形态大小、上下颌弓的位置关系及系带附着位置、腭穹隆的形状、舌的位置和大小等情况的检查。当牙槽嵴有尖锐的骨尖、骨突及唇系带附着过于接近牙槽嵴顶时，需要通过外科手术进行修复前修整；若患者牙槽嵴低平，义齿固位一般较差，可通过行牙槽嵴加高术或唇颊沟加深术等外科手术解除上述问题；若患者口腔黏膜对义齿基托材料过敏，可更换基托材料或采用种植全口义齿等方法修复。

3. 制取印模，灌注石膏模型 全口义齿印模是制取义齿基托组织面覆盖无牙颌口腔组织区域的阴模，以此印模灌注石膏形成无牙颌口腔组织区域的阳模。准确的印模是取得全口义齿良好固位的首要环节，因此，印模必须精确反映出无牙颌组织解剖形态及周围组织的功能活动状态。通常采用制作个别托盘（custom impression tray）的二次印模法（图 14-9）。在取模时做肌肉功能整塑，制取能够反映患者口腔及颌骨周围组织变化的功能性印模（functional impression），以此灌注工作模型并完成模型修整（图 14-9G、H）。

4. 颌位关系记录 颌位关系（maxillomandibular relationship or jaw relation）或称为颌位（jaw position）泛指上、下颌之间的相对位置关系。颌位关系通常包括垂直关系（vertical relation）和水平关系（horizontal relation）两个内容。垂直关系为上、下颌之间在垂直方向上的位置关系，常用鼻底至颏底的面下 1/3 高度表示，称为垂直距离（vertical dimension）。水平关系为上、下颌之间在水平方向上的位置关系。颌位关系记录是借助上、下𬌗托实现的，通过𬌗托记录正确的垂直距离，上、下颌水平关系，𬌗平面，唇颊侧突度，中线等信息后，依此记录进行全口义齿人工牙排列（图 14-10A~D）。

5. 上𬌗架 𬌗架（articulator）是一个模拟人体上、下颌和颞下颌关节结构的机械装置，可以在一定程度上模拟下颌的功能运动。将带有上、下𬌗托的上、下无牙颌模型用石膏固定在𬌗架上，以便保持上、下颌模型间的颌位关系（图 14-10E、F）。利用𬌗架进行人工牙的排列并调整上、下颌人工牙的咬合接触关系。将𬌗架上完成的全口义齿戴入口中，能符合或接近患者的实际情况。

6. 人工牙的排列 是全口义齿恢复功能和美观的重要部分，应正确合理运用排列原则进行排牙，该原则从美观、恢复生理功能和有利于组织保健 3 个方面进行考虑。前牙区侧重于恢复面形及美观，上前牙需恢复上唇丰满度，牙齿排列要体现患者的个性；后牙区侧重于咀嚼功能和组织保健，建立广泛均匀的咬合接触；后牙功能尖尽量排在牙槽嵴顶上，如果牙槽嵴吸收较多，要根据牙槽嵴斜坡倾斜方向调整后牙倾斜度，使𬌗力尽可能以垂直方向传至牙槽嵴。

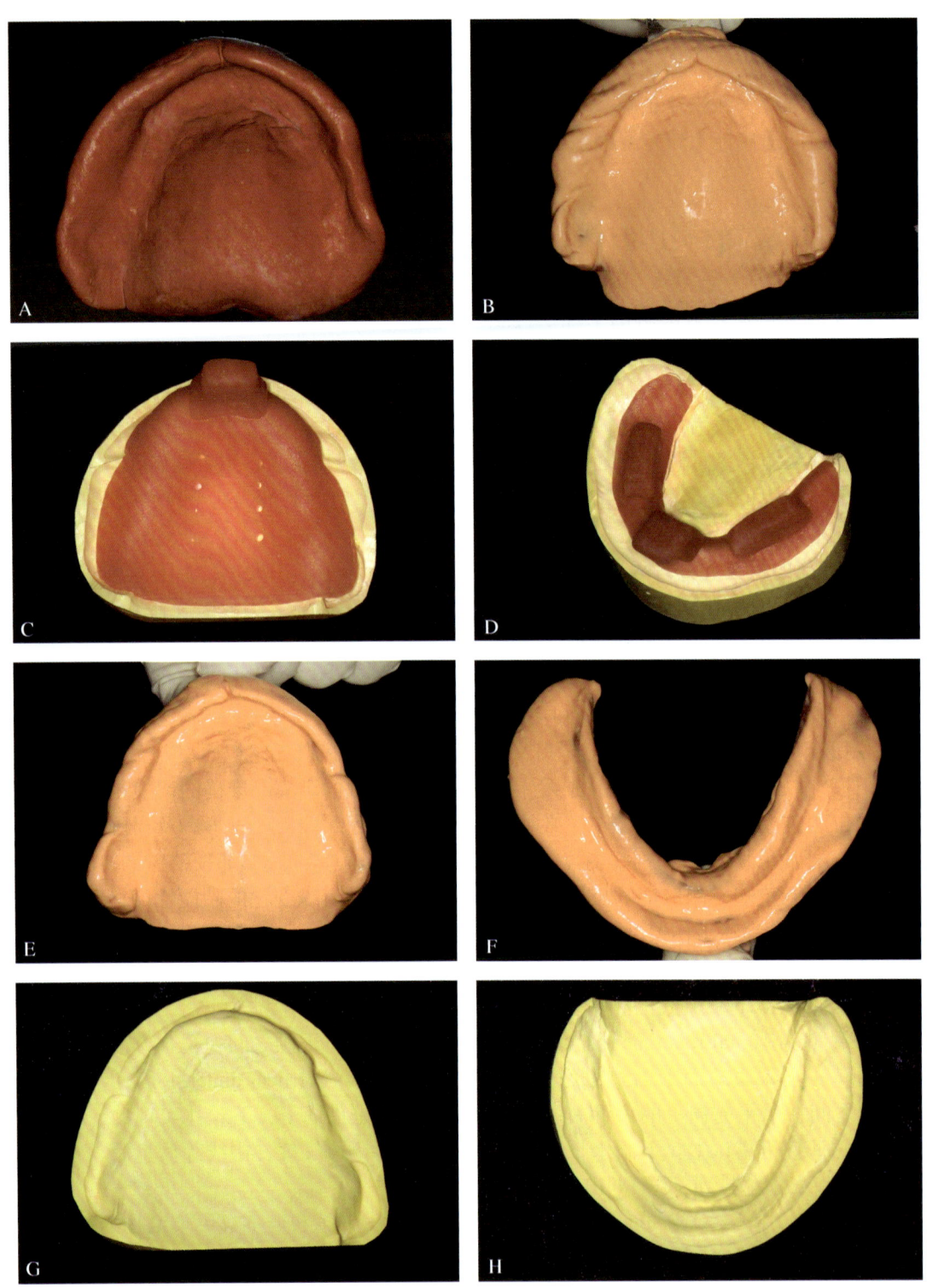

图 14-9　取印模与灌模型

A. 红膏初印；B. 红膏 + 藻酸盐取初印模；C. 在初印模上制作上颌个别托盘；D. 在初印模上制作下颌个别托盘；E. 上颌终印模；F. 下颌终印模；G. 上颌工作模型；H. 下颌工作模型

7. 全口义齿的试排牙和完成　排牙完成后的义齿蜡型要在患者口内检查基托是否贴合、边缘伸展是否合适、颌位关系是否正确、人工牙排列是否合适等。对于义齿试戴中发现的问题，如果是颌位关系错误，应重新确定颌位关系，然后重新上𬌗架调改后再试戴。如果是人工牙排列和基托形态的问题，可直接在义齿蜡型上修改。试排牙合适后进行蜡型塑型、装盒、

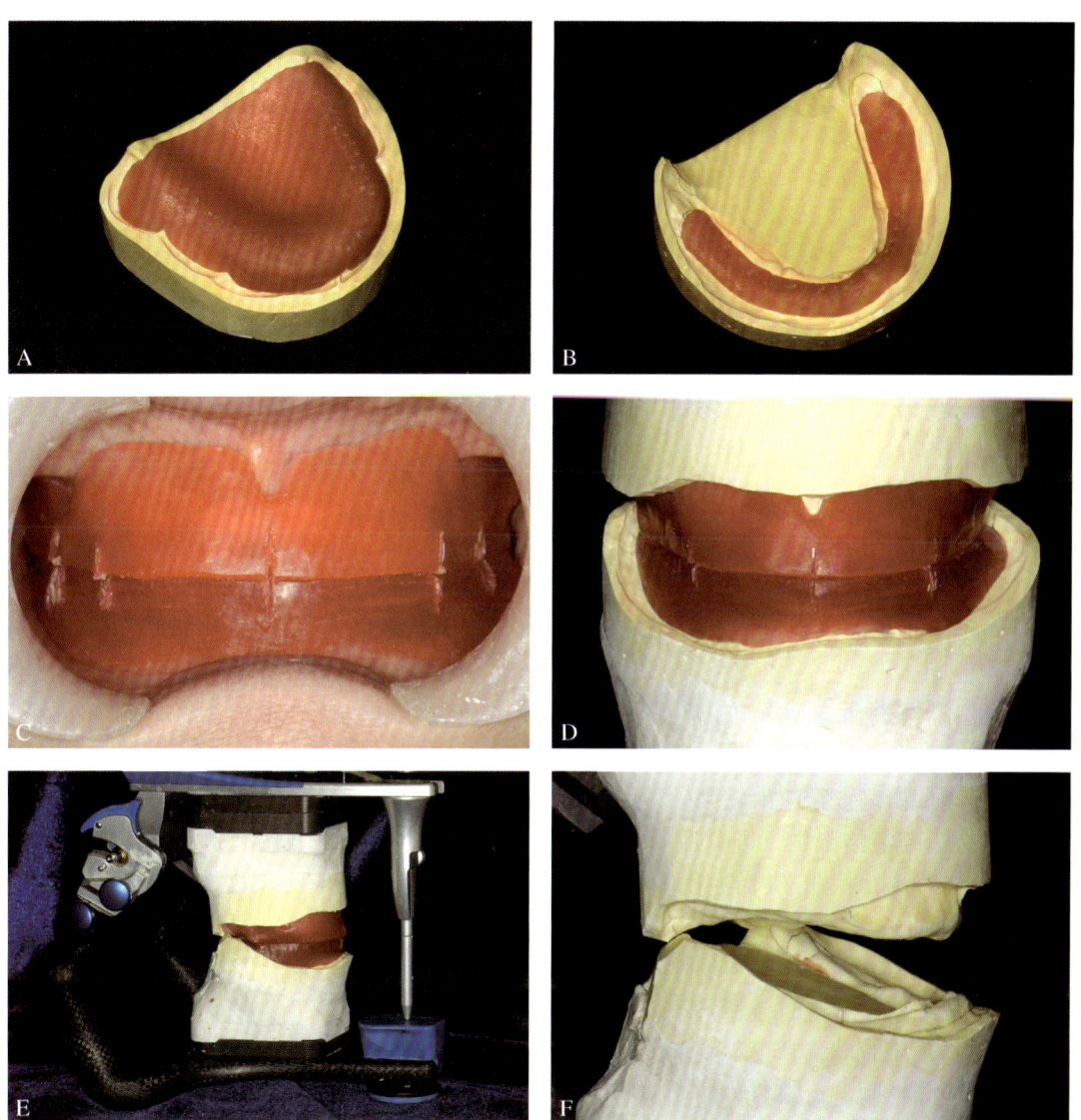

图 14-10 颌位关系记录与上𬌗架

A. 上颌暂基托；B. 下颌暂基托；C. 通过上、下𬌗托在口内确定颌位关系；D. 上、下𬌗托在印模上就位；E. 上𬌗架；F. 上𬌗架后取下𬌗托直接观察上、下颌剩余牙槽嵴的位置关系

开盒除蜡、填塞塑料、热处理，然后进行开盒、打磨抛光，完成义齿的制作。

8. 全口义齿的初戴及调𬌗 初戴时，要检查有无压痛并找出出现疼痛可能的原因；全口义齿在口内就位后，对义齿的颌位关系、咬合平衡、固位和稳定等进行检查，通过调𬌗修正咬合关系，获得理想的咬合。另外，为了使患者尽快地适应义齿，发挥义齿的功能，医生应对患者进行必要的指导和帮助。

9. 复诊 无牙颌患者戴用义齿后必须定时复诊，医生对可能出现的问题进行检查和处理，缓解戴用义齿后疼痛，根据使用效果处理固位和稳定状况，及时对患者进行指导。若戴用义齿后有黏膜压痛，可暂时停用义齿，复诊前 2～3 h 戴上义齿以便医师准确地找到痛点进行修改。

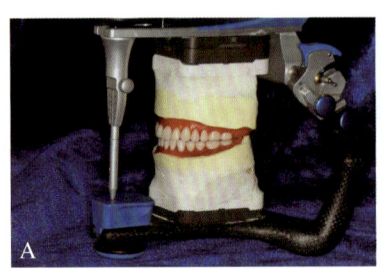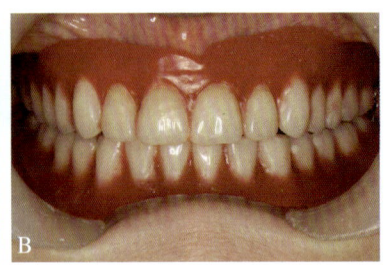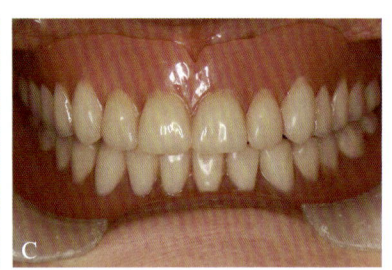

图 14-11 试排牙与初戴

A. 在𬌗架上排列人工牙并制作义齿蜡型；B. 蜡型口内试排牙；C. 全口义齿口内初戴

六、给患者的戴牙指导与义齿维护

1. **增强使用义齿的信心**　预先告知患者戴牙后可能出现的问题，如明显的异物感、恶心发呕、发音不清、唾液增多、义齿易脱落，使患者有足够的思想准备。

2. **纠正不正确的咬合习惯**　由于长期缺牙，造成患者存在下颌习惯性前伸或偏侧咀嚼习惯，应予以纠正。

3. **循序渐进进食**　无牙颌患者戴用义齿后，对恢复咀嚼功能要求迫切者，应当特别嘱咐患者在初戴的前几天，可先适应义齿的存在，逐渐克服不适感，并练习咬合；待初步习惯后，再用义齿咀嚼食物，食物应由软到硬逐渐过渡，不要急于求成。

4. **保持口腔清洁卫生**　进食后应及时摘下义齿，用冷水冲洗或用牙刷刷洗等方式清洁义齿，以免食物残渣存积在义齿的组织面，刺激口腔黏膜。睡觉时应将义齿摘下，使黏膜得到适当的休息，有利于组织健康。

5. **义齿的保护**　每次饭后应刷洗义齿，可用软毛牙刷和不含摩擦剂的牙膏清洁，或定期用义齿清洁剂浸泡，刷洗时应特别小心，以免摔落、磕碰、损坏义齿。义齿不能长期在干燥环境下保存，不戴用时应将其浸泡在清水中；避免用强酸、强碱浸泡。如使用硬毛牙刷和含大颗粒的摩擦剂的牙膏刷义齿，容易使义齿表面出现划痕，且易于牙菌斑附着，因此可用义齿清洁产品浸泡，然后轻轻刷洗义齿深部附着的细菌，这样对灭菌和清洁更有利。

> ### 知识拓展
>
> #### 功能易适数字全口义齿
>
> 随着我国进入老龄化社会，无牙颌人数不断增多，一副"可用好用"的全口义齿成为量大面广的社会需求，但传统方法制作全口义齿流程复杂、对医生和技师技术依赖的程度高，全口义齿事实上已成为口腔修复专业中的一大难题。北京大学口腔医院数字修复团队自主研发的"功能易适数字全口义齿（functionally suitable denture，FSD）"技术是一项非常贴近口腔临床的技术，包含了临床全口义齿解决方案的一整套系列产品，包括自主研发的全国产化三维扫描仪、全口义齿设计软件、椅旁3D打印机及相关配套材料。FSD技术是在国家重点研发计划项目的支持下完成的。该技术创新全口义齿数字化制作流程，借助国产化的数字装备和材料，降低了临床医生和技师的手工操作难度、缩短了患者就诊次数。与国际同类产品相比具有鲜明的技术特点，具有新颖性、创造性和工业实用性，目前已在全国完成推广应用。其研发过程体现了我国口腔临床科研工作者立足无牙颌修复的实际需求，实现科技自立自强的奋斗过程。

思政园地

牙齿缺失的发病率及对患者生活质量的影响

牙列缺失会对患者的咀嚼功能、消化功能、发音功能、外观和颞下颌关节产生不同程度的影响，甚至会导致心理问题。第三次和第四次全国口腔健康流行病学调查报告的数据显示，从2005—2015年的10年间，无牙颌率出现明显下降的趋势，65～74岁年龄组无牙颌率从6.82%下降到4.50%。导致牙列缺失最常见的两个病因为龋病和牙周病，此外还有外伤、不良修复体和发育异常等均会导致牙齿缺失。口腔医疗和保健水平的提高，会使导致牙列缺失的病因得到一定的控制，但随着社会老龄化的进程，老年人口占总人口的比例不断增长，牙列缺失仍将在人群中保持一定的比例。

一方面，对于老龄无牙颌人群，常规总义齿修复方式仍是十分重要的修复方式。但全口义齿的制作流程复杂、技术敏感性高，因此，作为医务工作者应该始终以患者为中心，热心对待患者，精益求精，不断积累临床经验，提高业务水平，努力为无牙颌患者制作"可用好用"的全口义齿。另一方面，应加强口腔卫生宣教、口腔知识科普等工作，不断减少无牙颌患者，"医、教、研、防"全面发展，不断提高广大人民群众的口腔卫生状况与生活质量。

（吕珑薇　周永胜）

思 考 题

1. 牙列缺失后的口腔颌面部组织发生了哪些改变？
2. 全口义齿初戴后，应如何为患者提供戴牙指导？

第十五章

牙列缺损与牙列缺失的种植义齿修复

第十五章数字资源

现代口腔种植学（oral implantology）始于20世纪初。在规范的诊疗设计和操作的基础上，种植义齿可获得长期的成功率，被称为人类的第三副牙齿，已成为牙列缺损或牙列缺失修复的主要治疗方式之一。

第一节 概 述

种植义齿修复是牙列缺损、牙列缺失修复治疗的重要技术。种植义齿具有精密的结构和良好的强度，能较好地恢复缺失牙的功能和外观。

案例 15-1

患者，35岁，右下后牙1年前曾因"慢性牙髓炎"行根管治疗，未修复；3个月前因咬物劈裂而拔除，自觉缺牙后咀嚼效率下降，要求修复。检查：右下6缺失，牙槽嵴丰满，缺牙区两侧邻牙及对颌牙完好，无叩痛、无松动，邻牙无明显倾斜，对颌牙无下垂。全身情况良好，无高血压、糖尿病、冠心病等系统性疾病。患者就诊后，为患者设计并分次完成了右下6的种植义齿修复（图15-1）。

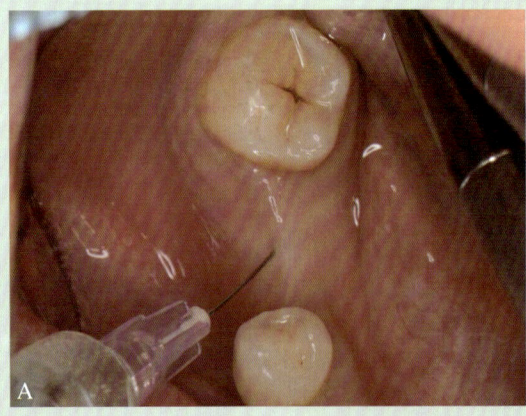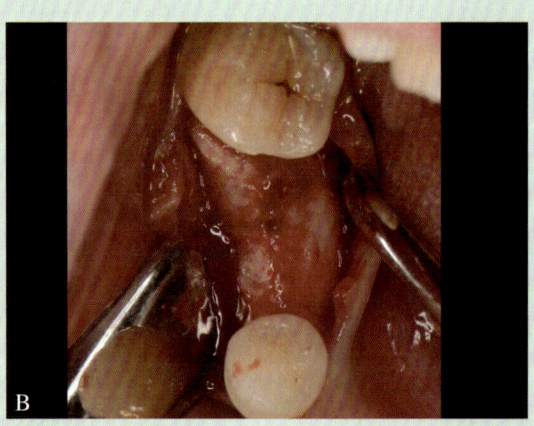

图15-1 种植义齿（全冠）的修复过程（由北京大学葛严军供图）
A. 种植手术前（局部浸润麻醉）；B. 缺牙区翻全厚瓣

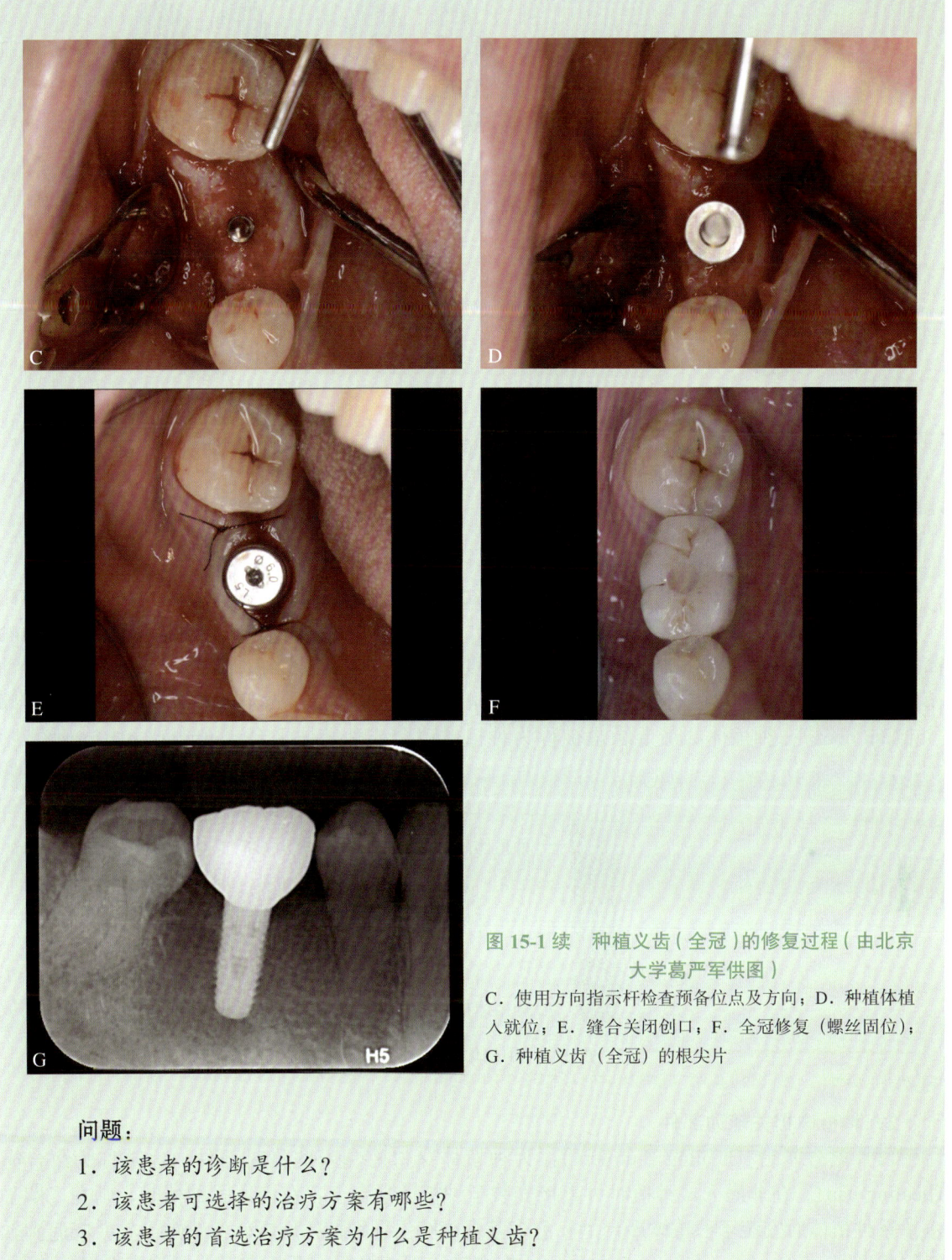

图 15-1 续 种植义齿（全冠）的修复过程（由北京大学葛严军供图）
C. 使用方向指示杆检查预备位点及方向；D. 种植体植入就位；E. 缝合关闭创口；F. 全冠修复（螺丝固位）；G. 种植义齿（全冠）的根尖片

问题：
1. 该患者的诊断是什么？
2. 该患者可选择的治疗方案有哪些？
3. 该患者的首选治疗方案为什么是种植义齿？

一、种植义齿的组成和结构

种植义齿（implant denture）是将替代天然牙根的种植体植入颌骨中，能获取类似天然牙固位和支持效果的修复体。它主要分为种植体、基台和上部结构（图 15-2），3 部分构成一个整体，共同承担咬合力，能较好地恢复口腔的咀嚼、外观及发音功能，并能有效地保护天然牙。

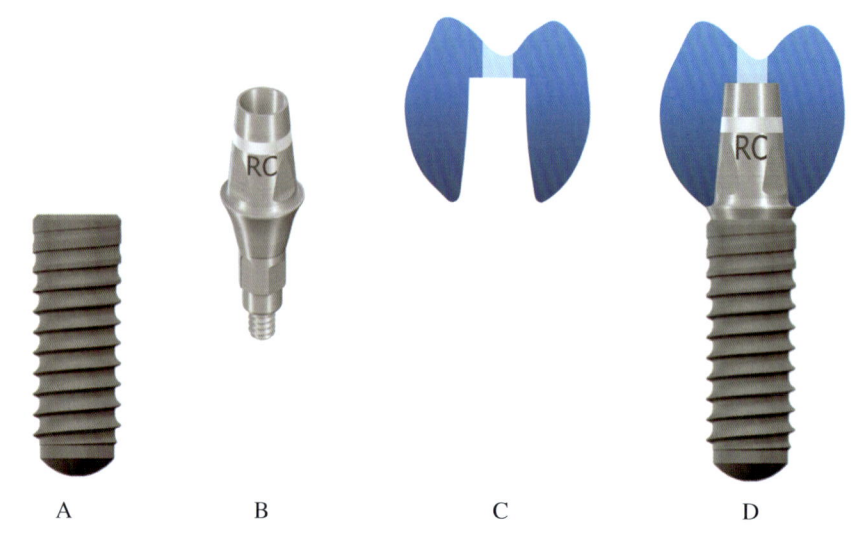

图 15-2 种植义齿的组成
A. 种植体；B. 基台；C. 上部结构（全冠）；D. 种植体、基台与全冠

（一）种植体

1. 种植体（implant） 是植入骨组织内替代天然牙根的人工结构，应具有良好的生物相容性，目前主要以纯钛或钛合金为主。纯钛种植体具有良好的理化性能，具有以下特点：强度高、比重小、非磁化金属、屈服强度和疲劳强度均较高、与周围骨组织能形成骨结合界面。种植体的结构可以分为种植体颈部（implant neck）、种植体体部（implant body）和种植体根部（implant apex），种植体的最上缘也被称为种植体肩台或种植体平台（implant platform）（图15-3）。

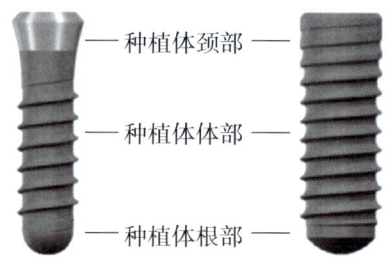

图 15-3 种植体结构的 3 部分

2. 种植体相关辅助部件

（1）愈合基台（healing abutment）：为种植体穿口腔黏膜的临时部件，也被称为愈合帽（healing cap）。在非潜入式种植时可直接安装于种植体平台上；在潜入式种植时，则在二期手术暴露种植体后安装于种植体平台上。愈合基台能够引导种植体周围软组织愈合，并能起到软组织成形（soft tissue contouring）的作用，有多种不同的材质、形状和尺寸供临床选择。

（2）封闭螺丝（cover screw）：也称为覆盖螺丝，为封闭种植体平台的预成螺丝。在潜入式种植的种植体骨结合形成过程中，封闭螺丝能防止骨、软组织甚至其他碎屑进入种植体-基台连接区，后期以愈合基台替换。

（3）基台螺丝（abutment screw）：连接种植体与基台的杆形螺丝，有的种植系统种植体与基台直接联成一体，有的通过基台螺丝将基台与种植体连接。

(二) 基台

基台（abutment）是牙种植体穿过牙龈暴露于口腔中的连接部分，基台以内连接或外连接抗旋结构，通过中央螺丝与种植体颈部相连接，是可摘或固定种植义齿修复体的附着连接结构。基台的材质、结构、被动适合性及抗旋转力学性能对种植义齿的长期稳定性非常重要。

(三) 上部结构

种植义齿的上部结构（superstructure）种类较多。按患者是否能自行摘戴，可分为可摘上部结构和固定上部结构，后者有3种修复设计种类：种植单冠、种植联冠和种植固定桥。根据功能不同，种植义齿包括人造冠及人工牙、金属支架、基托、修复螺丝、附着体等结构。

> **思政园地**
>
> **种植体材料**
>
> 金属、陶瓷、复合材料等都曾被用作种植体材料，但其中的大多数均被淘汰，目前钛或钛合金、氧化锆仍被使用，其中钛或钛合金材料是最常用的种植体材料。其中纯钛种植体一般是4级钛纯度，钛含量超过99%；钛合金主要是钛六铝四钒（Ti-6Al-4V）；而近年出现的钛锆合金（Titanium-Zirconium alloy，TiZr合金）种植体，比原有钛合金强度更高，也更美观，种植体直径可以做到更小。氧化锆种植体是目前的研发热点，具有良好的强度、生物相容性和颜色特性，但其主要问题在于脆性大，容易发生折裂，且基台设计形式单一，因此使用量显著低于钛金属种植体。针对种植体材料的研发和应用，长期以来国外品牌占据了优势地位，但随着我国科技强国战略的不断推进，近年来，我国在钛金属和氧化锆种植材料的研发方面取得了非常大的进步，国产种植体品牌不断出现，为解决种植体材料"卡脖子"问题奠定了坚实的基础，希望更多的医学人员投入到科技自立自强的新征程中。

二、种植义齿的分类

1. 按固位方式分类 根据固位方式不同，种植义齿可分为固定式种植义齿、可摘式种植义齿。固定式种植义齿患者不能自行摘戴，外形近似天然牙，固位支持力强，咀嚼功能恢复效果和舒适性好，可分为单冠、联冠和固定桥3种方式修复。可摘式种植义齿患者可自行摘戴，多采用杆卡、球帽、磁性附着体、套筒冠固位体等对义齿进行固位和支持。

2. 按缺牙数目分类 按缺牙数目和修复方式不同，种植义齿可分为单牙种植义齿、多牙种植义齿和全口种植义齿。单牙种植义齿又称为种植单冠，即在基台上直接制作全冠。多牙种植义齿按固位方式不同，可分为固定式局部种植义齿和可摘式局部种植义齿。按支持方式的不同，固定式局部种植义齿又可分为种植体支持式联冠、种植体支持式固定桥、种植体与天然牙联合支持式固定桥。全口种植义齿按照固位方式，可分为全口固定式种植义齿和全口覆盖式种植义齿。

三、种植义齿的适应证和禁忌证

（一）种植义齿的适应证

在患者全身情况和口腔局部条件适合的情况下，种植义齿一般适用于大多数牙齿缺失的患者，具体包括以下情况。

1. 少数牙缺失，邻牙健康且患者不愿接受牙体预备磨除。
2. 游离端缺失牙。
3. 可摘义齿固位、稳定和咬合功能差，容易出现牙槽嵴黏膜压痛的情况。
4. 牙列缺失，传统全口义齿修复固位、稳定和咬合功能不良。
5. 种植区经过植骨或软组织移植等可使种植区骨量或角化黏膜宽度达到种植要求。
6. 颌骨缺损后用常规修复方法不能获得良好固位、支持和咬合功能者。
7. 颌面部缺损后的颌面赝复体固位。

（二）种植义齿的禁忌证

患者如果存在下列状况，一般不宜选择种植治疗，或者需要待情况改善后再考虑是否可行种植治疗，必要时需要请内科医师或相关专科医师会诊，具体包括：

1. 患有全身系统性疾病，如严重的心脏病、血液病、糖尿病、高血压、自身免疫病、恶性肿瘤进展期、急性炎症感染期，未得到有效治疗和控制，或不能耐受手术者。
2. 有颌面部放疗史，静脉注射双膦酸盐，或者需要长期服用糖皮质激素者。
3. 重度吸烟（大于 10 支/日）、酗酒及吸毒者。
4. 女性妊娠期或准备怀孕者。
5. 颌骨尚未发育完成，年龄不足 18 岁者。
6. 严重精神或心理障碍，个人期望值不切实际，不能与医生合作者。
7. 由于时间、经济状况等问题，不宜采用种植修复治疗者。
8. 口腔局部情况受限，如张口度或缺牙间隙过小；缺牙区有颌骨囊肿、骨髓炎或邻牙有根尖周炎等病变者；严重牙周病未控制，或口腔卫生情况太差且无法改善者；存在夜磨牙症、嗜硬韧食物等咬合力过大的情况；缺牙区骨量严重不足且无法行骨增量手术者；拟行正畸治疗者；口腔黏膜白斑、红斑、扁平苔藓患者，行种植修复应慎重。

第二节　种植义齿的治疗流程、修复和健康维护原则

种植义齿修复的主要治疗过程包括种植手术植入种植体，待种植体与骨形成良好骨结合后，再在其上部制成正式修复体。科学合理的流程和规范精细的操作是保证种植义齿长期成功的关键。

一、种植义齿的治疗流程

（一）术前检查和准备

术前进行全面检查，在条件允许的情况下，可采用 CBCT 检查（图 15-4A～D）。在与患者共同确定种植义齿方案后，医师需要在术前与患者充分交流并签署知情同意书，并于术前再

次确认术前设计,核实患者信息,于术前半小时安排口服广谱抗菌药物,预防感染。

(二)常规治疗流程

1. 术前消毒,消毒包括患者口内消毒、口周消毒和术者消毒。随后调整椅位并进行手术铺巾、器械准备和局部浸润麻醉(图 15-4E)。

2. 切开翻瓣(图 15-4F~G)。

5. 应用小球钻或三棱钻等钻针确定植入位点。

6. 在定点处以先锋钻预备,并用方向指示杆检查确认种植位置、方向是否正确(图 15-4H)。

7. 种植窝洞逐级预备,必要时需要对窝洞洞壁进行攻丝处理。

8. 种植体植入,记录植入扭矩、深度,连接愈合基台,缝合,止血(以非潜入式愈合为例,图 15-4I,J;图 15-5)。

9. 术后医嘱,并等待种植体骨结合完成。

10. 印模制取,灌制模型。

11. 技师制作上部修复体。

12. 临床试戴修复体(图 15-4K~L),要求达到精准被动就位。

14. 拍摄根尖片,检查骨结合情况和上部修复体就位情况(图 15-4M)。

15. 医嘱修复后注意事项和复诊计划。

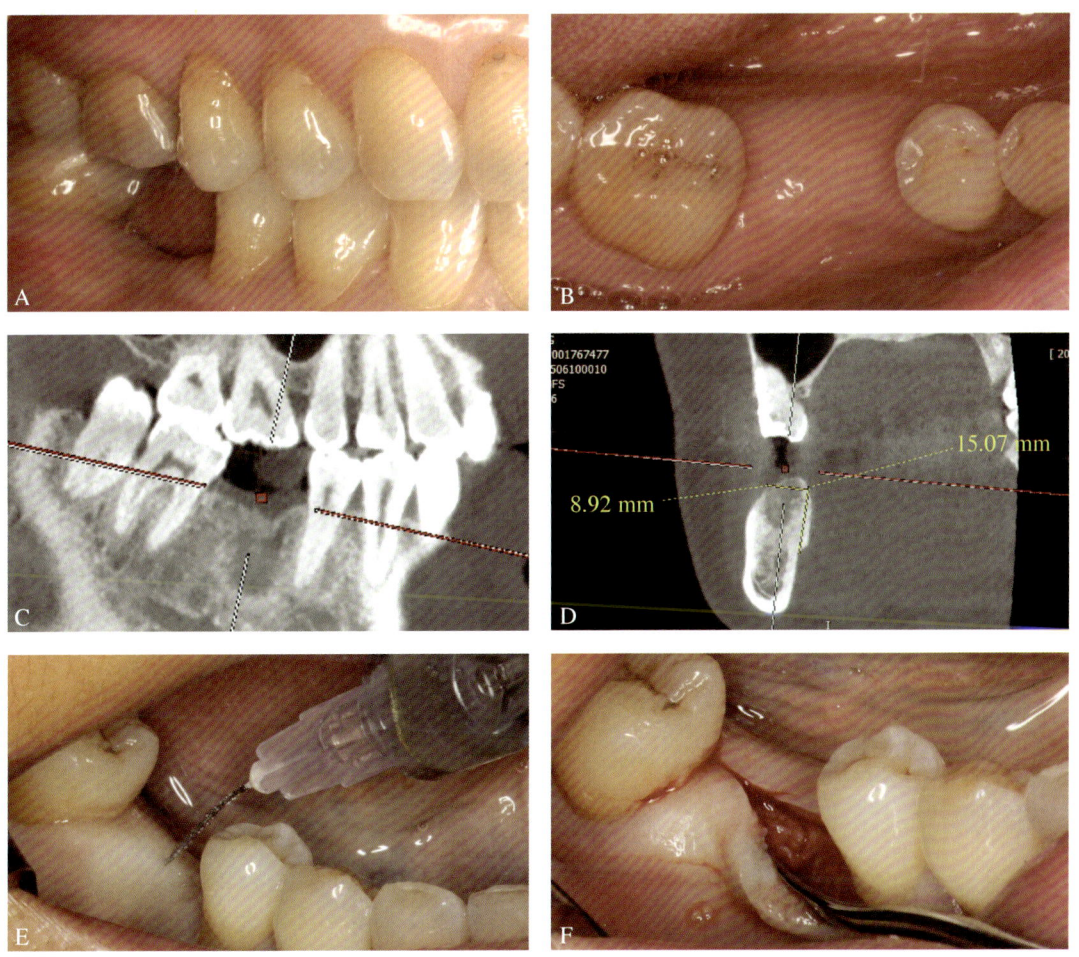

图 15-4 种植义齿治疗流程(由北京大学葛严军供图)

A. 治疗前侧面观;B. 治疗前咬合面观;C. 治疗前 CBCT 矢状面观;D. 治疗前 CBCT 冠状面观,评估可用骨量;E. 局部浸润麻醉;F. 切开,翻全厚瓣

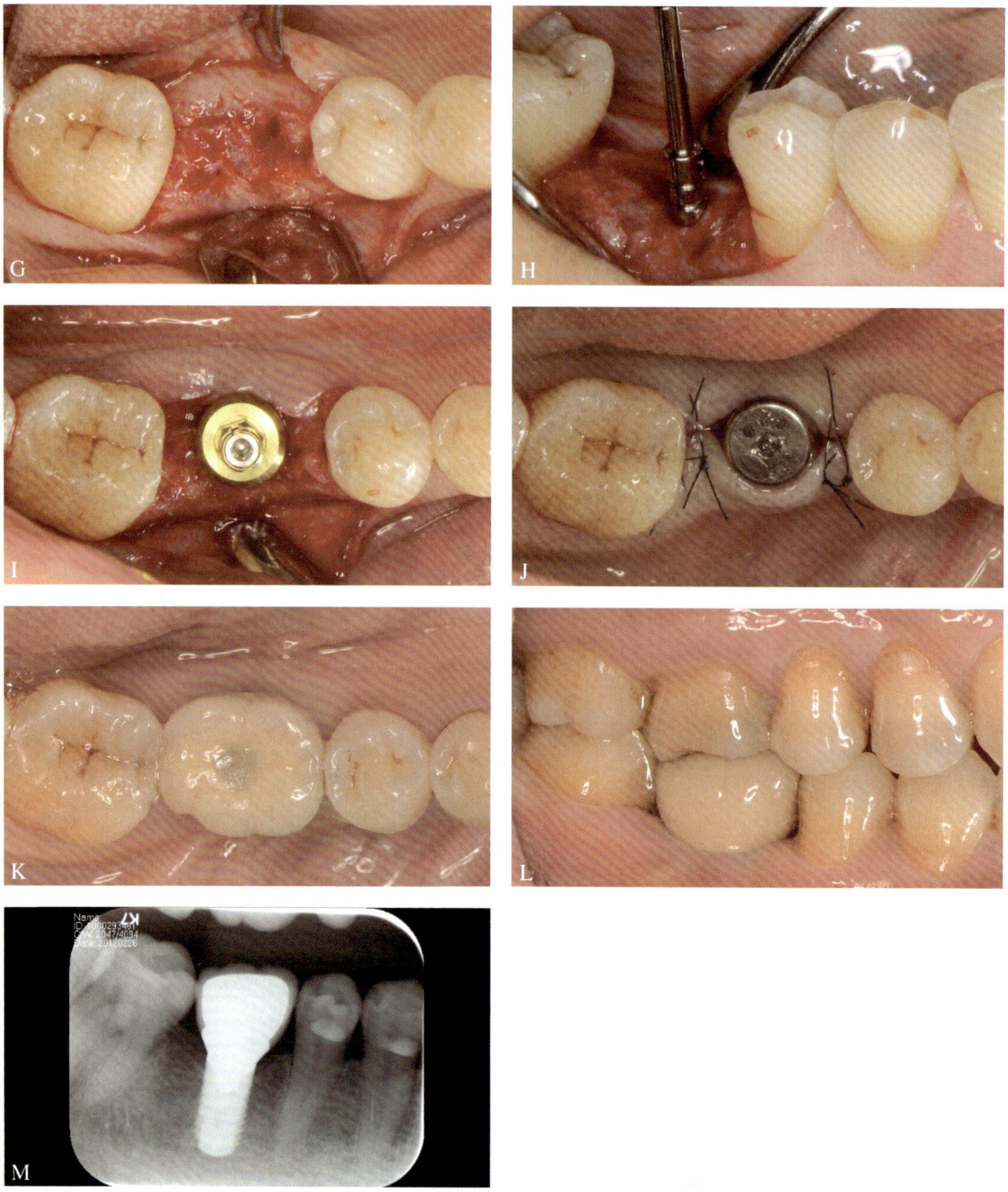

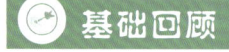

图 15-4 续　种植义齿治疗流程（由北京大学葛严军供图）

G. 翻瓣完成后，暴露牙槽嵴顶；H. 方向指示杆检查种植窝洞位置及轴向；I. 窝洞预备完成后，植入种植体；J. 连接愈合基台，缝合关闭创面；K. 骨结合完成后，取模制作上部修复体，修复体戴入后咬合面观；L. 上部修复体戴入后颊侧面观；M. 修复体戴入后根尖片影像学检查骨结合情况和上部修复体就位情况

基础回顾

种植体的愈合形式

种植体的愈合形式包括潜入式愈合（submerged healing）和非潜入式愈合（non-submerged healing）（图 15-5）。潜入式愈合的外科程序分为Ⅰ期手术和Ⅱ期手术两个阶段。Ⅰ期手术为在缺牙区颌骨内植入种植体，种植体平台连接覆盖螺丝后，缝合黏骨膜瓣并完全覆盖种植创面；待种植体在无负荷条件下完成骨结合（上颌一般需 3~6 个

月，下颌一般需 2～3 个月）；待骨结合完成之后再行Ⅱ期手术，暴露种植体，去除覆盖螺丝并安装愈合基台，4～6 周后开始修复。非潜入式愈合是在种植体植入后即刻安装愈合基台，使种植体在接有愈合基台的状况下完成骨结合，无需再行Ⅱ期手术，此时的愈合基台也同时起到了成形软组织穿龈轮廓的作用。

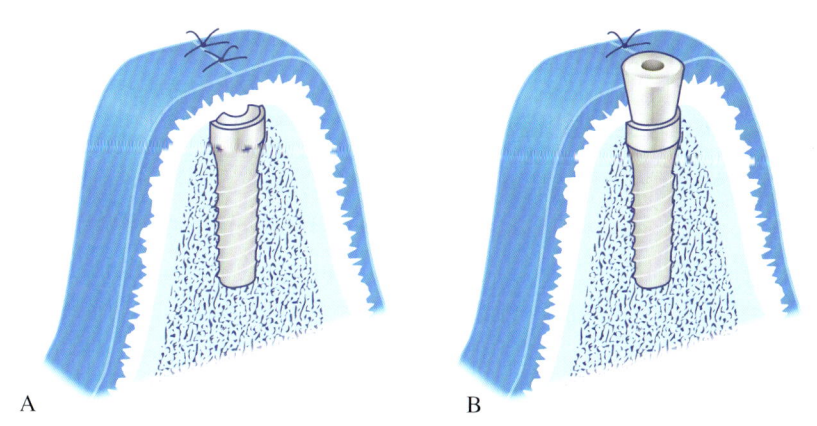

图 15-5　种植体的愈合形式
A．潜入式愈合；B．非潜入式愈合

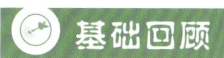

被动就位

被动就位（passive fit）是指以不产生应力的方式将一个部件与另一个部件相适配。种植修复的被动就位，是指在不施加外力的情况下，要求修复体或基台达到精确的就位，与种植体达到紧密的就位结合，实现修复体或修复螺丝的稳定，避免损害骨结合和软组织封闭。为了使种植义齿达到被动就位的目标，从临床设计、种植手术、印模制取、工艺制作到最终试戴，每个步骤均应注重规范操作，从临床和工艺角度达到高精度要求。

二、种植义齿修复原则

（一）正确恢复牙的形态和功能

1．种植义齿应恢复牙轴面的突度，维持与邻牙的接触关系，建立合适的外展隙和邻间隙，恢复良好的咬合关系，有效地分散种植体所受到的咬合力，尽量消除不利的侧向力。

2．在建立稳定协调的咬合关系的前提下，应控制好种植体的植入位置，使其负载方向尽可能沿种植体的长轴方向传递。

（二）良好的固位、支持和稳定作用

1．种植义齿的固位作用　种植义齿的固位力与基台的聚合度、高度，基台与固位体的密合度，金属支架的固位方式，螺丝的紧固度及数量等密切相关。

2. 种植义齿的支持作用　种植体与周围骨组织的骨结合面积及质量直接影响种植义齿的支持力。骨结合率越高，种植体周围的骨支持力越大。

3. 种植义齿的稳定性　种植义齿的稳定性与其承受力时是否产生较大的杠杆作用有关。影响因素有种植固定桥的桥体与支点线位置的关系，当桥体中心位于支点线上时，稳定性较好；桥体中心位于支点线一侧或前方时，偏离越多则稳定性越差；多个种植体支持的种植义齿，种植体分布呈三角形或四边形，其稳定性好；设计有单端桥体时，悬臂的长度影响种植义齿的稳定性，悬臂越长，稳定性越差。

（三）保持口腔软、硬组织的健康

种植义齿正常发挥功能后，应能维护周围骨组织的健康，种植体周围的骨组织在修复后第 1 年的吸收量应小于 1.5 mm、随后每年吸收量应小于 0.2 mm。龈袖口应紧密包绕种植体和基台的穿龈部分，种植体周围黏膜平均高度为 3～4 mm，其中约 2 mm 为上皮，紧贴种植体表面，根方的结缔组织为 1～2 mm。种植义齿与余留天然牙共同形成功能协调的完整牙列。

（四）坚固耐用

种植义齿应选择力学性能优良的修复材料，以保证种植义齿具有良好的长期稳定性和远期成功率。

（五）美学

种植义齿修复患者在治疗前一般都存在不同程度的软、硬组织缺损。良好的功能与自然逼真的美学效果是种植义齿修复的目标，应根据患者的要求及牙、软硬组织缺失、缺损情况，预判术后效果，合理制订治疗计划，正确选择种植体，控制好植入位置及深度，对软硬组织进行功能和美学处理，以获得长期、和谐、美观的外形。

以上原则需结合每位患者的实际情况，进行综合分析，因此，医师需要具备良好的临床思维能力和综合判断能力。

三、种植义齿的健康维护

种植义齿的健康维护包括定期随访检查和自我口腔卫生维护。

1. 定期随访检查　为了维护种植义齿的长期成功，种植修复完成后，应建立定期随访机制，一般应建议患者在种植完成后的 1～2 周、1 个月、3 个月、6 个月和随后每年来医院进行复查，建立长期随访病历档案，检查口腔卫生情况、种植义齿骨结合情况、软组织变化情况、咬合情况等，耐心指导口腔卫生维护方法，针对发现的临床问题进行及时的治疗和临床干预。长期随访的重要性需要医师仔细向患者说明，以获得患者积极的配合，此过程体现了医师的责任心和良好的沟通技巧和医学人文精神。

2. 自我口腔卫生维护　刷牙和使用牙线是种植义齿日常口腔卫生维护措施中最基本、有效的方法之一。正确的刷牙和牙线使用方法请参照第三章第一节。必要时，也可使用牙缝刷（一种牙间清洁器）清除难以自洁的邻间隙和基台近远中邻面的牙菌斑。当种植义齿上部结构的悬臂端与牙槽嵴有间隙时，还可用纱布条去除悬臂端组织面的食物残渣，并对上部结构组织面和基台起到抛光作用。

（周永胜　吕珑薇）

思 考 题

1. 种植义齿的组成和结构包括什么？
2. 种植义齿的适应证和禁忌证分别是什么？
3. 患者，女，61岁，右下后牙4个月前因"慢性牙周炎"出现显著松动而拔除，要求修复。检查：右下第二、第三磨牙缺失，上颌牙列完整。请问，为了确定最佳治疗方案，需要做哪些检查？如何与患者沟通并确定最佳治疗方案？

第十六章

错殆畸形

第十六章数字资源

错殆畸形包括牙齿、殆、颌骨及颅面部的形态和结构关系异常,其不仅影响口颌系统的局部功能,而且会影响颜面美观,甚至可能对全身健康造成危害,可通过单纯正畸或正畸-正颌等多学科联合矫治。

第一节 概 述

案例 16-1

姓名:××,性别:女,年龄:12岁
主诉:牙列不齐。
病史:否认系统病史;否认口腔医学病史、正畸治疗史、过敏史、家族史及不良口腔习惯。
临床检查:
1. 面相检查 面部不对称,颏左偏1mm,面部三等分基本协调;侧貌直面型,鼻唇角尚可,颏唇沟正常。
2. 口内检查 恒牙列;右侧磨牙及尖牙中性偏远中关系,左侧磨牙中性偏远中关系,尖牙远中关系;Ⅰ度深覆盖、深覆殆;上颌中线左偏1mm,下颌中线左偏3mm;上牙弓拥挤5mm,下牙弓拥挤3mm;16、22、26、27、36、46、47龋坏;口腔卫生较差,局部牙龈红肿。
3. X线检查 18、28、38、48存在;上颌窦位置稍低。
4. 颞下颌关节检查 否认疼痛及弹响,开口度正常约3指,张闭口型正常;CBCT示双侧关节形态基本正常,间隙可。
5. 头影测量分析 SNA角:81.8°,SNB角:77.3°,ANB角:4.5°,U1-SN角:107.9°,L1-MP角:96.9°,FH-MP角:29.6°,MP-SN角:35.9°(图16-1)。
问题:
1. 该患者存在的问题有哪些?
2. 该患者的诊断是什么?
3. 该患者的矫治计划应当如何制订?

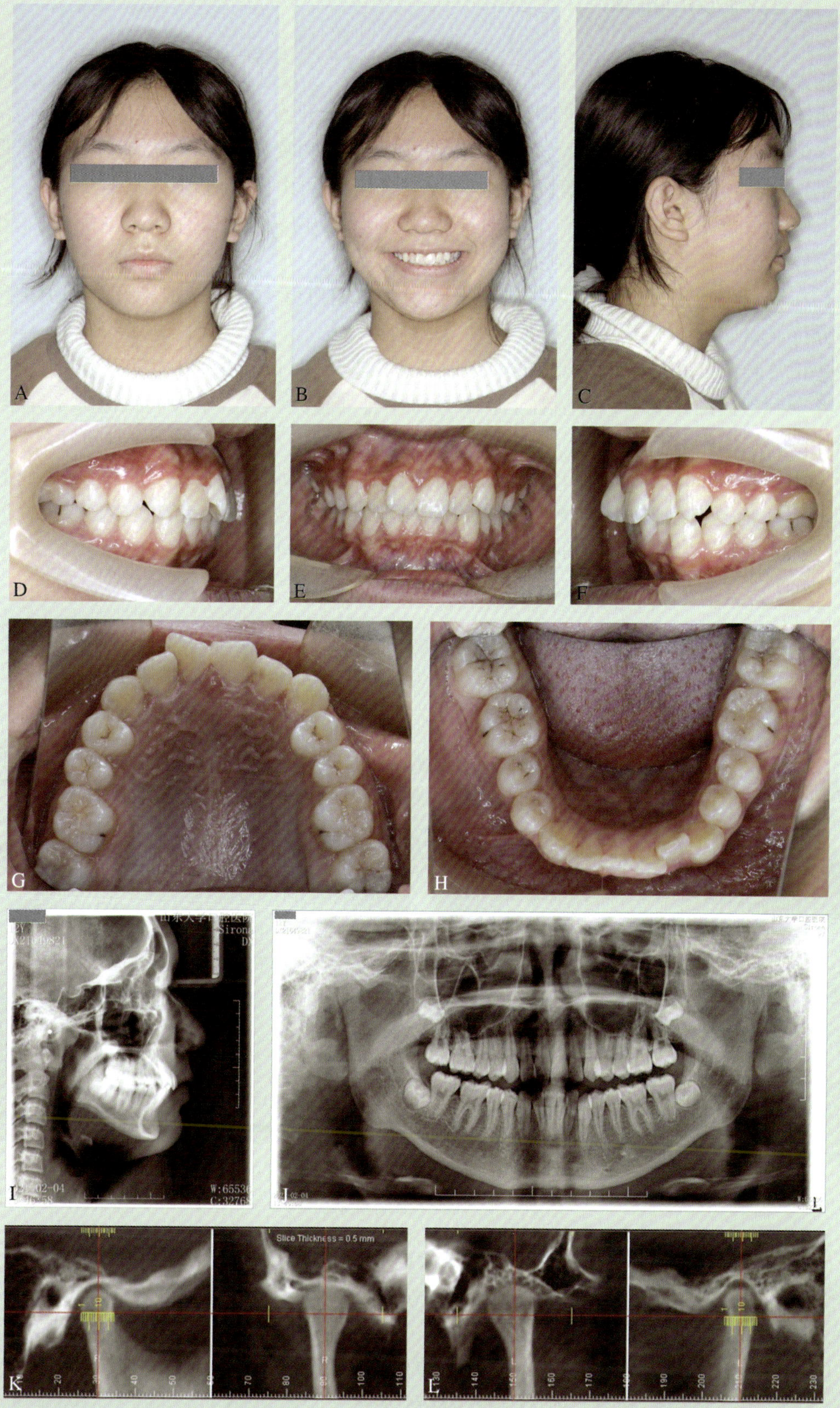

图 16-1　患者治疗前资料

A～C. 治疗前面像；D～H. 治疗前口内像；I. 治疗前头颅侧位片；J. 治疗前曲面体层片；K. 治疗前右侧关节 CBCT 影像；L. 治疗前左侧关节 CBCT 影像

一、错𬌗畸形的定义

错𬌗畸形（malocclusion）一般指口腔颌面部在生长发育过程中，由于先天或后天因素的影响，如遗传、疾病、替牙期局部障碍、口腔不良习惯，导致牙列、咬合、颌骨和颅面部的关系不调，包括个别或多个牙齿位置异常，上、下牙弓形态和咬合关系异常，上、下颌骨形态和位置关系异常，颅面部关系异常等。这些异常的机制不仅可由发育过程中牙量与骨量、牙齿与颌骨、上下牙弓与颌骨、颌骨与整个颅面其他骨之间的不协调而致，生长发育完成后，外伤、牙周病等外部环境因素也可造成错𬌗畸形。

不存在错𬌗畸形现象的𬌗关系称为正常𬌗。正常𬌗可分为理想正常𬌗和个别正常𬌗，其中大部分正常𬌗属于个别正常𬌗范畴。

理想正常𬌗（ideal normal occlusion）：该概念由安格尔（Angle）于 1897 年首先提出，强调在保存全副牙齿的基础上，牙齿在上、下牙弓中排列整齐，上、下牙的尖窝关系完全正确，上、下牙弓的位置关系非常理想。

个别正常𬌗（individual normal occlusion）：对生理功能没有严重影响的轻微的错𬌗畸形，都可归于正常𬌗范围。这种正常𬌗范畴内存在与理想正常𬌗微小差异的个体，彼此之间有所不同，故称为个别正常𬌗。以个别正常𬌗为基准，错𬌗畸形的患病率在我国高达 67.82%。

二、错𬌗畸形的临床表现

1. 个别牙错位 个别牙偏离其在牙弓内的正常位置，即为个别牙错位，可表现为唇向错位（图 16-2A）、颊向错位、舌向错位、腭向错位（图 16-2B）、近中或远中错位、高位、低位、转位、易位、斜轴等。

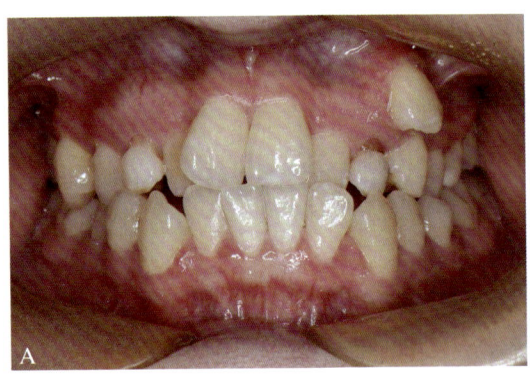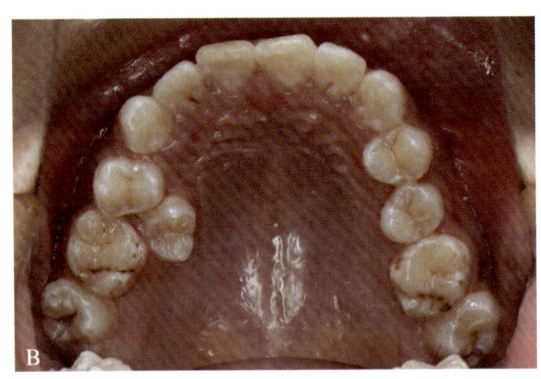

图 16-2 个别牙错位
A. 唇向错位；B. 腭向错位

2. 牙齿排列和牙弓形态异常 表现为牙齿排列关系异常（牙列拥挤、牙列间隙等）、牙弓形态异常（牙弓狭窄、腭盖高拱等）。

3. 牙弓、颌骨、颅面关系异常

（1）牙弓矢状不调：主要体现在牙弓前后向不协调，可表现为上颌前突、上颌后缩、下颌前突、下颌后缩、双牙弓前突、前牙反𬌗、深覆盖等。

（2）牙弓宽度不调：主要体现在上、下牙弓宽度不匹配或位置关系异常，可表现为后牙反𬌗、后牙锁𬌗、牙弓狭窄等。

（3）牙弓冠状不调：主要表现为垂直向的𬌗关系不调，如前牙开𬌗、前牙深覆𬌗。

(4) 颌骨发育异常：涉及上、下颌骨畸形，常表现为上颌或下颌的骨性位置前突或后缩等。

(5) 颅面部发育异常：由颅面部骨骼形状、位置异常导致，可表现为面部不对称、面裂、唇腭裂等。

三、错𬌗畸形的病因

错𬌗畸形是由多种因素或者各种机制共同导致的牙颌面关系的异常体现，其形成因素和发生发展机制错综复杂。绝大多数错𬌗畸形都是遗传因素和各种环境因素在牙齿、颌骨、口颌系统神经及肌肉的发生、生长和发育过程中相互影响和相互作用的结果。总体来讲，错𬌗畸形的病因分为遗传因素和环境因素两大类。

（一）遗传因素

遗传因素是由亲代的遗传基因决定的性状表达，可表现为子代与亲代的相似性。目前研究认为，错𬌗畸形具有多基因遗传的特征，有家族遗传倾向，但基因主导的性状表达又受到环境、不良习惯、营养障碍等多方面影响，因此在遗传特征的基础上常呈现与亲代的差异性。现代正畸学研究普遍认为，错𬌗畸形的遗传因素主要来源于种族演化和个体发育。

1. 种族演化（race evolution） 从宏观因素上来看，错𬌗畸形的发生和发展与种族演化密不可分。在几十万年的进化过程中，由生存环境变化、社会发展阶段、食物结构改善等因素影响，不仅颅面比例和形态因爬行到直立的体态变化而改变，咀嚼器官也因食物结构的精细调整而出现退化。在此过程中，咀嚼器官退化速度不平衡，即肌肉退化最先发生，其次是骨量退化，最后是牙量退化，这种退化的不平衡造成牙量和骨量的不调，导致牙列拥挤的发生。

2. 个体发育（individual development） 从个体角度来看，牙齿排列的整齐与否与父母亲的遗传特性有关。亲代通过染色体将遗传基因传递给子女，使子女在面部形态结构或生理特点上与亲代相似。此外，染色体的异常也可导致子代颅面部畸形和变异。错𬌗畸形在亲子之间可有直接的重复表现（图16-3），也可因多因素导致的变异现象有断续表现和变化表现。

（二）环境因素

环境因素（environment factors）可分为先天因素和后天因素，二者之间密切联系，不能完全分开。

1. 先天因素（congenital causes） 从受精卵细胞形成、生长发育直到胎儿出生前，能够导致错𬌗畸形发生的任何因素，包括发育、营养、疾病、外伤等都为先天因素，先天因素并非全都具有遗传性。

(1) 母体因素：母亲在怀孕期间的健康状况和营养摄入与胎儿的颌面部正常发育及错𬌗畸形的形成有着密切关系。在妊娠阶段的营养不良、患病（如风疹、内分泌功能失调、传染性疾病）、服药、外伤、大剂量放射线照射等均可能影响胎儿的颌面部发育，导致错𬌗畸形发生。

(2) 胎儿因素：胎儿在子宫内面部所受压力、自身姿势或脐带等因素导致的颅面部局部异常刺激和压迫也可导致颌面部的发育畸形。此外，胎儿自身内分泌及新陈代谢失调，可导致胎儿发育障碍及发育缺陷。

(3) 先天因素引起的常见发育缺陷：胎儿生长发育过程中，颅面部各突起（如腭突、上颌突、下颌突）融合、牙胚及颌骨骨化中心形成时的异常，可导致唇腭裂（图16-4A）、多生牙、

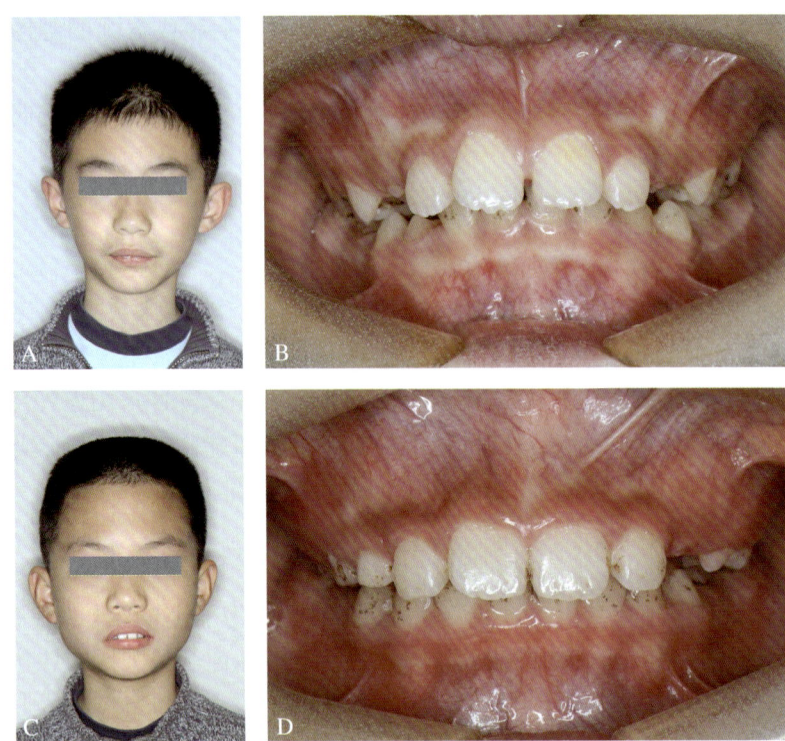

图 16-3 孪生兄弟的错殆表现

A. 哥哥的面像；B. 哥哥的口内像；C. 弟弟的面像；D. 弟弟的口内像

先天性缺失牙、牙齿大小和形态异常、唇舌异常等发育缺陷。

2．后天因素（acquired factors） 胎儿出生后各种可能造成口腔颌面部发育障碍的全身、局部因素、功能性因素，以及口腔不良习惯等均可归于后天因素。

（1）全身性疾病：涉及全身状态的急、慢性疾病，全身内分泌疾病，营养不良等均可导致错殆畸形。

（2）口腔局部障碍：在儿童生长发育过程中，牙齿与颌面部形态不断完善。正常的恒牙列在乳牙基础上由牙齿替换而来，因此乳牙期和替牙期的局部障碍都可导致恒牙的错殆畸形表现，如乳牙早失导致的牙弓长度减小和咬合关系紊乱（图 16-4B），乳牙滞留导致的恒牙异位萌出。

（3）功能因素：口腔功能的异常，如吮吸功能不足或亢进、喂养姿势不当、偏侧咀嚼、口腔的异常呼吸均可导致错殆畸形。

（4）口腔不良习惯：儿童不良的口腔习惯是形成错殆畸形的主要原因之一。吮指、咬唇、异常舌习惯（图 16-4C）、咬物等习惯均可造成局部牙位置异常或颌骨关系异常。

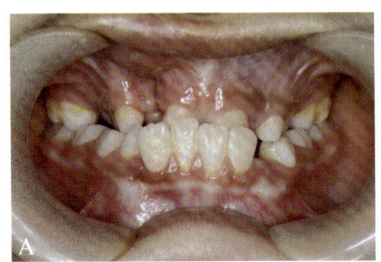 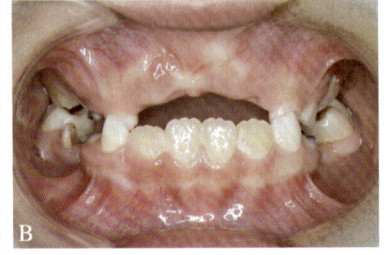 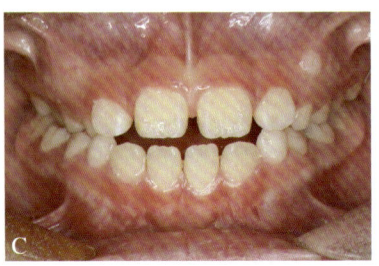

图 16-4 环境因素造成的错殆畸形

A．唇腭裂造成前牙反殆；B．乳牙早失造成咬合关系紊乱；C．吐舌习惯造成前牙开殆

四、错𬌗畸形的分类

对错𬌗畸形的正确分析归类是准确进行临床诊断和治疗设计的基础。目前国际上应用最广泛的是 Angle 分类法，其主要分为以下 3 类。

（一）第一类错𬌗：中性错𬌗

上、下颌骨和牙弓的矢状向位置关系正常，磨牙位置为上颌第一磨牙近中颊尖咬合于下颌第一磨牙近中颊沟的中性关系，但牙列中存在错位牙，即为中性错𬌗或第一类错𬌗（class Ⅰ，neutroclusion）（图 16-5）。

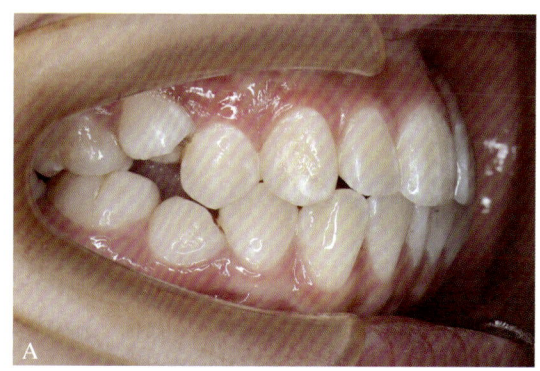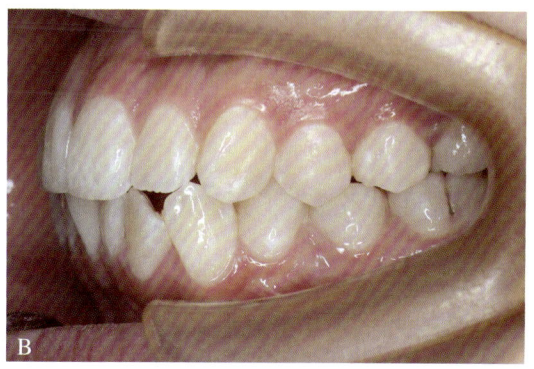

图 16-5 中性错𬌗
A．右侧；B．左侧

（二）第二类错𬌗：远中错𬌗

上、下颌骨及牙弓的矢状向关系不调，下颌骨及下牙弓处于远中位置，磨牙位置为上颌第一磨牙近中颊尖对应下颌第一磨牙近中颊尖或第一磨牙和第二前磨牙之间的位置，即为远中错𬌗或第二类错𬌗（class Ⅱ，distoclusion）（图 16-6）。

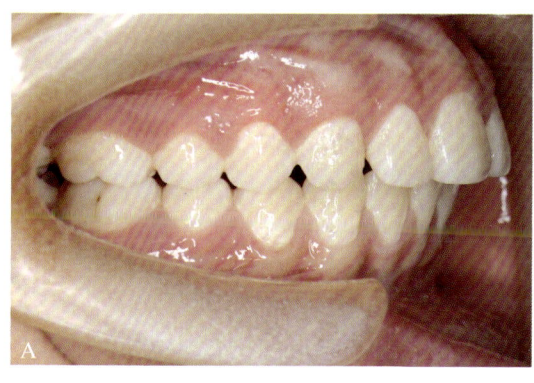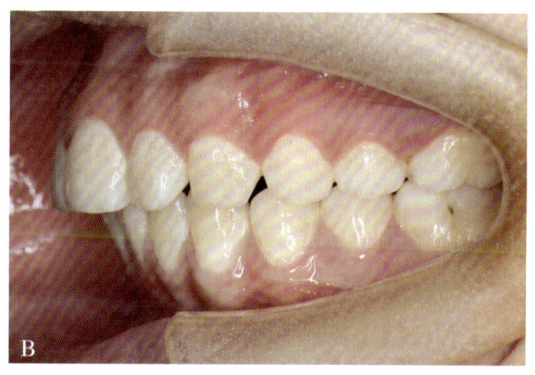

图 16-6 远中错𬌗
A．右侧；B．左侧

（三）第三类错𬌗：近中错𬌗

上、下颌骨及牙弓的矢状向关系不调，下颌骨及下牙弓处于近中位置，磨牙位置为上颌第一磨牙近中颊尖对应下颌第一磨牙远中颊尖或第一及第二磨牙之间的位置，即为近中错𬌗或第三类错𬌗（class Ⅲ，mesioclusion）（图 16-7）。

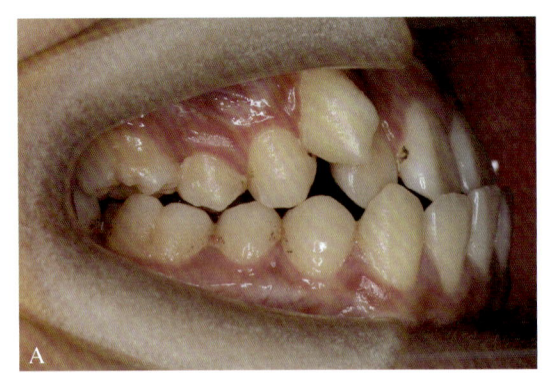
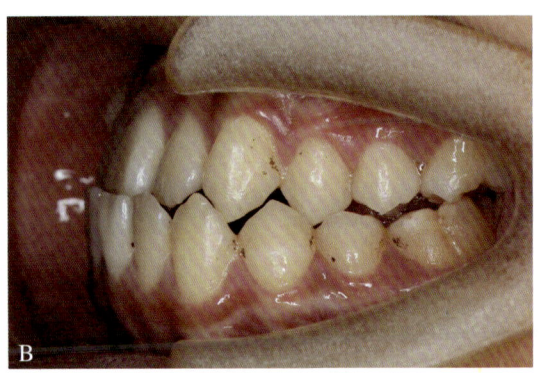

图 16-7 近中错𬌗
A. 右侧；B. 左侧

五、错𬌗畸形的危害

尽管错𬌗畸形通常不会造成急性的致命损伤，但其对局部和全身健康都有极大的影响。

（一）错𬌗畸形的局部危害

1. 对牙颌面生长发育的影响 对处于生长发育期的患者，错𬌗畸形会造成软、硬组织的发育异常，如前牙反𬌗可抑制上颌骨的生长发育，造成面中 1/3 的凹陷和下颌前突畸形。咬合偏斜会造成左、右侧颌骨和面部的发育不对称。

2. 对口腔健康的影响 由于牙齿排列不齐导致错位牙局部自洁作用差，从而造成食物残渣和牙菌斑堆积，进而发生龋坏或局部牙龈炎甚至牙周炎（图 16-8）。

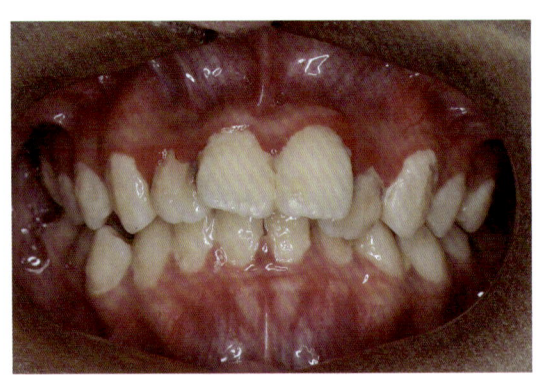

图 16-8 牙齿排列不齐造成牙龈炎症

3. 对口腔功能的影响 严重的错𬌗畸形可能会影响口腔正常功能，如前牙开𬌗造成发音异常，后牙锁𬌗影响咀嚼功能，严重下颌前突造成吞咽异常，严重下颌后缩影响正常呼吸，前牙或后牙的开𬌗降低咀嚼效率和功能。错𬌗畸形产生的𬌗干扰不及早解除，会使得下颌开闭口、前伸、侧方运动及轨迹出现异常，进一步可能会影响颞下颌关节的功能和产生器质性病变。

4. 对容貌的影响 面容在人的社会生活中起着重要作用，而各类错𬌗畸形均可对面部容貌造成影响，如开唇露齿、小颌畸形、前突畸形、面部不对称（图 16-9）。

（二）错𬌗畸形的全身危害

错𬌗畸形不仅对牙齿、颌面部造成局部损害，也能影响全身健康，如咀嚼功能低下可能引起消化不良及胃肠疾病。严重的牙颌面畸形也可导致患者的心理或精神障碍。

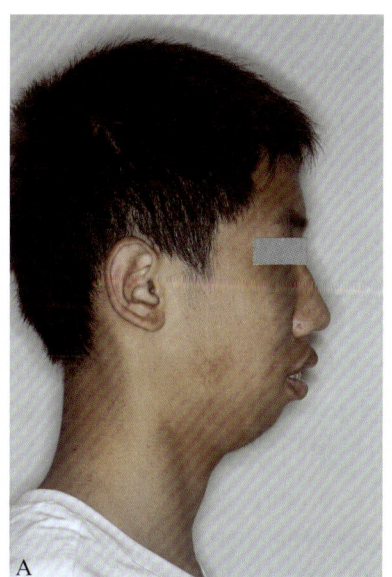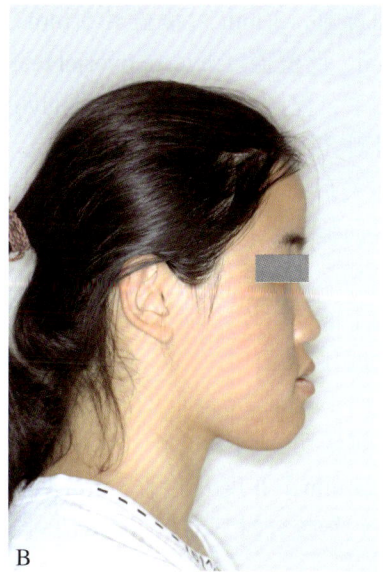

图 16-9　错𬌗畸形影响容貌
A. 下颌后缩，开唇露齿；B. 上颌发育不足，下颌发育过度，面中凹陷

第二节　诊断和治疗

一、错𬌗畸形的检查诊断

（一）一般检查

1. **患者基本情况**　包括姓名、性别、年龄、民族、幼年及现长期居住地、职业、联系方式等。
2. **主诉**　患者寻求正畸治疗的主要原因，对治疗方案设计有决定性影响。
3. **病史**　包括全身病史（与生长发育相关的全身性疾病，如佝偻病、内分泌疾病、营养不良）、口颌系统和呼吸系统相关病史（如扁桃体、腺样体肿大、哮喘）、手术史、药物过敏史，以及牙科病史，包括牙替换情况、牙体牙髓疾病治疗情况、口腔习惯、食物结构、矫治史及家族史。
4. **口腔颌面部检查**　牙、𬌗、颌、面的全面检查，其中正畸特殊的检查包括以下内容。

（1）拥挤度：牙冠宽度的总和与牙弓现有弧形的长度之差为牙列拥挤度，一般分为 3 度：Ⅰ度拥挤：拥挤度 ≤ 4 mm；Ⅱ度拥挤：4 mm ＜拥挤度 ≤ 8 mm；Ⅲ度拥挤：拥挤度 ＞ 8 mm。

（2）磨牙关系（molar relationship）：分为中性、远中及近中关系，即安氏Ⅰ、Ⅱ、Ⅲ类错𬌗关系。

（3）尖牙关系（canine relationship）：分为中性、近中及远中关系。上颌尖牙咬在下颌尖牙和下颌第一前磨牙颊尖之间为中性关系，上颌尖牙咬在下颌尖牙唇面或其近中缘为远中关系，上颌尖牙咬在下颌尖牙远中为近中关系。

（4）前牙关系（anteriors relationship）：在矢状面上表现为前牙的覆盖关系。前牙覆盖

(overjet)指上切牙切缘到下切牙唇面的水平距离。正常覆盖（normal overjet）指上切牙切缘到下切牙唇面的水平距离在 3 mm 以内。深覆盖（deep overjet）指覆盖超过 3 mm 以上者，分为 3 度，Ⅰ度深覆盖，3 mm ＜ 覆盖 ≤ 5 mm；Ⅱ度深覆盖，5 mm ＜ 覆盖 ≤ 8 mm；Ⅲ度深覆盖，覆盖 ＞ 8 mm。反覆盖（reverse overjet）指下前牙切端位于上前牙切端的唇侧。

(5) 横向关系：包括上、下牙弓宽度的匹配；上、下中切牙之间，上、下中切牙与颌面部之间的中线是否对齐、协调。

(6) 垂直向关系：表现前牙覆𬌗关系。覆𬌗（overbite）指上前牙覆盖过下前牙唇面的垂直距离，在垂直向覆𬌗状况代表了前牙关系。正常覆𬌗（normal overbite）指上前牙覆盖过下前牙唇面不超过切端 1/3 且下前牙切缘咬在上前牙舌面切端 1/3 以内。深覆𬌗（deep overbite）指上前牙覆盖过下前牙唇面超过切端 1/3 或下前牙切缘咬在上前牙舌面切 1/3 以上，分为 3 度，Ⅰ度深覆𬌗指上前牙覆盖前牙唇面超过切端 1/3 而不足 1/2；Ⅱ度深覆𬌗指上前牙覆盖下前牙唇面超过切端 1/2 而不足端 2/3；Ⅲ度深覆𬌗指上前牙覆盖下前牙唇面超过切 2/3。开𬌗（open bite）指上、下前牙切端间无覆𬌗关系，垂直向呈现间隙者。开𬌗也分为 3 度，Ⅰ度开𬌗，0 mm ＜ 开𬌗 ≤ 3 mm；Ⅱ度开𬌗，3 mm ＜ 开𬌗 ≤ 5 mm；Ⅲ度开𬌗，开𬌗 ＞ 5 mm。反覆𬌗（reverse overbite）指咬合时下前牙舌面覆盖上前牙牙冠的唇面。

（二）模型分析

正畸模型（图 16-10）是对患者现有的口内情况包括牙齿、牙弓等形态及牙𬌗关系等进行精确复制，临床中常用的正畸模型有记存模型和工作模型。近年来随着计算机技术的发展，计算机辅助正畸口扫模型在临床中也得到了广泛的应用。

（三）X 线检查及 X 线头影测量

1. X 线头影测量 通过头颅定位的 X 线拍摄对颅面部及牙颌的特定标志点及平面角度进行测量分析（图 16-11），从而了解牙颌、颅面软硬组织的结构，明确对牙颌、颅面的检查、诊断。可由表面形态深入到内部的骨骼结构进行错𬌗畸形的分析，并指导治疗方案的制定。

知识拓展

正畸常用 X 线头影测量项目

(1) SNA 角：蝶鞍中心点、鼻根点及上牙槽座点所构成的角，反映上颌相对于颅部前后位置关系，此角过大时，上颌前突，反之上颌后缩。

(2) SNB 角：蝶鞍中心、鼻根点和下牙槽座点所构成的角，反映下颌相对于颅部前后位置关系，此角过大时，下颌前突，反之下颌后缩。

(3) ANB 角：上牙槽座点、鼻根点与下牙槽座点构成的角，也即 SNA 角和 SNB 角的差值，此角反映上、下颌骨对颅部的相互位置关系。

(4) 下颌平面角：下颌平面（MP）与眼耳平面（FH）的交角或与前颅底平面（SN）的交角，此角代表下颌体的陡度及下颌角的大小。

(6) U1-SN 角：上中切牙长轴与 SN 平面相交的下内角，此角过大表示上中切牙唇倾，反之上中切牙腭倾。

(7) L1-MP 角：下中切牙长轴与下颌平面相交的上内角，此角过大表示下中切牙唇倾，反之下中切牙舌倾。

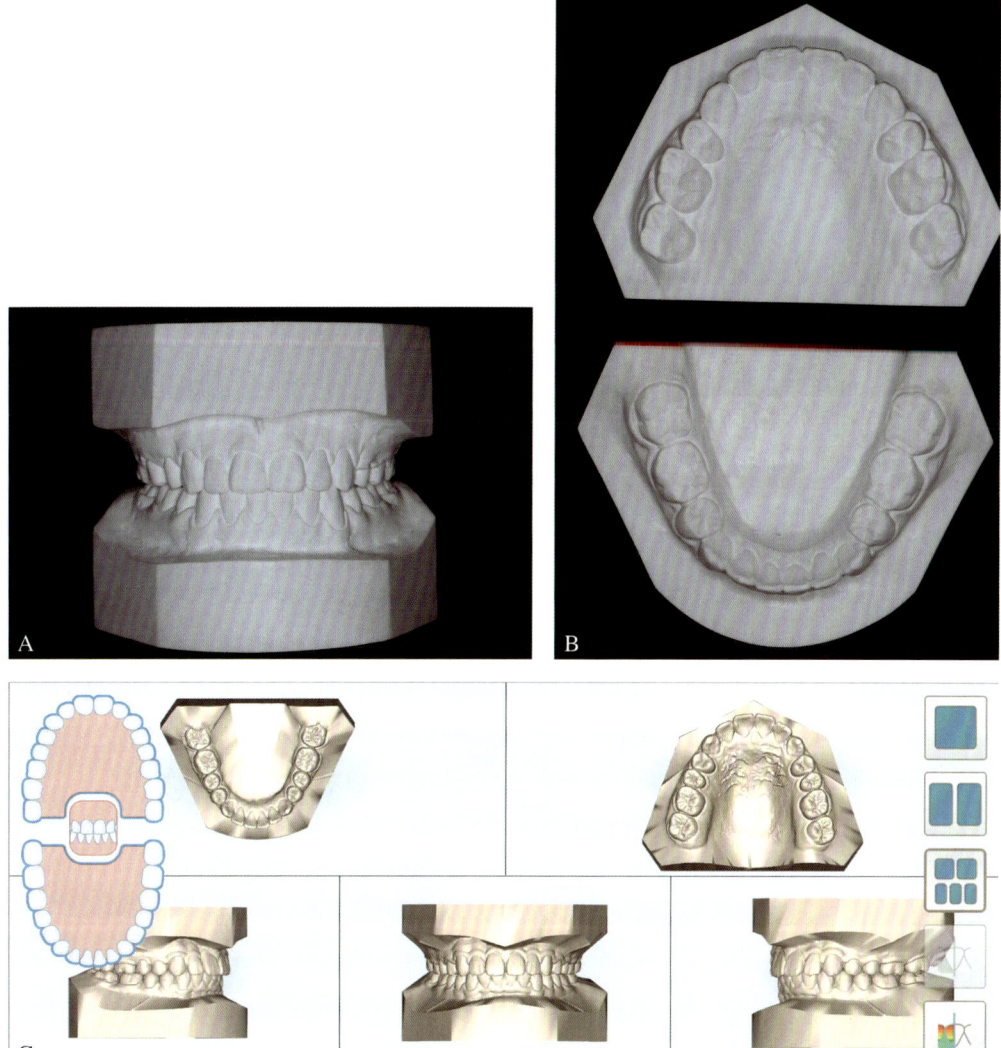

图 16-10 正畸模型
A、B. 石膏记存模型；C. 计算机辅助正畸口扫模型

2. 一般 X 线检查 牙片及咬合片显示多生牙、埋伏牙、牙根、牙周等情况。颞下颌关节开闭口位片检查髁状突及关节凹情况。曲面体层片可观察和评估全口牙根发育情况。

3. 手腕部 X 线片 牙颌发育与全身发育一致，因此通过手腕各骨的钙化情况，可了解生长发育情况，评估生长发育的潜力，判断生长发育时期，对矫治设计提供辅助作用。

（四）锥形束计算机断层扫描

锥形束计算机断层扫描（cone-beam computed tomography，CBCT）为口腔颌面部检查提供高分辨率的三维影像信息，是21世纪发展迅速的口腔颌面部辅助检查方法（图16-12）。在正畸领域，CBCT 主要用于准确定位牙齿、探测牙根形态、观察牙槽骨厚度及牙齿在牙槽骨中的位置、测量解剖标志点间距离及角度，以及评价软组织形态等。

（五）面部及牙𬌗照相分析

通过拍摄面部正位像、侧位像、45°侧位像等记录面部主要异常情况。拍摄口内正侧面牙𬌗，上、下牙弓及咬合情况照片以记录具体错𬌗情况和咬合关系等（图16-13），便于矫治方案的设计。

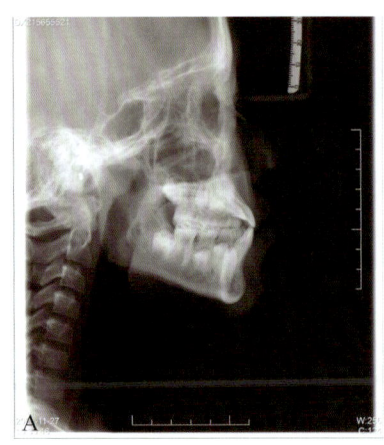
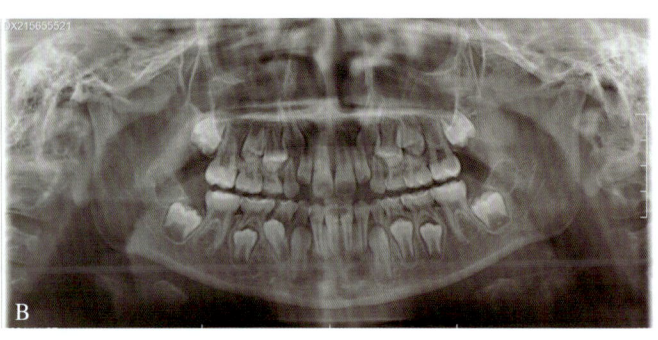

图 16-11　X 线检查
A．头颅侧位片；B．曲面体层片

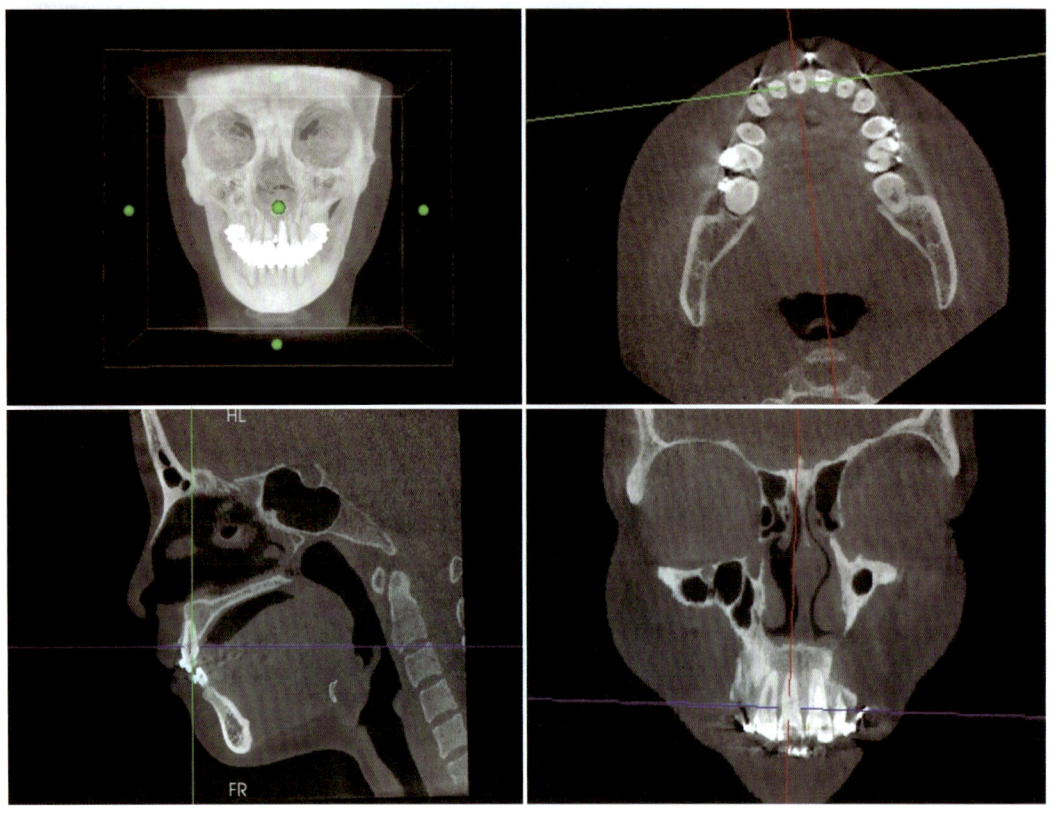

图 16-12　CBCT 三维影像

二、错𬌗畸形常用矫治器

1. 固定矫治器　是正畸矫治器中的主要类型（图 16-14A）。这类矫治器通过树脂等粘接材料固定在牙齿表面，利用弓丝及其他附件加力控制牙齿移动从而达到矫治的目的。优点包括固位良好，支抗充足，体积小较舒适，且复诊间隔时间长，疗程较短，可控制牙齿三维方向移动。缺点包括因粘接在牙齿表面，影响自洁作用，需格外注意口腔卫生的维持。因矫治器不能由患者自行摘戴，需要专业医生来操作，且复诊时椅位操作时间长。

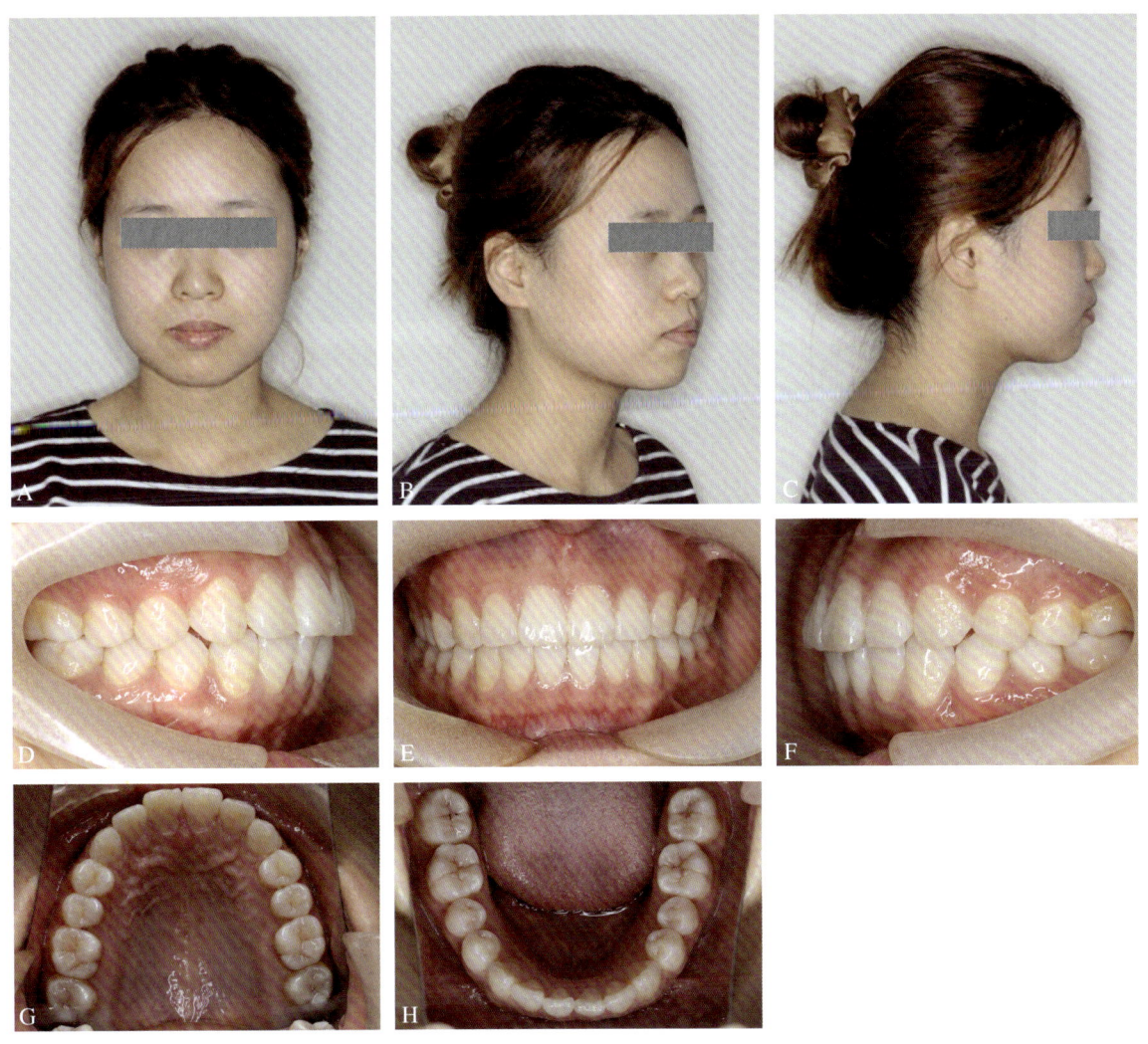

图 16-13 面像照及口内像照

A. 正面像；B. 45°面像；C. 侧面像；D. 口内右侧像；E. 口内正面像；F. 口内左侧像；G. 上颌𬌗面像；H. 下颌𬌗面像

2. 活动矫治器 患者可以自行摘戴（图 16-14D）。为了取得良好的矫治效果，必须严格选择适应证，同时要求患者积极配合，按医嘱坚持戴用矫治器。优点包括患者可以自行取戴，便于清洁；矫治力轻，不伤害牙周组织；不影响美观，社交场合可以取下。缺点包括支抗不足，作用单一，矫正效果有限，异物感重，影响发音，且注重患者的配合。

3. 功能矫治器 其主要特点是矫治牙齿的力量来源于患者口腔颌面部肌肉的肌力。功能矫治器绝大部分是可摘类型，也有固定类矫治器。

4. 无托槽隐形矫治器 无托槽隐形矫治器（图 16-14C）是 20 世纪 90 年代诞生的，在无钢丝、无托槽的状态下完成矫治，不影响美观，可以自行摘戴。优点是美观，舒适，便于清洁；缺点是费用高，若不能坚持佩戴会延长矫治疗程。

5. 舌侧矫治器 20 世纪 70 年代出现的舌侧矫治技术（图 16-14B），将矫治器粘接在牙齿的舌侧，唇侧看不到托槽，因此较为美观。依托计算机辅助功能，实现个体化设计，近年来也得到快速发展。优点是美观，缺点是影响发音，费用高，临床操作难度大等。

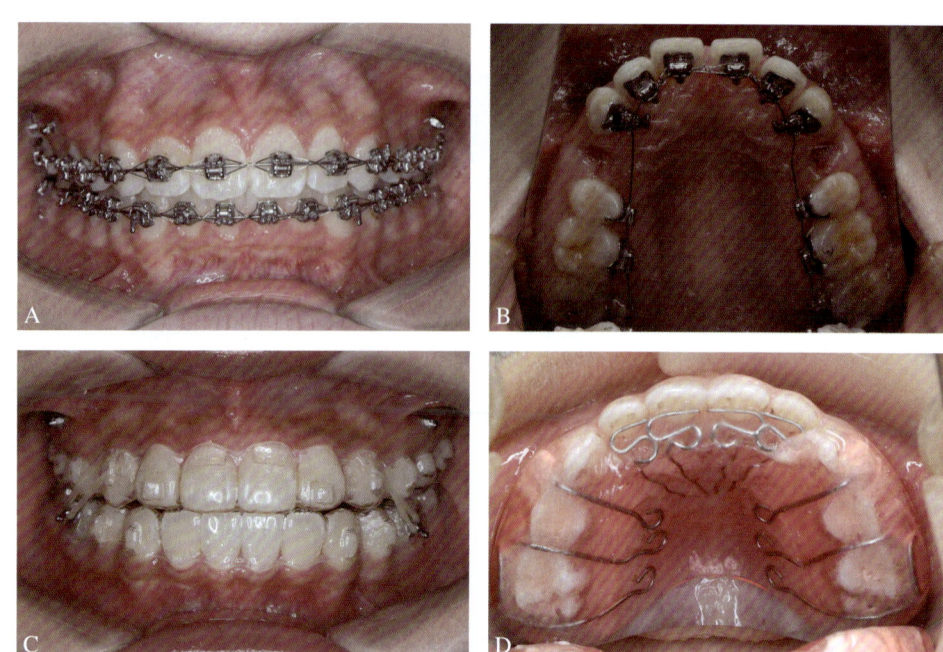

图 16-14 常见矫治器

A. 唇侧固定矫治器；B. 舌侧矫治器；C. 无托槽隐形矫治器；D. 活动矫治器

三、错𬌗畸形的矫治设计和矫治方法

（一）早期预防和矫治（乳替牙期）

错𬌗畸形的早期预防和矫治指在儿童早期生长发育阶段，对可能导致牙颌畸形的病因进行预防，对已表现出的牙颌畸形进行早期矫治，阻断其发展，引导牙颌面的正常发育，从而保障儿童的身心健康。错𬌗畸形的早期预防和矫治主要包括预防性矫治和阻断性矫治。

1. 预防性矫治（preventive orthodontics） 主要指在牙颌面的先天及后天发育中，采取各种预防措施与方法避免环境因素导致的错𬌗畸形发生。临床需要进行正畸预防性矫治和处置的情况主要有乳牙或恒牙早失、乳牙滞留、恒牙萌出异常及系带异常等。

（1）乳牙或恒牙早失：见第七章第六节。

（2）乳牙滞留：在确定滞留乳牙相应恒牙胚存在的情况下，应尽早拔除滞留的乳牙，恒牙一般可自行到达正常位置。对于牙根已基本形成无法自行萌出的恒牙，需综合考虑患者牙龄、上下颌牙列拥挤情况等因素后，再决定是否行外科辅助牵引助萌。

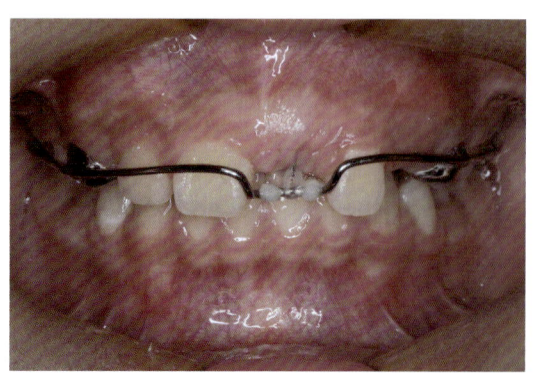

图 16-15 外科开窗辅助正畸牵引埋伏牙

（3）恒牙萌出异常：包括恒牙早萌和恒牙迟萌。对于牙根形成不足的早萌恒牙可以制作阻萌器阻止其萌出，待牙根形成到一定程度再让其萌出。对恒牙牙根已经形成 2/3 以上、萌出力不足的恒牙，可配合外科开窗牵引（图 16-15）。应尽早拔除阻碍恒牙萌出的乳牙残根、残冠、额外牙及囊肿等。

（4）系带异常：包括上唇系带异常和舌系带异常。上唇系带异常表现为系带粗大且附着位置低，常造成上中切牙间隙（图 16-16）。此

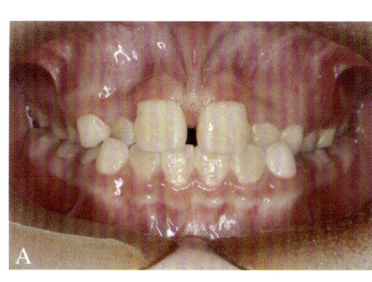
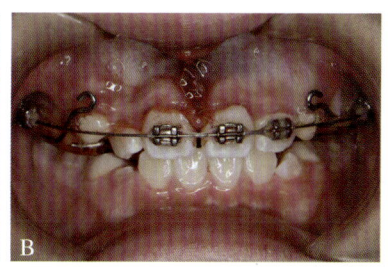
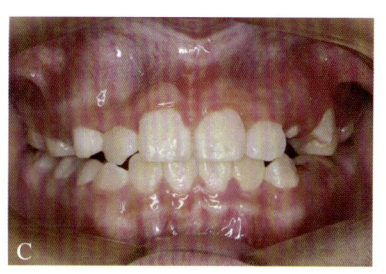

图 16-16 上唇系带造成中切牙间隙

A. 上唇系带异常造成中切牙间隙；B. 外科行上唇系带修整术；C. 上唇系带修整后上中切牙间隙完全关闭

间隙常用固定矫治器矫治，在间隙关闭之后，采用外科方法升高系带的附着及切除多余纤维组织。舌系带异常表现为舌系带过短，舌系带过短的患者容易形成吐舌习惯，常导致前牙开𬌗，在矫治前牙开𬌗的同时做系带增长术，使得舌恢复正常的功能活动。

2. 阻断性矫治（interceptive orthodontics） 主要目的是阻断各种因素导致的正在发生或已表现出的牙、牙列、咬合关系及颌骨发育异常等，使之自行调整，建立正常的牙颌面关系。常见的早期阻断性矫治有以下几种。

（1）口腔不良习惯的矫治：见第七章第六节儿童口腔部分。

（2）牙列拥挤的早期矫治：乳牙列拥挤极少见，主要为替牙列拥挤，替牙列轻中度拥挤多为暂时性的，定期观察暂不做处理，而对于重度拥挤可根据具体情况考虑序列拔牙矫治。

（3）反𬌗的早期矫治：乳前牙反𬌗是乳牙列最常见的错𬌗畸形，应尽早矫治，一般在3~5岁进行，可根据具体情况选择上颌𬌗垫式双曲舌簧矫治器，或者上颌𬌗垫式前方牵引矫治器等（图16-17）。单侧或者双侧后牙反𬌗的治疗需根据具体原因选择调𬌗、单侧𬌗垫式活动矫治器、活动式或固定式扩弓矫治器等。

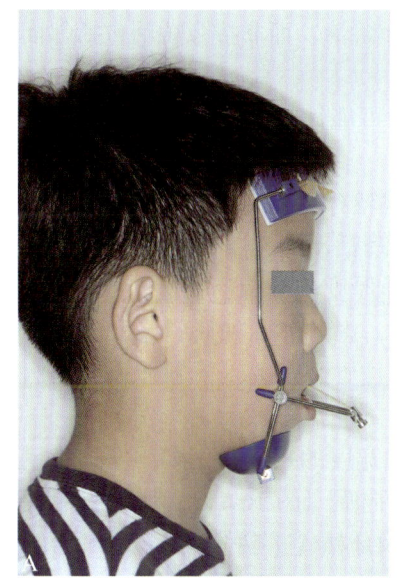
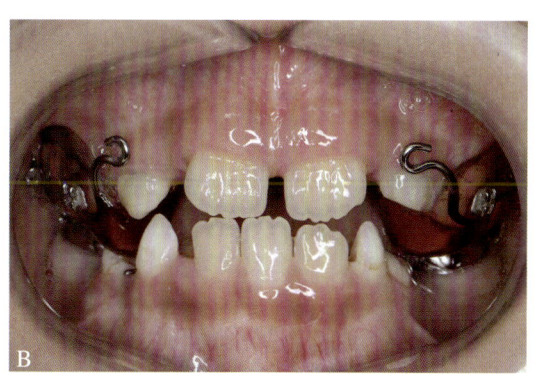

图 16-17 上颌𬌗垫式前方牵引矫治器
A. 面像照；B. 口内照

（4）深覆𬌗和深覆盖的早期矫治：乳牙列及替牙列早期的前牙暂时性深覆𬌗可随着牙列建𬌗的完成而自行纠正。因吮指、咬下唇等不良习惯造成的深覆盖，应尽早破除不良习惯。因下颌发育不足或上颌发育过度的骨性前牙深覆盖一般需要功能性矫治，如导下颌向前刺激下颌的生长，或者早期矫形力抑制上颌的生长。

（5）开𬌗的早期矫治：乳牙列及替牙列常因不良习惯如吮拇指、咬物、吐舌等导致开𬌗，应尽早破除不良习惯。

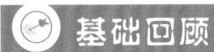

正畸治疗的生物学基础

1. 颌骨与牙槽骨的可塑性　颌骨，尤其是牙槽骨是人体骨骼中最活跃的部分之一，其改建包括增生和吸收两个过程，这是颌骨的重要生理特征，也是正畸治疗的基础，正畸治疗过程中颌骨与牙槽骨的变化主要是破骨与成骨平衡的生理过程。

2. 牙骨质的抗压性　生理情况下，牙根表面总是覆盖着一薄层尚未钙化的类牙骨质，其对压力较牙骨质有更强的抵抗力，对深层牙骨质起到保护作用，这是临床正畸治疗时牙齿移动的基础。

3. 牙周膜内环境的稳定性　正畸矫治完成后经过保持，牙周膜的宽度、牙周膜与牙槽骨及牙骨质的连接都能恢复正常，牙周组织维持这种内环境的稳定性是正畸治疗的必要条件。

（二）错𬌗畸形的一般性矫治（恒牙期）

一般性矫治（corrective orthodontics）是口腔正畸矫治类型中最常见的矫治方法，根据不同类型的错𬌗畸形的表现进行针对性治疗达到改善牙颌面结构、功能和美观的目的。常见的错𬌗畸形类型及矫治方法有以下几种。

1. 牙列拥挤　作为最常见的错𬌗畸形，牙列拥挤可单独发生或与其他类型错𬌗畸形联合出现。牙列拥挤的矫治方法主要包括拔牙矫治和非拔牙矫治，而非拔牙矫治包括邻面去釉和牙弓扩展。

（1）拔牙矫治（extraction）：拥挤度越大，拔牙的可能性越大，中重度拥挤根据情况常选择拔牙矫治（图16-18）。

（2）邻面去釉（interproximal enamel stripping）：是治疗牙列拥挤的非拔牙方法之一，因牙齿邻面釉质的厚度为0.75～1.25 mm，且在咀嚼等生理活动中本身即存在自然磨耗，故在拥挤度较小的情况下可以根据患者牙体具体情况进行釉质厚度的减小以获得少量间隙。但邻面去釉的适应证考量较严格，仅适用于轻度牙列拥挤情况，患者邻面釉质的厚度、邻牙接触点等条件需适宜，需患者有良好的口腔卫生与牙周状况，且更适合上、下颌牙大小比例存在差异的情况。

（3）牙弓扩展（arch expansion）：包括牙弓长度和宽度的扩展，主要靠增加骨量来改善牙量和骨量的不调。对牙弓长度的扩展主要包括推磨牙向后（图16-19）、切牙唇向移动等，而牙弓宽度的扩展主要有腭中缝扩展（图16-20）、牙弓及牙槽骨扩展等。

2. 前牙深覆𬌗、深覆盖　临床上可表现为上颌前突，或者下颌后缩，或者是两者同时出现，此类错𬌗畸形对患者侧貌影响较大。对于牙性前牙深覆𬌗、深覆盖常规通过单纯正畸治疗（图16-21，图16-22）来矫治，而对于严重骨性前牙深覆𬌗、深覆盖，可通过正畸-正颌联合治疗来矫治。

3. 前牙或后牙反𬌗　对于恒牙期的反𬌗，根据反𬌗严重程度和患者生长发育潜力选择单纯正畸的前牙代偿治疗或正畸-正颌联合矫治。后牙反𬌗则多见于上、下牙弓宽度不匹配，常通过上颌骨性扩弓（图16-20）、牙弓和牙槽骨扩展，以及后牙的代偿性治疗等方法减少上、

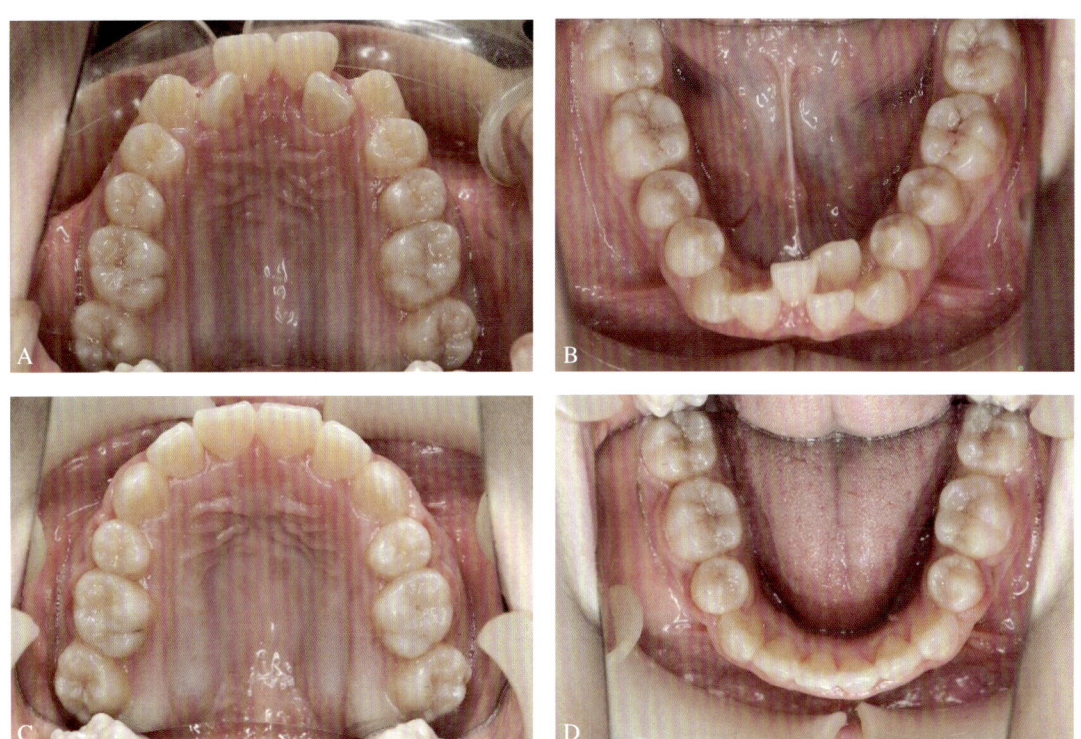

图 16-18 拔牙解除重度牙列拥挤
A. 治疗前上颌口内像；B. 治疗前下颌口内像；C. 治疗后上颌口内像；D. 治疗后下颌口内像

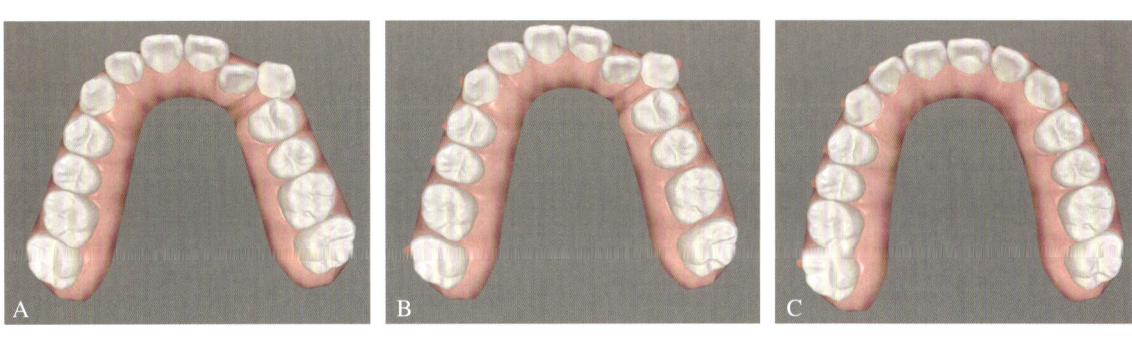

图 16-19 推磨牙向后解除中度牙列拥挤
A. 治疗前；B. 治疗中；C. 治疗后

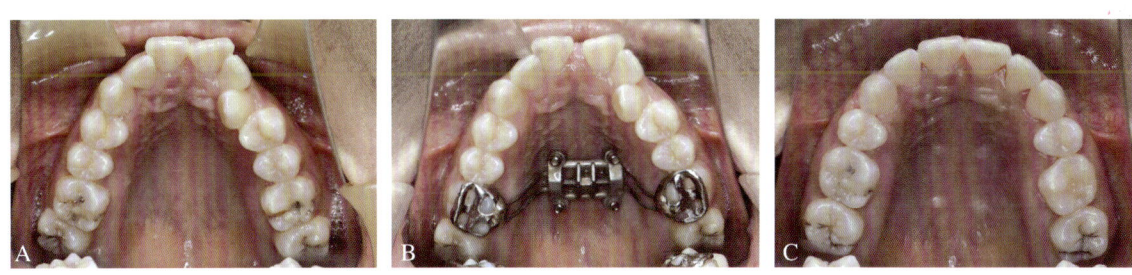

图 16-20 上颌骨性扩弓解除上牙弓狭窄伴轻度牙列拥挤
A. 治疗前；B. 治疗中；C. 治疗后

下颌牙弓的宽度差异。

4. 开𬌗 其治疗需首先明确病因，对因吐舌等口腔不良习惯导致的开𬌗，则首先破除不良习惯。对于因前牙萌出不足，后牙萌出过长等造成的牙性开𬌗一般用正畸固定矫治来进行

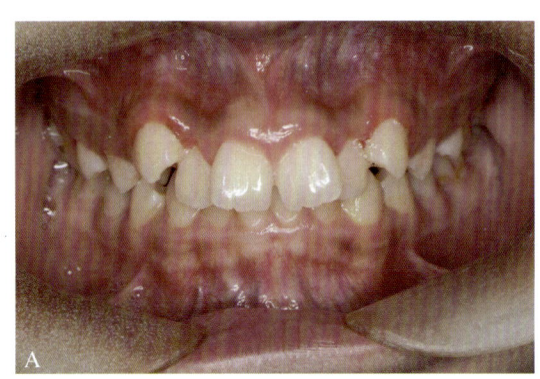
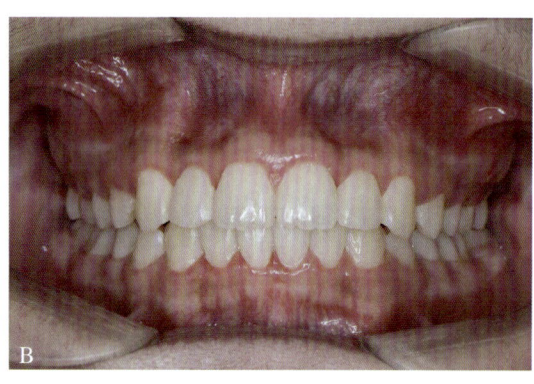

图 16-21　单纯正畸治疗前牙深覆𬌗
A．治疗前；B．治疗后

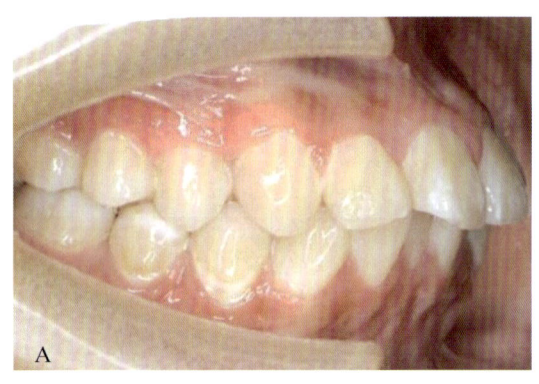
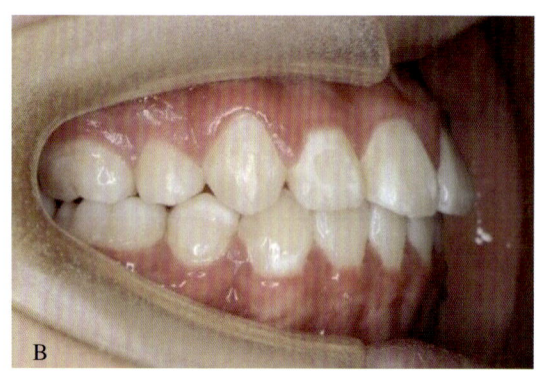

图 16-22　单纯正畸治疗前牙深覆盖
A．治疗前；B．治疗后

矫治，而对于因颌骨发育异常造成的严重的骨性开𬌗，单纯正畸治疗较难解决时，一般选择在患者生长发育完成后进行正畸 - 正颌联合治疗来矫治骨性开𬌗。

（三）错𬌗畸形的正畸 - 正颌联合矫治

正畸 - 正颌联合矫治（combined orthodontic and orthognathic treatment）指对生长发育完成后的各种严重的骨性牙颌面畸形，包括各种先天畸形、发育畸形及外伤引起的牙颌面畸形，采用正畸联合外科手术的方法进行治疗（图 16-23）。

正畸 - 正颌联合矫治程序包括 ①全身性疾病的治疗：在进行外科手术前，对于有全身性系统性慢性病如高血压、糖尿病患者进行的疾病治疗和控制，以利于外科手术的实施。②牙周、牙体的口腔综合治疗：所有牙周疾病、牙体疾病需在正畸 - 正颌联合治疗前进行系统的治疗。③术前正畸治疗：其目的就是通过牙齿的移动，去除牙齿的代偿，利于外科手术移动骨块。④正颌外科手术治疗：根据不同的骨性错𬌗畸形的类型，正颌外科可有不同的手术式，如下颌升支矢状劈开、颏成形手术。⑤术后正畸治疗：其目的是牙𬌗的精细调整，解决牙列中存在的所有问题，使其达到理想的牙𬌗关系。

（魏福兰）

思 考 题

1．什么是错𬌗畸形？
2．错𬌗畸形的临床表现有哪些？

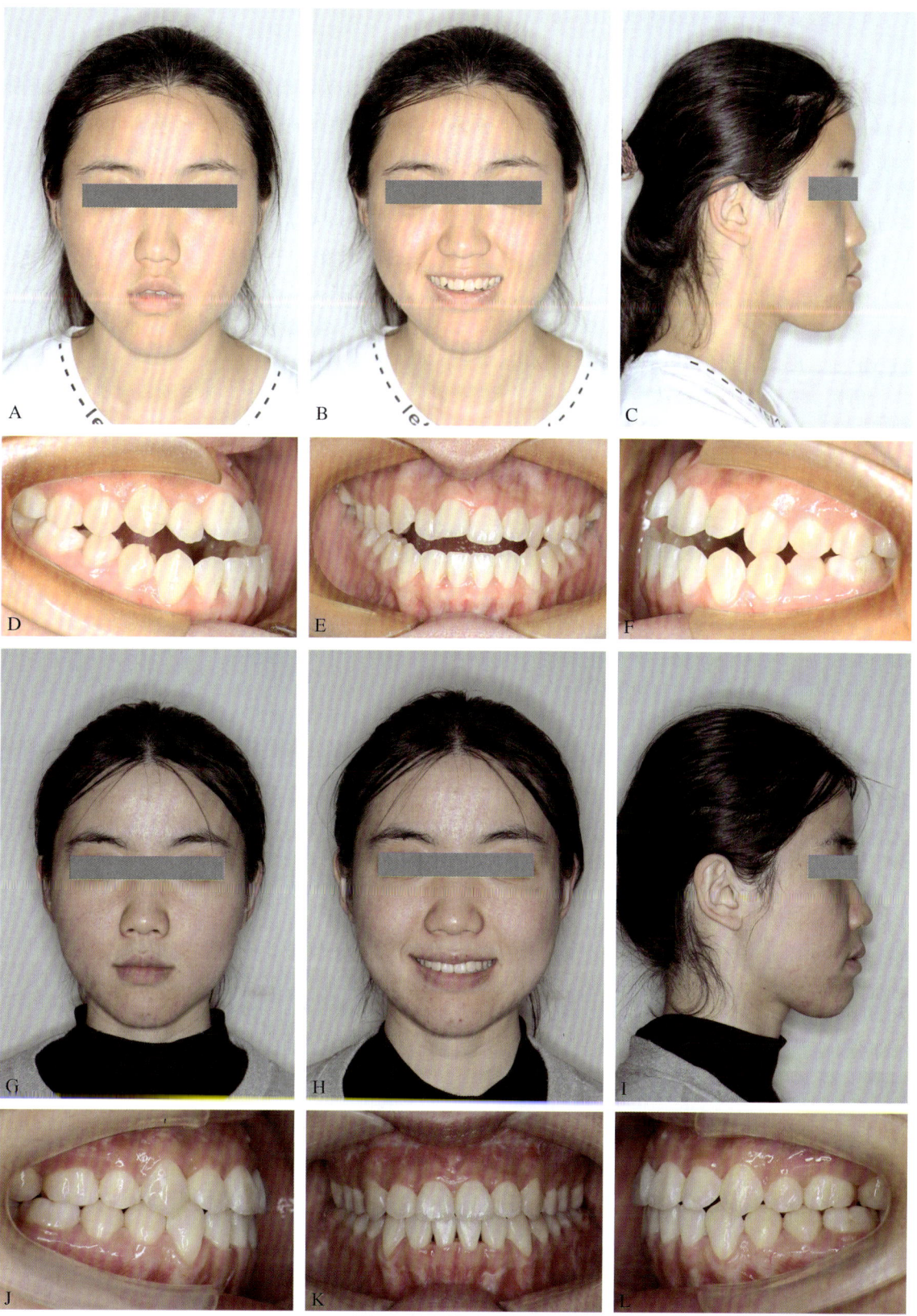

图16-23 正畸-正颌联合治疗术前及术后的面像和口内像
A~C. 术前面像；D~F. 术前口内像；G~I. 术后面像；J~L. 术后口内像

3. 错𬌗畸形的危害有哪些？

4. 错𬌗畸形的矫治方法有哪些？

5. 患者，女，13岁；主诉：尖牙过突，牙列不齐；否认系统病史、口腔医学病史、正畸治疗史、过敏史、家族史及口腔不良习惯；面部检查：面部不对称，颏部左偏2 mm，侧面型较直。口内检查：恒牙列；Ⅲ度深覆𬌗，Ⅱ度深覆盖；双侧磨牙远中关系，双侧尖牙远中关系；上牙弓中线右偏1 mm，下牙弓中线右偏1.5 mm，65乳牙滞留，23牙低位唇侧异位，36和46牙龋坏；口腔卫生一般，牙龈局部红肿；上牙列拥挤5 mm，下牙列拥挤0 mm；X线检查：18、28、38、48未萌出，65乳牙滞留；上、下颌骨宽度不协调，上牙弓狭窄（图16-24）。颞下颌关节检查：双侧关节开闭口无弹响，无疼痛，张闭口型正常。

头影测量结果：SNA角：83.5°，SNB角：79.7°，ANB角：3.8°，U1-SN角：103.8°，L1-MP角：85.8°，FH-MP角：29.7°，MP-SN角：37.5°

问题：患者的问题列表、诊断和矫治计划是什么？如何与患者沟通确定矫治方案？

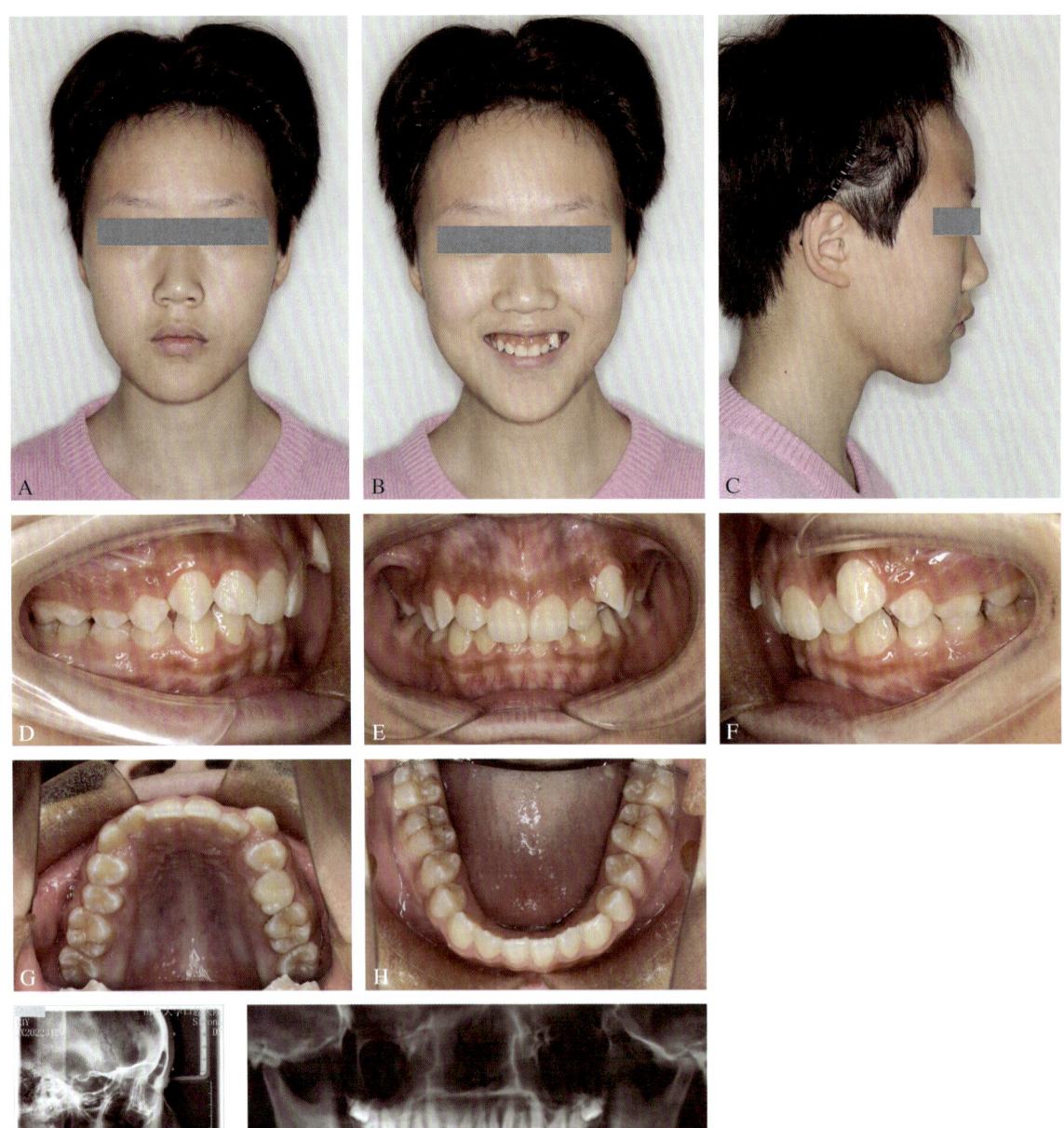

图16-24 患者治疗前资料

A～C. 治疗前面像；D～H. 治疗前口内像；I. 治疗前头颅侧位片；J. 治疗前曲面体层片

第十七章 口腔疾病与全身疾病的关系

第十七章数字资源

口腔健康是全身健康的重要组成部分，是反映一个国家或地区居民身心健康、文明水平的重要标志。口腔疾病也是影响我国居民健康的常见病与多发病，不仅影响口腔咀嚼、发音等生理功能，还与糖尿病、心血管疾病、消化系统疾病和神经系统疾病等全身疾病有着密切关系。全身疾病可累及口腔，在口腔出现各种表征，口腔疾病也可引起全身其他器官的病变。

第一节 全身疾病在口腔的表现

能累及口腔的全身疾病有很多，口腔局部的表现有时是全身疾病的早期症状，其表现可多种多样，口腔也因此被称为人体的报警系统。掌握全身疾病在口腔的表征，重视对全身疾病病史的询问及检查，有助于一些全身疾病的早期发现、正确诊断和及时治疗。

案例 17-1

患者，男性，58岁，自述牙齿松动半年余，近3个月来自觉牙龈肿胀明显。平时有吸烟的习惯，有高血压病史，服用硝苯地平将血压控制到 135/80 mmHg，否认糖尿病等其他系统性疾病病史。检查：口腔卫生状况欠佳，软垢牙菌斑（+++)，龈上牙石（+++），龈下牙石（++），色素（+），牙龈色紫红，充血水肿，肿胀以龈乳头为重，覆盖至牙面中 1/3（图 17-1）。牙周探诊深度为 5～9 mm。

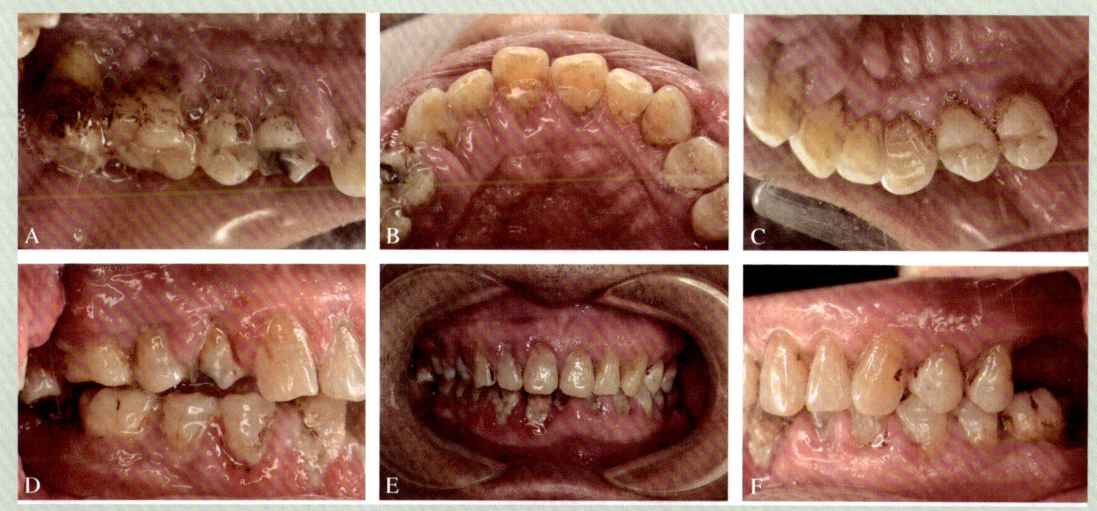

图 17-1 患者口内照（由山东大学邵金龙供图）
A. 右上后牙腭侧；B. 上前牙腭侧；C. 左上后牙腭侧；D. 右后牙颊侧；E. 全牙列唇颊侧；F. 左后牙颊侧

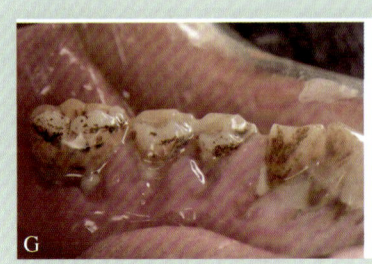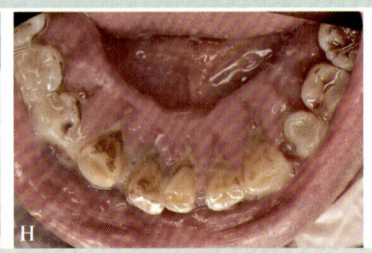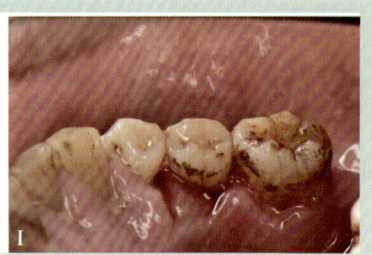

图 17-1 续．患者口内照（由山东大学邵金龙供图）
G．右下后牙舌侧；H．下前牙舌侧；I．左下后牙舌侧

问题：
1．该患者的临床诊断是什么？
2．该患者有哪些值得注意的口腔症状？
3．该患者的治疗方案是什么？
4．口腔医生与内科医生应该如何合作以取得最佳的疗效？

一、血液系统疾病

（一）白血病

各型白血病（leukemia）皆可出现口腔表征，急性白血病尤为明显。患者常在严重的全身症状出现前，因牙龈出血或牙齿松动到口腔科就诊。口腔表征主要有牙龈增生、肿大，增生牙龈的高度可能与咬合面齐，呈不规则肿大；牙龈及口腔黏膜自发性出血；牙龈坏死；由于白细胞在牙髓内浸润，可引起类似牙髓炎的剧烈牙痛；牙龈组织内白细胞浸润和继发感染，可引起牙齿松动；颈部淋巴结呈双侧性、多发性肿大，肿大淋巴结质地软或中等硬度，不粘连，无痛。

（二）出血性疾病

出血性疾病包括血小板减少性紫癜、血友病等。患者的早期表现常为牙龈自发性出血，当刷牙、洁牙术、刮治术、拔牙或轻微外伤时牙龈出血加重。口腔黏膜及皮肤可出现瘀点、瘀斑、血肿。血友病患者有反复出血史，可持续数小时、数日，临床上可见拔牙、牙周基础治疗后出血不止。

（三）贫血

1．缺铁性贫血（iron deficiency anemia） 其口腔表现为口腔黏膜苍白，特别是唇、舌和牙龈黏膜表现最为明显。偶见有舌背丝状乳头和菌状乳头萎缩甚至消失，舌面光滑发亮，有时出现口角炎症或皲裂，严重者因口咽黏膜萎缩，造成吞咽困难。

2．巨幼细胞性贫血（megaloblastic anemia） 是萎缩性舌炎最常见的口腔表现。舌背丝状乳头和菌状乳头萎缩，舌面光滑、舌质红，俗称"牛肉舌"。

3．再生障碍性贫血（aplastic anemia） 以造血功能障碍、出血、反复继发感染为三大特征。口腔表现为口腔黏膜苍白，牙龈有少量持续性出血，黏膜有紫色瘀点、瘀斑，轻微创伤即可引起溃疡和坏死。常见于牙龈缘、颊黏膜和硬腭，重症者口腔表征类似急性白血病。

二、代谢疾病

糖尿病（diabetes mellitus）与口腔疾病关系密切。糖尿病患者牙周感染的情况较健康人更普遍、更严重，并在年轻时即可发生。糖尿病患者的主要口腔表征有牙龈炎、牙周炎，牙龈肿胀、易出血，容易发生牙周脓肿，牙齿松动；舌体深红、肿大，有齿痕，可发生沟裂，口腔内常有甜味或烂苹果味；腮腺肿大，双侧呈弥散性无痛性肿大。糖尿病患者对细菌感染的抵抗力低下，在口腔治疗时应使用抗生素，防止感染，治疗前应做全面的健康检查，如血糖过高应在控制病情后再行治疗。

> **思政园地**
>
> **牙周健康，全身健康**
>
> 牙周炎和糖尿病相互影响彼此的病因和治疗。欧洲牙周病学会和国际糖尿病协会于2018年就两者之间的关系联合发表了共识。主要观点为：糖尿病患者的血糖控制不佳和较差的牙周状况、结局有关；牙周炎与糖尿病患者的血糖紊乱和胰岛素抵抗增加有关，牙周治疗可以改善血清糖化血红蛋白水平。此外，牙周炎还是心血管系统疾病、呼吸系统疾病等诸多全身疾病的危险因素。因此，需要通过学习，引导学生建立起口腔健康状态与全身疾病密切相关的基本理念，培养学生的整体健康观，使学生在今后的执业生涯中，能够打破口腔医学与临床医学之间的学科壁垒，树立起多学科联合诊疗理念和沟通、交流和合作意识，共同探讨口腔疾病治疗这一最经济而又显著利于系统性疾病治疗的策略，从而为患者提供最具价值的综合诊疗服务，提升人民群众的幸福感。

三、营养疾病

1. **维生素 A 缺乏症（vitamin A deficiency）** 可使全身淋巴细胞和浆细胞减少，局部抵抗力降低，在口腔可引起牙龈炎、牙龈增生肥大及牙周疾病。严重的维生素 A 缺乏症可出现釉质及牙本质发育不全。由于骨化过程的迟缓，可使颌骨发育不良、恒牙萌出迟缓及牙列不齐，以下颌较明显。补充维生素 A 后，病变可中止发展，症状可逐渐减轻。

2. **维生素 B_1 缺乏症** 在口腔的表现可为红唇、舌及牙龈黏膜异常光滑、水肿，呈紫玫瑰红色调，舌缘出现牙痕，牙龈出血，失去点彩。唇部皮肤和黏膜交界处出现小疱，三叉神经分布区的周围神经炎可出现口腔黏膜感觉过敏症状。补充维生素 B 后，症状可迅速改善。维生素 B_2 缺乏症口腔表征为 ①口角炎：两侧对称发生，口角湿白糜烂、出现裂纹，上覆黄痂；②唇炎：唇黏膜出现颜色变化，有烧灼感。偶有唇肿胀、干燥脱屑或剥落糜烂，有时上唇纵裂增多；③舌炎：舌黏膜干燥，有烧灼感或刺痛感、舌体肿大、充血水肿，严重者呈萎缩性舌炎或"地图舌"。

四、综合征

某些综合征除伴有全身其他部位的疾病外，在口腔颌面部也有表现。

1. 睡眠呼吸暂停综合征（sleep apnea syndrome，SAS） 又称为睡眠呼吸暂停低通气综合征，是一种累及多系统并造成多器官损害的睡眠呼吸疾病，是高血压、冠心病、心律失常、脑卒中等多种疾病的独立危险因素，分为阻塞性、中枢性和混合性睡眠呼吸暂停。上呼吸道不畅是阻塞性睡眠呼吸暂停的主要原因。

口腔表现为口咽较窄，软腭、腭垂较长是睡眠时出现阻塞最常见的原因；其他疾病，如舌体肥大、颌骨畸形、会厌后肿瘤、喉部或颈椎畸形也可发生；肥胖患者咽部组织拥挤，可导致呼吸阻塞；老年增龄性变化出现组织松弛，颏舌骨肌、二腹肌等肌张力减弱，咽壁松弛、塌陷，可引起阻塞性睡眠呼吸暂停综合征。

2. 克罗恩病（Crohn's disease） 又称为局限性回肠炎，主要特征为肠道的肉芽肿性炎症，约 20% 的患者可伴有口腔黏膜的肉芽肿病变。

口腔表现为口腔黏膜溃疡、小结节及牙龈增生，好发部位为颊、唇、牙龈等，发生于唇部时，可呈弥漫性肿胀，口腔肉芽肿病变可成为该病的初始症状。

3. 波伊茨 - 耶格综合征（Peutz-Jeghers' syndrome） 又称为家族性黏膜皮肤色素沉着胃肠道息肉病或黑斑息肉综合征，系显性遗传病，以黏膜、皮肤色素斑，胃肠道多发性息肉和家族遗传性为主要特征。

口腔表现为口周皮肤、唇红缘及口腔黏膜可出现色素沉着，色素为多发性，呈黑色。口唇、皮肤色素斑可在青春期后消退，但口腔黏膜色素斑持久不退（图 17-2）。

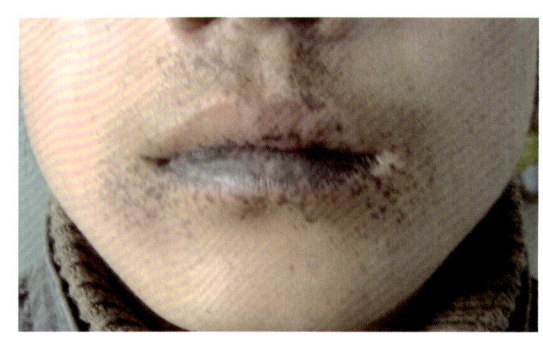

图 17-2　波伊茨 - 耶格综合征

4. 外胚层发育不良（ectodermal dysplasia） 又称为 Siemencs 综合征，是与 X 染色体相关的隐性遗传病，其特征是少汗、毛发稀疏、牙齿发育不全。

口腔表现为牙齿数目缺少，大部分乳牙、恒牙缺失，甚至全口无牙，上中切牙及尖牙呈锥形冠。面部垂直距离降低，额部突出，鼻梁塌陷。

5. 心绞痛（angina pectoris） 是冠状动脉供血不足、心肌急剧的暂时缺血与缺氧所引起的以发作性胸痛或胸部不适为主要表现的临床综合征。心绞痛患者有时可出现咽喉部、下颌骨或耳周的疼痛。

口腔表现可为区域性和多颗牙齿疼痛。如不能正确诊断，将延误心血管疾病救治。此类疼痛与口腔疾病引起的疼痛不同，可能由运动或劳累引起，在口内可能找不到病灶牙，口腔治疗不能缓解，治疗心脏问题后疼痛缓解。临床上有心血管疾病病史的中老年患者若出现不明原因的牙痛，应警惕其是否为心绞痛发作。

第二节　口腔疾病对全身健康的影响

口腔疾病不仅影响口腔器官功能的发挥，而且影响全身的健康。口腔健康状况与全身健康有紧密的联系，口腔炎症可成为全身许多系统疾病潜在的危险因素。

一、口腔疾病与糖尿病

牙周炎（periodontitis）和糖尿病作为两种常见的慢性非传染性疾病，相互影响对方的病程进展和预后。牙周炎患者更易发生糖代谢紊乱和胰岛素抵抗，并且牙周炎提高了 2 型糖尿病的发病率、增加了包括死亡在内的并发症的风险。队列研究表明伴牙周炎的糖尿病患者糖化血红蛋白（hemoglobin A1c，HbA1c）水平显著高于牙周健康者。牙周炎糖尿病患者的血糖控制不佳和较差的牙周状况有关。牙周治疗可以改善血清 HbA1c 的水平，是有效的糖尿病控制辅助手段，但关于辅助治疗的证据有限。

建议内科医生在糖尿病患者的诊疗实践中加强对以下措施的关注：向所有糖尿病患者进行口腔健康教育，告知糖尿病患者患牙周病的风险增加；如果不治疗，牙周炎会对代谢控制产生负面影响，还可能增加糖尿病并发症的风险；还应告知患者可能会出现的其他口腔症状，如口干、口腔灼热。应主动询问糖尿病患者是否有牙龈红肿等牙周炎相关症状。如有以上症状，则应立即进行牙周状况评估，且告知患者如果出现症状，应尽快进行牙周病诊疗。对于明确伴发牙周炎的糖尿病患者，医生应明确其是否进行了牙周维护和治疗。对于所有新诊断为糖尿病的患者，转诊进行牙周检查应该作为糖尿病持续管理的一部分。

二、口腔疾病与心血管疾病

口腔疾病与心血管疾病（cardiovascular diseases）也有密切关系。口腔慢性感染和炎症可能是心血管疾病的独立的危险因素之一。牙周炎患者患冠心病的危险性比健康人高出 2 倍，有牙槽骨丧失的牙周炎患者发生心脏病的风险比健康人高 30% 以上。牙周炎与未来心血管事件，如心肌梗死、心力衰竭和脑卒中的发生显著相关，余留牙数和深牙周袋数目与未来心血管事件的发生呈显著相关。中重度牙周炎可能增加高血压的发病率，保持牙周健康对抗高血压治疗具有积极作用。牙周干预治疗有可能成为降低冠心病风险的有效措施之一。

建议对严重主动脉瓣狭窄、二尖瓣狭窄、严重二尖瓣反流、三尖瓣反流，以及起搏器置入的患者，提前 6 个月行口腔系统检查和治疗。对心脏移植、严重主动脉瓣反流、主动脉手术和严重二尖瓣反流的患者，建议术前 6 个月内行口腔系统检查和治疗。对先天性心脏病患者，建议术前 1～2 个月进行全面口腔检查并清除潜在感染源。择期口腔手术应在心脏手术 4～6 个月后进行。口腔侵入性治疗后经常发生菌血症，容易诱发感染性心内膜炎。鉴于感染性心内膜炎的严重性，建议口腔侵入性治疗后使用抗生素预防感染。除必需的急诊手术外，应避免在心血管手术后 6 周内进行口腔侵入性治疗。考虑心血管事件的风险和术后抗血栓治疗时间，最佳手术时机建议推迟至冠状动脉支架置入或球囊扩张术 6 个月以后。

三、口腔疾病与消化系统疾病

龋病（caries）是导致牙齿缺失的主要原因。牙齿的缺失，必然导致咀嚼功能低下，影响食物的消化和吸收，导致营养不良。龋齿较多的儿童，常常形体消瘦，严重者影响发育。牙周炎引起牙齿松动甚至丧失，影响咀嚼功能，增加了胃肠道的功能负担，加上牙周感染物质进入消化道，造成消化不良或溃疡病，很多牙周炎患者患有胃肠疾病。慢性胃炎、胃十二指肠溃疡是由幽门螺杆菌引起的，口腔是幽门螺杆菌的储存库，唾液和牙菌斑中的幽门螺杆菌检出率很高，甚至高于胃内的幽门螺杆菌，这是牙周炎患者常常伴有胃溃疡的重要原因。消除口腔牙菌斑，有助于预防胃溃疡或者促进胃溃疡的愈合。

口腔疾病和全身健康密切相关，在接诊患者时要注意鉴别诊断。所见到的口腔疾病是单纯的口腔疾病，还是与全身疾病有关的，或者是全身疾病在口腔的表现，两者的处理是不同的。如果只是单纯的口腔疾病，可能只需做局部处理即可；如果是全身系统病的表现，常常需要结合全身治疗，甚至以全身治疗为主。在治疗过程中，要特别注意处理局部与全身的关系。

思政园地

健康中国，从"齿"开始

习近平总书记在党的二十大报告中提出，推进健康中国建设，把保障人民健康放在优先发展的战略位置，而口腔健康是全身健康的重要组成部分，应该予以重点关注。

口腔中有700多种细菌，当发生牙周炎时，细菌及其产生的毒素可通过牙龈的微小创口进入血液到达全身，引起或加重全身各种疾病。牙周病不但导致牙齿缺失，影响口腔健康，更与糖尿病、心脑血管疾病等系统性疾病密切相关。随着我国进入老龄化社会，系统开展口腔疾病与全身重大慢性疾病发生发展研究，研发前沿诊疗新技术防控口腔疾病与全身重大慢性疾病，从维护牙周健康、口腔健康的角度来促进全身健康将是口腔医学未来很长时期的一个重要发展方向，也是健康中国目标实现的一个重要的不可或缺的路径。

四、口腔疾病与神经系统疾病

牙周致病菌及其代谢产物可通过促进宿主产生炎症因子，入侵循环系统导致全身的慢性低度炎症。一旦全身慢性炎症持续存在，便可通过破坏血脑屏障通透性、趋化白细胞入脑等途径诱发神经炎症。神经炎症是阿尔茨海默病、帕金森病和多发性硬化等多种神经系统疾病的重要特征，提示牙周病与神经系统疾病之间可能存在潜在联系。

阿尔茨海默病（Alzheimer's disease，AD）是最常见的神经系统疾病，以进行性认知功能障碍为主要临床症状。AD的发病机制尚不清楚，可能与脑内β淀粉样蛋白肽的过度生产和积累，以及tau蛋白的过度磷酸化有关。临床数据表明慢性牙周炎可增加罹患AD的风险。广泛性的牙槽骨吸收、深牙周袋数量增加及缺牙数增多均与AD的早期认知障碍相关。此外，牙齿脱落本身也可能对AD的发生、发展产生影响。流行病学研究表明，牙周炎患者患AD风险增加；其次，实验研究也表明牙周致病微生物感染及其引发的炎症反应可能是AD的危险因素。此外，牙周病也是帕金森病（Parkinson's disease）发生的重要风险因素。

五、口腔疾病与其他疾病

近年来研究表明牙周炎还与呼吸系统疾病、早产或低出生体重儿、类风湿关节炎等系统疾病相关。

牙周炎与慢性阻塞性肺疾病（chronic obstructive pulmonary diseases，COPD）之间存在着密切的联系，COPD 患者的呼吸道内可检测出牙周致病菌。同时牙周致病菌产物及炎症组织释放的细胞因子和酶还可能改变呼吸道上皮，破坏黏膜屏障，促进呼吸道病原体附着与增殖，增加呼吸道感染机会。临床研究表明，口腔细菌、口腔卫生不良和牙周炎可能引起肺部感染的发生和发展，尤其是在长期住院患者和老年体弱者。通过机械清洁和（或）局部使用 0.2% 氯己定清洁口腔，可显著改善口腔卫生，并使肺炎发病率降低 40%。

低出生体重（< 2500 g）、早产（< 37 周）等是影响新生儿患病率和死亡率的主要因素。大量研究支持牙周炎与早产和低出生体重儿之间存在关联，患有严重牙周炎的孕妇，娩出早产低出生体重儿的危险性较健康人增加 7 倍。因此对于妊娠或计划妊娠的妇女需要倡导口腔卫生维护、定期进行口腔护理及必要的牙周治疗。

此外，研究表明牙周炎与类风湿关节炎（rheumatoid arthritis）的发生，以及持续的炎症反应之间存在直接的因果关系。在类风湿关节炎患者的关节滑液中可检出牙周致病菌及其高水平抗体，牙周炎可能是类风湿关节炎的重要致病因素，反之亦然。牙周炎与类风湿关节炎具有相似的病理表现，均为炎症介导的骨破坏，提示二者的免疫遗传特性可能存在相似性。近年来有临床证据显示，牙周治疗可以在一定程度上改善类风湿关节炎的症状和体征。

（葛少华）

思 考 题

1. 简述全身系统性疾病在口腔的表现有哪些？
2. 口腔疾病中的牙周炎对全身的影响有哪些？

参考文献

[1] 王松灵．程斌．口腔医学．4 版．北京：北京大学医学出版社，2019．
[2] 周永胜．口腔修复学．3 版．北京：北京大学医学出版社，2020．
[3] 张志愿．口腔科学．9 版．北京：人民卫生出版社，2020．
[4] 陈谦明．口腔黏膜病学．5 版．北京：人民卫生出版社，2020．
[5] 冯希平．口腔预防医学．7 版．北京：人民卫生出版社，2020．
[6] 郭传瑸，张益．口腔颌面外科学．3 版．北京：北京大学医学出版社，2020．
[7] 葛立宏．儿童口腔医学．5 版．北京：人民卫生出版社，2020．
[8] 高岩，孙宏晨．口腔组织病理学．8 版．北京：人民卫生出版社，2020．
[9] 孟焕新．牙周病学．5 版．北京：人民卫生出版社，2020．
[10] BERMAN L H，HARGREAVES K M．Cohen's Pathways of the Pulp．12th ed．St Louis：Mosby，2020．
[11] 张志愿．口腔颌面外科学．8 版．北京：人民卫生出版社，2020．

中英文专业词汇索引

A

阿尔茨海默病（Alzheimer's disease，AD）330
癌肉瘤（carcinosarcoma）249
凹陷性水肿（pitting edema）187
奥卡西平（oxcarbazepine）256

B

拔牙矫治（extraction）320
白念珠菌（Candida albicans）66
白塞综合征（Behcet's syndrome）131
白血病（leukemia）326
白血病的龈病损（leukemia-associated gingivitis）123
半固定桥（semi-rigid bridge）282
贝尔麻痹（Bell palsy）258
贝尔征（bell sign）259
鼻背（dorsum nasi）17
鼻唇沟（nasolabial sulcus）18
鼻唇囊肿（nasolabial cyst）236
鼻底（base of the nose）17
鼻额支柱（nasofrontal buttress）20
鼻腭囊肿（nasopalatine cyst）236
鼻根（radix nasi）17
鼻尖（apex nasi）17
鼻孔（nostril）17
鼻眶筛骨折（naso-orbital-ethmoid fractures，NOE fractures）219
鼻面沟（nasofacial sulcus）17
鼻区（nasal region）16
鼻损伤（nose injury）213
鼻小柱（columella nasi）17
鼻翼（alae nasi）17
闭合伤（close injuries）212
边缘封闭区（border seal area）290
扁平苔藓（lichen planus，LP）134
表面麻醉（superficial or topical anesthesia）169
表皮样囊肿（epidermoid cyst）231
表情肌（facial mimetic muscle）25
病历（medical record）49
病史采集（inquisition）226
病原菌（pathogenic bacteria）186
波伊茨-耶格综合征（Peutz-Jeghers' syndrome）328
玻璃离子（glass-ionomer）63
不可复性盘前移位（anterior disc displacement without reduction，ADDwoR）266
不可复性牙髓炎（irreversible pulpitis）99
部分冠（partial crown）277
部分牙髓切断术（partial pulpotomy）153

C

成人复发性腮腺炎（recurrent parotitis in adults，RPA）194
成牙本质细胞（odontoblast）106
成釉细胞瘤（ameloblastoma）237
初诊病历（initial medical record）50
触发点（trigger point）102, 254
穿刺及细胞学检查（aspiration and cytology）228
创伤性溃疡（traumatic ulceration）133
垂直关系（vertical relation）291
唇（lips）35
唇癌（carcinoma of lip）247
唇腭裂（cleft lip and palate）208
唇腭裂多学科序列治疗（team approach for managing cleft lip and palate）223
唇红（vermilion）18
唇红缘（vermilion border）18
唇裂（cleft lip）221
唇面（labial surface）7
唇面沟（labiofacial sulcus）17
唇区（lip region）16
唇损伤（lip injury）213
磁共振成像（magnetic resonance imaging，MRI）48, 264
刺伤（stab wound）212

错𬌗畸形（malocclusion）308

D

大连接体（major connector）287
带环丝圈式或全冠丝圈式间隙保持器（band/crown loop space maintainer）160
单端固定桥（cantilever fixed bridge）282
低龄儿童龋（early childhood caries，ECC）66, 145
点隙（pit）8
点隙窝沟封闭（pit and fissure sealant）60
电动牙刷（powered toothbrush）55
电子病历（electronic medical record，EMR）51
蝶下颌韧带（sphenomandibular ligament）24
动静脉畸形（arteriovenous malformation，AVM）239
多形红斑（erythema multiforme）137
多形性腺瘤（pleomorphic adenoma）240
多学科治疗（multi-disciplinary therapy，MDT）229

E

额突（frontal process）19
恶性淋巴瘤（malignant lymphoma）251
恶性肿瘤（malignant tumor）228
腭（palate）36
腭癌（carcinoma of the palate）245
腭裂（cleft palate）221
腭面（palatal surface）7
腭损伤（palatal injury）213
腭突（palatine process）19
儿童复发性腮腺炎（recurrent parotitis in children，RPC）194
耳屏（tragus）18

F

发音（pronunciation）3
反覆盖（reverse overjet）314
反覆𬌗（reverse overbite）314
放射性颌骨骨髓炎（radioactive osteomyelitis of jaws）203
放射治疗（radiotherapy）229
非创伤性修复治疗（atraumatic restorative treatment，ART）63
非霍奇金淋巴瘤（non-Hodgkin lymphoma，NHL）251
非金属全冠（non-metal complete crown）277
非牙源性囊肿（non-odontogenic cyst）235
氟牙症（dental fluorosis）81
复发性阿弗他溃疡（recurrent aphthous ulcer，RAU）129
复合固定桥（compound fixed bridge）282
复合全冠（compound complete crown）277
复合痣（compound nevus）236
复诊病历（follow up medical record）50
副承托区（secondary stress-bearing area）290
覆盖（overjet）13, 313
覆𬌗（overbite）13, 314

G

盖髓术（pulp capping）106
干槽症（dry socket）184
高嵌体（onlay）277
个别正常𬌗（individual normal occlusion）308
个人史（personal history）41
个体发育（individual development）309
根管（root canal）9
根管充填（root canal obturation）108
根管口（root canal orifice）9
根管消毒（root canal antisepsis）108
根管预备（root canal preparation）108
根管治疗术（root canal therapy）107
根尖囊肿（radicular cyst）234
根尖屏障术（apical barrier technique）109, 153
根尖诱导形成术（apexification）109, 153
根尖周病（periradicular lesions）99
根尖周囊肿（periapical cyst）105, 234
根尖周肉芽肿（periapical granuloma）105
根尖周炎（apical periodontitis）99
根尖周致密性骨炎（periradicular condensing osteitis）105
根面平整术（root planing）64
沟（groove）8
骨关节病（osteoarthrosis）267
骨关节炎（osteoarthritis）267
骨化性纤维瘤（ossifying fibroma）240
骨膜下脓肿（subperiosteal abscess）190
骨肉瘤（osteosarcoma）250
固定-可摘联合桥（fixed-removable combined bridge）282
固定局部义齿（fixed partial denture）282
固定桥（fixed bridge）282
固位体（retainer）287
关节结节（articular tubercle）24
关节囊（articular capsule）24
关节内紊乱（internal derangement，ID）265
关节盘（articular disc）24
关节重建术（joint reconstruction）271

H

海绵状血管瘤（cavernous hemangioma）238
含氟牙膏（fluoride toothpaste）57

含牙囊肿（dentigerous cyst）235
𬌗架（articulator）291
𬌗面（occlusal surface）7
颌骨骨髓炎（osteomyelitis of jaws）201
颌骨骨折（fractures of the jaws）215
颌间挛缩（intermaxillary contracture）270
颌位（jaw position）14
颌位关系（maxillomandibular relationship or jaw relation）291
后天因素（acquired factors）310
后退接触位（retruded contact position，RCP）15
化脓性颌骨骨髓炎（pyogenic osteomyelitis of jaws）201
化学治疗（chemotherapy）229
坏死性溃疡性牙周炎（necrotizing ulcerative periodontitis，NUP）126
坏死性溃疡性龈炎（necrotizing ulcerative gingivitis，NUG）126
环甲膜切开术（cricothyroid laryngotomy）211
环境因素（environment factors）309
缓冲区（relief area）290
喙突（coracoid process）21
混合感染（mixed infection）191
混合瘤（mixed tumor）240
活体组织检查（biopsy）228
火器伤（firearm wound）213
获得性免疫缺陷综合征（acquired immune deficiency syndrome，AIDS）140
霍奇金淋巴瘤（Hodgkin lymphoma，HL）251

J

基台（abutment）299
基托（base plate）287
畸形中央尖（abnormal central cusp）84
急性根尖周炎（acute apical periodontitis，AAP）103
急性化脓性根尖周炎（acute suppurative apical periodontitis）103
急性坏死性溃疡性龈炎（acute necrotizing ulcerative gingivitis，ANUG）120
急性浆液性根尖周炎（acute serous apical periodontitis）103
急性上颌窦炎（acute maxillary sinusitis）102
急性牙髓炎（acute pulpitis）99，101
嵴（ridge）8
计算机辅助设计与计算机辅助制作技术（computer aided design & computer aided manufacture，CAD/CAM）279
既往史（past history）41
家族史（family history）42

颊（cheeks）36
颊部贯通伤（penetrating injury of cheek）213
颊面（buccal surface）7
颊黏膜的癌（carcinoma of buccal mucosa）245
颊区（buccal region）16
颊神经（buccal nerve）32
颊系带（buccal frenum）35
颊支（buccal branches）33
甲醛甲酚（formocresol，FC）151
甲状舌管瘘（thyroglossal fistula）232
甲状舌管囊肿（thyroglossal cyst）232
假性关节强直（pseudo-ankylosis）270
尖牙（canine）3，9
尖牙关系（canine relationship）313
尖牙支柱（canine buttress）20
间接盖髓术（indirect pulp capping）152
睑裂（palpebral fissure）17
睑内侧连合（medial palpebral commissure）17
睑外侧连合（lateral palpebral commissure）17
交界瘤（border line tumor）225
交界痣（junctional nevus）236
接触区（contact area）6
结节（tubercle）7
解剖冠（anatomical crown）2
介入放射学（interventional radiology）240
金属全冠（metal complete crown）277
金属树脂复合全冠（metal-resin crown）277
近中错𬌗（class Ⅲ，mesioclusion）311
近中面（mesial surface）7
浸润麻醉（infiltration anesthesia）169
茎突下颌韧带（stylomandibular ligament）24
经导管动脉栓塞技术（transcather arterial embolization，TCAE）240
颈淋巴清扫术（neck dissection）229
颈浅淋巴结（superficial cervical lymph node）31
颈深淋巴结（deep cervical lymph node）31
颈外动脉结扎（ligation of external carotid artery）211
颈支（cervical branch or branch）33
静脉畸形（venous malformation）238
局部麻醉（local anesthesia）167
局部用氟（topical application of fluoride）57
咀嚼肌痉挛（masticatory muscles spasm）265
咀嚼肌紊乱疾病（masticatory muscle disorders）265
巨幼细胞性贫血（megaloblastic anemia）326

K

卡马西平（carbamazepine）256
开放伤（open injuries）212
开𬌗（open bite）314

烤瓷熔附金属全冠（porcelain-fused-to-metal crown，PFMC）277
颏唇沟（mentolabial sulcus）18
颏孔区骨折（fractures of mental foramen）217
颏区（mental region）16
颏下淋巴结（submental lymph nodes）30
髁突（condyle）21, 24
髁突骨折（fractures of condyle）217
可复性盘前移位（anterior disc displacement with reduction，ADDwR）266
可复性牙髓炎（reversible pulpitis）99, 101
可摘局部义齿（removable partial dentures，RPD）285
可摘式间隙保持器（removable space maintainer）162
克罗恩病（Crohn's disease）328
口底癌（carcinoma of the floor of mouth）246
口呼吸（mouth breathing）164
口角（angle of mouth）18
口裂（oral fissure）18
口腔（oral cavity）34
口腔扁平苔藓（oral lichen planus，OLP）134
口腔颌面部间隙感染（oral and maxillofacial space infections）191
口腔颌面部损伤（oral and maxillofacial injuries）208
口腔黏膜（oral mucosa）43, 128
口腔黏膜病（oral mucosal diseases）128
口腔念珠菌病（oral candidiasis）136
口腔种植学（oral implantology）296
矿物三氧化物凝聚体（mineral trioxide aggregate，MTA）151
眶区（orbital region）16
眶下间隙（infraorbital space）191
眶下区（infraorbital region）16

L

类风湿关节炎（rheumatoid arthritis）331
冷冻麻醉（crymoanesthesia）172
理想正常𬌗（ideal normal occlusion）308
连接体（connector）287
良性肿瘤（benign tumor）228
邻面（proximal surface）7
邻面去釉（interproximal enamel stripping）320
临床冠（clinical crown）2
临床检查（clinical examination）227
淋巴管畸形（lymphatic malformation）239
瘤样病变（tumor-like lesions）225
滤泡囊肿（follicular cyst）235

M

麻醉（anesthesia）167

蔓状血管瘤（cirsoid hemangioma）239
慢性根尖周脓肿（chronic periapical abscess）105
慢性根尖周炎（chronic apical periodontitis，CAP）105
慢性牙髓炎（chronic pulpitis）99, 103
慢性牙周炎（chronic periodontitis）124
慢性龈炎（chronic gingivitis）119
慢性阻塞性肺疾病（chronic obstructive pulmonary diseases，COPD）331
慢性阻塞性腮腺炎（chronic obstructive parotitis，COP）196
眉、睑部损伤（eyebrow and eyelid injury）214
门诊病历（outpatient medical record）50
萌出性龈炎（eruption gingivitis）153
面侧深区（deep region of lateral face）16
面动脉（facial artery）28
面肌痉挛（facial spasm）261
面静脉（facial vein）29
面裂囊肿（cyst of facial fissure）235
面神经（facial nerve）33
面神经麻痹（facial paralysis）253
面神经损伤（facial nerve injury）214
磨牙（molar）10
磨牙关系（molar relationship）313
磨牙后垫（retromolar pad）35
磨牙后三角（retromolar triangle）35

N

Nance弓（腭弓）式间隙保持器（Nance maxillary holding arch）161
囊性水瘤（cystic hydroma）239
囊肿（cysts）225
内眦（medial angle of eye）17
逆行性牙髓炎（retrograde pulpitis）99
年轻恒牙牙髓切断术（pulpotomy-young permanent teeth）152
黏液表皮样癌（mucoepidermoid carcinoma）248
黏液囊肿（mucous cyst）233
颞肌（temporalis）26
颞浅动脉（superficial temporal artery）28
颞浅静脉（superficial temporal vein）29
颞下颌关节（temporomandibular joint）23
颞下颌关节强直（TMJ ankylosis）270
颞下颌关节脱位（temporomandibular joint dislocation）268
颞下颌关节紊乱病（temporomandibular disorders，TMD）264
颞下颌关节窝（temporomandibular articular fossa）23
颞下颌韧带（temporomandibular ligament）24
颞支（temporal branch）33

脓肿切开引流术（incision and drainage）188

P

帕金森病（Parkinson's disease）330
疱疹样型复发性阿弗他溃疡（herpetiform recurrent aphthous ulcer，HU）130
皮内痣（intradermal nevus）236
皮样囊肿（dermoid cyst）231
皮脂腺囊肿（sebaceous cyst）231
偏侧咀嚼（unilateral mastication）164

Q

前磨牙（premolar）10
前牙关系（anteriors relationship）313
嵌体（inlay）277
腔内照射（internal radiation）229
切割伤（cutting injury）212
切嵴（incisal ridge）7
切牙（incisor）3，9
切牙管（incisive canal）19
切牙孔（incisive foramen）19
切缘结节（mamelon）7
侵袭性牙周炎（aggressive periodontitis，AgP）125
青春期龈炎（puberty gingivitis）121
轻型复发性阿弗他溃疡（minor recurrent aphthous ulcer，MiRAU）130
球状上颌囊肿（globulomaxillary cyst）235
龋病（dental caries，tooth decay）76，330
全瓷冠（all-ceramic crown）277
全冠（complete crown）277
全口义齿（complete denture，full denture）288
颧弓骨折（zygomatic arch fractures）220
颧骨复合体骨折（zygomatic complex fractures）220
颧骨骨折（zygomatic fractures）220
颧区（zygomatic region）16
颧神经（zygomatic nerve）32
颧突（zygomatic process）19
颧突支柱（zygomatic buttress）20
颧支（zygomatic branch）33
缺铁性贫血（iron deficiency anemia）326

R

人工牙（artificial tooth）286
人中（philtrum）18
人中嵴（philtrum ridge）18
妊娠期龈炎（pregnancy gingivitis）121
肉瘤（sarcoma）249
乳牙根管治疗术（root canal therapy of primary teeth）151
乳牙龋病（dental caries in primary teeth）143
乳牙牙髓切断术（pulpotomy-primary teeth）151

S

腮腺（parotid gland）27
腮腺导管损伤（parotid duct injury）214
腮腺管乳头（papilla of parotid duct）35
腮腺淋巴结（parotid lymph node）30
腮腺浅淋巴结（superficial parotid lymph node）30
腮腺深淋巴结（deep parotid lymph nodes）30
腮腺腺体损伤（parotid gland injury）214
腮腺咬肌区（parotideomasseteric region）16
鳃裂瘘（branchial cleft sinus）233
鳃裂囊肿（branchial cleft cyst）232
三叉神经（trigeminal nerve）31
三叉神经根微血管减压术（microvascular decompression，MVD）257
三叉神经痛（trigeminal neuralgia）102，253
色素痣（nevi）236
上部结构（superstructure）299
上唇系带（frenum of upper lip）35
上颌动脉（maxillary artery）28
上颌窦（maxillary sinus）20
上颌骨（maxilla）18
上颌骨骨折（fractures of the maxilla）215
上颌静脉（maxillary vein）29
上颌神经（maxillary nerve）32
上颌体（maxillary body）18
上牙槽后神经（posterior superior alveolar nerve）32
上牙槽前神经（anterior superior alveolar nerve）32
上牙槽中神经（middle superior alveolar nerve）32
烧伤（burn wound）213
舌（tongue）37，43
舌癌（carcinoma of tongue）243
舌动脉（lingual artery）28
舌弓式间隙保持器（lingual arch space maintainer）160
舌隆突（cingulum）7
舌面（lingual surface）7
舌神经（lingual nerve）33
舌损伤（lingual injury）213
舌下腺（sublingual gland）27
舌下腺凹（sublingual fovea）20
舌下腺囊肿（ranula）234
舌咽神经痛（glossopharyngeal neuralgia）260
舍格伦综合征（Sjögren's syndrome，SS）199
射频温控热凝术（percutaneous radiofrequency thermocoagulation）257
深覆盖（deep overjet）314
深覆𬌗（deep overbite）314

神经纤维瘤（neurofibroma）240
神经纤维瘤病（neurofibromatosis）240
生长叶（lobe）8
生物治疗（biological therapy）229
始基囊肿（primordial cyst）234
树脂全冠（resin crown）277
漱口（mouth rinsing）56
刷牙（tooth brushing）54
双端固定桥（rigid fixed bridge）282
双膦酸盐相关性颌骨坏死（bisphosphonate related osteonecrosis of the jaw，BRONJ）205
水平关系（horizontal relation）291
睡眠呼吸暂停综合征（sleep apnea syndrome，SAS）328
吮指（finger and thumb sucking）163
撕裂伤（lacerated wound）213
撕脱伤（avulsion wound）213
髓角（pulp horn）8
髓腔（pulp cavity）3, 8
髓室（pulp chamber）8
髓室壁（wall of pulp chamber）8
髓室底（floor of pulp chamber）8
髓室顶（roof of pulp chamber）8

T

TMD双轴诊断分类（diagnostic criteria for the most common TMD，DC/TMD）264
胎生牙（natal tooth）66
探诊出血（bleeding of probe，BOP）117
探诊深度（probing depth，PD）117
糖化血红蛋白（hemoglobin A1c，HbA1c）329
糖尿病（diabetes mellitus）327
特纳牙（Turner tooth）144
天疱疮（pemphigus）138
贴面（veneer）277
吐舌（tongue thrusting）163
退行性关节病（degenerative joint disease）267
唾液腺囊肿（salivary gland cyst）233

W

外侧间隙成形术（lateral gap arthroplasty）271
外科手术（surgical operation）229
外胚层发育不良（ectodermal dysplasia）328
外形高点（height of contour）6
外眦（lateral angle of eye）17
维生素A缺乏症（vitamin A deficiency）327
窝（fossa）8
沃辛瘤（Warthin tumor）241
无牙颌（edentulous jaw）288

X

吸入性窒息（inspiratory asphyxia）210
息止𬌗间隙（freeway space）15
下唇系带（frenum of lower lip）35
下颌骨（mandible）20
下颌骨骨折（fractures of the mandible）216
下颌管（mandibular canal）21
下颌后静脉（retromandibular vein）29
下颌角骨折（fractures of mandibular angle）217
下颌神经（mandibular nerve）32
下颌体（mandibular body）20
下颌下间隙（submandibular space）192
下颌下淋巴结（submandibular lymph node）30
下颌下腺（submandibular gland）27
下颌缘支（marginal mandibular branch）33
下颌支（mandibular ramus）21
下颌姿势位（mandibular postural position，MPP）15
下牙槽神经（inferior alveolar nerve）33
先天因素（congenital causes）309
纤维肉瘤（fibrosarcoma）249
涎石症（sialolithiasis）197
显微根尖手术（apical microsurgery）112
现病史（history of present illness）41
线性牙龈红斑（linear gingival erythema，LGE）126
腺淋巴瘤（adenolymphoma）241
腺样囊性癌（adenoid cystic carcinoma）248
小连接体（minor connector）287
楔状缺损（wedge-shaped defect）94
斜面（inclined surface）8
心绞痛（angina pectoris）328
心血管疾病（cardiovascular diseases）329
新生牙（neonatal tooth）66
修复性牙本质（reparative dentin）106
血管畸形（vascular malformation）238
血管瘤（hemangioma）238

Y

牙本质（dentin）3
牙槽骨（alveolar bone）4
牙槽突（alveolar process）19
牙根（dental root）2
牙根面龋（root surface caries）71
牙根纵裂（vertical root fracture）97
牙弓（dental arch）12
牙弓扩展（arch expansion）320
牙骨质（cementum）2
牙冠（dental crown）2
牙尖（dental cusp）7

牙尖交错位（intercuspal position，ICP）14
牙尖交错𬌗（intercuspal occlusion，ICO）13
牙间隙刷（interdental brush）56
牙颈（dental cervix）2
牙颈线（cervical line）2
牙颈缘（cervical line）2
牙菌斑生物膜（dental plaque biofilm）114
牙科高速手机（dental handpiece）179
牙列（dentition）12
牙列缺损（dentition defect）280
牙内吸收（internal resorption of tooth）99
牙内陷（dens invaginatus）85
牙签（tooth pick）56
牙钳（dental forceps）178
牙石（dental calculus）116
牙刷（tooth brush）54
牙髓（dental pulp）3
牙髓病（endodontic disease）75
牙髓钙化（pulp calcification）99
牙髓坏死（pulp necrosis）99
牙髓切断术（pulpotomy）106
牙髓血运重建术（dental pulp revascularization）111
牙体长轴（long axis of tooth）6
牙体缺损（tooth defect）276
牙体三等分（division into thirds）6
牙挺（elevator）179
牙位（tooth position）15
牙龈（gingiva）5, 43
牙龈癌（carcinoma of gingiva）244
牙龈病（gingival disease）113
牙龈瘤（epulis）237
牙隐裂（incomplete tooth fracture）96
牙釉质（enamel）2
牙源性感染（odontogenic infection）186
牙源性角化囊肿（odontogenic keratocyst）235
牙源性囊肿（odontogenic cyst）234
牙震荡（concussion of the teeth）104
牙周病（periodontal disease）113
牙周膜（periodontal membrane）4
牙周脓肿（periodontal abscess）104
牙周炎（periodontitis）113, 329
牙周组织（periodontium）4
言语（speech）3
炎性疾病（inflammatory disorders）266
眼神经（ophthalmic nerve）32
咬合（occlusion）12
咬肌（masseter）26
咬肌间隙（masseteric space）192
咬伤（bite）213

药物相关性颌骨坏死（medication-related osteonecrosis of the jaw，MRONJ）205
药物性牙龈肥大（drug influenced gingival enlargement）122
夜磨牙症（bruxism）165
一般性矫治（corrective orthodontics）320
乙状切迹（mandibular notch）21
异常唇习惯（abnormal lip habit）164
翼腭神经（pterygopalatine nerve）32
翼静脉丛（pterygoid venous plexus）29
翼内肌（medial pterygoid）26
翼突支柱（pterygoid buttress）20
翼外肌（lateral pterygoid）26
翼外肌功能亢进（hyperfunction of lateral pterygoid muscle）265
翼下颌间隙（pterygomandibular space）192
翼下颌皱襞（pterygomandibular fold）35
龈乳头炎（papillary gingivitis）102
龈上洁治（supragingival scaling）63
龈下刮治术（subgingival scaling）64
影像学检查（imaging examination）227
诱导化疗（induction chemotherapy）229
釉质牙骨质界（cemento-enamel junction）2
预防性矫治（preventive orthodontics）318
愈合基台（healing abutment）298
圆柱瘤（cylindroma）248
远中导板式间隙保持器（distal shoe space maintainer）162
远中面（distal surface）7

Z

再生障碍性贫血（aplastic anemia）326
粘接固定桥（resin-bonded fixed bridge）282
真性关节强直（true ankylosis）270
正常覆盖（normal overjet）314
正常覆𬌗（normal overbite）314
正畸-正颌联合矫治（combined orthodontic and orthognathic treatment）322
正中联合部骨折（fractures of the symphysis）217
正中囊肿（median cyst）236
正中𬌗（centric occlusion，CO）13
支托（rest）287
支托凹（rest seat）287
直接盖髓术（direct pulp capping）151, 152
植体周健康（peri-implant health）127
植体周黏膜炎（peri-implant mucositis）127
植体周炎（peri-implantitis）127
治疗计划（treatment plan）50
智齿冠周炎（pericoronitis of wisdom tooth）189

痣样基底细胞癌综合征（nevoid basal cell carcinoma syndrome）235
中线（median line）6
肿瘤（tumor）225
肿瘤标志物（tumor marker）228
种植体（implant）298
种植体固定桥（implant-supported fixed bridge）282
种植义齿（implant denture）297
种族演化（race evolution）309
重度低龄儿童龋（severe early childhood caries，S-ECC）145
重型复发性阿弗他溃疡（major recurrent aphthous ulcer，MaRAU）130

主承托区（primary stress-bearing area）289
主诉（chief complaint）41
住院病历（inpatient medical record）50
桩核冠（post-and-core crown）278
灼口综合征（burning mouth syndrome，BMS）141
综合序列治疗（combined and sequential therapy）229
阻断性矫治（interceptive orthodontics）319
阻塞性睡眠呼吸暂停（obstructive sleep apnea，OSA）270
阻塞性窒息（obstructive asphyxia）210
阻滞麻醉（block anesthesia）169